HUMAN ANATOMY

새의학용어

사람 해부학

정경아 지음

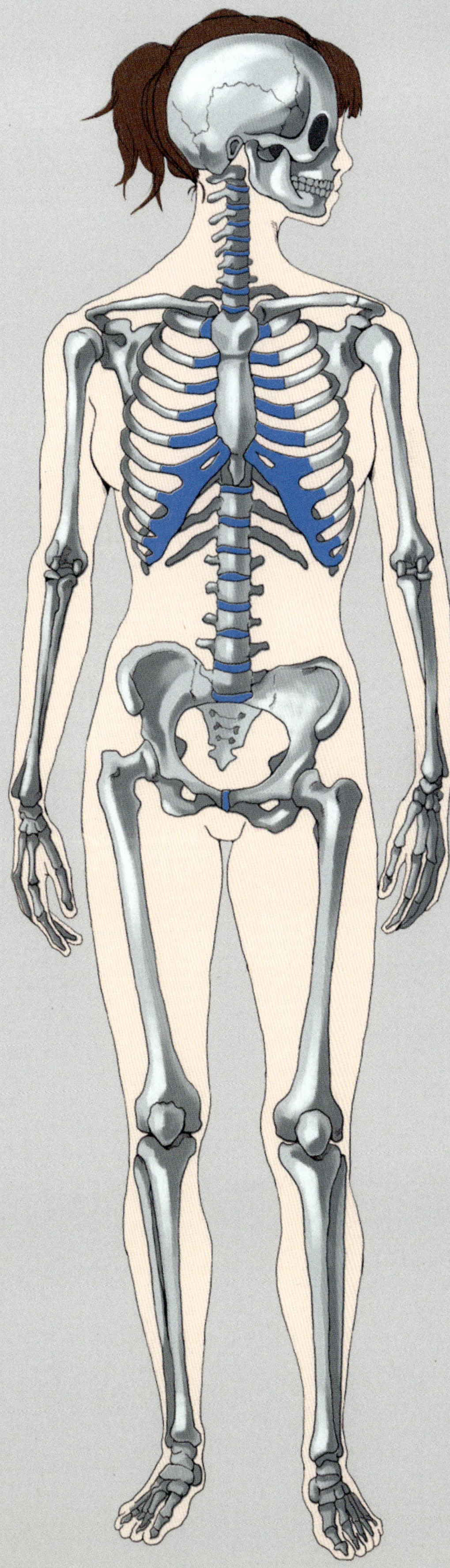

청구문화사

머리말

사람해부학은 사람의 몸을 구성하고 있는 각 부위별 조직과 기관의 구조, 형태, 위치, 배열상태를 이해하고 연구하여 생리학적 이론의 근거를 제공하고 각종 질병의 진단의 정확도와 치료의 효과를 높이며 궁극적으로는 생로병사는 물론 질병의 예방과 관리를 효율적으로 이루는데 기본이 되는 학문이다.

따라서 사람해부학은 사람의 몸을 대상으로 연구하는 보건의료분야에 관여하는 모든 학과의 교육과정에서 가장 기본적인 과목으로 학습하고 있다.

그러나 대부분의 학생들은 사람해부학에 입문하기도 전에 어려운 학문으로만 인식되어 있고 졸업이수 학점이 줄어 대부분의 대학에서는 교육기간마저 단기간에 그치기 때문에 효율적인 면에서 어려움을 겪고 있는 실정이다.

이책은 이러한 애로사항들을 해소해 주기 위하여 그동안 강의를 통해 얻은 지식과 경험을 토대로 사람해부학을 보다 쉽게 이해할 수 있도록 정리하여 보았다.

이 책의 특징은 다음과 같다.

사람 몸의 구조는 물론 구조의 이해를 돕기 위해 부분적으로 기능에 관해서도 서술하였다. 이해를 돕고자 가능한 많은 원색의 그림과 표를 활용하였으며 복잡한

부분들은 이해가 쉬운 그림들로 바꾸어 놓았다. 학생들이 필수적으로 알아야 하는 중요한 용어는 굵은 볼드체나 이탤릭체를 사용하여 쉽게 알아볼 수 있도록 하였다. 해부학용어는 한글용어와 영어를 병기하였으며 또한 처음 등장하는 해부학용어와 의학용어는 새용어와 구용어를 함께 사용하여 국가시험 등을 대비하는 학생들에게 도움이 되도록 하였다. 또한 사람해부학의 전체적인 내용 중에서 뼈대, 관절, 근육, 신경, 감각과 같이 인간의 활동에 필요한 범위로 나누었다.

이 작은 책자가 사람해부학을 처음 공부하는 학생들에게 좋은 지침서가 되었으면 하는 간절한 소망을 빌어보며 여러분들의 각별한 애정과 많은 충고를 바란다.

끝으로 해부학을 전공하도록 이 길을 열어준 존경하고 사랑했던 하늘에 계실 아빠와 기도로 뒷반침해 준 엄마에게 감사드리며, 본서가 출간되기까지 온 정성을 다하여 주신 청구문화사 이상태 사장님과 편집부 직원들의 노고에 깊이 감사를 드립니다.

2016년

저자 정경아

Contents

제1장 서론

제2장 뼈대계통

제3장 관절계통

제4장 근육계통

제5장 신경계통

제6장 감각기관

Chapter 1

서론
(Introduction)

제1장 서론(Introduction)

① 해부학의 분류

해부학(anatomy)은 생물체의 형태와 구조를 연구하는 형태학(morphology)이다. 영어로 anatomy라고 하며 이는 ana+tomy의 합성어로 ana는 "분해하다" tomy는 "절단하다"의 의미가 있으며 특히 인체를 대상으로 하는 형태학을 사람해부학(human anatomy)이라 한다.

사람해부학은 의학의 기초가 되는 학문으로서 인체를 구성하는 각 부위의 조직이나 기관의 구조, 형태 및 그들의 위치, 배열상태 등을 정확히 이해하는데 길잡이가 되고 있다.

사람해부학(human anatomy)은 목적에 따라 계통해부학, 병리해부학, 법의해부학의 3종으로 나누어지고 연구방법에 따라 육안해부학, 현미해부학(조직학), 발생학(태생학)의 3종으로 구분한다.

1) 목적에 따른 분류

(1) 계통해부학(systemic anatomy)

정상해부학이라고 할 수 있으며 인체의 구조와 기능상 관련성이 있는 계통(system)을 따라 학습한다.

(2) 병리해부학(pathologic anatomy)

병인 또는 사인을 해명하기 위해 학습한다.

(3) 법의해부학(forensic anatomy)

병리해부학의 일부로서 사인을 법적으로 판정하기 위해 학습한다.

2) 연구방법에 따른 분류

(1) 육안해부학(gross anatomy)

나이프, 핀셋, 가위 등을 사용하여 사람을 구성하는 장기의 위치, 형태, 구조 등을 육안으로 확인한다.

(2) 현미해부학(microscopic anatomy)

광학현미경 또는 전자현미경을 사용하여 인체를 구성하는 조직 또는 기관의 미세구조와 형태를 관찰 연구하는 분야로 4가지 기본조직을 대상으로 하는 일반조직학 또는 조직학총론(general histology)과 각 기관의 구조를 밝히는 기관조직학 또는 조직학각론(organ or special histology)으로 구분하며 특히 세포를 대상으로 그 구조를 연구하는 것을 세포학(cytology)이라 한다.

(3) 발생학(태생학, embryology)

수정란이 모체의 자궁안에서 성장하여 분만할 때까지의 형태변화를 연구하는 학문으로서 수정란에서 각 조직이 발생되기까지의 조직발생(histogenesis)과 이어서 기관의 형태와 구조가 형성되는 기관발생(organogenesis) 과정을 다룬다.

② 해부학의 내용

인체의 여러 기관을 다음과 같이 계통별로 구분하여 학습한다.

① 뼈대계통(골격계, skeletal system)

골학(osteology)이라고 하며 전신의 뼈, 관절, 인대 등에 관해 학습한다. 관절만을 대상으로 할 때에는 관절학(arthrology), 인대만을 취급할 때에는 인대학(syndesmology)이라고 한다.

② 근육계통(근육계, muscular system)

근육학(근학, myology)이라고 하며 관절을 움직이기 위한 전신의 뼈대근육에 관해 학습한다.

③ 순환계통(순환기계, circulatory system)

맥관학(angiology)이라고 하며 심장을 중심하여 여기에 연결된 혈관과 림프관에 관해 학습한다.

④ 소화계통(소화기계, digestive system)

소화기관과 소화샘 및 부속기관에 관해 학습한다.

⑤ 호흡계통(호흡기계, respiratory system)

기도와 허파에 관해 학습한다.

⑥ 비뇨계통(비뇨기계, urinary system)

콩팥과 요로에 관해 학습한다.

⑦ 생식계통(생식기계, reproductive system)

고환과 난소를 중심으로 부속기관에 관해 학습한다.

⑧ 내분비계통(내분비계, endocrine system)

호르몬 분비 기관에 관해 학습한다.

⑨ 신경계통(신경계, nervous system)

신경학(neurology)이라고 하며 중추신경(뇌, 척수)을 중심으로 여기에 연결된 말초신경과 자율신경에 관해 학습한다.

⑩ 감각기관(sensory organ)

총피, 시각기관, 평형 · 청각기관, 후각기관 및 미각기관에 관해 학습한다.

3 해부학 용어

해부학 용어는 인체 각 기관의 세부적 명칭이나 위치, 방향을 표현하며 세계 공통의 국제해부학용어(라틴어)가 제정되어 있다. 제1회 제정은 1895년에 Basel에서 개최되었으며 Basel Nomina Anatomica (B.N.A.라 약칭)라 하며, 제2회 개정 및 제정은 1935년에 Jena에서 개최되었으며 Jena Nomina Anatomica(J.N.A)라 한다.

현재 사용하고 있는 용어는 B.N.A나 J.N.A를 기초로 하여 1955년에 파리에서 개최된 제6회 국제해부학용어위원회에서 개정한 것이며 Paris Nomina Anatomica(P.N.A)라 한다. P.N.A는 그 후 1960년(New York), 1965년(Wiesbaden), 1970년(Leningrad), 1975년(Tokyo), 1980년(Mexico)에 국제해부학회가 개최될 때마다 수정보완되어 지금에 이르렀다.

그동안 우리나라에서 사용한 의학용어는 일본사람들이 국제해부학 용어를 대부분 라틴어의 뜻에 따라 한자로 옮긴 용어에 바탕을 두고 1978년 대한해부학회에서 해부학 용어를 제정하였다. 우리나라 의학용어는 일본식 용어를 한자 소리에 따라 우리말로 표기해 왔다. 그래서 대한해부학회에서는 P.N.A, 5판(1983)을 바탕으로 대한해부학회 용어위원회에서 3년 동안 용어를 고치고 다듬어 1990년 4월 우리말 해부학용어를 제정하여 Nomina Anatomica Korena(N.A.K)라 하고 「새 우리말 용어집」을 펴내게 되었다. 그 후 용어는 계속 개정을 거듭하여 1996년 제4차 개정판이 나왔고 2005년도에는 제5차 개정판을 발행하게 되었다.

1) 위치와 방향에 관한 용어 (terms of position and direction)

(1) 해부학적 자세

해부학적 자세(anatomical position)는 인체의 기관이나 부위의 위치 또는 방향을 가리키는데 명료하게 표시하고 통일을 기하기 위한 표준자세이다.

해부학적 자세는 양 다리를 약간 벌리고 발끝이 앞으로 향하도록 곧게 딛고 서서, 눈은 똑바로 앞을 향하고 양팔은 자연스럽게 내려 손바닥이 앞을 향하게 한 상태를 말한다.

(2) 절단과 면

① 정중면(median plane)

신체 혹은 장기의 정중선(median line)을 지나는 면이며 신체 혹은 장기(기관)는 각각 왼·오른쪽으로 2등분 된다. 정중면은 머리뼈의 시상봉합(sagittal suture)을 통과하는 유일한 면이기 때문에 일명 정중시상면(mid sagittal plane)이라고도 한다.

② 시상면(sagittal plane)

정중면과 평형이 되는 방향으로 신체 혹은 장기를 왼·오른쪽으로 나눈다. 시상봉합과 평행으로 절단될 수 있어 여러 개로 절단된다.

③ 이마면(전두면, frontal plane)

신체를 앞뒤면으로 나누며 관상봉합(coronal suture)을 지나므로 일명 관상면(coronal plane)이라고도 한다.

④ 수평면(horizontal plane)

신체를 위아래로 나누는 면으로 일명 가로면(횡단면, transverse plane)이라고도 한다.

⑤ 수직면(vertical plane)

지평면과 직각이 되는 방향의 여러 면을 말한다.

그림 1-1 인체의 절단면

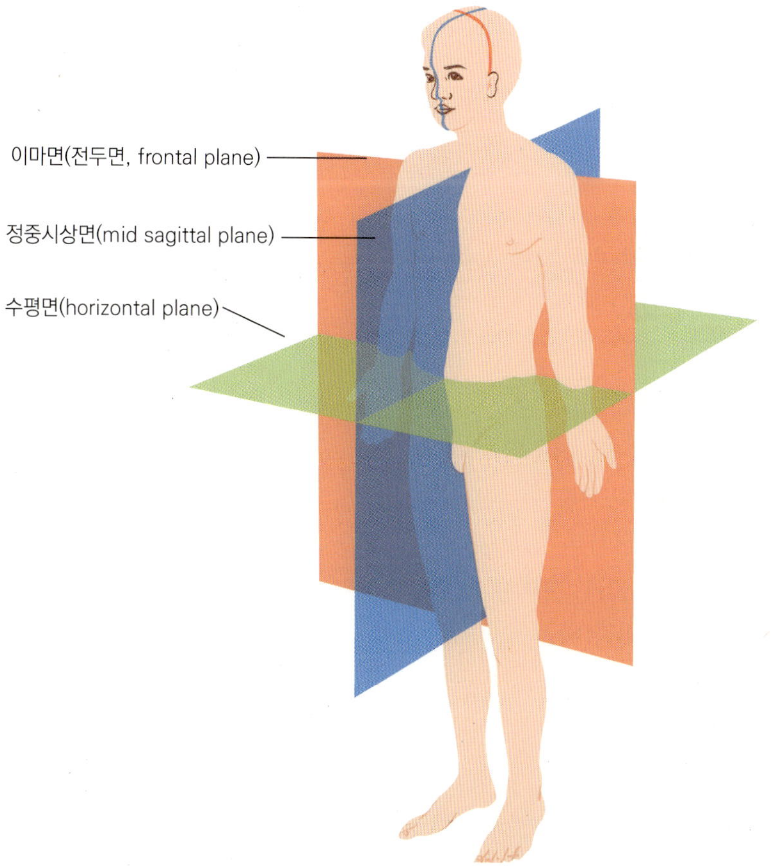

그림 1-2 인체의 방향

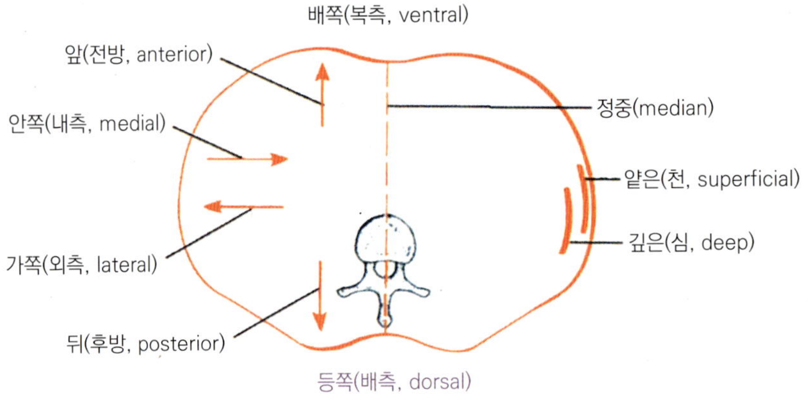

(3) 방향에 관한 용어

① 앞(전, anterior), 뒤(후, posterior)

해부학적 자세에서 몸의 앞면(전면)과 뒤면(후면)을 말하며 이는 배쪽(복측, ventral), 등쪽(배측, dorsal)으로도 사용된다. 손에 있어서는 손바닥이 손바닥쪽(장측, palmar), 발에 있어서는 발바닥이 발바닥쪽(족저측, plantar)이 되어 배쪽에 해당되며 손등과 발등은 등쪽(배측, dorsal)에 해당된다.

② 위(상, superior), 아래(하, inferior)

해부학적 자세에서 위·아래이며 기립자세에서 신체의 머리쪽과 발바닥쪽을 말하며 머리쪽(두측, cranial) 및 꼬리쪽(미측, caudal)과 동의어로 사용된다.

③ 안쪽(내측, medial), 가쪽(외측, lateral)

정중면에 가까운 위치를 안쪽, 먼 위치를 가쪽이라 하며 팔다리에서는 안쪽 및 가쪽이 손발의 운동에 따라 변하기 때문에 팔에서는 노쪽(요골측, radial) 및 자쪽(척골측, ulnar), 다리에서는 정강쪽(경골측, tibial) 및 종아리쪽(비골측, fibular)이라 한다.

④ 속(내, internal), 바깥(외, external)

몸의 겉면 또는 몸의 중심에 가까운 것을 말하며 어떤 기관의 속면을 속, 바깥면을 바깥이라고 한다. 경우에 따라 깊은(심부, deep) 및 얕은(천부, superficial)이 동의어로 사용된다.

⑤ 몸쪽(근위, proximal), 먼쪽(원위, distal)

주로 팔다리에서 사용되며 몸통에 가까운 쪽을 몸쪽(근위), 몸통에서 더 떨어져 있는 곳을 먼쪽(원위)라고 한다.

2) 체표의 방향선 (surface lines for orientation)

(1) 몸통(체간)의 세로축(종축)을 중심으로 형성된 세로선 용어는 다음과 같다.

① 정중선(median line)

머리와 목부위, 몸통[가슴부위(흉부), 배부위(복부) 및 등부위(배부)]의 앞뒤면(전후면)을 지나는 왼·오른쪽대칭선을 말하며 앞정중선(전정중선, anterior median line)과 뒤정중선(후정중선, posterior median line)이 있다.

② 복장선(흉골선, sternal line)

복장뼈(흉골, sternum)의 양쪽 가장자리를 따라 가는 수직선이며 왼·오른쪽 두 선이 있다.

③ 복장옆선(흉골방선, parasternal line)

복장선(흉골선)과 젖꼭지선(유두선)의 중간을 지나는 수직선이며 왼·오른쪽에 두 선이 있다.

그림 1-3 몸통의 기준선

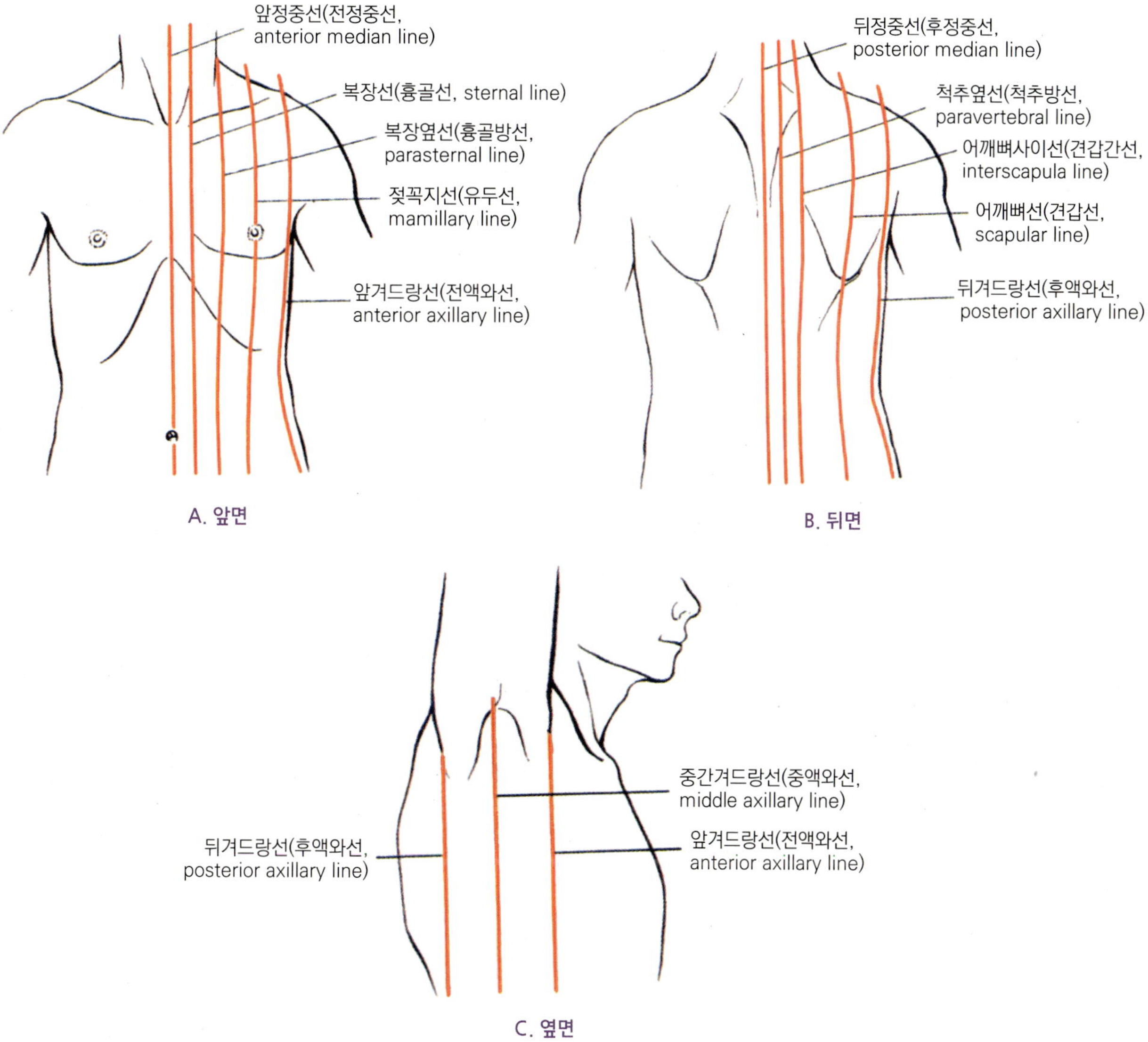

④ 젖꼭지선(유두선, mamillary line)

젖꼭지를 지나는 수직선이며 왼·오른쪽 두 선이 있다. 여성에서는 유방의 위치 변화때문에 빗장뼈의 중앙을 지나는 빗장중간선(쇄골중선, midclavicular line)이 사용되는 경우가 있다.

⑤ 겨드랑선(액와선, axillary line)

겨드랑이의 중앙을 지나는 선으로 중간겨드랑선(중액와선, middle axillary line)이라고도 한다. 겨드랑의 앞뒤모서리를 따라가는 앞·뒤겨드랑선(전·후액와선, anterior, posterior axillary line)도 사용된다.

⑥ 어깨뼈선(견갑선, scapular line)

등부위에서 어깨뼈의 아래각(견갑골의 하각, inferior angle)을 지나는 수직선이다.

⑦ 척추옆선(척추방선, paravertebral line)

척주를 구성하는 척추뼈(추골, vertebra)의 가로돌기(횡돌기, transverse process)를 연결하는 세로선(종선)이며 왼·오른쪽두선이 있다.

(2) 몸통의 세로축을 중심으로 형성된 가로선 용어는 다음과 같다. 척추뼈의 높이와 관계가 깊다.

① 목뿔뼈부위(설골부위, level of the hyoid bone)

셋째 목뼈 높이에 해당한다.

② 방패연골부위 (갑상연골부위, level of the thyroid cartilage)

방패연골 위모서리(상연, superior border)는 셋째~넷째 목뼈(경추) 사이에 또 방패연골 중앙은 넷째~다섯째 목뼈 사이의 척추사이원반(추간원판, intervertebral disk) 높이에 해당한다.

③ 목아래패임면(경절흔면, jugular notch plane)

복장뼈자루의 위모서리, 즉 목아래패임(경절흔, jugular notch)을 지나는 높이이며 둘째 등뼈(흉추) 높이에 해당한다.

④ 복장뼈각면(흉골각면, sternal angle plane)

복장뼈자루(흉골병, manubrium sterni)와 복장뼈몸통(흉골체, body of sternum)의 결합부, 즉 복장뼈각(흉골각, sternal angle)을 지나는 높이이며 넷째~다섯째 등뼈 사이의 척추사이원반 높이에 해당한다.

⑤ 복장뼈칼돌기면 (흉골검상돌기면, xiphosternal plane)

복장뼈몸통과 칼돌기(검상돌기, xiphoid process) 결합부를 지나는 높이이며 아홉째 등뼈 높이에 해당한다.

⑥ 갈비뼈아래면(늑골하면, subcostal plane)

왼·오른 갈비활(좌·우 늑골궁, costal arch)의 아래모서리(하연, inferior border)을 연결하는 높이이며 셋째 허리뼈(요추) 높이에 해당한다.

⑦ 배꼽면(제면, umbilical plane)

배꼽(제, umbilicus)의 높이이며 넷째 허리뼈 높이에 해당한다.

⑧ 엉덩뼈능선 정상면 (장골능정상면, supracristal plane)

등쪽에서 왼·오른의 엉덩뼈능선(장골능, iliac crest)의 최고점을 연결하는 높이이며 넷째 허리

그림 1-4 몸통의 기준선(수평선)

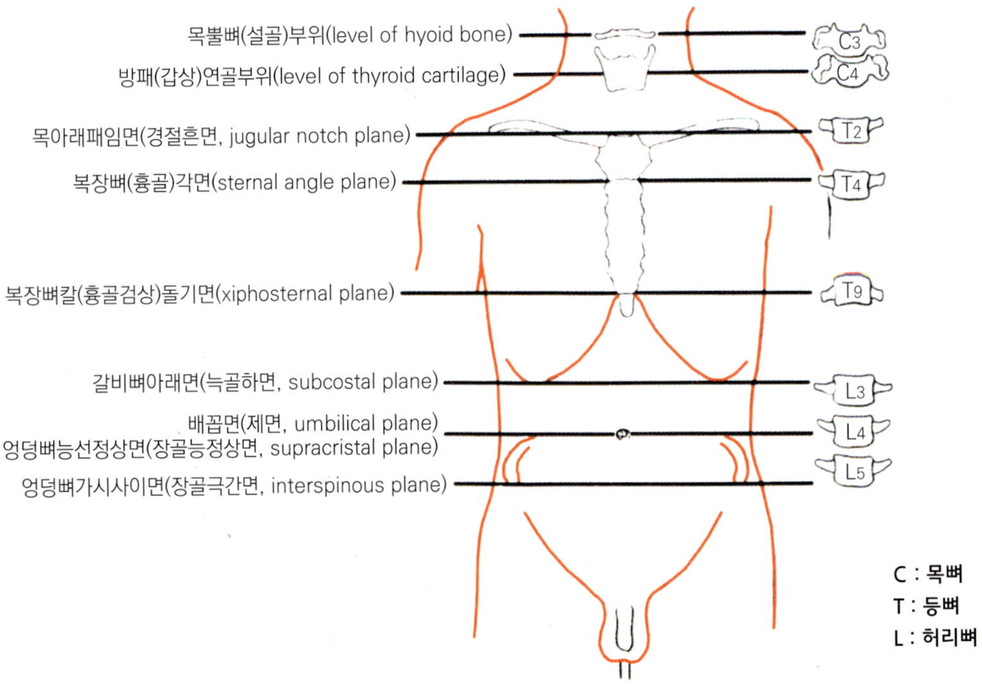

뼈의 가시돌기(극돌기, spinous process) 높이를 지난다. 일명 야코비선(Jacoby's line)이라고 하며 뼈뚫기(lumbar puncture) 때의 위치결정에 중요하다.

⑨ 어깨뼈가시면(견갑극면, scapular spine plane)

등쪽에서 왼·오른 어깨뼈가시(견갑극, spine of scapula)의 기시부를 연결하는 높이이며 셋째 등뼈 높이에 해당한다.

⑩ 어깨뼈아래각부위(견갑하각부위, level of the inferior angle of the scapula)

어깨뼈(견갑골, scapula) 아래각(하각, inferior angle)의 높이이며 일곱째 등뼈 높이에 해당한다.

그림 1-5 인체의 체표구분

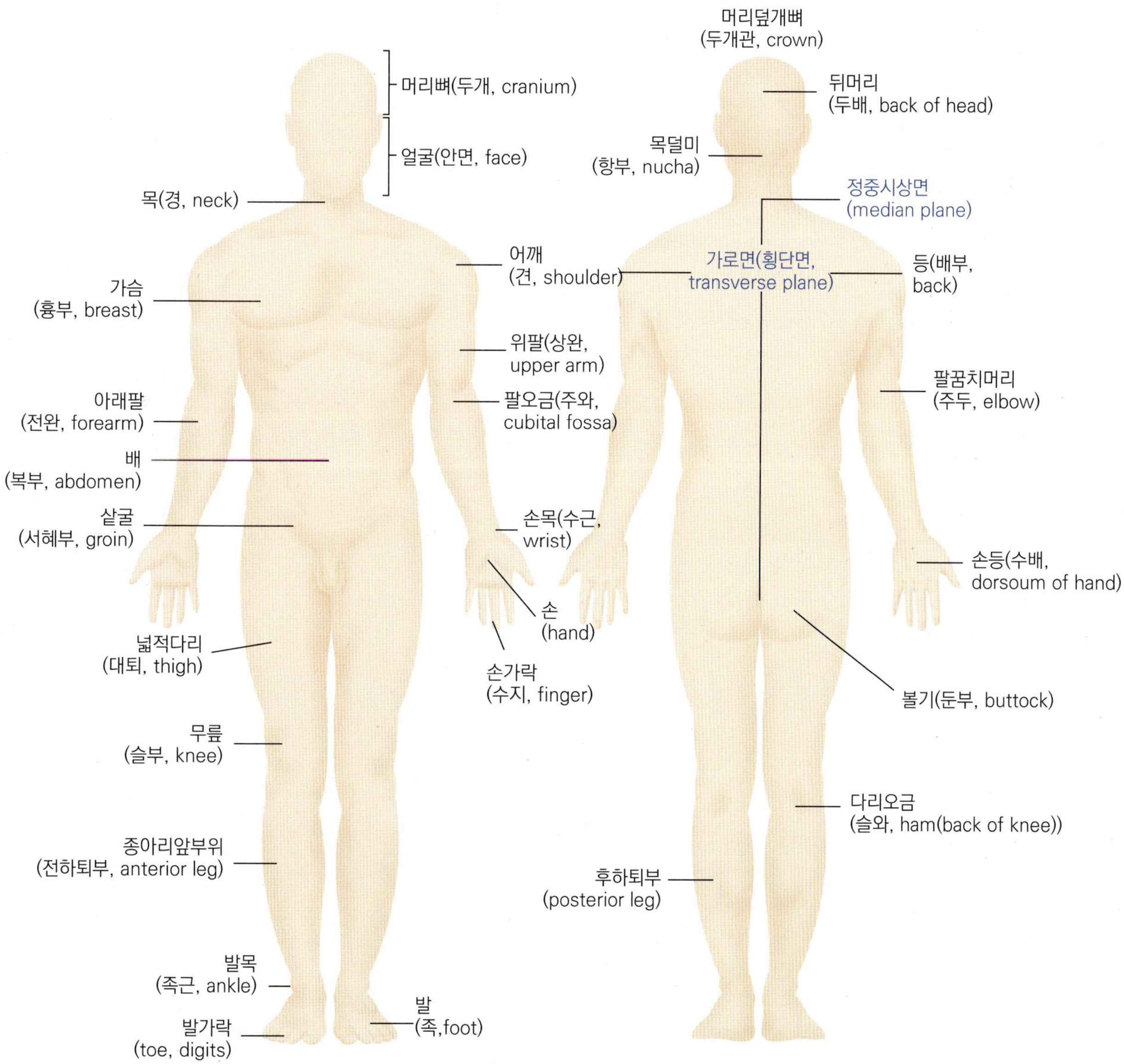

(a) 앞면 (b) 뒤면

4 인체의 구분(Division of body)

인체는 머리(head), 얼굴(face), 목(neck), 몸통(trunk); [가슴(breast), 배(abdomen), 골반(pelvis), 등(back)] 및 팔다리(limb or extremity); [팔(upper limb or extremity), 다리(lower limb or extremity)]로 크게 구분된다. 팔은 다시 위팔(upper arm), 아래팔(forearm), 손(hand) 및 손가락(finger)으로 그리고 다리는 넓적다리(thigh), 종아리(leg), 발가락(toe)으로 구분된다.

이들의 경계선은 체표에서 다음과 같이 긋는다.

- **머리와 얼굴** : 코뿌리(비근) - 눈썹 - 바깥귀구멍(외이공)을 연결하는 선
- **얼굴과 목** : 아래턱 아래모서리(하악골 하연) - 꼭지돌기(유양돌기) - 바깥뒤통수융기(외후두융기)를 연결하는 선
- **목과 가슴** : 복장뼈 위모서리(흉골상연) - 빗장뼈(쇄골) - 봉우리(견봉) - 일곱째 목뼈(경추)의 가시돌기(극돌기)를 연결하는 선
- **가슴과 배** : 복장뼈 아래끝(흉골하단) - 갈비뼈활(늑골궁) - 열두번째 등뼈(흉추) 돌기를 연결하는 선
- **골반** : 왼·오른 엉덩뼈능선(장골능)의 최고점을 연결하는 선의 아래쪽 배부위
- **등** : 가슴·배·골반부의 뒤면 전역을 가리킨다. 골반부 뒤면의 아래쪽 허리(요부, waist), 아래쪽은 볼기(둔부, hip)라고 한다.
- **팔** : 어깨세모근(삼각근)의 기시부에서 손가락까지
- **하지** : 샅고랑인대(서혜인대)에서 발가락까지

5 인체의 부위(Regions of body)

인체의 체표는 전체적으로 100여개소에 가까운 부위(regions)로 세분된다. 이들은 표면층의 뼈 또는 근육, 기관 등을 기초로 하여 명명된 것이며 질환이나 통증 등의 부위를 나타내기 위해 임상적으로 필요한 것이다.

1) 머리와 얼굴의 부위(두개부와 안면부)(regions of head and face)

- **이마부위(전두부, frontal region)** : 이마뼈(전두골) 부위, 앞머리(이마)부위
- **마루부위(두정부, parietal region)** : 마루뼈(두정골) 부위, 머리덮개뼈(두개관, skull cap) 부위

그림 1-6 머리와 얼굴 부위

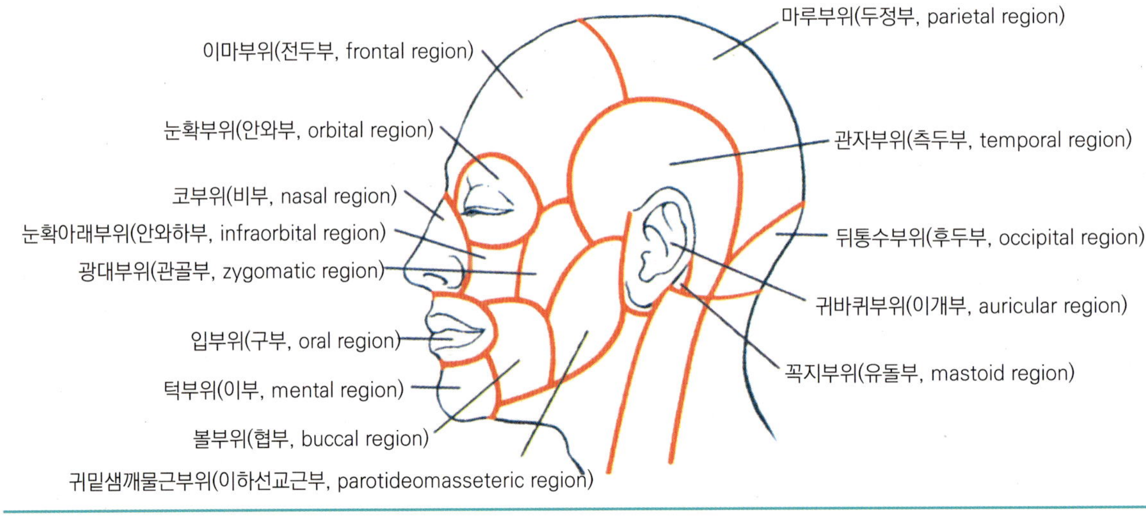

·**뒤통수부위(후두부, occipital region)** : 뒤통수뼈(후두골) 부위, 바깥뒤통수뼈융기(외후두융기)와 그 아래쪽을 목덜미(항부, nuchal region)라고 한다.

·**관자부위(측두부, temporal region)** : 관자뼈(측두골) 부위로 관자근육(측두근)으로 덮인 부위

·**귀바퀴부위(이개부, auricular region)** : 귀바퀴(이개)부위, 바깥귓구멍(외이공) → 바깥귀길(외이도)

·**꼭지부위(유돌부, mastoid region)** : 꼭지(유양)돌기 부위 귀바퀴의 뒤쪽

·**눈확 부위(안와부, orbital region)** : 눈확(안와, orbit)부위로 안구(eyeball)가 들어 있다.

·**코부위(비부, nasal region)** : 코뿌리(비근, nasal root)에서 코끝(비첨, apex of nose)까지

·**입부위(구부, oral region)** : 입이 차지하는 부위

·**턱끝부위(턱부, mental region)** : 입부위(구부)의 아래쪽(턱융기 부위)

·**광대부위(관골부, zygomatic region)** : 광대뼈 부위, 뺨의 위쪽, 뺨의 위쪽 융기 부위

·**볼부위(협부, buccal region)** : 뺨(협, cheek), 입안의 왼·오른 가쪽벽을 이루는 부위

·**귀밑샘깨물근부위(이하선교근부, parotideo-masseteric region)** : 귀밑샘부위(이하선부위), 깨물근육(교근), 볼부위(협부), 윗쪽에서 귀바퀴부위 앞쪽부위

2) 목부위(경부, regions of neck)

① 앞목부위(전경부, anterior cervical region)

왼·오른 목빗근(흉쇄유돌근) 사이에 위치한 부위

·**턱밑삼각(악하삼각, submandibular triangle)** : 아래턱뼈(하악골) 바닥 아래쪽 왼·오른에 삼각형으로 패인 곳으로 턱밑샘(악하선, sub-mandibular gland)이 들어 있다.

·**목동맥삼각(경동맥삼각, carotid triangle)** : 턱밑(악하)삼각 아래끝의 목뿔뼈(설골) 높이이며 기관(trachea) 양쪽에 있는 긴 삼각형으로 패인 곳이다. 그 중앙에 온목동맥(총경동맥, common carotid artery)이 속·바깥 목동맥(경동맥)으로 분기하는 위치에 해당되며 강한 박동이 촉지되는 곳이다.

·**목뿔뼈부위(설골부, hyoid region)** : 목뿔뼈, 연하운동시 위 아래로 움직인다.

그림 1-7 목 부위

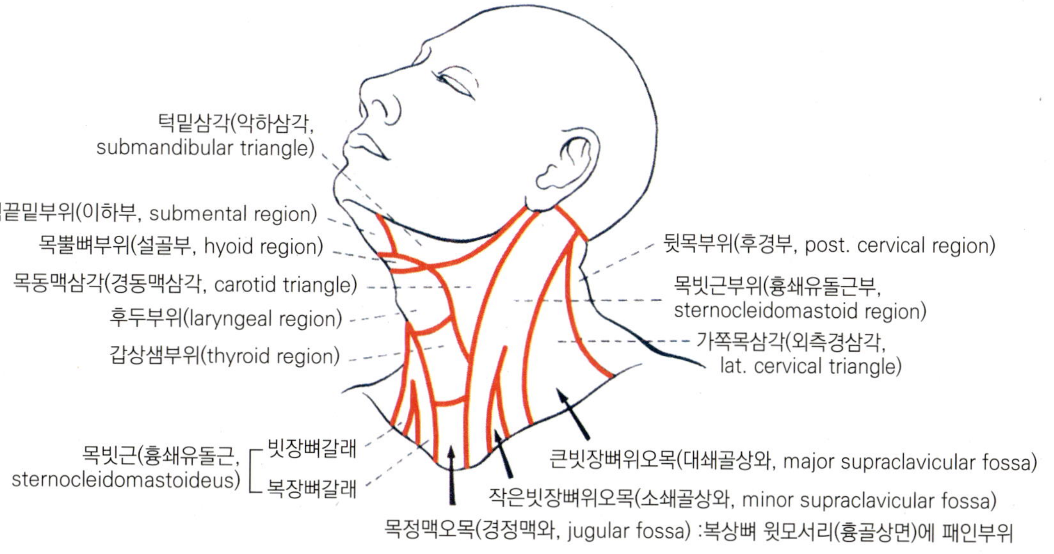

그림 1-8 가슴(흉부) 부위

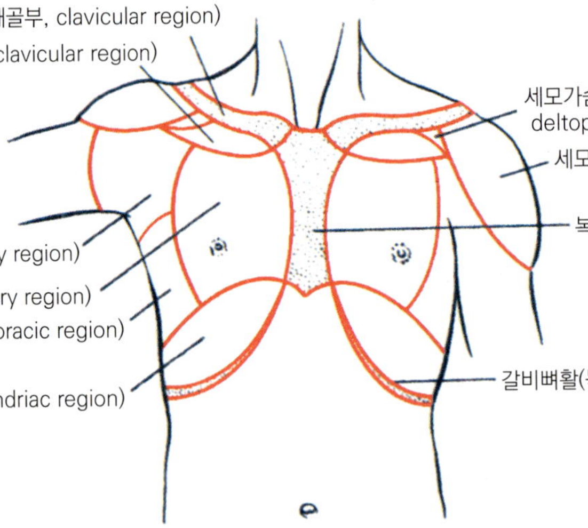

- **후두부위(후두부, laryngeal region)** : 방패연골, 후두융기(Adam's apple)가 있다.
- **갑상샘부위(갑상선부, thyroid region)** : 갑상샘이 있는 부위

② 가쪽목부위(외측경부, lateral cervical region)

목빗근육(흉쇄유돌근) 주변부위

- **목빗근부위(흉쇄유돌근부, sternocleidomastoid region)** : 꼭지(유양)돌기로부터 앞아래쪽으로 내려가서 복장뼈 위끝(흉골상단)과 빗장뼈 안쪽끝부위(쇄골내측단부)에 걸쳐 있는 융기부
- **가쪽목삼각(외측경삼각, lateral cervical triangle)** : 목빗근의 뒤모서리(흉쇄유돌근의 후연), 등세모근(승모근)의 앞모서리와 빗장뼈위끝(쇄골상단) 사이에 있는 삼각형 부위

③ 뒷목부위(후경부, posterior cervical region)

꼭지돌기(유양돌기)와 봉우리(견봉)를 연결하는 선의 뒤쪽부위이며 피부밑에 등세모근(승모근, trapezius)이 있다.

④ 목덜미부위(항부, nuchal region)

뒤통수부위(후두부) 아래의 중앙부 전역을 가리킨다. 목덜미인대(항인대, nuchal ligament)는 이 부위의 정중부를 하행한다.

3) 가슴 부위(흉부, pectoral regions)

빗장부위(쇄골부, clavicular region) : 빗장뼈(쇄골 clavicle) 부위

복장뼈부위(흉골부, sternal region) : 복장뼈가 위치한 가슴의 중앙부위

빗장아래부위(쇄골하부, infraclavicular region) : 빗장뼈아래 오목한 부위

세모가슴근삼각(삼각흉근삼각, deltopectoral triangle) : 빗장뼈(쇄골) 아래 부위에 있는 오목한 부위로 큰 가슴근(대흉근)과 어깨세모근 사이에 형성된 삼각부위

겨드랑부위(액와부, axillary region) : 앞쪽에 큰가슴근(대흉근), 뒤쪽에는 넓은등근(광배근)의 가장자리로 둘러싸인 함몰 부위. 겨드랑(액와, axillary fossa)을 만든다.

가쪽가슴부위(측흉부, lateral thoracic region) : 겨드랑부위 아래끝이며 앞톱니근(전거근)이 있는 부위

젖부위(유방부, mammary region) : 젖이 있는 부위

그림1-9 배(복부) 부위(9분할)

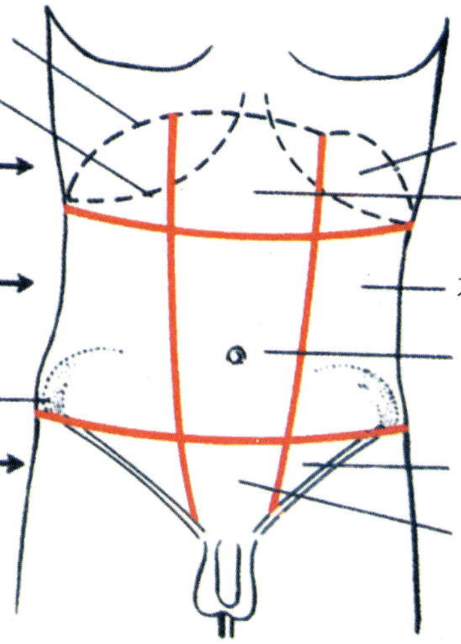

4) 배부위(복부, abdominal regions)

왼·오른 갈비뼈활(늑골궁)의 최저점을 연결하는 선과 왼·오른 앞위엉덩뼈가시(상전장골극)를 연결하는 두선에 의해 위, 중간, 아래배부위의 3부로 구분된다. 위, 중간, 아래배부위는 다시 배곧은근육(복직근)의 가쪽모서리(외측연)에 따르는 왼·오른 두 줄의 세로선에 의해 3부분으로 나누어지므로 총 9부분으로 나누어진다.

① 위배부위(상복부, superior abdominal region = epigastrium)

- **명치부위(상위부, epigastric region)** : 칼돌기(검상돌기)와 왼·오른 갈비뼈활(늑골궁) 사이 부분, 아래끝은 갈비뼈활의 아래끝점을 지나는 선
- **갈비밑부위(왼·오른)(하늑부, hypochondriac region)** : 왼·오른 젖아래부위에서 갈비뼈활(늑골궁) 사이의 부위

② 가운데배부위(중복부, middle abdominal region mesogastrium)

- **배꼽부위(제부, umbilical region)** : 배꼽주변부
- **가쪽배부위(측복부, lateral abdominal region)** : 배꼽 부위의 양쪽

③ 아래배부위(하복부, inferior abdominal region = hypogastrium)

- **두덩부위(치골부, pubic region)** : 배꼽부위 아래쪽에서 왼·오른 샅굴부위 사이
- **샅굴부위(왼·오른)(서혜부, inguinal region)** : 두덩부위 양쪽에서 샅고랑 높이까지의 부위. 삼각부를 이룸. 샅고랑인대에 의하여 배부위와 넓적다리부위(대퇴부)를 경계짓는다.

5) 샅부위(회음부, perineal region)

샅(회음, perineum)이란 넓은 의미로는 골반의 출구부 전체를 가리킨다. 또한 샅은 앞·뒤부위로 나누며 앞반부위를 비뇨생식부위(요생식부, urogenital region), 뒤반부위를 항문부위(항문부, anal region)라고 하지만 이 책에서는 비뇨생식부위를 바깥음부와 샅부위(협의)로 나누었다.

바깥음부(외음부, pudendal region) : 샅의 앞쪽 부위를 가리키며 남성은 음경과 음낭이 있고 여성은 질과 요도가 있다.

샅부위(협의)(회음부, perineal region) : 바깥음부부위와 항문부위 사이의 부위로 샅가로근이 위치한다.

그림 1-10 샅(회음) 부위

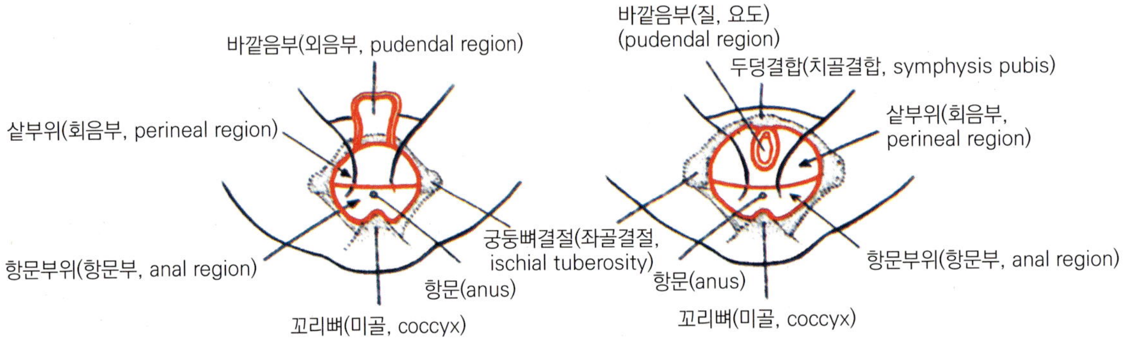

그림 1-11 등면(배면)과 팔(상지)의 부위

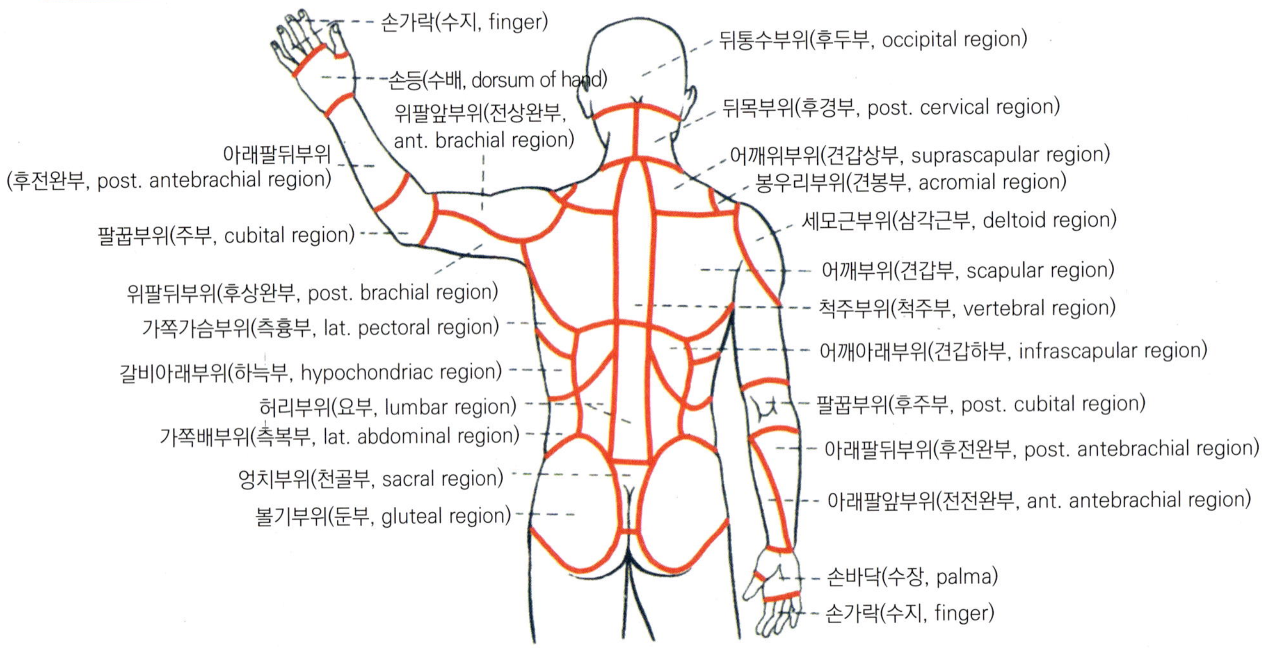

항문부위(항문부, anal region) : 항문(anus), 항문올림근(항문거근), 바깥항문조임근(외항문괄약근)이 위치한다.

6) 등 부위(배부, regions of back)

척주부위(척주부, vertebral region) : 척추를 따라서 내려가며 뒤목부위로부터 허리부위까지 이른다. 아래끝의 왼·오른 볼기 사이를 엉치부위(천골부, sacral region)라고 한다.

어깨뼈부위(견갑부, scapular region) : 어깨뼈에 해당하는 부위

어깨뼈아래부위(견갑하부, infra scapular region) : 어깨뼈아래각 아래에 해당하는 부위

허리부위(요부, lumbar region) : 맨아래 갈비뼈의 아래모서리에서 엉덩뼈능선으로 에워싸인 부분이며 볼기의 위쪽에 해당된다.

7) 팔부위(상지, regions of upper limb)

팔이음부위(상지대, shoulder girdle), 위팔(상완), 아래팔(전완) 및 손의 4부로 구분한다.

① 팔이음부위(상지대, shoulder girdle)

세모근 부위(삼각근부)와 봉우리 부위(견봉부)를 말한다.

세모근부위(삼각근부, deltoid region) : 어깨세모근 부위. 어깨의 둥그스름한 융기부

봉우리부위(견봉부, acromial region) : 봉우리(견봉, acromion). 어깨 끝부분

② 위팔부위(상완부, brachial region)

위팔뼈(상완골, humerus)를 중심으로 어깨관절과 팔꿉-관절 사이의 부위. 위팔의 앞면을 위팔앞부위 위팔의 뒤면을 위팔뒤부위, 그리고 안쪽면(자쪽), 가쪽면(노쪽)으로 구분한다.

팔꿉부위(주부, cubital region) : 팔꿉관절(주관절, elbow joint) 부위. 일명 팔꿈치부위라 하며 팔꿉앞부위의 홈을 팔오금(주와, cubital fossa), 팔꿉뒤부위의 융기를 팔꿈치머리(주두, olecranon)라 한다.

③ 아래팔부위(전완부, antebrachial region)

자뼈(척골, ulna)와 노뼈(요골, radius)를 중심으로 팔꿈치부위에서 손목관절(수근관절, wrist joint)까지의 부위. 아래팔의 앞면을 아래팔앞부위(전전완부), 아래팔의 뒤면을 아래팔뒤부위(후전완부)라 하며 안(자)쪽면, 바깥(노)쪽면으로 나눈다.

④ 손부위(수부, hand region)

손목부위(수근부, wrist), 손허리부위(중수부, metacarpus), 손가락(수지, finger)로 나눈다. 손목부위는 손목뼈(수근골, carpal bones-8개), 손허리부위는 손허리뼈(중수골, metacarpal bones-5개), 손가락은 손가락뼈(지골, phalanges-14개)로 구성된다.

손바닥(수장, palma of hand) : 손목부위(수근부)와 손허리부위(중수부)의 앞면 부위

손등(수배, dorsum of hand) : 손목부위와 손허리부위의 등면 부위

손가락(수지, fingers) : 엄지손가락(무지, thumb), 집게손가락(시지, index finger), 가운데손가락(중지, middle finger), 반지손가락(약지, ring finger), 새끼손가락(소지, little finger)으로 구분한다.

8) 다리 부위(하지, regions of lower limb)

다리이음뼈(볼기부위), 넓적다리(대퇴), 종아리(하퇴) 및 발의 4부로 나눈다.

① 볼기부위(엉덩이)(둔부, gluteal region)

엉치부위(천골부) 양쪽에 있는 볼기의 근육이 있는 부위

② 넓적다리부위(대퇴부, femoral region)

넙다리뼈(대퇴골, femur)를 중심으로 엉덩관절(고관절, hip joint)과 무릎관절(슬관절, knee joint) 사이. 넓적다리의 앞면을 넓적다리앞부위, 넓적다리의 뒤면을 넓적다리뒤부위 및 안쪽면(정강쪽), 가쪽면(종아리쪽)으로 구분한다.

무릎부위(슬부, region of knee) : 무릎관절 부위로 앞면에 볼록하게 튀어나온 뼈를 무릎뼈(슬개골, patella), 뒤면의 오목한 부위를 오금(슬와, popliteal fossa)이라고 한다.

③ 종아리부위(하퇴부, crural region)

정강뼈(경골, tibia)와 종아리뼈(비골, fibula)가 이루는 부위로 무릎과 발목 사이이며 종아리의 앞면을 종아리앞부위(전하퇴부), 종아리의 뒤면을 종아리뒤부위(후하퇴부) 및 안쪽(정강쪽)면, 가쪽(종아리쪽)면으로 나뉜다. 종아리부위의 아래끝과 발목 사이에 정강쪽 융기를 안쪽복사(내과, medial malleolus), 종아리쪽 융기를 가쪽복사(외과, lateral malleolus)라 한다.

그림 1-12 다리(하지) 부위

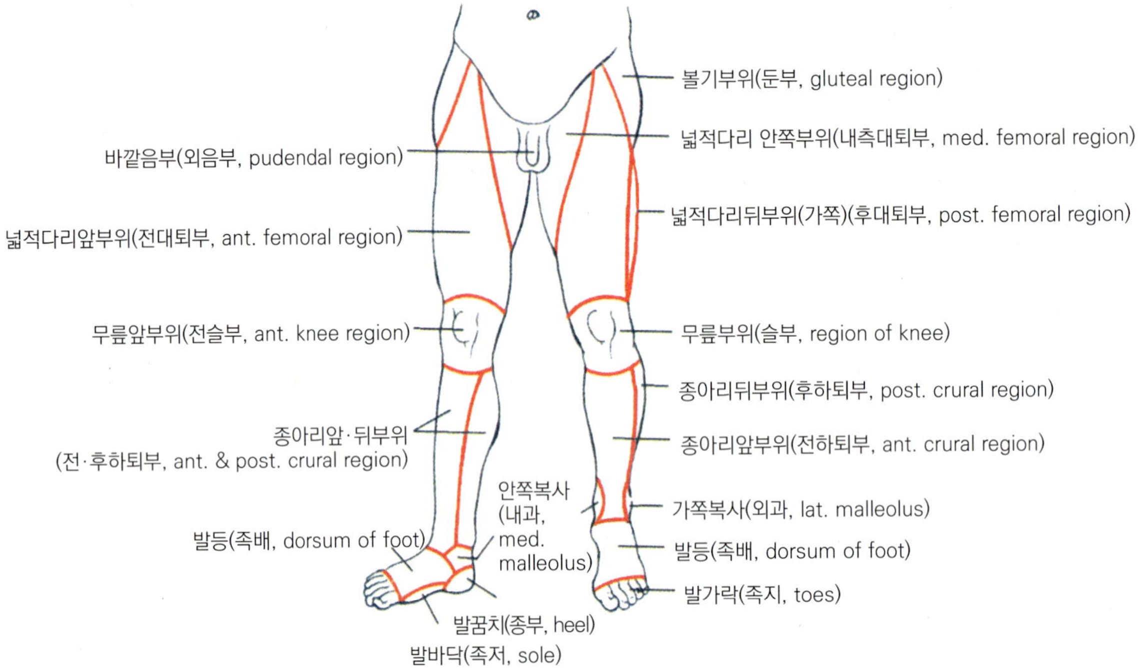

④ 발부위(족부, foot region)

발목부위(족근부, ankle), 발허리부위(중족부, metatarsus), 발가락(족지, toe)으로 나눈다. 발목부위(족근부)는 발목뼈(족근골, tarsal bones-7개), 발허리부위(중족부)는 발허리뼈(중족골, metatarsal bones-5개), 발가락(족지)은 발가락뼈(지골, phalanges of foot-14개)로 구성된다.

발등(족배, dorsum of foot)과 발바닥(족저, sole) : 발목부위의 관절부에서 발가락까지의 윗면을 발등, 아래면을 발바닥이라고 한다.

발꿈치부위(종부, heel region) : 발꿈치뼈(종골, calcaneus)에 해당하는 발의 뒤쪽부위를 발꿈치(종부 heel)라 한다.

발가락(족지, toes) : 발가락은 안쪽으로부터 엄지발가락(무지, great toe), 둘째, 셋째, 넷째, 발가락 그리고 새끼발가락(소지, little toe)으로 구분한다.

6 체강(Body cavity as a whole)

인체는 뼈대, 근육, 장기 및 피부로 이루어져 있다. 사람은 척추동물에 속하며 신체의 중심에 척주(vertebral column)가 있어 전신을 지탱하고 있다. 인체의 외형은 머리(두, head) 목(경, neck), 몸통(체간, trunk), 팔다리(사지, limbs)로 구별된다.

머리는 머리뼈(두개, cranium)와 얼굴(안면, face)로 구분하며 머리뼈는 다시 앞이마(전두, fore head)와 뒤머리(두배, back of head)로 목 뒷부분을 목덜미(항, nucha), 몸통은 가슴(흉, thorax)과 배(복부, abdo-men), 가슴과 배의 뒷부분을 등(배, back), 골반(pelvis)의 뒷부분을 볼기(둔, clunis)이라 하고 꼬리(미, tail)는 인체에서 퇴화되어 있다. 팔다리(체지, limbs)는 팔(상지, upper limbs)과 다리(하지, lower limbs)가 몸통에서 뻗어나와 있으며 그 끝은 손(수, hand)과 발

- 인체 (human body)
  - 머리(두, head)
    - 머리뼈(두개, cranium)
      - 앞이마(전두, fore head)
      - 뒤머리(두배, back of head)
    - 얼굴(안면, face)
  - 목(경, neck)
    - 목덜미(항, nucha)
  - 몸통(체간, trunk)
    - 가슴(흉, thorax)
      - 등(배, back)
      - 볼기(둔, clunis)
    - 배(복, abdomen)
    - 골반(pelvis)
    - 꼬리(미, tail)
  - 사지(체지, limbs)
    - 팔(상지, upper limbs)
    - 다리(하지, lower limbs)

- 체강 (body cavity)
  - 등쪽(배측)체강 (dorsal cavity)
    - 머리뼈공간(두개강-뇌)(cranial cavity-brain)
    - 척주공간(척주강-척수)(vertebral cavity-spinal cord)
  - 배쪽(복측)체강 (ventral cavity)
    - 가슴안(흉강) (thoracic cavity)
      - 심장막공간(심장) pericardial cavity
      - 가슴막공간(허파) pleural cavity
    - 배안(복강-간, 위, 장관) (abdominal cavity)
    - 골반안(골반강-방광, 곧창자, 내부생식기) (pelvic cavity)

(족, foot)을 형성하고 각 5개씩의 손가락(수지, finger)과 발가락(족지, toes)으로 갈라져 있다.

1) 체강(body cavity)

인체의 내부에는 중요장기를 수용하는 빈 공간을 체강(body cavity)이라 한다. 체강은 신체 뒤면의 등쪽체강(배측체강, dorsal cavity)과 앞면의 배쪽체강(복측체강, ventral cavity)으로 구분된다.

등쪽체강은 머리뼈공간(두개강, cranial cavity ; 뇌)과 척주공간(척주강, vertebral cavity ; 척수), 배쪽체강은 가슴안(흉강, thoracic cavity ; 심장, 허파, 기관 등), 배안(복강, abdominal cavity ; 방광, 남녀생식기 등)으로 구분된다. 가슴안은 심장을 싸고 있는 심장막안(심막강, pericardial cavity)과 허파를 싸고 있는 가슴막공간(흉막강, pleural cavity)으로 구분된다. 뒤통수뼈(후두골)의 큰구멍(대후두공, foramen magnum)에 의해 위끝은 머리뼈공간, 아래끝은 척주공간으로 구분되며 가로막(횡격막, diaphragm)에 의해 위끝은 가슴안, 아래끝은 배안으로 구분된다.

신체의 맨바깥층에는 피부(skin)가 있으며 피부는 외계와 격리하여 외력에 대해서 내부를 보호하고 주위의 상황을 알기 위한 감각기 및 체온조절기로서 역할도 하고 있다.

그림 1-13 체강의 시상면

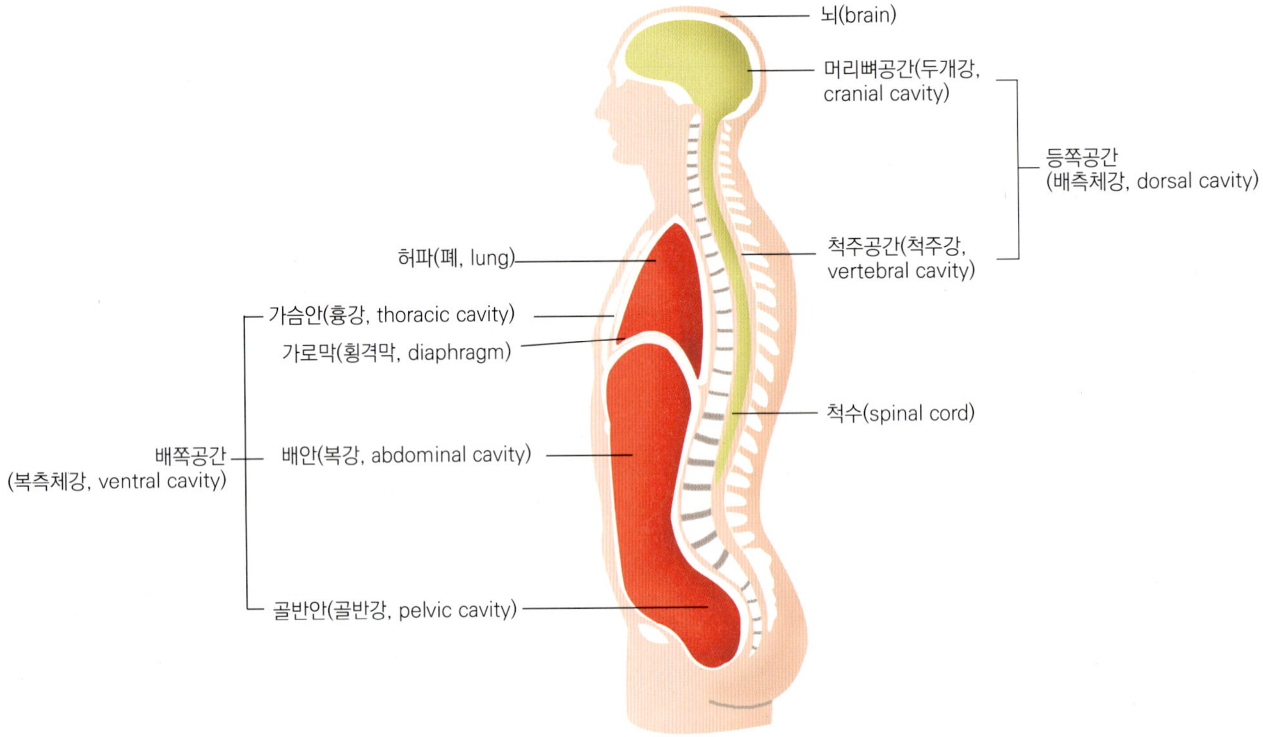

그림 1-14 체강의 관상면

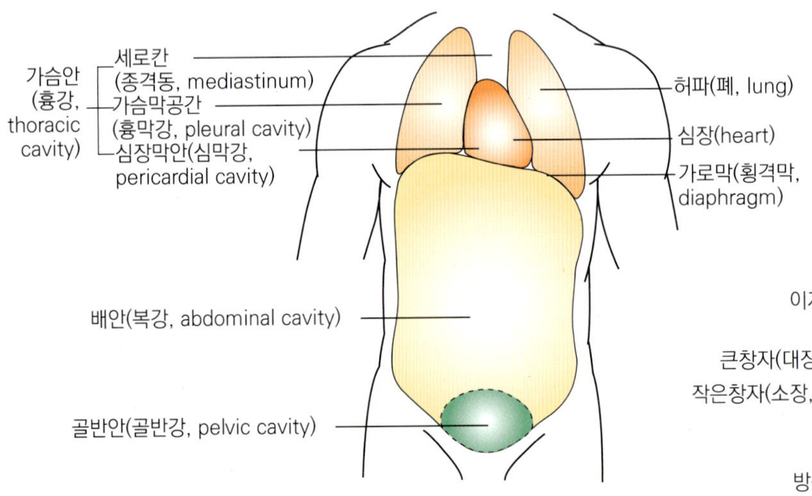

그림 1-15 체강내 주요장기

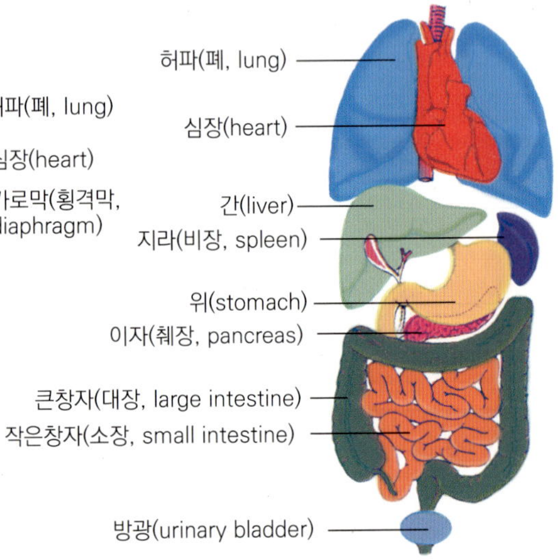

2) 체강의 막

(1) 가슴막(흉막, pleura)

가슴안은 벽쪽가슴막(parietal pleura)에 의해, 허파는 내장쪽가슴막(visceral pleura)에 의해 덮여 있다. 벽측가슴막은 허파의 기부에서 되접혀져서 내장쪽가슴막이 된다. 이들 막 사이에는 윤활제 역할을 하는 가슴막액(pleural fluid)으로 채워져 있다.

그림 1-16 배쪽 체강의 막

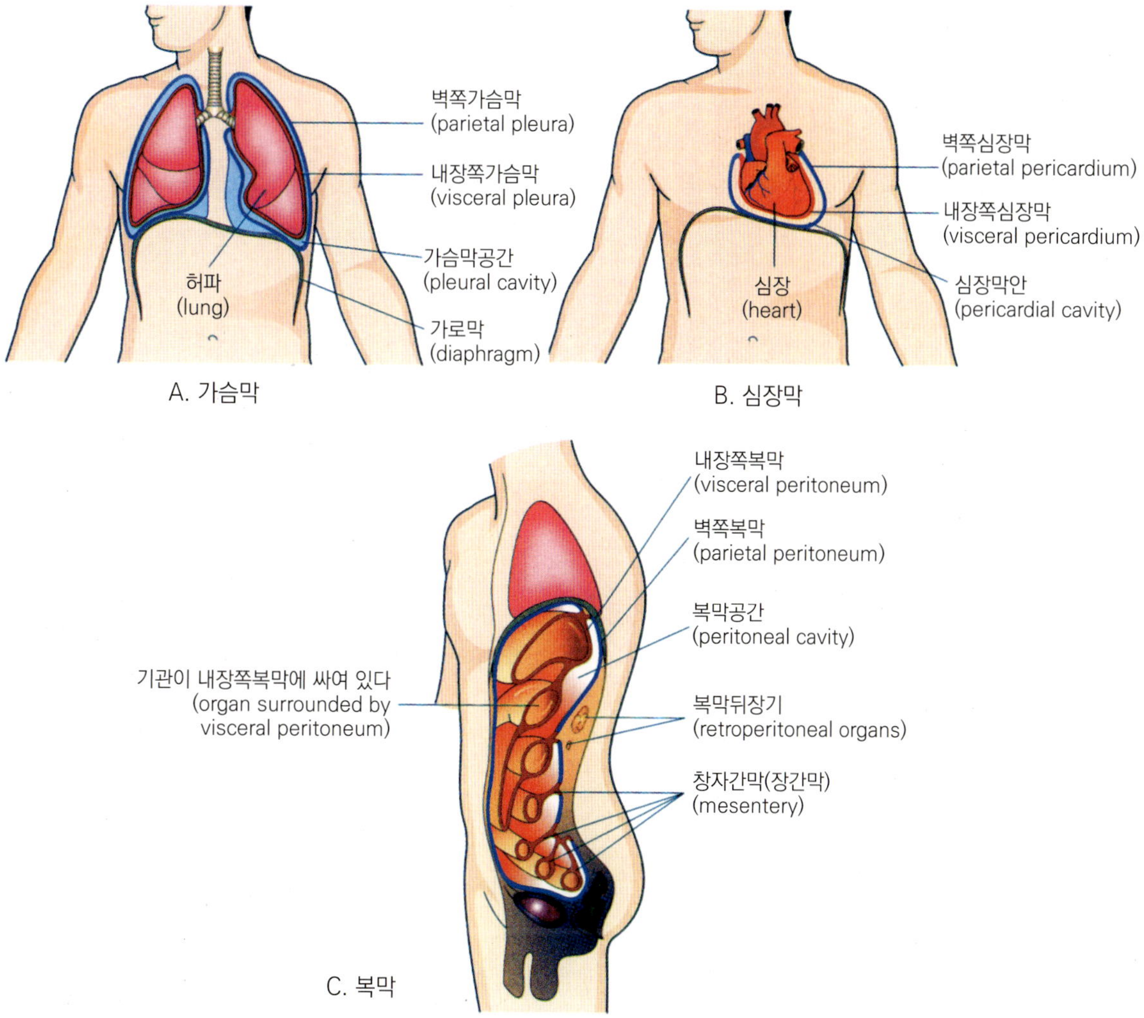

(2) 심장막(심막, pericardium)

심장막(pericardium)이란 심장을 둘러싼 결합조직성 막을 말한다. 심장에 가까운 층을 내장쪽심장막(visceral pericardium), 가장 바깥쪽을 벽쪽심장막(parietal pericardium)이라 하며, 2겹의 막 사이의 공간을 심장막안(pericardial cavity)이라고도 하며, 심장막세포가 분비하는 심장막액이 차있어 심장의 고정, 유지와 수축활동시 마찰을 없애는 일을 한다.

(3) 배막(복막, peritoneum)

배안에 있는 내부 장기들을 둘러싸고 지지하는 여러 겹의 내장쪽복막(visceral peritoneum)과 벽쪽복막(parietal peritoneum)으로 되어 있다. 그 가운데 중요한 것은 위와 장의 앞쪽에 드리워져 있는 장막(serosa)과 작은창자와 대부분의 큰창자를 배안 뒤쪽에 붙게 하는 창자간막(장간막, mesentery)이다.

이들은 지지하는 각각의 기관이나 구조에 따라 별도의 명칭으로 부르기도 한다. 예를 들어 방광의 장막은 방광장막(serosa of bladder), 간의 장막은 간장막(serosa of liver), 위장의 장막은 위장막(serosa of stomach)이라 하며, 큰창자의 창자간막은 구불창자간막(mesocolon), 막창자

그림 1-17 관강성 기관의 일반적 구조(식도)

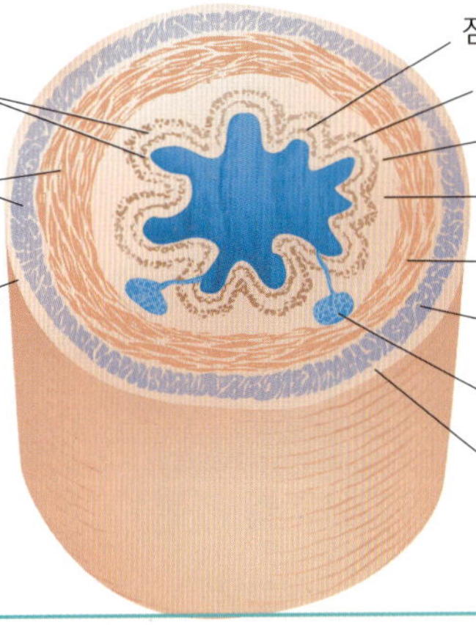

그림 1-18 실질기관의 일반적 구조

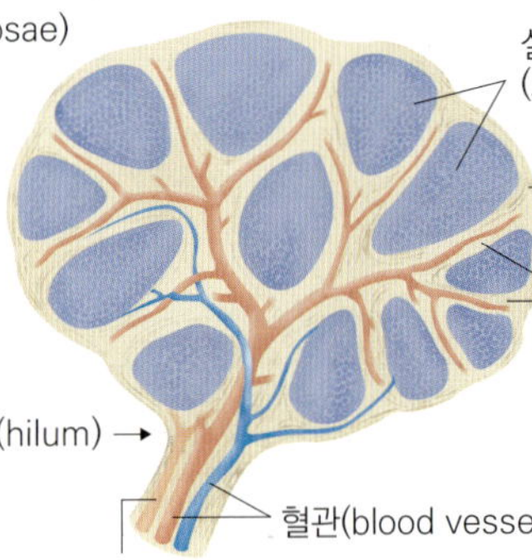

꼬리의 창자간막은 막창자꼬리간막(mesoappendix), 난소의 창자간막은 난소간막(mesovarium)이라 한다.

장막과 창자간막에는 혈관과 신경, 림프절, 지방, 탄력섬유, 콜라겐 섬유 등이 있다. 장막은 창자간막보다 얇고 레이스처럼 생겼으며, 지방을 많이 포함하고 있어서 기관을 따뜻하게 유지해준다. 창자간막은 부채 모양이며 창자로 가는 혈관들이 많이 있다.

장막과 창자간막은 윤활제로 쓰이는 장액을 분비하여 가까이 붙어 있는 장기들이 서로 마찰되지 않도록 하며, 배안의 장기들이 제 위치에 있게 하고 장기들을 분리하거나 통합하며, 감염을 막는 방어벽 역할도 한다.

⑦ 인체의 구조적 단계 (Level of organization)

정상적 인체구조를 이해하고 각종 질병을 진단하고 치료를 하기 위해서는 세포(cell), 조직(tissue), 기관(organ), 계통(system)이라는 일련의 구조를 해부·생리학적으로 정확하게 이해해야 한다.

1) 세포(cell)

세포는 살아있는 생물체의 구성, 기능, 유전상의 기본단위로서 생명현상, 즉 대사(metabolism), 성장(growth), 분열(division), 분비(secretion), 운동(movement) 등을 일으킬 수 있는 원형질(protopl-asm)로 되어 있다.

한편 각각의 다른 세포는 각각의 다른 기능을 수행한다. 인체를 구성하는 세포의 크기는 평균 10~30μm이다. 인체세포 중에서 적혈구는 평균 7.5μm, 백혈구는 8~15μm이며, 신경은 100μm로 그 크기가 다양하다. 세포의 형태는 대부분 구형이지만 원주형, 방추형, 별모양형 등 다양하다.

2) 조직(tissue)

조직은 어떤 목적으로 개체내에서 분화의 방향이 같고 형태와 기능이 유사한 세포들의 집단을 의미하며 틈새를 채우기 위한 기질(matrix)을 가지고 있다.

조직 중 기본이 되는 것은 인체의 표면과 체내 모든 속안의 속면을 둘러싸고 있는 상피조직(epithelial tissue), 신체나 기관운동의 활동에 관여하는 근육조직(muscular tissue), 신경세포들이 모여 이루어진 신경조직(nervous tissue), 조직과 기관의 틈을 채우고 이들을 서로 연결시키

그림 1-19 세포의 구조

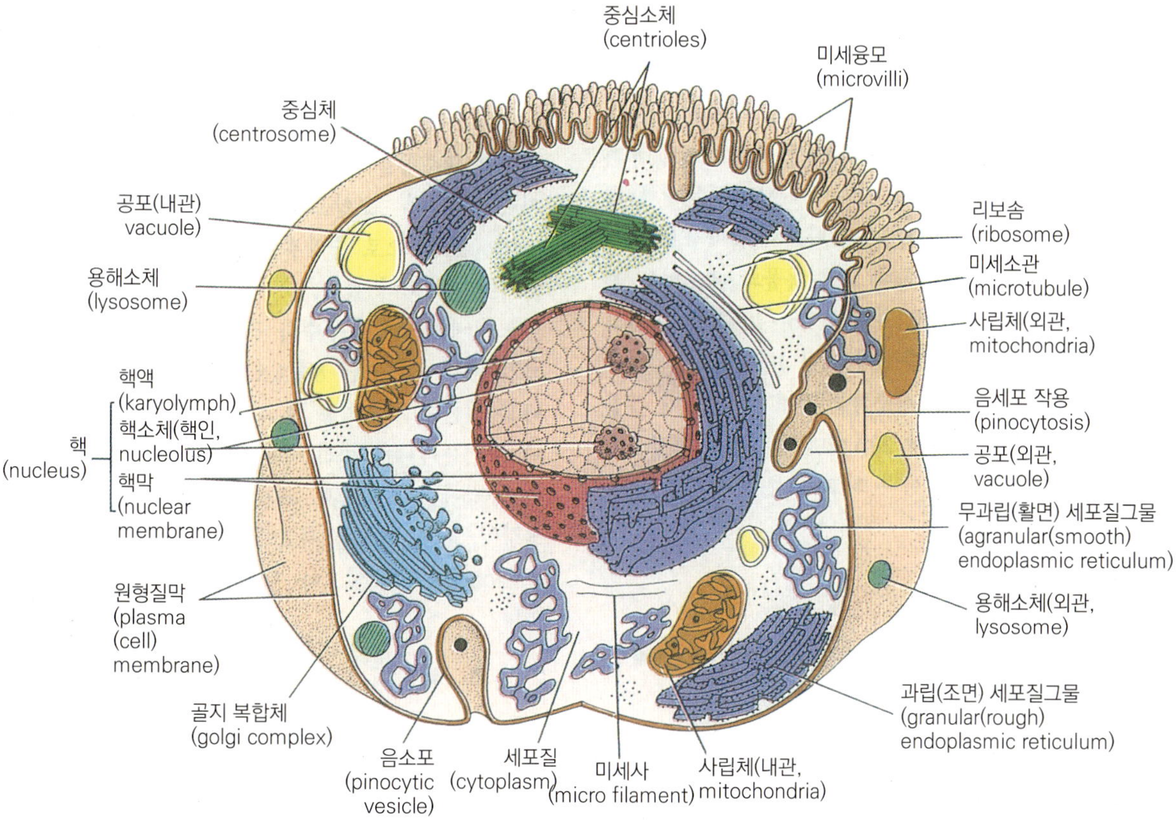

고 지지적 역할을 담당하는 결합조직(connective tissue)이 있다.

3) 기관(organ)

몇 종류의 조직이 모여서 일정한 형태를 갖추고 또 일정한 기능을 수행하기 위해 결합된 형태를 기관(organ)이라 한다.

기관은 내부가 관상(tube) 혹은 공간(강상, cavity)을 이루는 기관으로 양쪽 혹은 한쪽이 체표에 열려 있는 기관을 속빈장기(관강성 기관, hollow organ)이라 하며 대표적인 것은 입안, 식도 이하 항문에 이르는 소화관, 코안으로부터 허파에 이르는 기도, 요관, 방광, 요도 등의 비뇨기, 난관, 자궁, 질 등의 생식기관 등이 있다.

또한 간, 이자, 콩팥, 고환 등과 같이 장기 내부가 고유의 조직(실질, parenchyma)으로 채워져 있는 기관을 실질성 기관(parenchyma organ)이라고 한다. 고유의 조직이란 그 기관의 기능을 수행하기 위한 세포 또는 조직집단을 말한다.

4) 기관계통(organ system)

기관계통이란 몇 개의 기관이 모여서 기능적 단위를 이루는 것을 말하며 앞에서 기술한 바와 같은 운동계통(뼈대계통, 근육계통), 신경계통, 감각기관, 순환계통, 소화기계, 호흡계통, 비뇨계통, 생식계통, 내분비계통 등이 있다. 예를 들어 소화계통(소화기계, digestive system)이라고 하면 음식물의 섭취, 수송, 소화샘, 흡수 및 배설이라는 일련의 활동에 참여하는 소화샘, 소화부속기관, 소화기관을 말한다.

8 세포(Cells)

원형질은 반유동성의 콜로이드물질로서 세포체를 만드는 세포질(cytoplasm)과 그 내부에서 핵(nucleus)을 구성하는 핵형질(karyoplasm)로 나누어진다.

핵이 있는 세포를 진핵세포(eukaryote cell), 핵이 없는 세포를 원핵세포(prokaryote cell)라고 한다. 즉 세균과 같은 매우 원시적인 생물을 원핵세포라고 하며 보다 고등한 단세포 생물과 모든 다세포 생물들은 진핵세포라고 한다.

단세포동물의 경우에는 세포 하나가 독립된 생물체일 수도 있다. 그러나 다세포 생물의 경우, 즉 사람과 같은 고등동물의 세포에서는 고도로 분화(differentiation)된 세포를 볼 수 있다. 이들은 상호연관성을 맺으면서 세포를 기초로하여 조직(tissue), 기관(organ), 기관계통(organ system)을 이루고 있다. 이러한 가운데 생물체의 모든 기능은 자체의 질서와 조화통일을 기하면서 항상성(homeostasis)을 유지한다.

한편 생활환경의 변화에 대한 각종 자극도 감수하면서 반응을 일으키며 활동에 대한 일련의 과정을 거치는 사이 에너지를 소비하고 유기체의 구성과 내외적 변화에 작용할 뿐만 아니라 여러 생물의 특성을 효율적으로 활용하면서 생명체를 유지하게 된다.

인체는 세포, 세포의 생성물 그리고 체액으로 구성되어 있다. 사람의 세포는 인체의 형태, 조직 및 구성을 담당하며 생명현상을 수행하는 한편, 세포분열을 통해 조직의 수복과 성장, 발생에 필요한 새로운 세포를 만들어 내기도 한다. 성인의 경우 약 60조에서 100조개의 세포가 신체를 구성하고 있는 것으로 추산된다.

세포의 구조는 전자현미경이 발명된 이후 극히 미세한 구조까지 관찰할 수 있게 되었으며, 신세포학이라고 할 정도로 새로운 학문적 영역을 형성해 가고 있다. 따라서 종래의 광학현미경에 의한 관찰 소견에서는 그 크기의 단위가 μ(micron)=1/1,000 mm로 표현되어 왔지만, 전자현미경 소견에서는 Å(angstrom)=1/10,000μ의 단위로 표시된다.

세포의 크기는 다양하며 형태는 그들의 기능과 밀접한 관계가 있다. 한편 모든 동·식물의 세포들은 종류와 관계없이 최외층으로부터 세포막(cell membrane), 세포질(cytoplasm), 그리고 핵(nucleus)으로 구성되어 있다.

1) 세포막(cell membrane)

(1) 구조

진핵세포나 원핵세포에서 세포질의 외부를 둘러싸는 막을 원형질막(plasma membrane)이라 한다. 그러나 세포벽(cell wall)이 없는 동물 세포에서는 원형질막을 세포막이라고 한다. 세포의 내외는 세포막을 경계로 구분되며 세포막은 세포의 내용물을 둘러싸고 있는 2중막으로 되어 있다. 세포막은 생명체의 활성기능 부위가 되며 대사반응이 일어나는 곳이다. 세포가 생명을 유지하는 동안 세포막(원형질막)은 영양물질, 가스, 노폐물을 선택적으로 투과시키는 특성을 지니고 있다.

세포막은 두께가 매우 얇기 때문에 전자현미경 아래서 고배율로 확대해야만 관찰이 가능한데 모든 동물의 세포막은 종류에 관계없이 막의 두께가 75~100Å으로 거의 같으며 세층으로 구분된다.

외층은 단백질과 탄수화물(점액 다당류)이 결합된 물질로 두께는 약 20Å이며, 중간층은 지질분자로 두께는 약 35Å이나 되고, 내층은 단백질로 두께는 약 20Å이나 된다.

또한 세포막에는 무수한 구멍(pore)이 있으며 그 크기는 직경이 7Å~8Å으로 물질의 투과가 일어나고 있는데, 세포막을 통과하는 물질이 양이온이냐 음이온이냐에 따라 투과성이 다른 것을 보면 이 구멍이 전기적으로 하전(charge)되어 있다고 추정된다.

한편 세포막의 표면장력(surface tension)은 매우 낮으며 약간의 탄력성을 갖고 있다.

그림 1-20 세포막의 구조

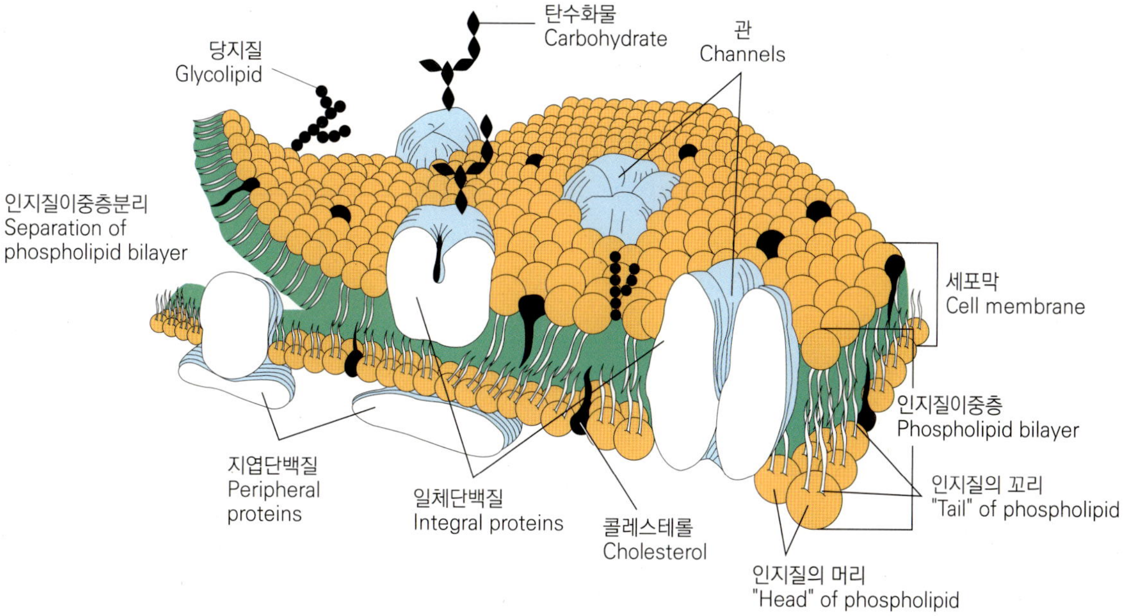

(2) 화학성분의 조성과 기능

① 단백질(protein)

세포막에 함유되어 있는 단백질은 약 60~70%로 외층과 내층에 있으며 대부분 당단백질(glyco protein)으로 구성되어 있다. 단백질 중 일체단백질(intergral protein)이라고 하는 단백질의 일부는 인지질의 이중층에 막대모양의 분자로 파묻혀 있다.

세포막을 관통하는 수용성물질(이온, 포도당, 요소 등)의 중요한 통로가 되며 그외 운반체, 수용기 그리고 효소의 작용을 나타내기도 한다. 또한 선택성 관으로 작용하기도 한다. 선택성 관은 근육과 신경세포에서 Na^+, K^+의 선택적 통과를 조절한다.

또 다른 지엽단백질(peripheral protein)은 대부분 막내층에 연결되어 세포면에서 일어나는 화학반응의 효소로 작용하기도 한다.

그외 기능은 호르몬과 같은 조절분자의 수송체 등의 역할도 하며 식균작용과 같은 특수한 형태의 흡수라든가 에이즈(AIDS) 바이러스가 림프세포(T4)에 침입할 수 있는 것도 림프세포막에 있는 특정 단백질 때문인 것으로 알려져 있다.

② 지질(lipid)

세포막에 함유되어 있는 지질은 약 20~40%로 세포막의 중층에 있으며 주성분은 인지질, 당지질 및 cholesterol이다.

· 인지질(phospholipid)

지질량의 약 70%를 차지하며 생리적 온도에서 반액체 상태로 존재한다.

인지질은 물질의 선택성수송에 관여하며 지질에 녹을 수 있는 O_2, CO_2는 쉽게 통과할 수 있으나 아미노산, 단백질, 핵산분자, 이온과 같은 수용성분자는 수송을 제한한다.

· 당지질(glycolipid)

당지질은 세포막에 존재하지만 세포내 구조물막에는 없다. 적혈구 세포막에 있는 당지질은 적혈구 응집반응을 일으키는 주된 물질이 되며 일반적으로 면역반응에서 항원(antigen)의 역할도 한다.

· 콜레스테롤(cholesterol)

전체 지질량의 약 25%로 수용성 물질이 세포막을 지나 이동할 때 속도를 결정하는 유동성을 조절하여 수용성물질의 세포막 통과를 제한한다.

지질의 세포막 배열상태는 그림 1-20과 같이 친수성인 인지질(인지질분자의 머리 "Head of phospholipid molecules")은 세포막의 외부와 내부쪽을 향하여 배열되어 있고 소수성(인지질분자의 꼬리 "Tails of phospholipid molecules")인 지방산 분자는 막대모양으로 중앙부를 향하여 서로 마주보는 위치로 배열되어 있다.

지질분자는 연속적인 이중층을 이루며 생체막의 가장 기본이 되는 구조물로서 대다수의 수용성 물질의 투과를 제한하는 울타리 역할을 하고 있다.

③ 탄수화물(carbohydrate)

탄수화물은 세포막의 약 1~5% 차지하며 당단백질(glucoprotein)과 당지질(glycolipid)의 형태로 세포막의 외층에 있다. 탄수화물은 음전하를 띠고 있어 막내의 조절분자의 상호작용에 영향을 준다.

한예로 적혈구 세포들이 결합하는 것을 방해한다든지 적혈구 표면에서 탄수화물을 제거하면 빠른 속도로 파괴되기도 한다. 그외 세포막의 결합능력과 체내에 들어오는 물질의 존재를 인식하는 역할을 하기도 한다.

(3) 세포막의 일반기능

① 물질을 운반하는 수송계 역을 한다. 세포막은 세포의 활동에 필요한 정보를 간직한 채 막을 통과하는 물리적 이동과 능동적 이동을 조절한다.

② 세포막에는 많은 에너지 운반계(energy transfer system)가 있어 생명체와 외부환경사이에 경계를 이룬다.

③ 외부환경변화에 대응하여 내부환경을 일정하게 유지하는 항상성을 갖는다.

④ 세포막에는 여러 가지 효소가 있어 각종 화학반응을 촉진한다. 즉 ATP분해효소인 adenosin triphosphatase가 있어 세포막에서 Na^+와 K^+의 능동운반에 관여하며, 사립체(mitochondria) 내면에는 시토크롬효소(cytochrome enzyme)가 있어 세포내의 산화과정에 관여한다.

⑤ 세포와 세포사이 인지능력이 있어 동종세포와 이종세포를 구분하여 동종세포사이에는 결합이 이루어질 수 있으나 이종세포 사이에는 거부현상이 일어난다. 이러한 현상은 장기이식때 이식거부 반응이 그 예가 된다. 인지능력은 세포막 외층에 있는 단백질에서 기인하며 이 단백질은 세포내에 있는 유전인자에 의해 일어난다.

⑥ 세포와 세포사이 결합상태를 유지한다.

⑦ 세포막에는 특정물질을 결합하는 수용기(receptor)가 있다. 예를들면 신경섬유 말단에서 방출되는 신경전달물질인 acetylcholin, norepinephrine, serotonin, GABA(gamma amino-butyric acid) 등과 결합하는 수용기이다.

2) 세포질(cytoplasm)

세포질은 세포막과 핵 사이에 있는 세포의 기질, 즉 원형질(protoplasm)을 말하며 생명현상의 기본 특성이 모두 여기에서 나타난다.

원형질은 반유동성 물질로 5가지 물질, 즉 물(water), 전해질(electrolytes), 단백질(protein), 지질(lipid), 탄수화물(carbohydrate)로 구성된다.

① 물(water)

전체 원형질의 75~85%를 차지하고 있으며 주로 화학물질을 용해시키고 확산시켜 세포질 내의 수분평형을 조절하고 있다.

② 전해질(electrolytes)

전체 원형질의 1.5%를 차지하는 원형질의 기초물질로 물에 용해되며 신경, 근육 및 소화작용과 세포의 대사작용을 촉진하는 기능을 담당하고 있다. 대표적인 전해질로는 K^+(potassium), Mg^{++}(magnesium), P(phosphate), S(sulfate), Na^+(sodium), Cl^-(chloride) 등이 있다.

그림 1-21 사립체

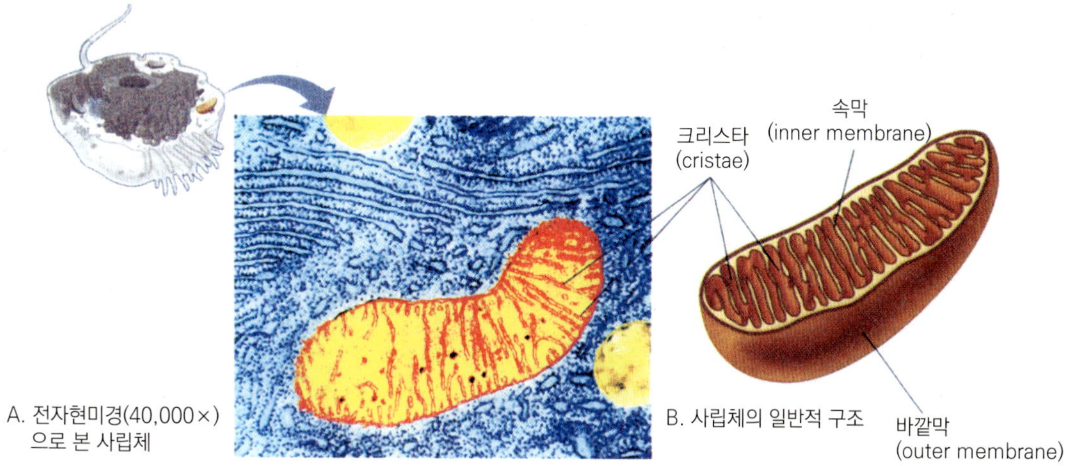

③ 단백질(protein)

전체 원형질의 10~20%를 차지하고 있으며 세포내 구조의 기본물질 혹은 기능적 물질로 존재하나 주요기능은 세포의 구조물질로 존재한다.

주로 세포내벽이나 세포내액에 존재하면서 효소와 핵단백질의 주성분이 되며 DNA나 RNA의 유전자로도 작용한다.

④ 지질(lipid)

전체 원형질의 2~3%를 차지하며 주로 세포막이나 핵막, 사립체(mitochondria), 세포질그물(endoplasmic reticulum), 각종 장기들의 외형질막 등에 많이 존재한다.

주요 지질로는 트라이글리세라이드(triglyceride), 핵지질(nucleo fat), 인지질(phospholipid), 콜레스테롤 등이 있다. 기능은 단백질과 결합하여 세포막내의 구멍을 만들거나 용해물질 사이에 경계를 만들어 불투과성 물질이 스며들지 않도록 하며 에너지 공급원의 역할도 한다.

⑤ 탄수화물(carbohydrate)

전체 원형질의 1%를 차지하며 단당류의 하나인 포도당(glucose)은 해당작용(glucolysis)을 통하여 분해되면서 ATP를 생산하는 에너지원으로 이용된다. 여분의 포도당은 글리코겐(glycogen) 형태로 저장되거나 지방이나 단백질로 전환되기도 한다. 세포외액에서는 glucose로 존재하며 간세포나 뼈, 근육세포내에서는 주로 glycogen으로 존재한다.

세포질내에는 일정한 생체기능을 발휘하는 구조물이 있는데 이들을 세포소기관(organella)이라 하며 그 구조와 기능은 다음과 같다.

(1) 사립체(mitochondria)

전자현미경으로 관찰하면 2중의 막으로 싸여진 주머니 모양이며 바깥막은 매끈하고 속막은 사립체선(mitochondrial crista)을 형성한다. 피막의 속·바깥면에는 75Å쯤 되는 알맹이들이 조밀하게 붙어 있어서 표면이 거칠다.

속부위에는 액체기질(fluid matrix)이 들어있다. 사립체는 속막과 바깥막의 이중막으로 싸여 있으며 지질층을 가운데 두고 단백질이 안 밖의 층을 이루고 있다.

길이는 3~4μm 정도의 짧은 막대모양을 하고 있으며 세포에 따라 그 모양이 조금씩 다르다. 사립체는 산소호흡을 하는 세포에는 반드시 들어 있다(박테리아 제외). 그 수효는 산소의 공급상태에 따라 많은 차이가 있어 활동성이 강한 간세포에는 약 1,000개, 정자 세포와 같이 많은 에너지를 요하지 않은 곳에는 약 25개 정도가 있다.

사립체의 주요기능은 섭취된 음식물 중의 영양물질을 산화시켜 세포내 물질대사의 대부분을 담당하는 입자로 세포가 소비하는 산소의 75%를 소비하며 TCAcycle 등의 반응에 관계하는 효소와 조효소가 이곳에 집중되어 있다. 바깥막에서는 영양물질중 탄수화물이 피루브산(pyruvic acid)까지 분해되며 내막에서는 피루브산, 아미노산 및 지방산이 분해되어 ATP를 생산한다.

세포질내에서 에너지 생산과정을 보면 포도당이 분해되어 피루브산이 되고, 지방산이나 아미노산은 아세트산(acetoacetic acid)으로 되며 피루브산과 아세토초산은 공통의 물질인 아세틸 조효소(acetyl coenzyme A)로 되어 사립체에 들어간다. 사립체에서는 아세틸 조효소 A가 산화(탈수소)되어 O_2를 소비하고 CO_2와 물을 발생한다. 이러는 동안 산화적 인산화에 의하여 ATP가 합성되게 된다.

최종분해 과정인 산소원자와 수소원자의 결합과 여기에서 생기는 전자 electron의 이송에 의하여 에너지가 유리되는데, 이 에너지의 약 50%는 사립체 속면에서 ADP로부터 ATP가 합성되는데 사용되고 나머지 50%의 에너지는 열로 전환된다.

ATP는 고에너지 결합(high energy bond)을 갖는 물질로서 세포의 여러 가지 기능, 즉 물질의 합성, 물질의 이동, 근세포의 수축 등에 쓰이는 에너지를 직접 공급하게 된다.

이런 관점에서 사립체는 생명현상의 원동력이 되는 에너지의 생산공장이므로 일명 세포의 발전소라고도 한다. 생산되는 에너지의 형태는 ATP로서 세포에서 일어나는 모든 흡열반응에 이용되며 화학적으로 안정하기 때문에 에너지의 일시저장소가 된다.

주요기능은 다음과 같다.

① 단백질 합성(75%)
(인지질, 푸린, 콜레스테롤, 피리미딘 등)

② 세포막을 통한 능동적운반(20%)
(포도당, Na, K, Cl, Ca, P, H, 뇨산)

③ 근육수축

④ 신경자극전도

(2) 세포질그물 (소포체, endoplasmic reticulum : ER)

세포질그물은 세포를 파괴해서 소기관을 각각 별도로 분획할 때 얻어지는 작은 알갱이를 뜻하며 세포형질내에 그물모양으로 퍼져 있는 가느다란 관과 작은 주머니들로 이루어져 있다. 이것들은 세포의 외부와 내부의 교통로이며 핵주변에 많이 있으나 핵과는 직접적인 교통이 없는 것 같다.

세포질그물은 표면에 리보좀(ribosome)이 붙어있는 과립(조면)세포질그물(granular endoplasmic reticulum)과 리보좀이 없는 무과립(활면)세포질그물이 있다. 세포질그물의 표면에 150~200Å 정도의 조면이 붙어 있는 것이 있는데 이 조면은 단백질 합성에 관여하는 리보좀(ribosome)이다.

① 과립세포질그물 (granular endoplasmic reticulum)

세포질그물은 막의 바깥면에 ribosome이 붙어 있으며 핵 가까이에 있다. 편평하고 만곡된 액포들이 평행하게 여러 줄로 배열된 상태로 나타나나 실제로는 액포들과 세관(tubule)들로 불규칙하게

그림 1-22 세포질그물의 구조

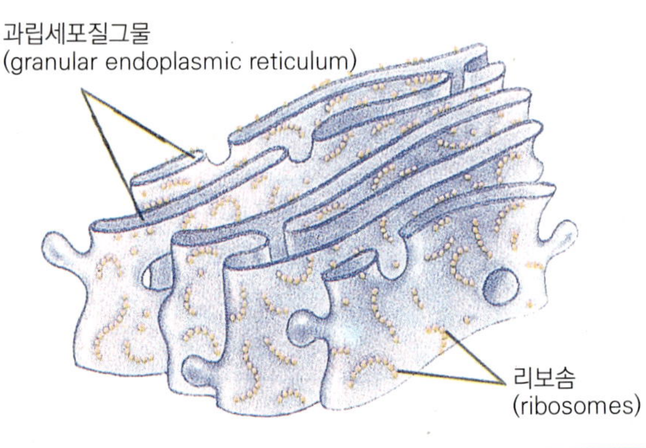

그림 1-23 골지체

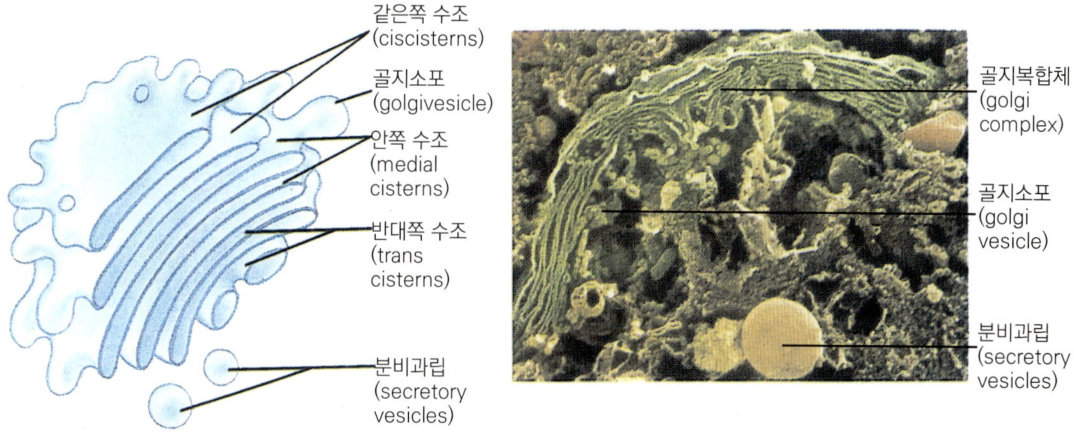

연결되어 있으며 각 방향으로 원형질막 및 핵막과 연결되어 있다. 과립세포질그물은 췌장이나 간세포에 많으며 세포내의 물질에 대한 순환기와 같은 수송과 단백질 합성장치로 당단백질(glycoprotein)을 합성한다. 합성된 단백질은 세망내로 들어가서 골지장치로 이동한다.

② 무과립세포질그물
(agranular endoplasmic reticulum)

무과립세포질그물은 ribosome이 없고 세포막 가까이에 있으며 소장이나 상피세포에 많다. 간세포에서 지질대사, 특히 지방질의 합성, 지방산의 불포화, 정소와 부신겉질에서 steroid 합성, glycogen의 합성과 분해, 저장에 관여하며 해독작용이나 유독물질의 중화에도 관여한다. 또한 위벽에서 염산 HCl 분비 그리고 이온의 수송 등의 생합성, 물질의 통로 기능을 갖는다.

(3) 골지체(golgiapparatus)

골지체는 작고 납작한 액포들이 서로 포개진 형태로 일반적으로 핵 주위에 위치하고 있으며 분비기능과 밀접한 관계가 있는 분비성 세포이다. 액포들은 안층으로 갈수록 넓어지고 최내층에서는 구형으로 돌출되어 떨어져 나가는 모양을 볼 수 있다. 한편 수조(cistern)라 불리우는 6개 정도의 평평한 막으로 된 주머니 더미로 구성되어 있다.

또한 골지체는 세포질그물과 연결되어 있는 물질의 집합장소로 농축, 저장, 분비기능을 한다. 즉 당단백질(glycoprotein)이 합성된후, 세포외로 분비될 때까지 저장한다.

주요기능은 다음과 같다.

① 단백질을 분리하는 세포에서는 과립세포질 그물로부터 운반되어 온 단백질에 골지체에서 만들어진 다당류가 첨가되어 당단백질이 형성된다. 이것은 농축포가 되어 세포의 외부로 방출된다.

② 지방은 골지체에서 단백질과의 복합체, 유미과립을 만들어 필요에 따라 혈액속으로 방출시킨다.

③ 리보솜을 형성한다.
특히 골지체는 세포질그물에 부착되어 있으며 형질세포(plasma cell)에서 항체(antibody)를 생산하거나 뼈나 연골의 조골작용에 사용되는 결합조직 세포의 생산을 촉진하기도 한다.

(4) 중심체(centrosome)

살아있는 세포에서 볼 수 있는 직경 0.5μm의 원통형의 소체로 분열시 뚜렷하게 나타난다. 보통

그림 1-24 **중심체**

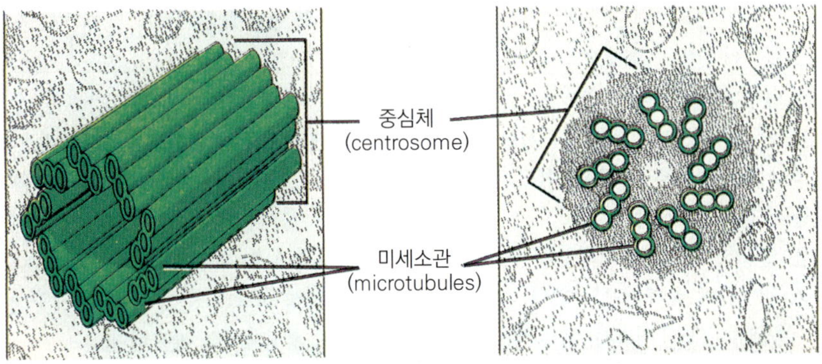

그림 1-25 **용해소체**

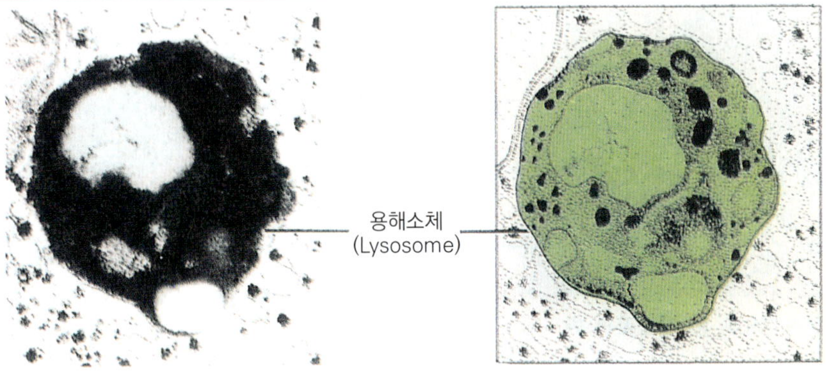

[A] [B]

2개의 중심소체(centriole)로 된 쌍심체(diplosome) 상태이며 세포가 분열을 시작하면 맨 먼저 중심소체가 각각 2개로 분열하고 핵을 중심으로 서로 반대방향으로 이동한다. 다음으로 염색체(chromosome)가 분열하면 그 반씩을 양극으로 끌어당기는 역할, 즉 분극을 조절한다.

중심소체는 굵기가 150μm, 길이가 300~500 μm의 원통 구상체로서 각각 세 섬유가 3개씩 1조가 되어 9개의 삼중선이 원통을 이루고 있다.

중심소체는 새로 형성된 딸세포에 DNA 정보를 가지고 있는 염색체를 배치시키는데 도움을 준다.

(5) 용해소체(lysosome)

지단백의 엷은 한층의 막으로 둘러싸인 직경 0.5μm의 액포로 그 속에는 55~80Å의 작은 과립과 여러 가지 강력한 가수분해 소화효소를 품고 있다. 그외 RNA 분해효소, DNA 분해효소, 콜라겐 분해효소, 펩타이드 분해효소 등이 이곳에 집중되어 있다.

활동성에 따라 소포, 소낭, 과립상으로 변하기도 한다. 최초의 비활동기에는 단순히 소형의 과립과 같으나 활동기가 되면 액포상으로 되고 때때로 막의 조각들이나 색소과립을 함유하고 있다.

가수분해 효소의 작용에 의하여 당원질은 포도당으로, 단백질은 아미노산으로, 지질은 지방산과 글리세롤(glycerol)로 분해하기도 한다. 특히 백혈구, 큰포식세포(macrophage)에 많다.

그림 1-26 세포핵의 구조

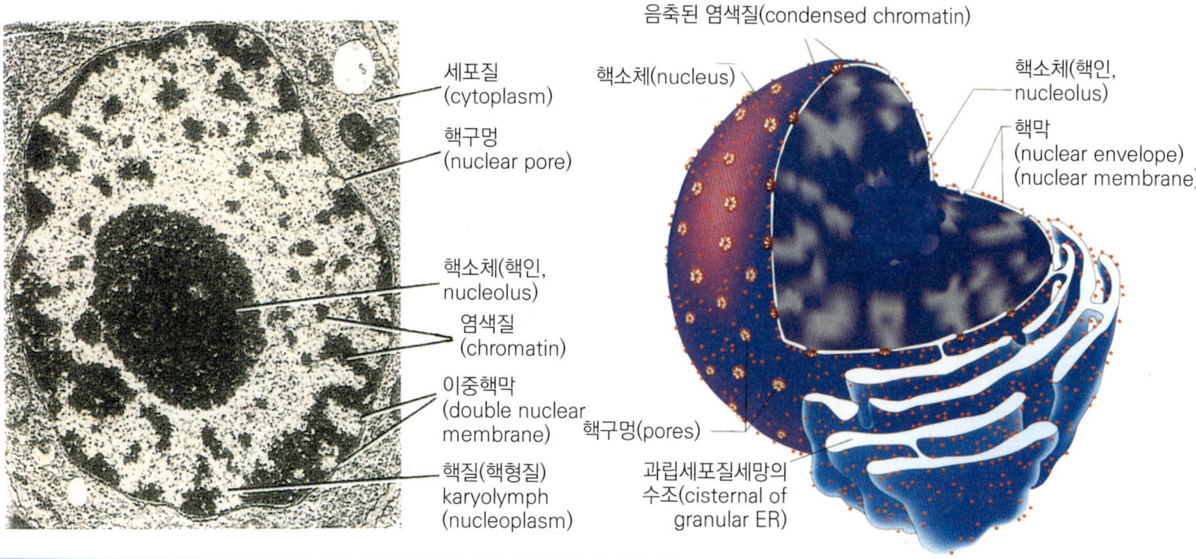

주요기능은 다음과 같다.

① 이물질소화

이물질이 용해소체와 융합하여 이물변액포를 이루고 그 안에서 단백질, 다당류, 핵산 등이 세포내 소화를 거쳐 가수분해된다.

② 자가소화, 세포내소화

세포내 과립을 분해시켜 에너지를 필요로 할 때 작용한다.

③ 생리활성 물질의 제어

과잉생산된 분비과립이 용해소체와 융합하여 소화되기도 한다.

④ 세포외 물질의 분해

세포간 물질 외에도 염증 등 면역반응에 관여한다.

⑤ 세포소화

발생과정중 불필요한 세포에 대하여 자신의 효소를 방출하여 세포자체를 소화한다. 처리된 분자는 사립체가 쉽게 산화시킬 수 있게 하여 세포가 갖는 방어기전 및 청소부로서의 역할을 돕고 있다.

용해소체의 피막은 저산소증(hypoxia), PH 저하, 강산, 비타민 A 과잉시에는 파괴되어 세포자체가 자가용해(autolysis)되기도 한다.

3) 핵(nucleus)

핵은 분열하는 세포에는 반드시 존재하며 적혈구와 혈소판을 제외하고는 모든 세포에 존재한다. 핵은 세포내에서 일어나는 화학반응과 세포증식 조절의 중심부가 유전자의 본체라고 할 수 있는 DNA를 다량 포함하고 있으며 세포질 속에서 단백질 효소의 특성을 조절할 뿐만 아니라, 세포질의 활성화에도 관여한다.

핵의 주성분은 염색질(chromatin)이며 주로 핵산분자(nucleic acid)로 구성되어 있고 부분적으로 단백질 분자가 결합되어 있다. 이러한 특수한 핵산분자를 DNA(deoxyribonucleic acid)라고 하며 250~400Å의 3층 구조로 되어 있고 핵막(nuclear membrane)의 핵구멍(nuclear pore)을 비롯하여 그 내부의 핵형질(nucleoplasm)과 핵소체(핵인, nucleolus), 염색질(chromatin) 등으로 구성된다.

핵의 대표적인 기능은 다음과 같다.

첫째, 세포의 조절센터(control center of the cell)로서 세포내 대사를 조절하고 세포의 분열시 주도적 역할을 하며 단백질 합성에 의한 성장과 분열에 관여한다.

둘째, 유전인자의 정보센타(gene activity center of the cell)로 DNA를 갖고 있어 유전적 특질을 결정한다.

(1) 핵막(nuclear membrane)

핵막은 2중막으로 원형질막과 거의 같으나 다른 점은 많은 핵구멍(핵공, nuclear pore)이 뚫려 있다는 것과 세포분열 과정에서 일시적으로 소실된다는 점이다.

중간층에는 지질이 있고 양측에 단백질층이 있어 원형질막처럼 선택적 반투과성을 나타낸다. 핵막은 저분자, 단백질, RNA 등을 통과시키며 경우에 따라서는 고분자도 통과시킨다.

핵막은 핵과 세포질 사이의 물질교환을 하며 핵내 물질을 안정되게 감싸고 있다.

(2) 핵소체(핵인, nucleolus)

동물세포 중에는 핵속에 엷게 염색되는 둥근 모양의 핵소체(nucleolus)를 1개 혹은 2개 갖고 있다. 세포내의 다른 구조물들과는 달리 특별한 막이 없으며 세포의 분열과정에서 소실되었다가 딸세포에서 다시 나타난다.

그림 1-27 염색질의 접혀진 섬유모양을 나타낸 모식도

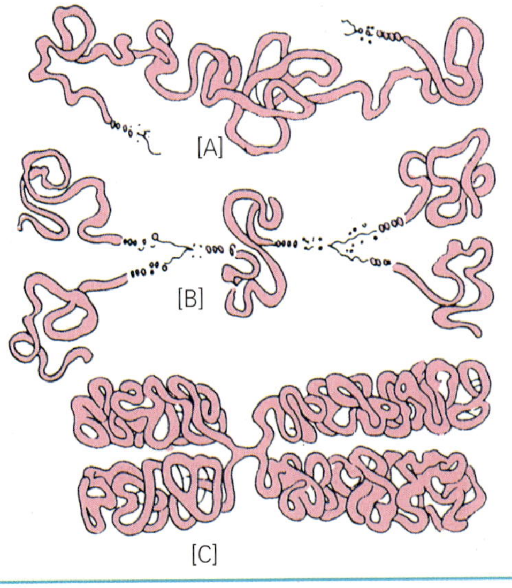

(a)와 (b)는 휴지기 염색질 (c)는 중기 염색체

핵소체는 리보솜 형성에 필수적이며 핵소체의 내부는 ribosomal RNA와 단백질로 구성되어 있다. 단백질 합성이 왕성하게 이루어지고 있는 상태의 세포는 보다 큰 핵인을 가지고 있다. 예를들면 췌장세포는 다량의 효소(단백질)를 생산하는 세포이므로 대형의 핵소체를 갖고 있다.

염색질이 RNA를 생산하면 핵소체에 일단 저장되었다가 나중에 다시 핵소체에서 세포질 속으로 나가서 단백질 합성기능을 조절하는 것으로 생각되고 있다.

(3) 염색질(chromatin)

염색질이 분열하게 되면 염색체로 변화하게 되는데 염색질에는 유전자가 들어 있으므로 유전적 특질을 결정한다. 주성분은 DNA와 단백질로 되어 있다. DNA는 세포의 생명과정을 촉진하는데 필요한 단백질의 합성에 대한 정보를 저장하고 있다.

염색질은 광학현미경 아래에서는 그물모양의 구조를 관찰할 수 있지만 전자현미경 아래에서 관찰하면 과립의 연결로 가느다란 실모양을 하고 있다. 최근 휴지기 때의 염색질의 섬유는 직경이 230Å ~250Å 범위내에 있으나 중기염색체의 섬유는 평균 직경이 300Å을 넘는다는 것이 밝혀졌다.

또한 RNA 합성이 왕성하게 이루어지는 정모세포나 난모세포의 염색체에서 보이는 미세섬유들과 같이 100Å에도 못미치는 아주 가는 것이 있는가 하면 염색체의 기능이 없는 상태의 미세섬유들은 대부분 굵다고 한다.

염색체의 수는 동물의 종류에 따라 다르며 같은 종에서는 일정하다. 사람의 세포 속에 있는 핵에는 23쌍의 염색체가 있는데 22쌍의 상염색체(autochromosome)와 1쌍의 성염색체(sex chromosome)로 되어 있다. 이들은 약 500만개의 유전자에 해당하는 양의 DNA를 가지며 유전자는 세포의 활동에 필요한 수많은 효소들의 화학적 구조를 결정하는 동시에 활동상황에 알맞게 그때 그때마다 일정한 순서로 효소의 생산을 지시하고 있다.

그림 1-28 DNA의 복제

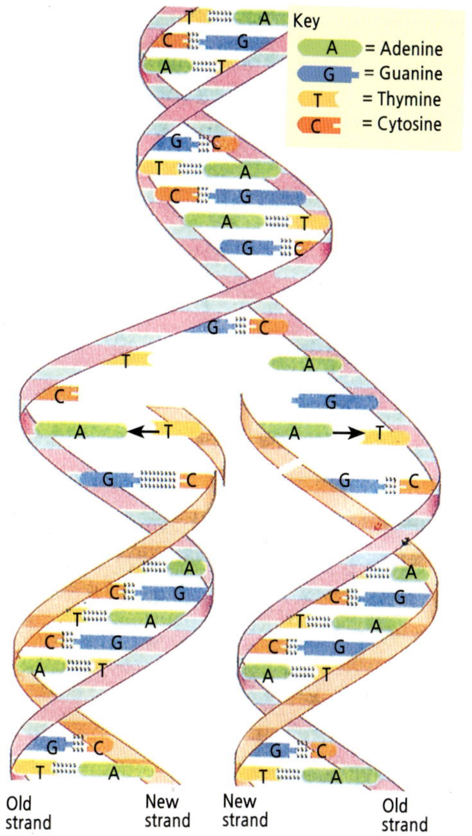

표 1-1 DNA와 RNA의 비교

	DNA	RNA
분 포	핵	세포질·핵인
purine base	adenine, guanine	adenine, guanine
pyrimidine base	cytosine, thymine	cytosine, uracil
pentoses	deoxyribose	ribose
화학적 반응	diphenylamine	orcinol
조직화학적 특이반응	양성	음성
작용	염색체, 유전자와 밀접한 관계	단백질 합성에 관계

(4) 핵산(nucleic acid)

세포내에 함유되어 있는 핵산은 단백질 합성과 유전에 관여한다. 핵산은 DNA와 RNA로 구분 되는데, 핵속에 있는 핵산은 주로 DNA이고 세포질속에 있는 것은 RNA이다. 핵산의 기본단위가 되는 핵산염 nucleotide의 구성은 4개의 질소기 nitrogenous base와 1개의 당 pentose 그리고 1개의 인산 phosphoric acid이 결합된 복합물이다. 다시 질소기는 2개의 염기 base, 즉 purine base와 pyrimidine base로 구별되며 purine base는 adenine(A)과 guanine(G), pyrimidine base는 thymine(T)과 cytosine(C)으로 구성되어 있다.

한편 RNA의 기본구조는 DNA와 같으나 당 pentose 중 DNA의 deoxyribose 대신 ribose로, 그리고 염기 base 중 pyrimidine base의 thymine 대신 uracil로 바뀐 것이 다를 뿐이다.

RNA는 세포질내 유전자를 갖고 단백질 합성에 관여하고 정보를 전달하는 messenger RNA(m-RNA)와 m-RNA을 운반하는 transfer RNA(t-RNA), 그리고 peptide 연결에 필요한 효소를 제공하여 아미노산 합성에 관여하는 ribosomal RNA (r-RNA)가 있다.

이 외에도 Hn-RNA(heterogeneou RNA)와 저분자 RNA(small nuclear RNA) 그리고 SRP(signal recognition particle) RNA 및 primer RNA 등이 알려져 있으며, primer RNA 이외의 것들은 단백질 합성에 관여한다.

4) 세포의 성장과 분열 (growth and division of cell)

개체가 성장한다는 것은 세포 개개의 부피가 커지는 것과 세포가 분열하여 그 수가 많아지는 것을 의미하는데, 세포의 성장과 분열은 단백질 합성에 의한 세포질내 단백질의 증가와 아울러 세포가 외부로부터 동화작용에 의한 물질을 흡수해 일어나고 있다.

(1) 단백질의 합성

체내에서 단백질을 구성하는 아미노산은 약 20여 종에 불과하지만 결합되는 아미노산의 순서와 수에 따라 많은 종류의 단백질이 존재하게 된다.

그림 1-29 Ribosome에서의 단백질 형성기전

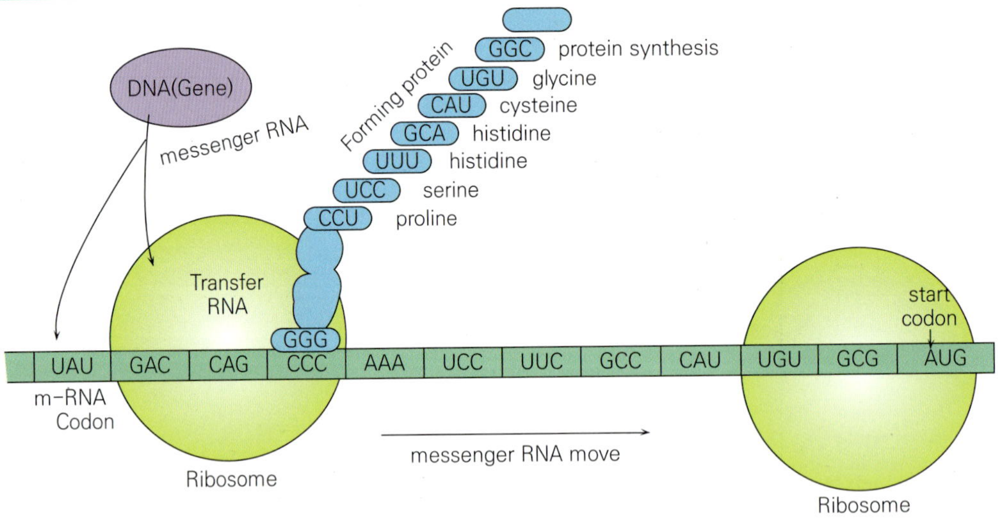

체내의 모든 세포들은 필요에 따라 단백질을 합성하고 세포의 성장과 분비활동에 관여하고 있다.

단백질 합성에 따른 모든 정보는 DNA 분자내에 간직되어 있다. DNA 분자는 나선상의 기둥에 해당하는 deoxyribose-phosphate 마디의 연쇄로 된 2개의 기둥이 있고 사다리 발판 막대에 해당하는 base의 결합은 반드시 purine과 pyrimidine이 결합하는데 adenine-thymine과 guanine-cytosine의 두 종류의 결합으로 연결되어 있는 구조이다.

그리고 deoxyribose-phosphate의 한마디에는 항상 adenine, guanine, cytosine, thymine 중의 하나와 결합하여 핵산염(nucleotide)을 형성하고 이것들이 기둥에 붙어 있는 순서와 수효에 따라 유전정보를 나타내게 한다.

체내에서의 단백질 합성은

① 먼저 DNA 사다리가 2분되고 2분된 DNA의 base 자리에 messenger RNA분자가 붙게 된다. 이때 RNA 분자는 DNA의 deoxyribose 대신 ribose로, thymine 대신 uracil로 바꾸어진다. 또 DNA의 한쪽 기둥에서 thymine이 있던 곳에 해당되는 RNA는 adenine이, 또 cytosine이 있는 곳에 해당되는 RNA는 guanine 등의 식으로 상보적 순서로 되어진다.

② 핵내에서 만들어진 M-RNA가 순서에 따라 핵막을 통과하여 세포질내로 방출된다. 이때 M-RNA에 있는 염기(base)의 순서가 바로 단백질 합성에서의 아미노산의 결합순서를 뜻한다. 즉 3개의 base의 나열이 한단위가 되어(이 단위를 codon이라 한다) 하나의 아미노산을 나타내게 한다. 예를 들면 CCU는 proline이란 아미노산을 뜻하며 UCC는 serine이란 아미노산을 의미한다.

③ 세포질로 방출된 m-RNA는 ribosome과 결합하는데 t-RNA는 ATP의 특정한 아미노산과 결합하고 이때 아미노산은 활성화된 결합체로서 ribosome으로 이동해 온다. 그리고 m-RNA에 결합된 ribosome이 이동하면서 어떤 특정한 아미노산 기호에 도달하면 t-RNA-ATP-아미노산 복합체가 되어 ribosome내로 들어와서 결합한다.

④ 이런 순서에 따라 ribosome이 이동을 함에 따라 차례차례로 아미노산이 t-RNA에 의하여 운반되어 도착되고 도착된 아미노산끼리 연결을 이루면 t-RNA는 떨어져 나간 후 단

백질분자가 만들어진다.

위 과정에서 분리된 t-RNA는 계속 되풀이하여 사용할 수 있으나 m-RNA는 10회 정도 사용하면 분해되어 버리고 다시 새로운 m-RNA가 핵에서 만들어져 세포질내로 공급된다.

유전자의 돌연변이(mutation)는 단백질 합성의 이상에서 오는데 이는 DNA 연쇄과정에서 어떤 nucleotide가 다른 종류의 nucleotied로 대치되는 경우와 어떤 nucleotied가 완전히 빠져버린채 연쇄되는 경우에 일어난다.

이런 돌연변이가 일어나는 요인은 방사선, 자외선 등의 조사를 기준 이상으로 받거나 어떤 화학물질이 세포에 작용할 때도 일어난다.

(2) 성장(growth)

세포가 커지는 것은 주위환경으로부터 영양물질을 취하여 세포질의 특수한 작용에 의해 세포질의 성분물질이 새로 만들어지는 것으로서 세포의 부피도 증가하게 된다.

이와 같은 과정을 거쳐 살아있는 모든 생물은 성장하게 되는데 일반적으로 동물은 성장하는 기간이 정해져 있고 이 동안에 성숙하여 정해진 크기의 어미가 되지만 어떤 생물은 평생을 통해 성장이 계속되는 것도 있다.

성장은 생물체를 구성하는 분자를 만들어내는 속도가 분해되는 속도에 비해서 빠르기 때문에 가능하며 세포의 크기는 용적-면적관계에 의하여 결정되는 일정한 한도가 있다. 이 크기에 도달하면 세포가 분열하여 두 개가 되고 부피에 대한 넓이의 비율에 다시 여유가 생겨서 분열된 세포가 성장하게 된다.

성인의 경우 신체내 장기의 세포수는 거의 일정한데 어떤 이유로 세포의 수가 지나치게 많아지면 정상치에 달할 때까지 분열을 하지 않고, 반대로 어떤 종류는 세포의 수가 지나치게 부족해지면 세포가 분열을 촉진하여 세포의 수가 정상값이 될 때까지 분열을 계속하기도 한다. 예를 들면 사람의 위를 2/3 정도 외과적 수술로 제거하였을 때 나머지 1/3의 위세포가 정상적인 위가 될 때까지 계속 세포가 분열하는 것을 볼 수 있다.

한편 단세포 동물에 있어서는 개개의 세포 크기가 성장을 뜻하며 다세포 동물의 경우 성장은 개개의 세포의 부피가 불어날 때, 세포의 수가 늘어날 때, 또는 부피와 수가 동시에 불어날 때 성장(growth)이라고 한다.

(3) 세포분열(cell division)

세포가 일정한 크기에 달하면 반드시 분열을 하여 그 수가 늘어나는데 이를 세포분열(cell division)이라 한다.

분열과정을 보면 먼저 핵이 분열하고 이어서 세포질이 갈라지는 유사분열이 원칙이지만 핵, 세포질 구별없이 한 덩어리로 갈라지는 무사분열도 있다. 세포분열에서 핵이 갈라지는 것을 핵분열(nuclear division), 세포질이 나뉘어지는 것을 세포질분열(cytokinesis)이라 한다.

① 유사분열(mitosis)

분열 도중에 염색체가 나타나며 과정이 복잡하면서도 규칙적이라는 점이 유사분열의 특징이 될 수 있다. 세포가 일정크기로 성장하면 한 개의 어미 세포가 2개의 딸 세포로 되며 세포의 분열 시기나 속도는 세포의 형태에 따라 다르다. 즉 태생기는 매우 빨라서 몇 시간에 한번 정도 분열하나 태아가 커지면서 느려진다. 성인세포에서도 분열을 계속하지만 신장세포는 수개월에 1번 정도가 되고 신경세포의 경우 태생기에는 분열이 왕성하나 그 이후 일생동안 분열이 없는 것도 있다.

인체의 체세포는 유사분열을 하며 분열의 과정을 편의상 5단계로 간단히 설명한다.

· 사이기(interphase)

핵분열이 끝나고 다시 핵분열이 시작될 때까지의 중간시기를 사이기라고 하는데 형태적으로는 별 뚜렷한 변동이 없다. 그래서 일명 휴지기라고도 한다. 종래에는 사이기의 핵은 쉬고 있는 것으로만 알았으나 이 시기에 오히려 분열시기에 못지않게 중요한 대사작용을 하는 것이 알려져 이

그림 1-30 유사분열의 과정

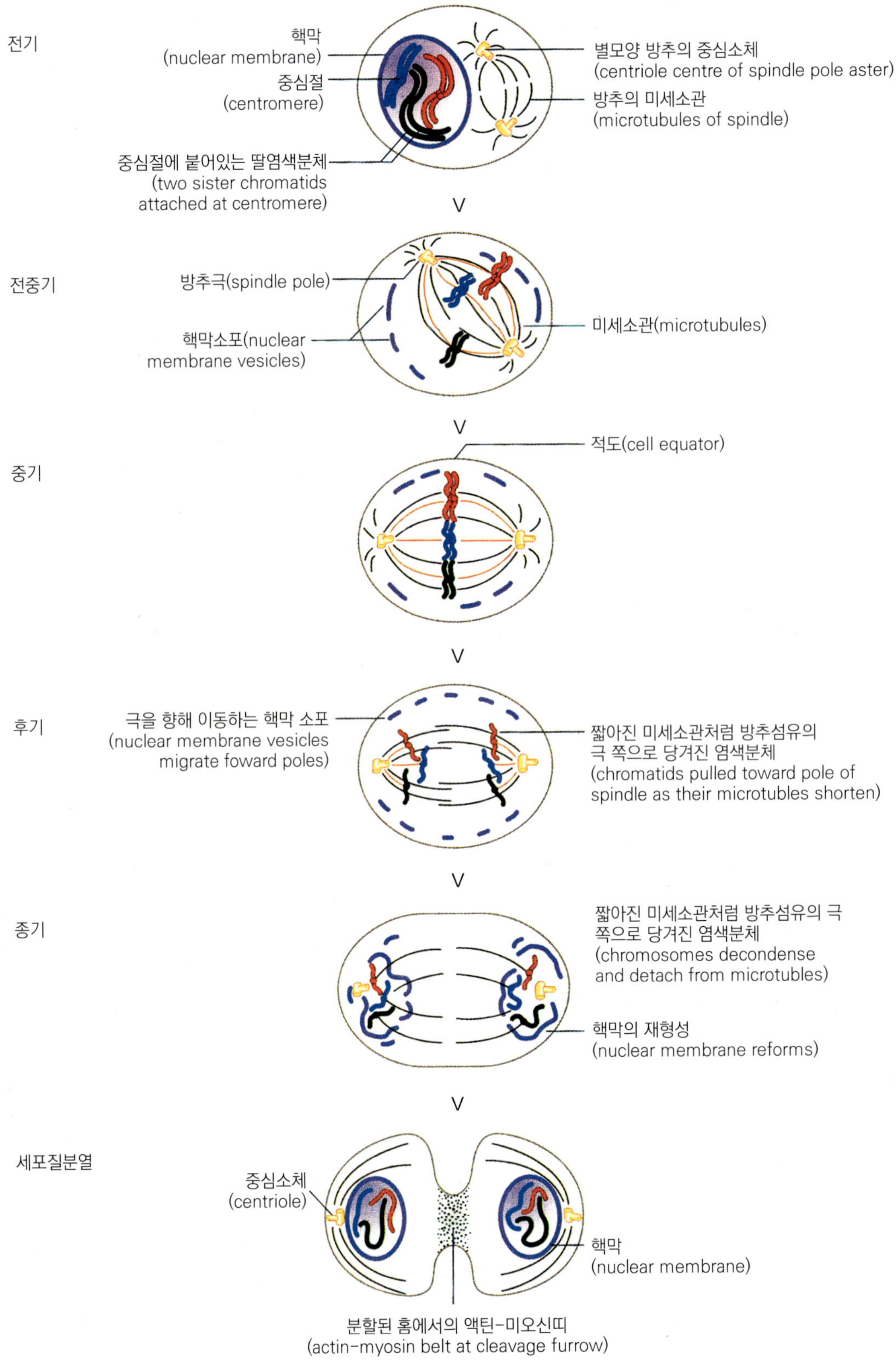

그림 1-31 감수분열

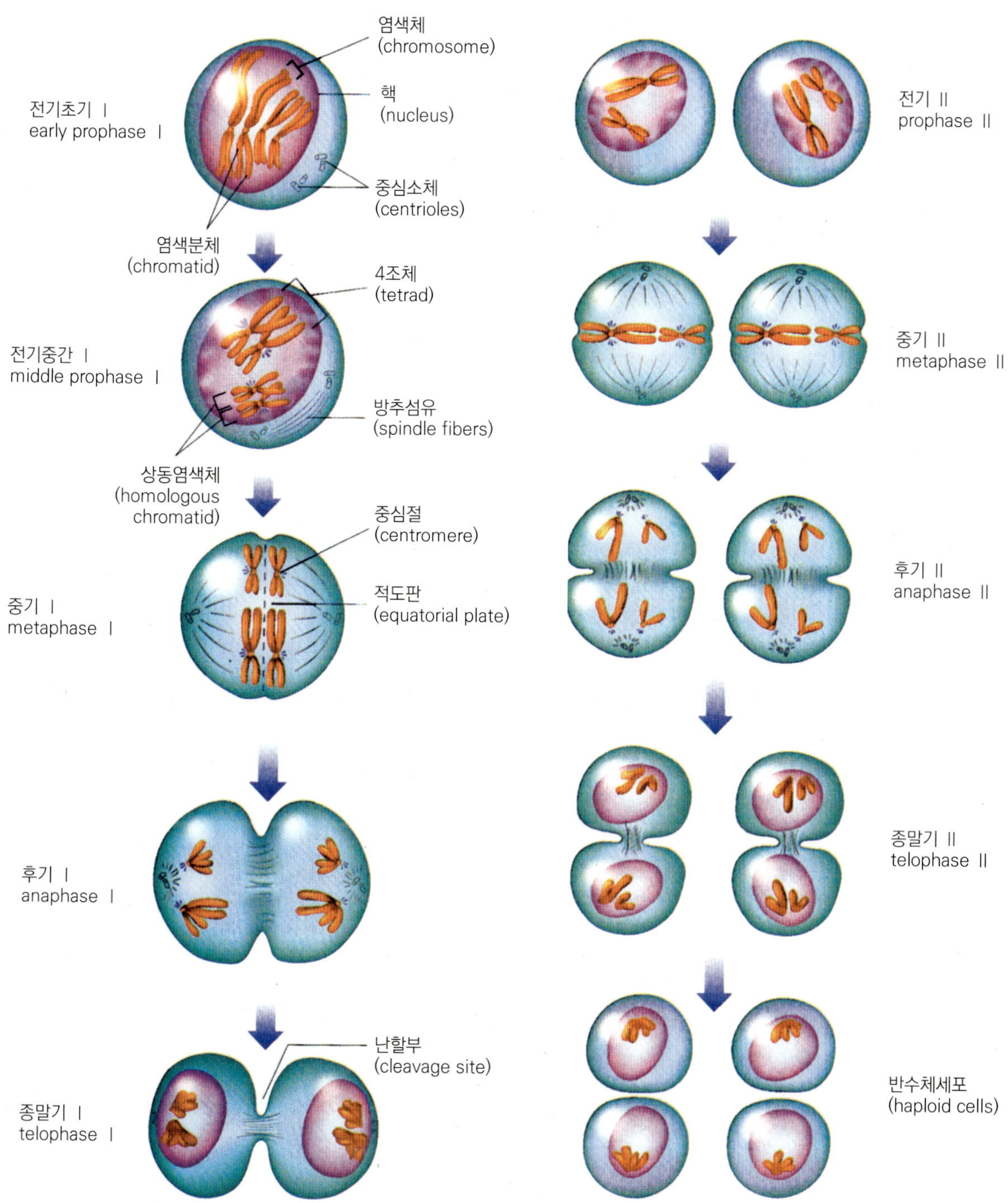

시기의 핵을 대사핵(metabolic nucleus)이라고도 한다.

- 전기(prophase)

이 시기는 간기에서 볼 수 있었던 핵막안의 물질이 형태적 변화를 일으키며 핵내에서는 염색질의 변동이 일어난다.

염색질은 먼저 가늘어지고 긴 끈모양의 형상이 된 다음 더 굵고 짧은 염색체(chromosome)로 변하게 된다. 각각의 염색체는 길이로 갈라져서 꼬인 두개의 실모양이 되었다가 종렬(longitudinal split)하게 된다.

염색질의 변동과 동시에 핵막은 그 모양을 감추고 핵소체(핵인, nucleolus)도 없어지는데 핵소체의 구성분은 염색체 형성에 관여한다. 중심체를 가진 세포에서는 중심립이 분열하여 2개로 되고 이것은 핵막을 끼고 서로 반대방향으로 이동하여 양극을 형성한다.

• 중기(metaphase)

염색체가 이동하여 세포의 중앙부위인 적도면(equatorial plane)상에 배열하는 시기를 중기라 하며 중기에 적도면상에 배열한 염색군을 핵판(nuclear plate) 또는 적도판(equatorial plate)이라 한다. 이때 양극과 염색체 그리고 염색체 사이를 연결하는 방추섬유(spindle fiber)가 생긴다.

이 시기에 염색체는 가장 잘 보이고 시간적으로 가장 짧으며 염색체는 종렬하여 동원체 부분만 연결되어 있다.

• 후기(anaphase)

적도판을 형성한 염색체가 중심절 부분마저 떨어져서 염색체가 완전히 둘로 분리되어 각각 중심절에 붙어 있는 방추섬유에 끌리어 양극으로 이동하는 시기를 말한다.

• 종말기(telophase)

양극으로 이동된 염색체의 형태가 없어지면서 방추섬유가 소실되며 대신 염색질이 된다. 핵막과 인이 나타나고 어미세포(mother cell)와 똑같은 형태와 기능을 가진 2개의 딸핵(daughter nucleus)이 형성되는 시기이다.

핵분열이 끝나면 2개의 딸핵이 생기게 되며 그 사이에 새로운 격막이 형성되면 세포분열이 끝나게 되는데 이 격막 형성과정을 세포질분열(cytokinesis)이라고 한다.

② 무사분열(amitosis)

하등동물에서 흔히 볼 수 있는 분열로서 염색사나 방추섬유 등이 형성되지 않고 핵이 길어지고 세포질이 함께 졸라 매어지는 것 같은 모양으로 길게 되었다가 그 중간에 오목이 생겨 세포가 안쪽으로 패어 들어가서 세포막이 서로 맞닿으면서 2개의 세포로 나뉘는 단순한 분열방법이다.

무사분열은 정상적인 세포분열이 아니고 세균, 암세포 등 병적인 세포, 또는 노쇄한 조직 세포나 연골세포의 분열에서 흔히 볼 수 있다.

③ 감수분열(meiosis)

세포의 분열에는 보통의 체세포분열과 생식세포의 형성과정에서 유사분열의 한 특수형으로 생식세포가 성숙할 때에만 일어나는 감수분열이 있다.

감수분열은 연속되는 2번의 분열을 통하여 4개의 딸세포를 형성하는데 어미세포에 비해 염색체의 수가 반으로 줄어드는 것이 보통의 체세포 분열과 다르다.

즉 남성에서는 제1정모세포(primary spermato-cyte)에서 제2정모세포(secondary spermatocyte)로, 여성에서는 제1난모세포(primary oocyte)에서 제2난모세포(secondary oocyte)로 분열될 때 염색체의 접합에 의하여 이형분열(heterotypical division)인 제1성숙분열이 일어난다.

이 분열의 전기는 전세사기(proleptotene), 세사기(leptotene stage), 접합기(zygotene stage, 비사기(pachytene stage), 배사기(diplotene), 이동기(diakinesis)를 거쳐 끝이나고 계속해서 중기 → 후기 → 종말기로 진행된다. 이때 배수체(diploid number, 2n)였던 염색체수가 반수체(haploid)로 반감된다.

이와 같은 과정을 거쳐서 생겨난 제2정모세포(제2난모세포)는 짧은기간의 중간기(interkinesis)에 동형분열(uomotypical division)인 제2성숙분열이 일어난다. 따라서 정자는 22개의 상염색체(autochromosome)와 한 개의 X 또는 Y의 성염색체(sexchromosome) 중 하나, 즉

22+X나 22+Y이며 난자의 경우 22+X 염색체만을 갖게 된다. 이러한 23쌍(46개)의 염색체 수는 몸의 어느 세포에서나 다 마찬가지이지만 성세포인 난자와 정자는 각각 23개씩만 갖게 된다.

9 조직(tissue) 분류와 구조 (classification and structure of tissue)

1) 상피조직(epithelial tissue)

상피조직은 신체의 바깥표면(표피)이나 체강(가슴안, 배안), 혈관의 내표면 그리고 각 기관의 외표면과 내강면을 모두 덮는 막성조직으로 상피세포(epithelial cell)가 연접, 배열된 조직이다. 상피조직의 역할은 장기, 체강, 기관의 속·바깥 표면을 싸서 보호하는 동시에 존재부위에 따라 보호역할, 흡수역할, 분비역할 그리고 감각역할을 한다.

(1) 상피조식의 기능상 분류

① 보호상피(피개상피) (protective(covering) epithelium)

체표 및 기관표면을 덮어서 세균이나 외부의 기계적 압력으로부터 보호받을 수 있도록 보호작용을 한다.

② 분비상피(샘상피, secretory(glandular)epithelium)

각종 분비샘(분비선, gland)에 있으며 이로부터 분비물을 분비하는 분비작용을 맡고 있다.

③ 호흡상피(respiratory epithelium)

허파(허파꽈리)의 상피이며 산소와 이산화탄소를 교환하는 호흡작용을 한다.

④ 흡수상피(absorptive or resorptive epithelium)

소화관의 상피이며 영양소의 흡수작용을 한다.

⑤ 감각상피(sensory epithelium)

감각기의 상피이며 외계로부터의 자극을 감지한다.

⑥ 종자상피(배상피, germinal epithelium)

생식샘(고환, 난소)의 상피이며 생식세포를 생산한다. 이외에도 막과 막 사이의 마찰을 줄이는 윤활역할을 하는 상피도 있다.

(2) 상피조직의 형태와 배열에 따른 분류

① 편평상피(squamous epithelium)

세포의 모양이 납작하고 둘레가 불규칙하며 2μm 정도의 두께로 이루어진 편평세포의 집단으로서 단층과 중층으로 되어 있다.

·단층편평상피 (simple squamous epithelium)

한층의 편평세포가 연결된 것이며 가슴막, 심장막 및 배막을 이루는 중피(mesothelium)와 혈관, 림프관의 내면을 싸는 내피(endothelium), 허파의 허파꽈리상피 등이 있다.

·중층편평상피 (stratified squamous epithelium)

표층에는 단층편평상피로 덮여 있으며 심층에는 다각형의 세포가 겹친 중층편평상피로 되어 있다. 표층의 자유면쪽세포의 각질(각화, keratinization) 여부에 따라

각질형(피부형) : 피부, 잇몸, 단단입천장

비각질형(점액형) : 입안, 인두, 식도, 질 등으로

구분한다.

② 입방상피(cuboidal epithelium)

·단층입방상피(simple cuboidal epithelium)

몇몇 샘(선, gland)의 도관(duct), 갑상샘, 난소의 종상피(germinal epithelium), 고환그물, 집합관

·중층입방상피(stratified cuboidal epithelium)

땀샘의 도관, 발생중의 난포 등이 여기에 속한다.

③ 원주상피(columnar epithelium)

원주형세포의 집단으로 다음과 같이 구분한다.

그림 1-32 각종상피조직

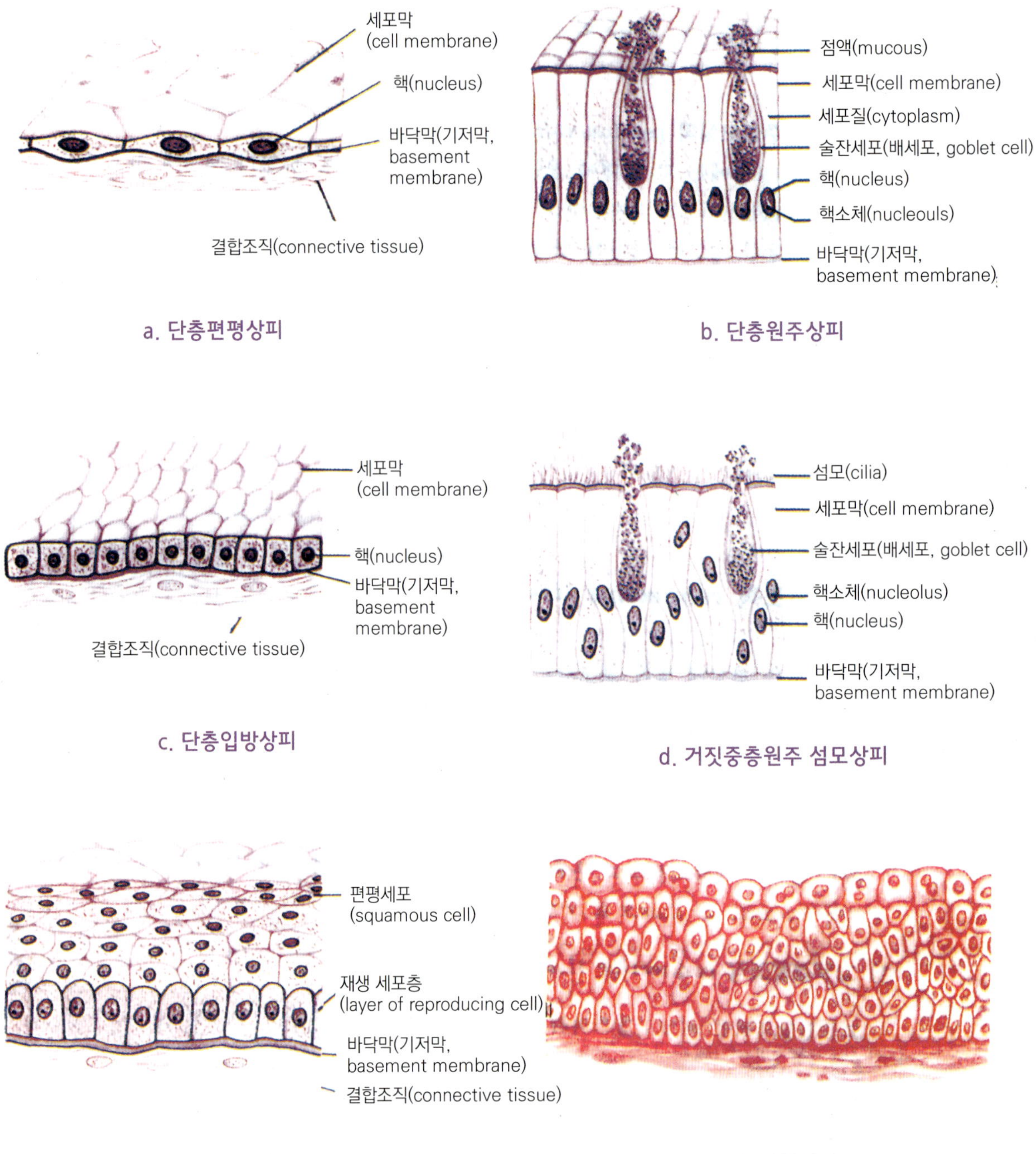

a. 단층편평상피 b. 단층원주상피

c. 단층입방상피 d. 거짓중층원주 섬모상피

e. 중층편평상피 f. 이행상피

·단층원주상피
(simple columnar epithelium)

원주상피가 단층으로 배열되어 있으며 주로 소화관(위·장의 점막상피)에서 볼 수 있다.

·거짓중층원주상피(위중층원주상피,
pseudostratified columnar epithelium)

원주상피세포 중에는 그 표면에 운동성을 가진 섬모를 갖고 있기 때문에 섬모상피(ciliated epithelium)라고도 한다. 주로 기관, 기관지, 자궁관, 자궁, 코안점막 등에서 볼 수 있다.

이들은 섬모작용으로 난자를 수송하거나 기도내의 작은 이물질을 제거하기도 한다.

④ 이행상피(transitional epithelium)

중층편평상피처럼 여러층으로 배열되어 있으며 콩팥깔때기, 요관, 방광, 요도의 내표면을 형성하고 있다. 뇨(urine)의 충만도에 따라서 세포의 모양이나 층의 두께가 변화한다.

2) 결합조직(connective tissue)

결합조직은 인체에 가장 널리 분포하는 조직으로서 좁은 의미로는 각종 조직과 기관을 서로 결합하거나 간격을 채우고 연결시켜 내부장기를 보호하는 고유결합조직(connective tissue proper)을 말하며 넓은 의미로는 연골이나 뼈와 같이 신체를 받치고 있는 버팀조직(supporting tissue)을 말한다.

결합조직은 구조와 기능의 특수성을 고려하여 고유결합조직(connective tissue proper), 뼈와 연골(bone and cartilage), 액상조직(fluid tissue(혈액과 림프))으로 구분한다. 특히 혈액이 결합조직으로 분류되는 이유는 혈액성분의 반이 혈장이라고 하는 세포외액(extracellular fluid)으로 구성되어 있기 때문이다.

(1) 고유결합조직(proper connective tissue)

고유결합조직은 무정형의 세포사이바탕과 3종류의 섬유조직, 그리고 세포성분으로 구성되어 있는데, 상피조조직과는 달리 세포성분보다 세포사이물질이 많은 특징이 있다.

고유결합조직은 다음과 같이 분류할 수 있다.

① 조직이 형성되는 시기에 따라서

·태아의 결합조직 (embryonal connective tissue)

- **중간엽(mesenchyme)** : 중간엽은 태생기 초기에만 나타내는 조직으로 중간배엽과 신경능에서 기원하는 조직으로 결합조직의 원시형에 해당된다. 성인의 경우에는 상처가 치유될 때나 손상 결합조직이 재생될 때 또는 종양과 같은 신생물이 발육하게 되면 관찰된다. 중간엽을 형성하는 중간엽세포(mesenchymal cell)는 여러 종류의 세포로 분화할 수 있는 능력을 가지며 성인결합조직의 모체라 할 수 있다.
- **점액결합조직(mucous connective tissue)** : 태생기 후반에 나타나는 조직으로서 중간엽보다 더 분화된 조직으로서 소량의 아교(교원)섬유가 나타나며 세포와 세포 사이에는 젤리(jelly)와 같은 점액물질로 되어 있으며 주된 구성세포는 섬유모세포이다.

그림 1-33 뼈의 기본적 구조

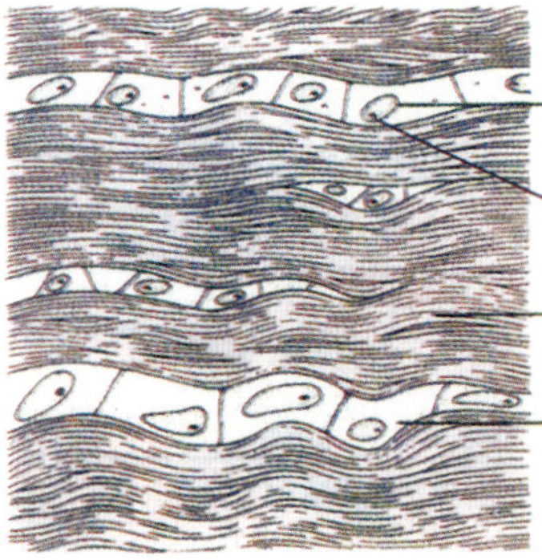

그림 1-34 소성결합조직

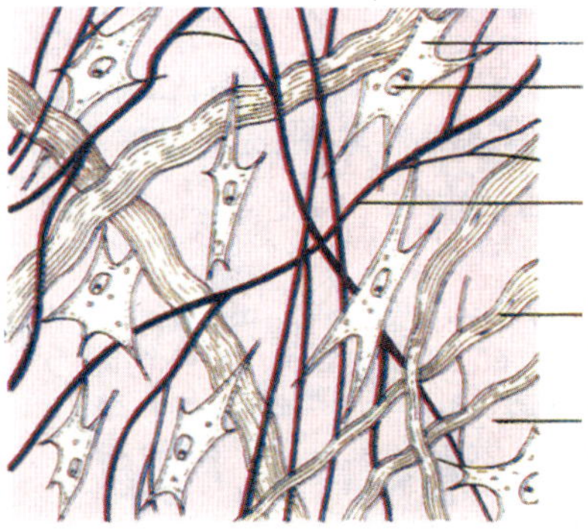

·성인의 결합조직(adult connective tissue)

- **치밀결합조직(dense connective tissue)** : 아교섬유가 많고 조밀하게 배열되어 있어서 유형결합조직이라고 하며 규칙성 치밀결합조직과 불규칙성 치밀결합조직으로 구분한다.
  - ·규칙성 치밀결합조직 : 아교섬유가 치밀하고 섬유방향이 일정한 방향으로 되었으며 힘줄인대, 힘줄막 등이 이에 속한다.
  - ·불규칙성 치밀결합조직 : 아교섬유속이 굵고 여러 방향으로 조밀하게 서로 얽혀져 배열되어 있다. 여러 가지 기관을 지지하고 피부의 진피, 여러기관의 피막, 뼈막, 경질막 등이 이에 속한다.
- **소성결합조직(loose connective tissue)** : 가장 널리 분포되어 있는 조직으로 아교섬유의 배열이 엉성하게 배열되어 있는 것이 특징이며 피부, 점막, 장막 등에서 볼 수 있다. 이 조직은 분산된 아교섬유, 단백질과 조직액으로 구성되어 있고 풍부한 혈관, 림프관 그리고 신경섬유 등의 분포 공간을 제공하고 있다.

② 섬유종류에 따라서

·그물결합조직(reticular connective tissue)

그물결합조직은 인체결합조직 중 분화정도가 가장 낮은 조직으로서 별모양과 같은 많은 세포질 돌기를 내고 있는 그물세포와 그물섬유가 불규칙하게 얽히어 전체 그물을 형성하고 있다. 이 조직은 지라, 골수 등의 뼈대를 이루고 위장관의 점막, 허파, 가슴샘, 편도, 콩팥, 뇌하수체 등의 기관에 분포하고 있다.

·탄력결합조직(elastic connective tissue)

이 조직은 탄력섬유가 많이 모여서 형성되어 있기 때문에 강한 탄력성을 유지하고 있다. 이들 섬유는 척추의 황색인대, 성대인대, 목덜미인대, 대동맥 등에 분포하고 있다.

③ 구성세포에 따라서

·섬유모세포(fibroblast)

섬유모세포는 엉성결합조직내 가장 많이 나타나며 모양은 길고 납작하며 세포질 돌기들은 분지되어 있으며 일반적으로 결합조직내에 고정되어 있으나 염증시나 조직배양시에는 이동한다. 젊은 세포일수록 염기호성이 짙고 재생력이 강하다.

·미분화중간엽세포
(undifferentiated mesenchymal)

일반형태가 섬유모세포와 비슷하며 이 세포는 모세혈관 주위에 있으며 어떤 자극이 있을 때 다른 세포로 분화할 수 있는 세포이다.

·큰포식세포(조직구,
macrophage(histiocyte))

엉성결합조직내 두번째로 많이 나타나며 특히 혈관이 많은 곳에 더 많이 나타난다. 핵은 타원형 또는 콩팥형이며 여러 개의 핵소체를 가졌다.

세포질은 풍부하며 포식소체, 용해소체, 포식용해소체(phagolysosome) 등이 많이 포함하고 있으며 포식능력이 있기 때문에 생체염색시 다른 세포와 쉽게 구별이 된다.

·지방세포(fat cell)

지방세포는 단독으로 있을 때도 있으나 다수가 집결하여 지방조직을 형성한다. 지방조직은 피부밑조직, 콩팥, 샅굴부위, 겨드랑부위, 창자사이막 등에 다수 집결되어 있다.

·비만세포(mast cell)

비만세포는 결합조직에 널리 분포하며 혈관주위에 많이 나타난다. 세포체는 불규칙한 타원형으로 동물의 종에 따라 차이는 많으나 느린 운동을 하는 거짓뿔을 볼 수 있다. 이 세포는 헤파린(heparin), 히스타민(histamine), 세로토닌(serotonin)을 생산하여 분비한다.

·호산구(eosinophil cell)

혈액의 호산성 백혈구가 조직내 이동한 것으로 수유기 젖샘의 결합조직이나 호흡기도 및 위장관 점막에 나타난다. 이 세포는 알레르기(allergy)나 급성 염증이 있을 때 또는 기생충이 있을 때 많이 나타난다.

·형질세포(plasma cell)

엉성결합조직 중 희소하게 나타나지만 소화관의 점막고유관과 림프절에 나타나며 만성염증시

그림 1-35 뼈조직

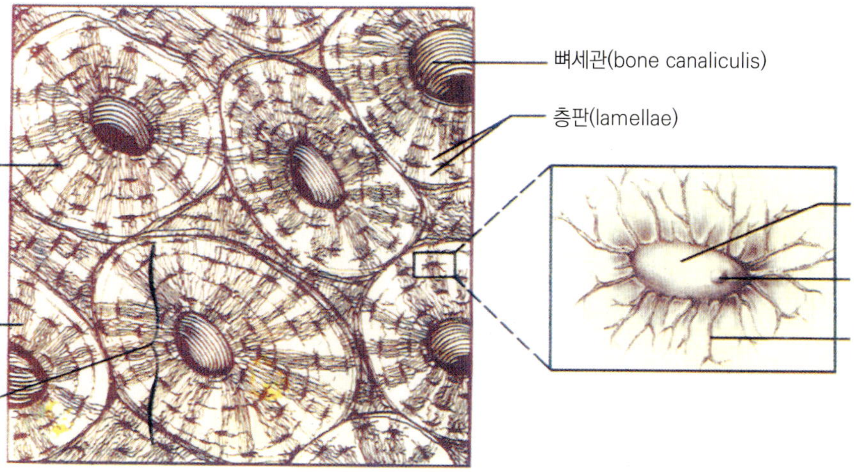

그 수가 증가한다. 형태는 타원형과 둥근형이다.

· 림프구(lymphocyte)

결합조직내에서 가장 작은 세포로 그 수는 일반 결합조직내에 많지 않으나 호흡기도와 소화관의 점막에 많이 나타나며 염증부위에 현저히 다량 출현된다. 림프구는 T림프구와 B림프구로 구별되며 T림프구는 가슴샘에서, B림프구는 골수에서 유래된다.

(2) 뼈와 연골(bone and cartilage)

① 뼈(bone)

뼈조직은 연골조직이 있던 곳에 뼈세포가 들어가서 만들어지는데 이것을 뼈발생(골화, ossification)이라고 한다. 어린이들의 뼈대는 비교적 연골조직이 많지만 연령이 많아지면서 점차로 뼈세포로 바뀌어 노인의 뼈대는 대부분 뼈세포와 칼슘, 인산이 침착되어 이루어졌다. 그 결과 어린이의 뼈는 유연하고 노인의 뼈는 단단하다. 뼈조직은 뼈세포(골세포, osteocytes)와 뼈바탕질(골기질, matrix of bone)로 구성된다. 성장 중의 뼈에는 네 종류의 세포, 즉 뼈조세포(골조세포, osteoprogenitor cell), 뼈모세포(골모세포, osteoblast), 뼈세포(골세포, osteocyte) 및 뼈파괴세포(파골세포, osteoclast)가 있다.

· 뼈조세포(골조세포, osteoprogenitor cell)

간질조직에서 유래한 세포로서 유사분열 능력과 뼈세포로 분화될 수 있는 능력을 갖고 있다. 형태는 방추형이며 핵은 염기성 염료에 미약하게 염색되고 세포질은 산성염료에 미약하게 염색된다. 뼈조세포는 뼈의 경계부, 즉 뼈막의 속층, 뼈속막, 중심관(Haversian canal)의 속면 및 성장뼈의 뼈몸통끝(골간단, metaphysis)의 연골지주에 분포하고 있다.

· 뼈모세포(골모세포, osteoblast)

뼈모세포는 많은 돌기를 가진 입방형 또는 낮은 원주형 세포로서 골수공간 속면을 따라 단층으로 배열되어 있으며 핵은 크고 핵소체는 뚜렷한 편이다. 뼈모세포는 뼈의 발생 과정이나 성장과정에서 뼈바탕질 가운데 아교섬유와 단백질을 합성하여 석회염류를 침전시키는 작용을 한다.

· 뼈세포(골세포, osteocyte)

뼈세포는 완전히 발육된 뼈의 주세포로써 뼈 형성 중에 뼈모세포가 뼈바탕질내 뼈방(골소강, bone lacunae)안에 들어 있다. 뼈세포는 뼈방과 연결된 뼈세관(골세관, bone canaliculis)에 다수의 돌기를 뻗고 있다. 뼈발생이 완성된 후에는 뼈세포의 세포질돌기가 움츠러 들어서 주위세포와 연접이 끊어지지만 뼈모세관은 남아서 혈액과

그림 1-36 연골조직과 혈액

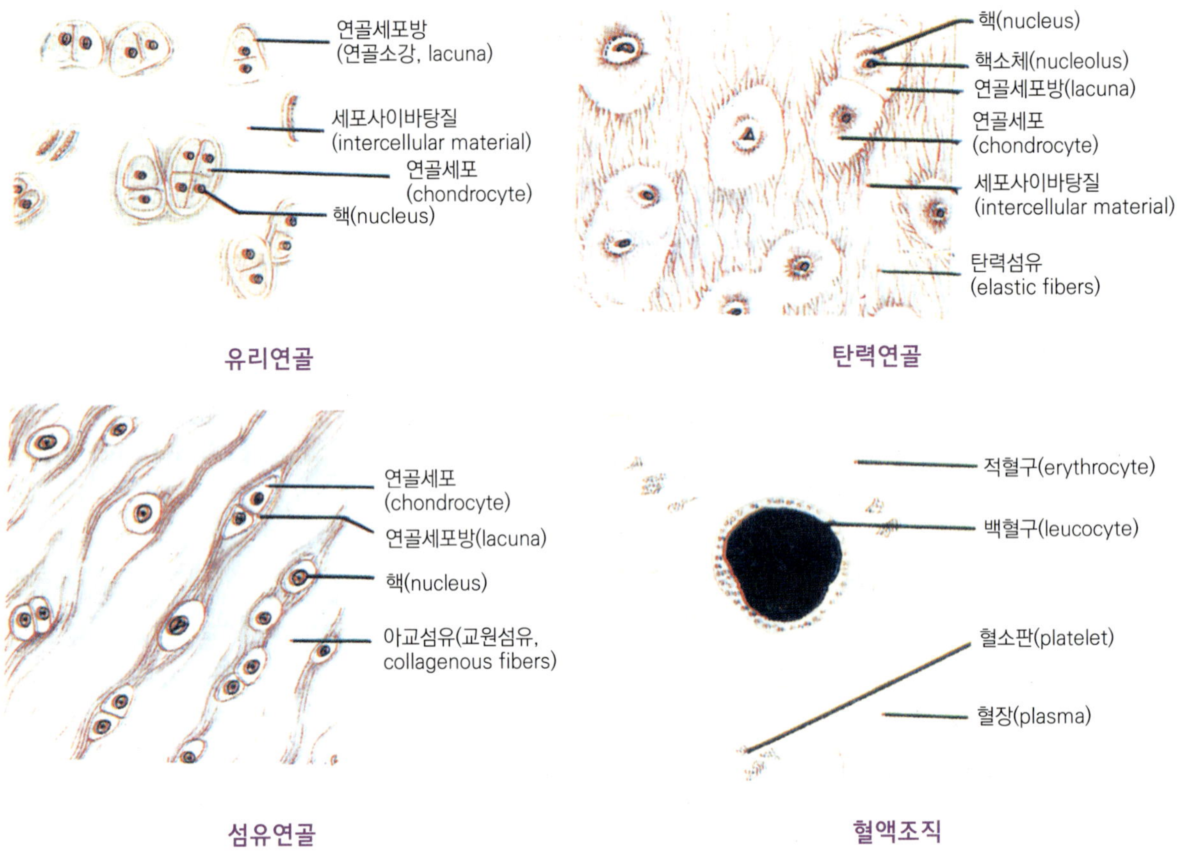

뼈세포 사이의 교통로로써 영양물질과 대사물질의 교환을 가능케 한다.

· 뼈파괴세포(파골세포, osteoclast)

뼈파괴세포의 크기는 지름이 20~100μm에 이르고 핵의 수는 6~50개로서 매우 다양하다. 이 세포는 다핵성 거대세포로 연골의 석회화 바탕질의 파괴와 흡수에 관여하는 세포이다. 이 세포는 뼈조직의 표면에 산재성으로 나타나지만 뼈파괴세포가 분비하는 효소의 작용으로 뼈바탕질면이나 석회화연골면에 반달모양으로 얕게 파인 곳, 즉 침식공간(침식소강, Howship's lacunae)에서 흔히 관찰된다. 뼈파괴세포의 세포질은 산호성이며 세포질 안에는 과립형질내세망과 골지복합체가 발달되어 있으며 사립체와 용해소체를 비롯하여 각종 액포가 많다.

· 뼈바탕질(골기질, matrix of bone)

뼈바탕질은 미세한 아교섬유(교원섬유) 다발이 여러 방향의 층판상으로 달리고 있으며 여기에 석회질이 침착한 것으로 극히 경질성이다. 층판구조의 두께는 약 3~10μm이며 이 층판은 마치 베니어판과 같이 겹쳐져 있다.

그 배열상태는 뼈의 속바깥면과 평형하게 달리는 속·바깥기초층판(internal·external basic lamellae)과 뼈속에서 세로로 달리는 혈관의 통로, 즉 하버스관(Haversian canal)을 동심적으로 둘러싼 하버스층판(Haversian lamellae)과 사이층판(interstitial lamellae)으로 이루어진다. 뼈속 혈관의 통로로서는 뼈막쪽으로부터 들어가서 하버스관에 연결되어 가로로 달리는 폴크만관(Volkmann's canal)도 있다.

② 연골(cartilage)

연골은 연골세포(cartilage cells, chondrocyte)와 연골바탕질(matrix of cartilage)로 구성되며 세포는 바탕질 중의 연골 세포방 속에 있다. 연골은 결합조직보다는 단단하고 탄력성은 있으나 뼈조직만큼 단단하지는 않다.

연골은 몸의 지지와 근육의 부착점이 될 수 있으나 연골속에는 혈관이나 신경이 없다. 연골은 그 성상에 따라서 3종류의 연골로 구성되어 있다.

·유리연골(초자연골, hyaline cartilage)

가장 일반적이며 신체에 널리 분포하는 연골로 주로 미세한 아교섬유로 되어 있다. 투명하고 매끈하며 주로 관절연골, 갈비뼈연골, 기관, 기관지의 연골, 방패연골, 반지연골, 코나 코중격에서 볼 수 있다.

·탄력연골(elastic cartilage)

바탕질내에 탄력섬유가 많고 거칠고 불투명하다. 귀바퀴연골, 후두덮개연골에서 볼 수 있다.

·섬유연골(fibrous cartilage)

바탕질에 결합조직 섬유가 많고 연골세포는 극히 적으며 압박에 견딜 수 있는 질긴 연골이다. 척추사이원반(추간원판, intervertebral disc)과 두덩사이원반(치골간원판, interpubic disc)에서 볼 수 있다.

(3) 액상조직(fluid tissue)

결합조직에 속해 있는 액상조직은 혈액(blood)과 림프(lymph)이다.

① 혈액(blood)

혈액은 밀폐된 혈관속을 순환하는 일종의 조직으로 체액인 세포외액(extracellular fluid)에 속한다. 혈액은 생명유지에 절대 필요한 물질로 생명과 분리해 생각할 수 없다. 즉 혈액은 생명을 의미한다.

출혈이 있을 때 사람은 두려움을 느끼게 되고 위험과 공포에 싸이게 된다. 그것은 출혈에 의해 심장의 활동이 약화되어 맥박을 감지할 수 없을 때 죽음을 의미하기 때문이다. 사람이 살아있다는 것은 쉴새 없이 순환이 지속되어 각 조직에 영양물질과 신선한 공기를 운반하며 아울러 대사현상의 결과로 생산된 노폐물을 혈액을 통해 배출하는 현상을 의미하므로 혈액은 생존을 위해 없어서는 안될 물질이다.

혈액의 조성은 약 55%의 체액성분인 혈장(plasma)과 약 45%의 유형성분인 혈구(blood cell)로 되어 있다. 체액성분인 혈장은 92%가 수분이고 6.5~7%가 수용성 단백질인 혈장단백질(plasma protein), 나머지 1~1.5%는 무기염류,

그림 1-37 혈액의 조성

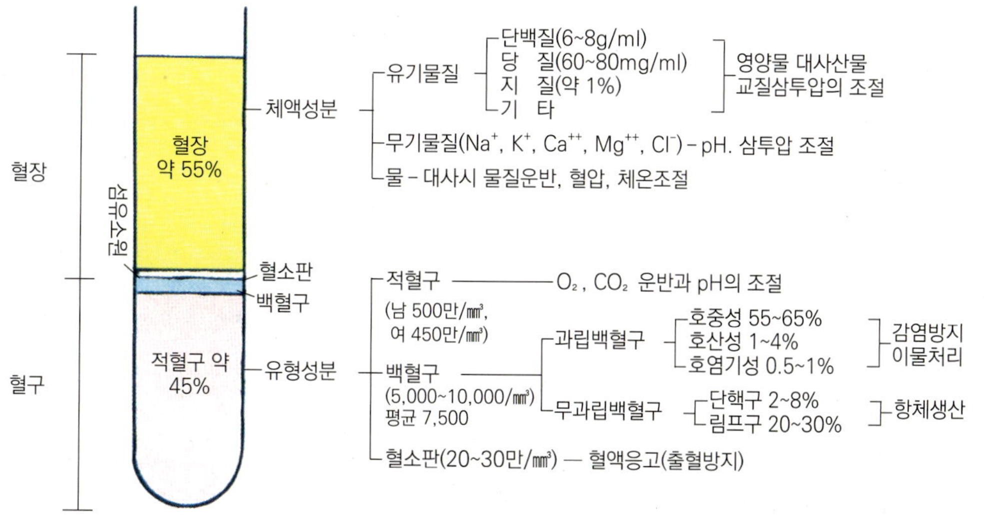

효소, 호르몬, 비타민, 지질 및 탄수화물로 되어 있다.

유형성분인 혈구는 적혈구(erythrocyte(RBC)), 백혈구(leucocyte(WBC)) 및 혈소판(blood platelet (thrombocyte))으로 되어 있다.

· 적혈구(erythrocyte)

적혈구는 혈액의 유형성분 중 대부분을 점유하는 원반형의 세포로 중앙에 핵을 가지고 있지 않으며 세포내에 다량의 혈색소(hemoglobin)가 있어 전신에 산소를 운반하는 역할을 담당하고 있다.

적혈구는 일반세포와는 달리 성숙세포에 핵이 없다. 그 이유는 모세포에서는 핵이 있으나 성숙하여 혈관내로 유입되기 전에 핵이 없어지기 때문이며 형태는 원반형으로 중앙부가 오목하게 들어가 있다.

직경은 6.0~9.5μm로 평균 7.5μm이며 두께는 가장자리의 두꺼운 부분이 2.0~2.4μm(평균 2.2 μm), 가운데 중앙부위는 약 1.0μm이다. 적혈구

그림 1-38 적혈구

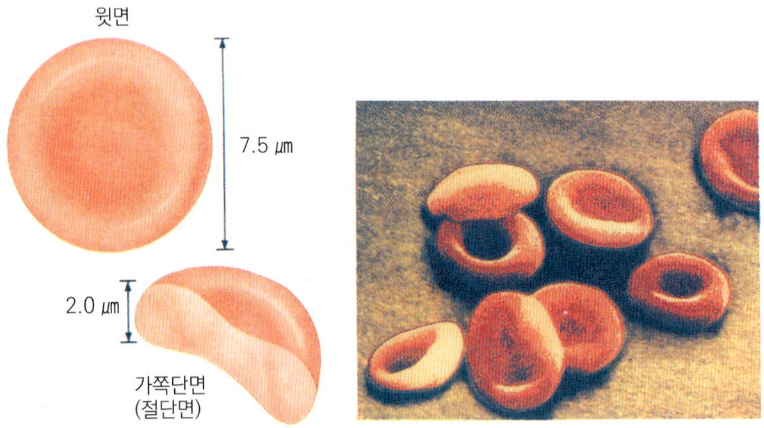

그림 1-39 혈구세포의 현미경 사진

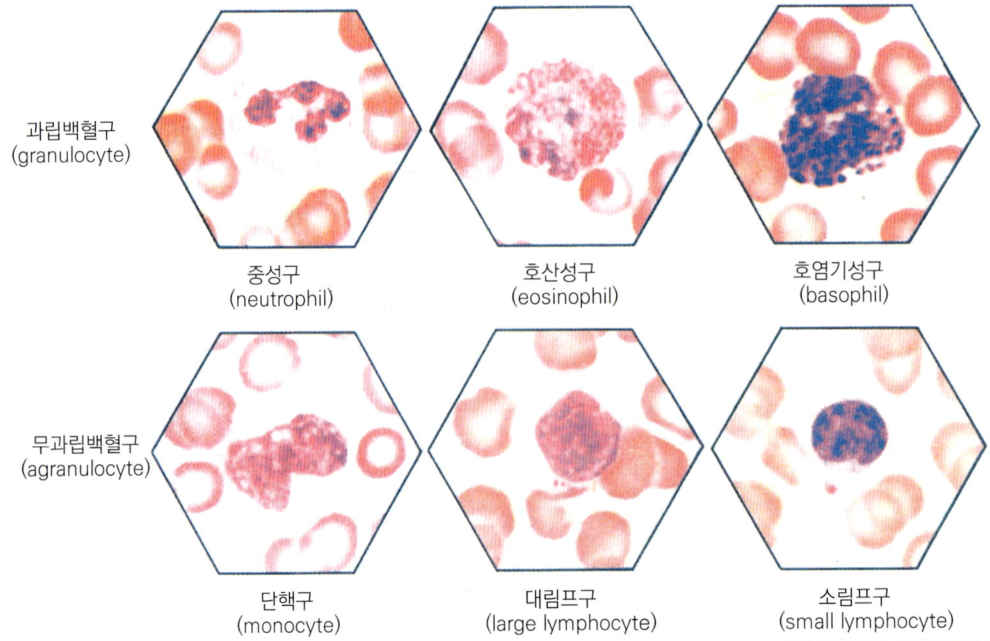

표면적은 평균 120μm²이며 부피는 평균 87μm³이나 된다.

적혈구의 수효는 정상 성인남자의 경우 약 500만개/㎣이나 근년에 약간 감소 경향이 있어 410만~530만개/㎣로 평균 472만개/㎣로 보고된 바 있다. 정상 성인여자의 경우 약 450만개/㎣이나 이것 역시 380만~480만개/㎣로 평균 430만개/㎣개로 보고된 바 있다. 그러나 유아의 경우 남녀 모두 약 650만개/㎣나 된다. 한편 헤마토크리트(hematocrit)값은 성인남자의 경우 43~52%(평균 45%), 여자의 경우 35~48%(평균 40%)로 보고 있다.

·백혈구(leucocyte)

백혈구는 적혈구와 비교하면 세포다운 세포로 핵(nucleus)과 세포질(cytoplasm)이 뚜렷이 구별되며 염색성도 강하다. 백혈구는 유주성으로 아메바 운동을 하며 미생물이나 이물질을 탐식하고 면역기전에도 관여하고 있다. 백혈구는 보통 세포와 같이 핵을 갖고 있으나 모양은 부정형이며 조성은 적혈구와 달리 혈색소(hemoglobin)가 없다.

크기는 8~15μm가량 되며 혈액 1㎣당 약 5,000~10,000개 정도로 평균 7,500개/㎣개나 되나 성별에 따라 다소 차이가 있다. 그러나 약간만 체내외의 환경이 달라져도 증가하기 때문에 백혈구의 수효를 측정하려면 아침에 안정상태에서 측정해야 한다.

또 신생아의 경우 생후 2~3개월때는 4,000~20,000개/㎣, 2~3세때는 10,000~13,000개/㎣로 성정하면서 서서히 줄어든다. 백혈구는 분류상 세포내에 과립이 있는 과립백혈구(granulcytes)와 과립없는 무과립 백혈구(agranulocytes)로 대별한다.

형태나 염색상태에 따라 과립백혈구에는 중성백혈구(호중구, neutrophil leucocyte), 호산성백혈구(호산구, eosinophil leucocyte), 호염기성 백혈구(호염기구, basophil leucocyte) 등의 3종류가 있으며, 무과립 백혈구에는 단핵구(monocyte)와 림프구(lymphocyte))가 있다.

·혈소판(blood platelet)

혈소판은 핵이 없고 모양은 원반형에 가깝지만 불규칙형이며 과립체를 갖는 혈구로 크기는 직경이 2~5μm 정도이다. 정상순환 혈액내 20만~30만/㎣개가 함유되며 수명은 3~5일이다. 중요한 기능은 출혈시 트롬보플라스틴(thromboplastin)과 같은 물질을 생성시켜 혈장내에 있는 혈액응고인자를 동원하여 지혈(hemostasis)에 관여한다.

·혈장(plasma)

혈장은 혈액의 약 55%를 점유하는 액체 성분으로 90~92%의 물을 함유하고 있으며 혈액을 원심분리할 때 윗층에 나타난 맑고 연한 볏짚색(straw color)의 액체를 말한다. 혈장에는 물 이외에 7~9%의 유기물이 있다. 그 중 가장 많은 것은 혈장단백질로 7~8%이고 나머지는 소량의 전해질과 영양물질로 포도당, 아미노산, 지방이 있다.

대사산물로는 뇨산, 뇨소, 크레아틴, 젖산이 있고 호흡가스로는 산소와 이산화탄소가 있으며 조절물질(호르몬, 효소), 항체 등을 포함하는 0.9%의 무기물질로 되어 있다. 혈장의 비중은 1.025~ 1.029 사이이며 PH는 7.3~7.4로 약 알칼리성이다.

② 림프(lymph)

혈액이 순환 중 모세혈관에서 혈액의 액체성분이 조직속으로 스며들어오는데 이를 조직액(tissue fluid)이라 한다. 이 조직액의 일부가 망상으로 전신에 분포된 모세림프관(lymphatic capilaries)에 흡수되고 차차 합류하여 림프관(lymphatic vessels)으로 유입된다. 림프관에 들어온 림프는 신체의 일정부위에 있는 림프절(lymph node)을 거쳐 왼·오른의 림프관줄기(림프본간, lymphatic trunk)에 모이고 최종적으로 왼·오른의 정맥각 angulus venosus(속목정맥과 빗장뼈밑정맥의 합류각)에서 빗장뼈밑정맥에 유입된다. 이 림프관을 흐르는 액상조직이 림프(lymph)이며 액체성분, 즉 림프장(lymph plasma)은 혈장과 유사하지만 세포성분은 거의 림프구(lymphocyte)이다.

그림 1-40 뼈대근육

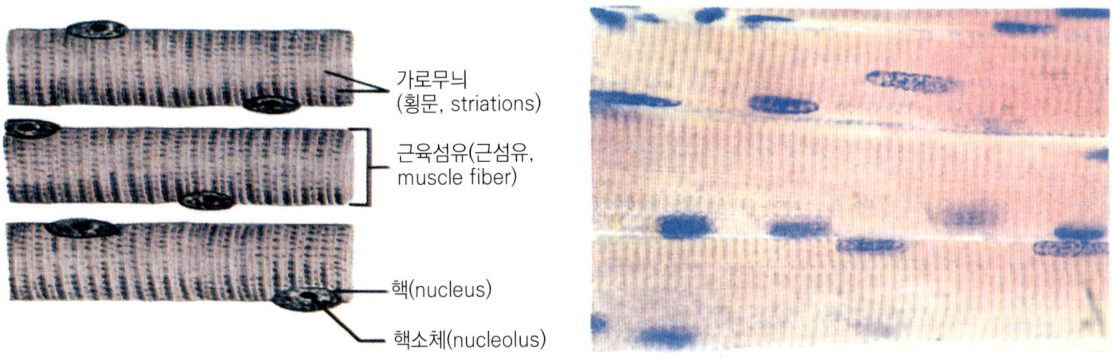

그림 1-41 심장근육

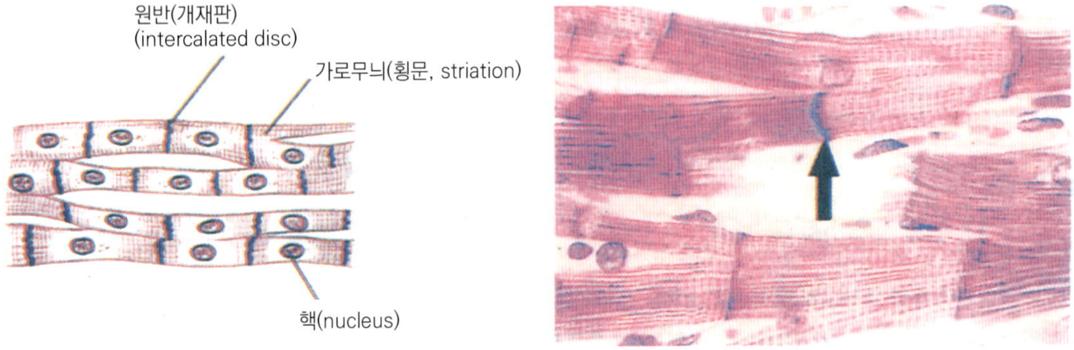

3) 근육조직(muscular tissue)

근육은 신체나 기관의 운동을 담당하는 조직으로서 근육세포(muscle cell(근육섬유 muscle fiber))로 이루어지며 세포사이는 소성결합조직으로 채워져 있다.

근육세포의 세포질 중에는 아교섬유(근원섬유, myofibrils)가 있으며 구조와 기능에 의해 뼈대근육(골격근, skeletal muscle), 심장근육(심근, cardiac muscle), 민무늬근육(평활근, smooth muscle) 등 세종류가 있다. 뼈대근육과 심장근육은 가로무늬 striated가 있으며 민무늬근육은 가로무늬가 없다.

(1) 뼈대근육(골격근, skeletal muscle)

보통 근육(muscle)이라고 불리우며 조직학적으로 근육원섬유에는 밝은띠(light band)와 어두운띠(dark band)가 있다. 밝은띠에는 단굴절성 물질인 액틴(actin)이 있고 어두운띠에는 중굴절성 물질인 미오신(myosin)이 교대로 나열되어 가로로 무늬가 나타난다.

한편 뇌척수신경의 운동신경 지배를 받아 수의적활동이 가능하며 수축은 빠르나 지속적인 운동이 어렵고 쉽게 피로를 느낀다.

핵은 다핵이고 전신의 관절운동에 관여하며 표정이나 호흡에도 관여한다. 뼈대근육은 일반적으로 양쪽에 힘줄(건, tendon)에 의하여 뼈대에 고정되어 있어서 수축시 운동이 유발되나 혀의 근육과 식도상부의 근육은 예외이며 항문의 조임근(괄약근)과 가로막(횡격막)도 뼈대근육(골격근)에 속한다.

(2) 심장근육층(심근층, myocardium)

일명 심장근육(심근, cardiac muscle)은 심장벽

그림 1-42 민무늬근

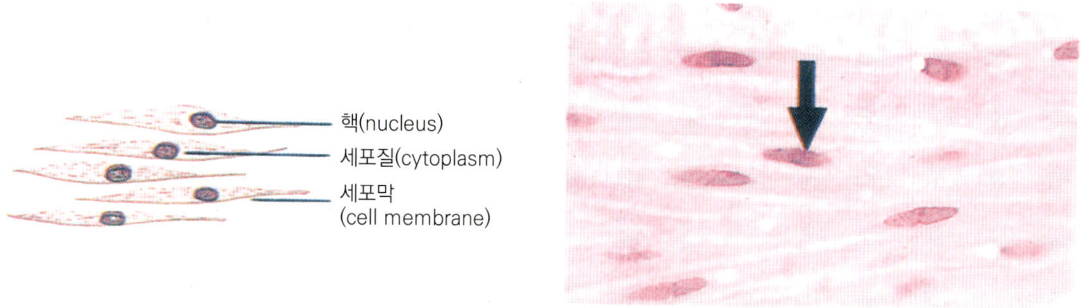

에서만 볼 수 있으며 아교섬유에 밝은띠와 어두운 띠가 있어 가로무늬를 형성하며 뼈대근육보다는 짧고 가늘다.

수축은 리듬(rhythum)있게 지속적이고 자율신경의 지배하에서 움직이는 제대로근육이다.

핵은 중앙에 1개 있는 단핵세포이며 원주상이지만 갈라지거나 옆가지를 내어 전체적으로는 그물모양을 이룬다.

특히 심장근육에는 특수섬유가 있어 신경지배를 완전히 배제한 후 생리적 식염수에 넣으면 얼마동안 규치적으로 박동이 일어나는 자동능(automatism)이 있다. 자동능을 발휘할 수 있는 자극전도계통(impulse conducting system)을 형성한다.

심장근세포와 심장근세포 사이의 접합부위에는 사이원반(intercalated disk)이 있어 어둡게 염색되는 것이 심장근육의 특징이다. 뼈대근육과 달리 심장근육은 동시에 수축과 이완을 한다.

(3) 민무늬근(평활근, smooth muscle)

일명 내장근육(visceral muscle)이라고 하는데 주로 관강장기, 즉 소화관, 요관, 자궁관 등의 관벽이나 혈관벽을 비롯하여 주머니 모양의 방광, 자궁 등을 형성하는 근이다. 그리고 털세움근, 동공확대근, 조임근, 섬모체근 등도 여기에 속한다.

조직학적으로 근육세포의 구조는 방추상이며 근형질에는 아교섬유가 빽빽하게 차 있고 뼈대근육육과 달리 아교섬유에 가로무늬가 없다.

핵은 세포내의 중앙에 1개 있으며 수축은 느리나 지속성이 있다. 민무늬근(평활근)은 생리학적으로 자율신경 지배를 받는 제대로근육에 속하며 의지와 관계없이 자율적(autonomous)으로 조절된다.

4) 신경조직(nervous tissue)

신경조직은 신체의 속·바깥에 가해지는 자극을 받아 몸의 일정한 곳으로 전달하는 고도로 발달된 조직이며 신경세포와 지지세포로 구분된다.

(1) 신경세포(nerve cell)

신경조직의 형태적, 기능적, 최소단위를 신경세포(뉴런, neuron)라 하며 세포체(cell body)와 돌기(process)로 구성되어 있다. 세포체란 돌기와 구별할 때에만 사용되는 명칭이며 보통 때에는 신경세포(nerve cell)로 부른다.

돌기에는 가지돌기(수상돌기, dendrite)와 축삭돌기(axon)가 있다.

신경세포는 다음과 같이 분류된다.

① 구조에 따른 분류

·세포체(cell body)

핵(nucleus)을 포함하고 있는 부위이며 신경세포의 활동과 대사의 중심역할을 한다.

·가지돌기(수상돌기, dendrite)

세포체의 세포질이 고도로 분화된 것으로 다른 신경세포의 수용기 세포로부터 자극을 받아 세포체에 전달한다.

그림 1-43 신경세포의 구조

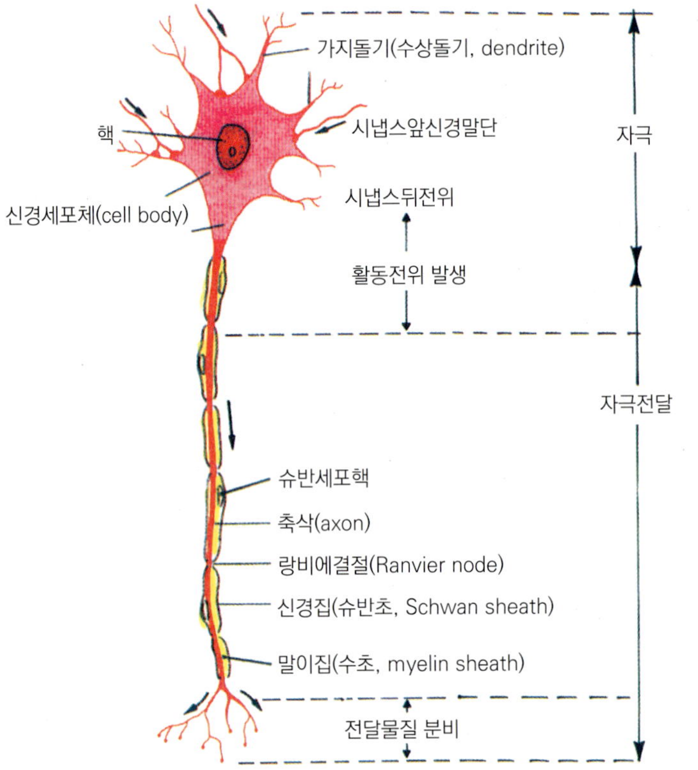

그림 1-44 신경세포의 종류

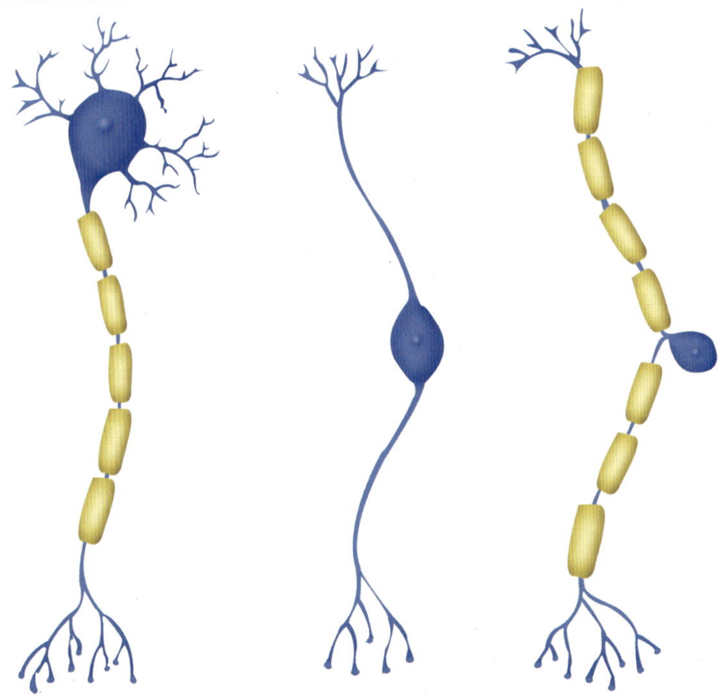

(a) 뭇극성 뉴런 (multipolar neuron)

(b) 두극성 뉴런 (bipolar neuron)

(c) 홑극성 뉴런 (unipolar neuron)

·축삭돌기(axon)

신경세포질로부터 길게 뻗어나온 것으로 세포체의 흥분을 말초부나 다른 신경세포에 전도시키는 작용을 한다.

② 자극전달방향에 따른 분류

·감각신경세포(감각뉴런, sensory neuron)

구심성으로 자극을 뇌나 척수에 전달

·운동신경세포(운동뉴런, motor neuron)

원심성으로 뇌나 척수로부터의 자극을 근육이나 샘조직에 전달한다.

·중간신경세포(중간뉴런, inter neuron)

반사중추(reflexcenter)나 감각신경세포에서 받아들인 자극을 운동신경세포로 전달한다. 특히 중간신경세포는 중추신경계통(뇌와 척수)에만 국한되어 있다.

③ 돌기수에 따른 분류

·뭇극신경세포(다극성뉴런, multipolar neuron)

하나의 축삭과 여러개의 가지돌기를 갖는 세포로 뇌와 척수에 있는 대부분의 신경세포가 여기에 속한다.

·두극신경세포(이극성뉴런, bipolar neuron)

하나의 축삭과 하나의 가지돌기를 갖는 세포로 그 수효가 가장 적으며 안구의 망막, 코점막 후각부위의 세포가 여기에 속한다.

·홑극신경세포(단극성뉴런, unipolar neuron)

태생기에는 두극성이었으나 발달과정에서 두 돌기가 세포체 밖으로 나올 때 합쳐져 나오다가 가지돌기와 축삭돌기가 갈라져서 형성되며 뇌척수와 신경절세포가 여기에 속한다.

(2) 버팀세포(지지세포, supporting cell)

말초신경에서 신경세포의 핵주위부를 덮는 세포를 위성세포(satellite cell), 신경섬유의 둘레를 싸는 세포를 신경집세포(슈반세포, Schwann cell)라 한다. 종말부위를 제외하고는 이들 세포에 의하여 빈틈없이 싸여서 주위의 결합조직에 직접 노출되는 것을 막아준다. 신경섬유는 다수의 신경세포섬유(뉴런섬유, neurofibrils)가 모인 것이며 그 주위를 말이집(수초, myelin sheath)이 싸고 있다. 이 말이집의 유무에 따라 말이집신경섬유(유수신경섬유, myelinated nerve fiber)와 민말이집신경섬유(무수신경섬유, unmyelinated nerve fiber)로 구별된다.

중추신경속의 지지세포를 신경아교세포(신경교세포, neuroglial cell)라 하며 신경충격을 전도하지는 않고 신경세포를 상호간에 결합시키고 지지하며 세포외 환경을 변화시켜 신경세포의 전기적 활동과 영양공급, 이물질의 식작용 등을 수행한다.

그림 1-45 수정의 모식도

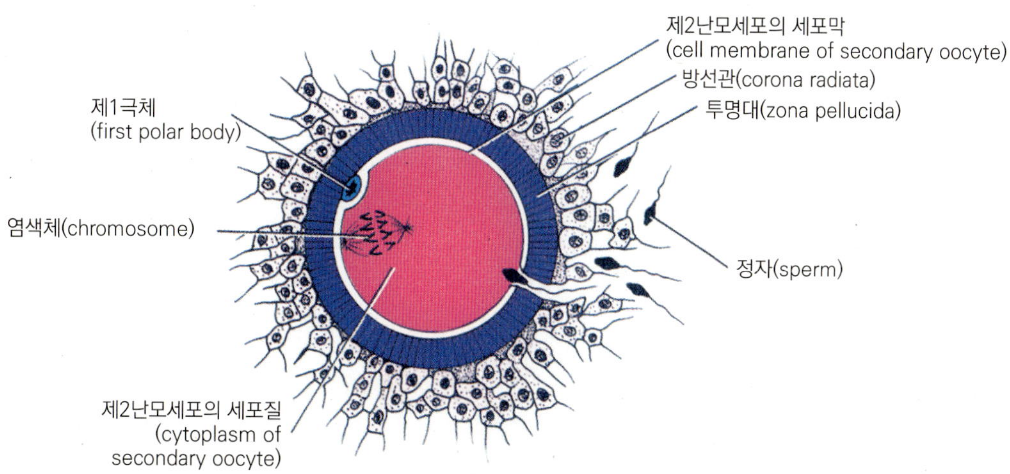

그림 1-46 수정란의 분열

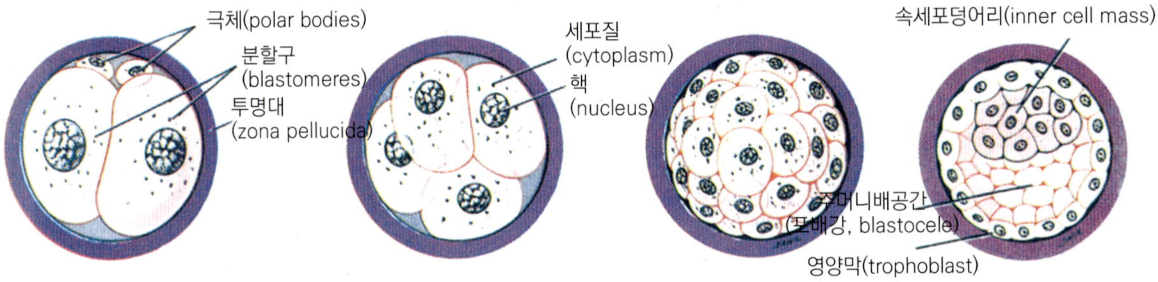

그림 1-47 배란에서 착상까지의 과정

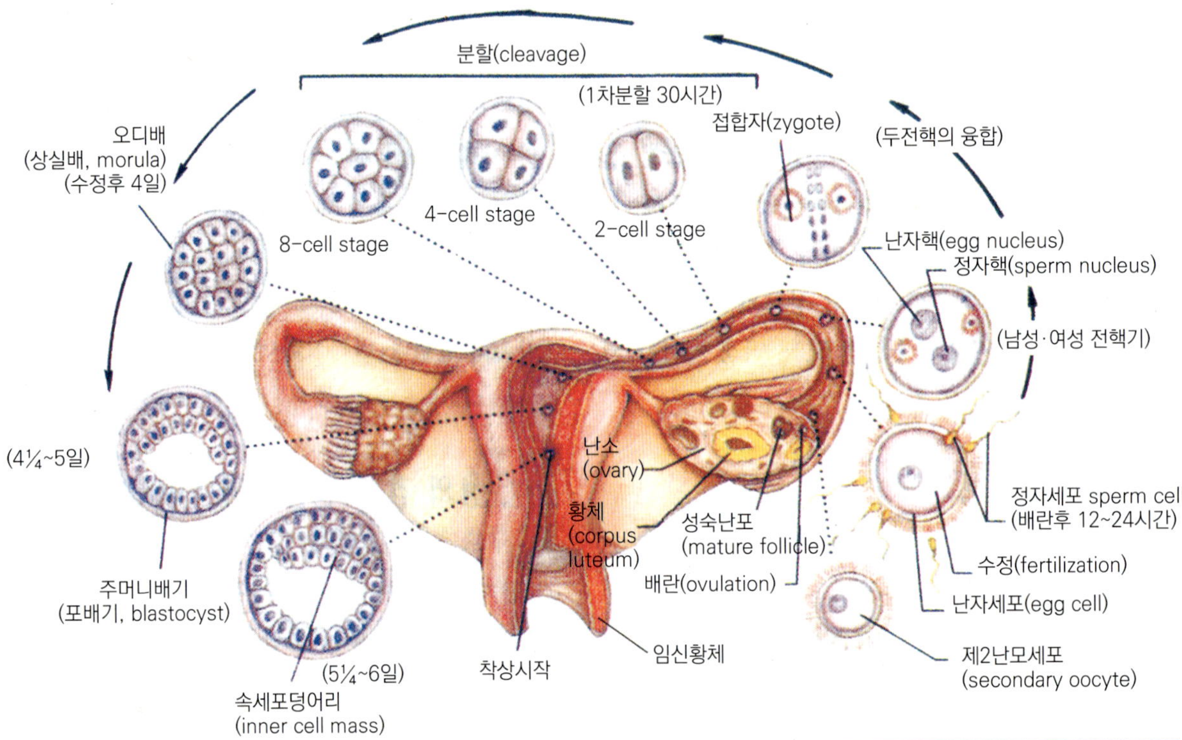

10 인체의 발생(Development)

인체의 발생(development)은 일련의 연속적 과정으로 남성의 정자(sperm)와 여성의 난자(ovum)가 만나서 수정(fertilization)되는 때부터 시작하여 수정란(fertilized egg)이 분할(cleavage), 착상한 후 성장 발달하면서 배아기(embryonic period), 태아기(fetal period)를 거쳐 신생아(neonate)까지의 모든 과정을 말한다. 개체의 발생은 1개의 수정란에서 출발한다.

1) 수정과 착상 (fertilization and implantation)

수정(fertilization)이란 진정한 의미에서 남성의 생식세포(정자)의 정핵(sperm nucleus)과 여

그림 1-48 배반(수정후 14일)

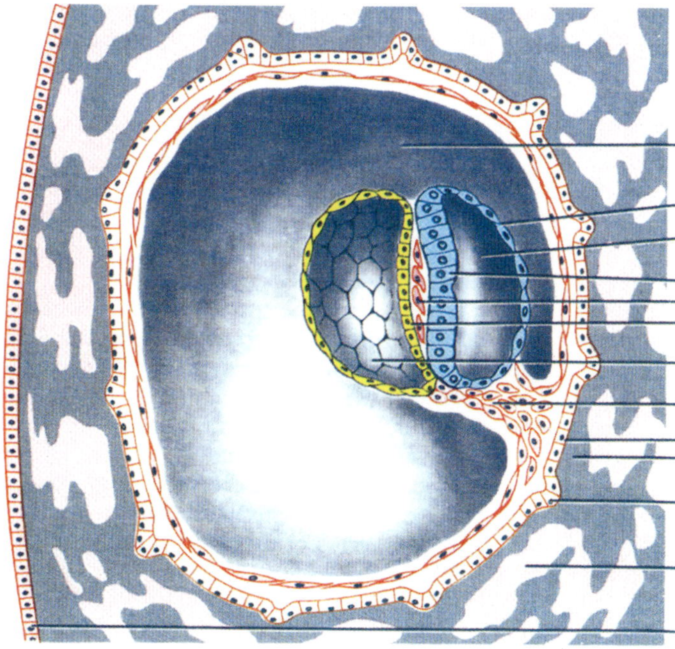

성의 생식세포(난자)의 난핵(egg nucleus)이 결합하는 것이며 염색체수의 복귀(n+n→2n)와 어버이의 형질유전이라고 할 수 있다.

사람의 염색체는 모두 46개이며 그 중 44(22쌍)는 상염색체(autochromosome)라 하고 나머지 2개는 성염색체(sexchromosome)이다. 정자와 난자의 수정은 자궁관팽대부 1/4 지점에서 수정이 이루어진 후 수정란은 약 30여시간 휴식을 취한 다음 분열을 계속하면서 자궁관에서 자궁으로 이동하여 착상을 하게 된다. 분열은 2, 4, 8, …… 세포기로 배수분열을 반복하여 그 수가 증가하게 되는데 2세포기 이후 10~15시간마다 분열을 거듭하여 오디배(상실배, morula)의 상태가 되어 자궁점막에 착상(implantation)한다. 이 시기의 세포 증식은 분열이라 하지 않고 분할(난할, cleavage)이라고 한다.

착상 후의 오디배는 다시 분할을 반복하여 수정 후 1주일 경이 되면 세포군은 그 표면을 에워싸는 층과 내부의 집단으로 구분된다.

2) 배아기의 변화 (change of embryonic period)

배아(embryo)는 발생 초기단계에 있는 인체를 말하며 배아기(embryonic period)는 발생 3~8주까지를 말한다. 수정후 세포군의 바깥층의 세포는 자궁점막에 융모라는 돌기를 내어서 자궁벽으로부터 영양을 흡수하는데 이용되므로 영양막(trophoblast(나중에 융모막이 된다))이라 한다.

영양막은 바깥쪽의 융합세포영양막(syncytiotrophoblast)과 안쪽의 융합세포영양막(cytotrophoblast)으로 분리되고 후에 융모막(chorion)을 형성한다. 2주째에 속세포덩어리는 태아가 될 부분이며 배(embryo)라고 한다.

수정란의 이 시기(1~2주)를 주머니배(포배, blastocyst)라 하며 배부에는 곧이어 외배엽(ectoderm)과 내배엽(endoderm)의 두층이 생기고 그후 3주째가 되면 두층 사이에 중배엽(mesoderm)이 생긴다.

그림 1-49 수정에서 초기태아까지의 실제크기

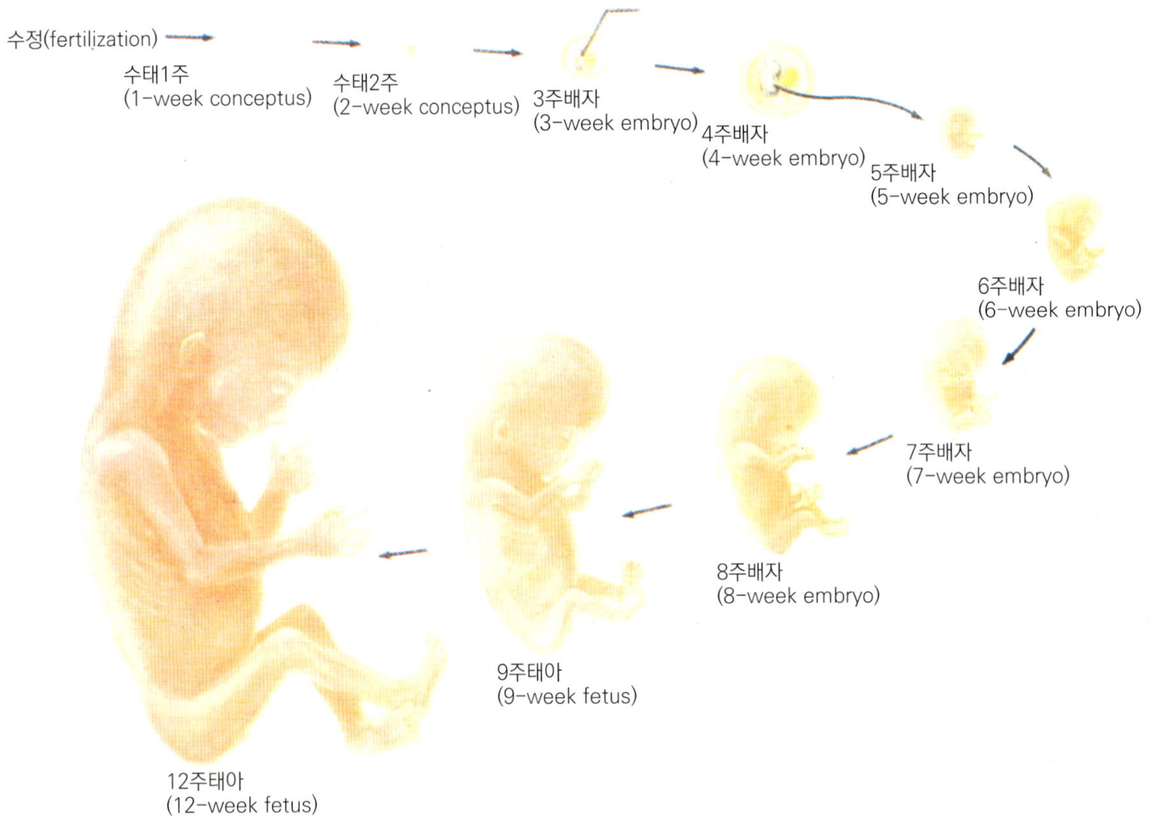

그림 1-50 배아와 태아의 발생 (a. 8주, b. 10주)

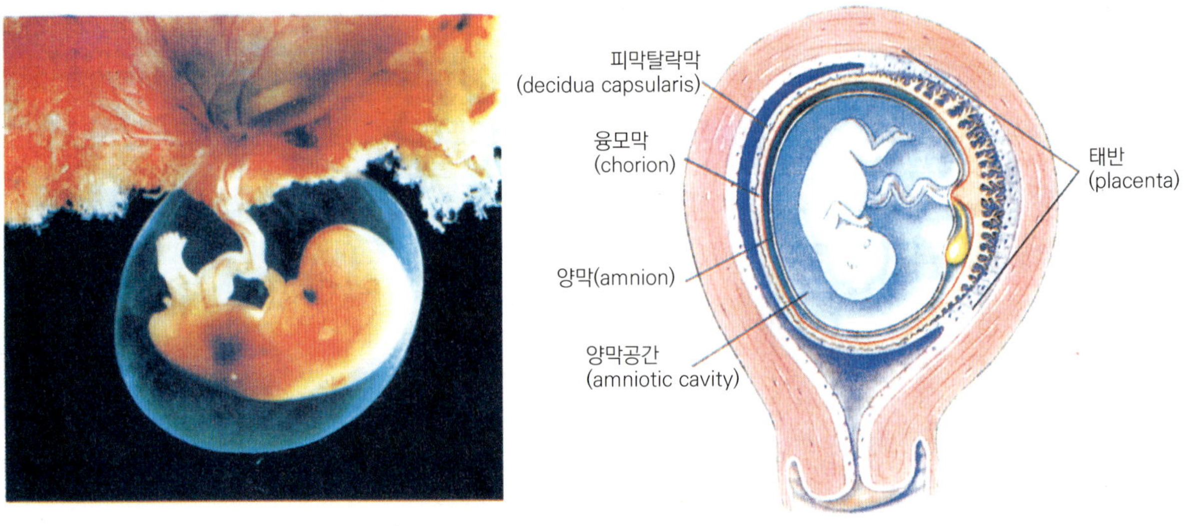

(a) (b)

그림 1-51 배자와 태아(실물)

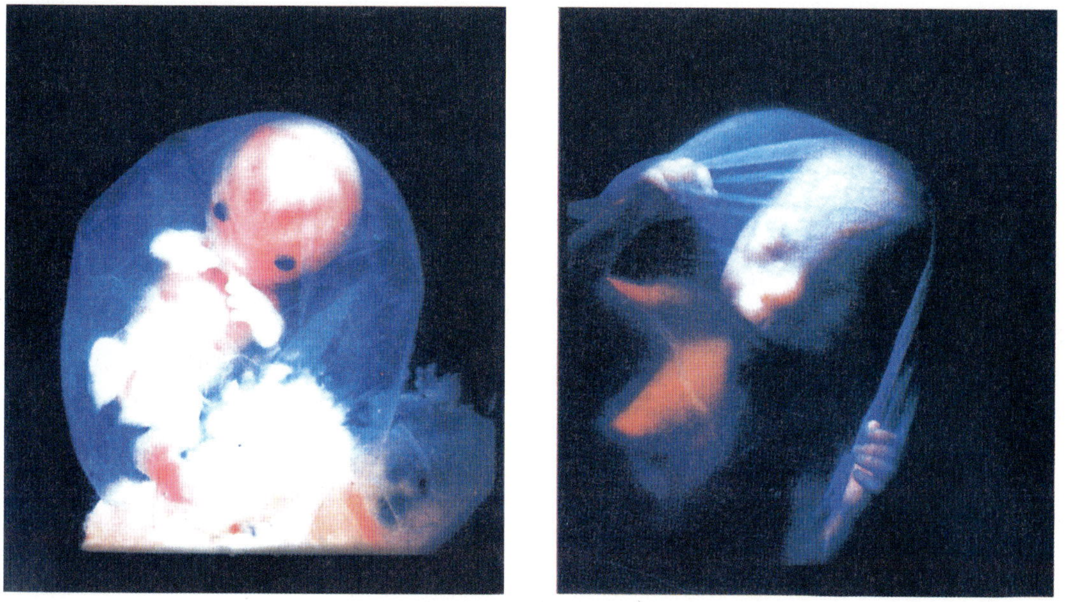

12주　　16주

각 배엽에서는 다음과 같은 개체를 구성하는 조직과 기관이 분화한다.

(1) 외배엽세포에서 발생하는 것

신체 피부의 표피, 신경계, 감각기의 주요성분이 된다.

- 표피·털·손톱·발톱, 피부샘(지방샘, 땀샘, 젖샘)의 상피
- 신경세포와 신경섬유(중추신경, 말초신경)
- 감각기(후각, 미각, 시각, 청각, 평형각)의 감각상피

(2) 내배엽세포에서 발생하는 것

내배엽에서 분화하는 세포는 주로 관강성기관의 내면을 덮는 상피가 되고 소화와 호흡에 주요 성분이 된다.

- 소화관의 점막상피와 소화샘(위샘, 창자샘, 이자, 간상피)
- 호흡기(후두, 기관, 기관지, 허파)의 점막상피
- 요로(방광, 요도)의 점막상피

(3) 중배엽세포에서 발생하는 것

중배엽에서 분화하는 세포는 지지조직(결합조직, 연골, 뼈) 근육조직, 순환계(심장과 맥관), 요생식기의 주요성분이 된다.

- 결합조직, 뼈조직, 연골
- 뼈대근육
- 심장, 맥관, 림프관, 지라, 혈액
- 비뇨기, 생식기의 대부분(정관, 난관, 질, 자궁, 요관)의 상피
- 장막(가슴막, 심장막, 배막)의 상피

3) 태아기의 변화 (change of fetal period)

배아기 이후의 발생단계를, 즉 임신 3개월~출생전까지를 태아기(fetal period)라고 한다. 태아기에는 배아기에서 형성된 조직 및 기관의 분화와 성장이 이루어진다. 신체의 성장속도는 임신 3~4개월에 매우 빠르며 체중의 증가는 임신 중반 이후 특히 말기에 증가속도가 빠르다.

- **3개월** : 이때부터 태아(fetus)라 한다. 피부는 유리처럼 투명하다. 체모가 생기고 바깥음부의 형태에서 남녀구별이 용이하다.
- **4개월** : 코와 입이 벌려지고 얼굴에 솜털이 나며 태아는 태동을 개시한다. 사람의 형태가 이루어지며 이때부터 태아가 죽으면 사산(sillbirth)이라 한다.
- **5개월** : 얼굴의 생김새가 뚜렷하며 모체는 태동을 느끼며 태아의 심장음(심음. heart sound)도 청취가 가능해진다.
- **6개월** : 버터와 같은 태지가 전신을 덮으며 피하지방을 형성하고 진동음에 대한 반응을 느낀다.
- **7개월** : 머리털이 나고 전신에 주름이 많아진다. 남아는 고환(정소, testis)가 음낭내로 들어간다.
- **8개월** : 피하지방의 축적과 함께 체표의 주름이 줄어들고 고환이 음낭내 고정된다. 주먹을 쥐어보며 빛에 반응을 한다. 여아의 경우 대음순의 접촉이 완성되고 체외 발육이 가능하다.
- **9개월** : 머리털이 명료해지며 전신의 솜털이 퇴화되고 사지가 포동포동해진다.
- **10개월** : 정상태아는 심한 태동과 함께 성장 발육이 활발해져 신장이 50cm, 체중 3kg(2.7~3.6kg)에 달하는 신생아로 변모하여 분만을 재촉한다.

표 1-2 태생월수와 태아의 성장

태아나이	앉은키(cm)	선키(cm)	체중(g) (Haase법)
1		1^2=1.0	1^3×2=2
2	1.4	2^2=4.0	2^3×2=16
3	5.0	3^2=9.0	3^3×2=54
4	10.0	4^2=16.0	4^3×2=128
5	15.0	5^2=25.0	5^3×2=250
6	20.0	6×5=30	6^3×3=648
7	23.0	7×5=35	7^3×3=1,027
8	26.5	8×5=40	8^3×3=1,536
9	30.0	9×5=45	9^3×3=2,187
10	34.0	10×5=50	10^3×3=3,000

(1) 임신과 태령(pregnancy and age)

임신기간, 즉 임신에서 분만(출산)까지의 기간은 약 280일(40주)이다.

실제의 임신지속기간은 260~270일 사이이다. 그러나 착상 일시를 정확히 알 수 없으므로 착상전의 월경개시일부터 착상개시까지를 2주간으로 보고 10일에서 14일을 가산하여 280일이 된다. 그래서 임신기간을 280일로 산정하며 4주를 1개월로 하여 편의상 10개월로 부르고 있다.

이 산정은 실제의 수정시기보다 약간 긴 편이다. 이와 같이 임신전의 최종월경 첫날을 1일로 하여 280일로 계산하는 것을 월경태아나이(월경태령, menstrual age)라고 하며, 280일에서 최종월경의 첫날에서 배란 첫날까지 14일을 빼면 실제기간은 266일이 되는 셈인데 이 기간을 수정태아나이(수정태령, fertilization age)라고 한다.

임신 7개월(28주) 이전의 분만을 유산(abortion)이라고 하며 7개월 이후 38주 사이의 분만을 조산(premature birth)이라고 한다.

(2) 태아의 크기(신장·체중) 측정

태아의 발생 경과 중 신장의 크기와 체중의 증가는 표 1-1과 같다. 표를 쉽게 이해하기 위해서는 임신기간을 전반과 후반으로 나누어 임신전반을 1개월에서 5개월까지 그리고 임신후반을 6개월에서 10개월로 나누었다.

신장(cm) : 임신전반 = 월^2
임신후반 = 월×5
체중(g) : 임신전반 = 월^3×2
임신후반 = 월^3×3

(3) 출생전의 발육성장기간(prenatal period)

배아기(embryonic period) : 발생 3~8주 말까지
태아기(fetal period) : 발생 9주부터 출산까지

그림 1-52 태반의 혈행로

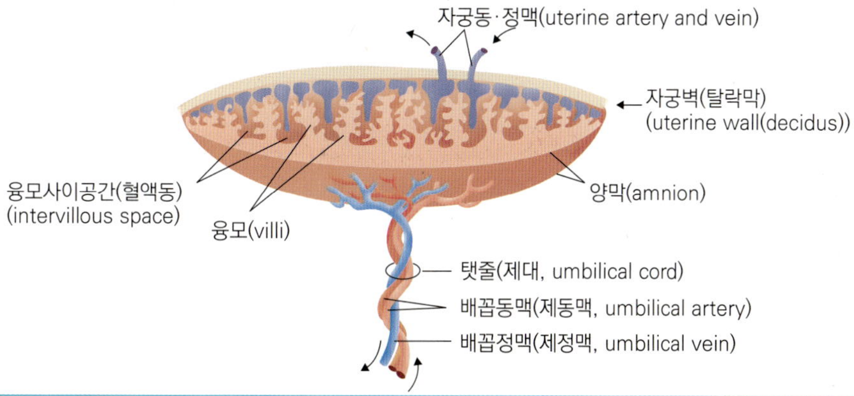

그림 1-53 태반의 혈행로

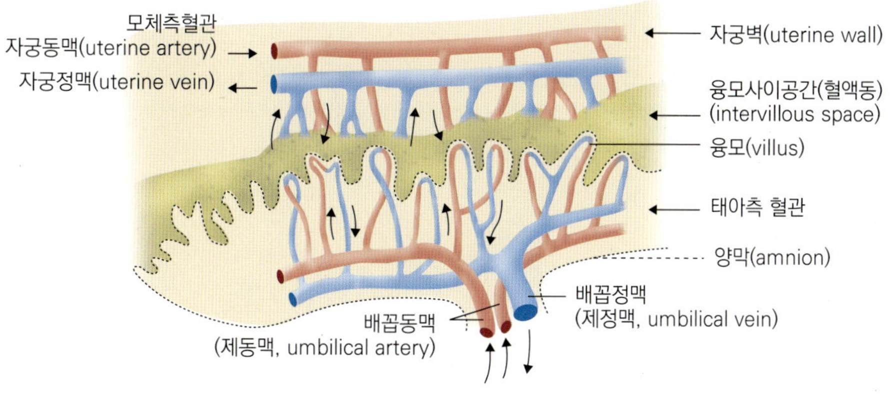

(4) 출생후의 발육성장기간(postnatal period)

- **신생아(newborn)** : 생후 2주~4주까지, 이때 심장혈관계 및 호흡계의 변화가 현저하다.
- **영아기(infancy)** : 생후 4주~1년까지, 신체는 급격히 성장하여 신장은 50% 정도, 체중은 3배 정도 증가되며, 대부분 1세가 되면 6~8개의 치아가 출현한다.
- **소아기(childhood)** : 생후 13개월부터 12~13세까지, 젖니(탈락치)가 계속 출현하고 간니로 대치되며, 뼈의 형성이 활발해지고 성장률이 둔화된다. 사춘기 직전에 다시 성장이 촉진된다.
- **사춘기(puberty)** : 여자는 12~15세, 남자는 13~16세 사이가 되며 2차 성징(secondary sexual character)이 나타나는 시기이다. 여자가 12세, 남자가 14세로 여자가 남자보다 더 빨리 이 시기에 접어든다. 1·2차성징(여자의 경우 유방과 음모, 남자의 경우 바깥음부 생식기 성장 및 음모)이 발달된다.
- **청년기(adolescence)** : 대략 20세 미만의 기간이며 이 기간에는 급격한 육체적 성적성숙(sexual maturation)이 일어난다. 청년기에는 성적 성숙의 징후가 나타나 육체적, 정신적 및 정서적 성숙이 완성되는 시기가 된다.
- **성년기(adulthood)** : 20세 이후를 성년기라고 하며 21~25세 사이가 되면 뼈의 발생이나 성장이 완결되고 이후의 발생의 변화는 거의 되지 않는다.
- **노년기(senility)** : 60세 이후

그림 1-54 발생 7주에 나타난 태아와 태반

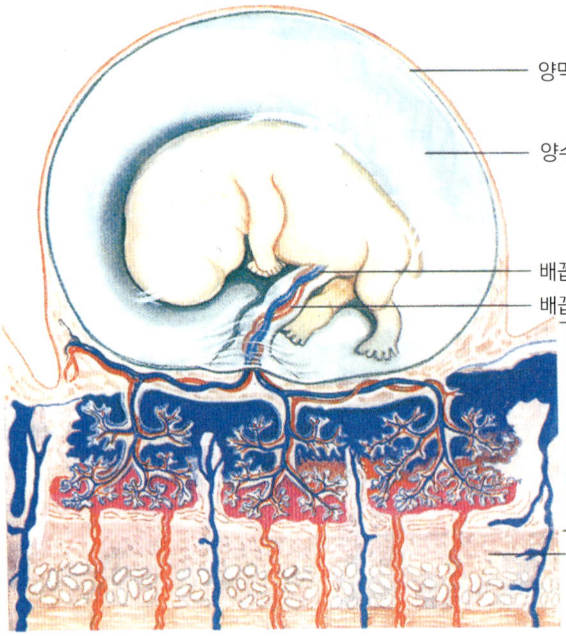

그림 1-55 태아막과 탈락막

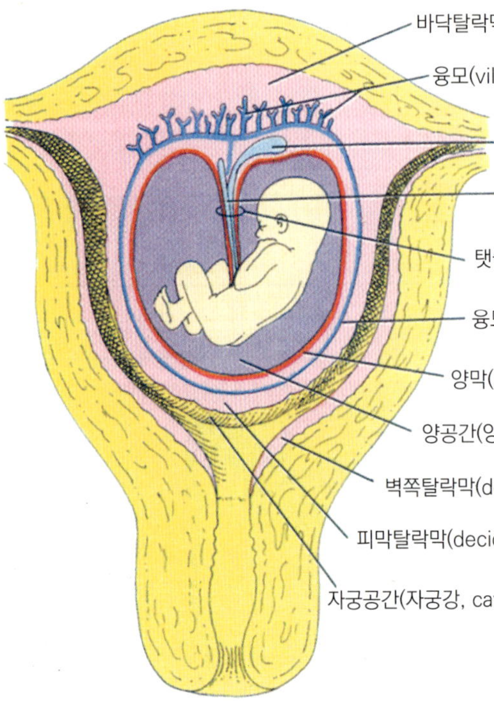

4) 태반(placenta)

태반은 태아쪽의 융모막 융모부와 모체(자궁)쪽의 바닥탈락막이 원반 모양으로 연결된 것이며 모체와 태아 사이의 모든 물질교환이 이루어지는 곳이다.

태반의 형성은 수정 3주경에 자궁내 표면적의 약 1/15로 작지만 2개월(8주)후에는 1/3을 차지할 정도로 증대되며 태반은 4개월 말에 완성된다. 후산(after birth)으로 방출되는 태반의 크기는 직경이 15~20cm, 두께는 2~3cm, 무게는 500g이나 된다.

태반은 각 융모 사이에 다수의 융모사이공간(융모강간, intervillous space)으로 이루어진다. 융모사이공간은 일종의 혈액동이며 모체의 동맥성 혈액(자궁동맥의)이 유입된다.

한편 태아 체내를 순환한 정맥성 혈액은 융모 표면을 통하여 이 혈액동내의 혈액과 물질교환을 한 후에 태아체로 되돌아가게 된다. 이 순환계를 태반순환(placental circulation)이라고 하며 배꼽과 태반을 연결하는 탯줄(제대, umbilical cord)속의 배꼽동맥(제동맥, umbilical artery)과 배꼽정맥(제정맥, umbilical vein)이 태아의 혈행로가 된다.

배꼽동맥은 태아 체내에 영양을 준 후의 정맥성 혈액을 모체(태반)로 환류시키기 위한 것이며 2가닥이 있으며 배꼽정맥은 모체(태반)의 동맥성 혈액을 태아의 심장을 향해 운반하는 혈관으로 한가닥 뿐이다.

태반과 탯줄은 모체와 태아 사이의 물질운반기전(transport mechanism)으로 기능한다. 즉 영양분과 산소는 모체측 태반을 통해 모체혈액으로부터 태아혈액에 전달되고 노폐물과 이산화탄소는 태아쪽 태반을 통해 모체의 자궁정맥으로 이동된다.

태아막과 태반은 보호, 영양, 호흡, 배설 및 호르몬 생산의 역할을 한다. 분만시 태아막과 태반은 후산(after birth)으로서 자궁으로부터 방출된다.

5) 태아막(fetal membrane)

- 태아막(fetal membrane)은 수정란의 일부분이 태아의 발육을 도와주는 막으로 내세포괴로부터 유래하는 양막(amnion), 난황주머니(yolk sac), 요막(allantois) 그리고 융모막이 있다.
- 양막(amnion)은 액체로 충만된 막성의 양막주머니로 배자와 태자를 싸고 있는 첫번째 막으로 양막공간(양막강, amniotic cavity)을 형성하고 양막공간속에는 양수(amniotic fluid)가 차 있으며 이 양수는 ① 모체가 받은 충격을 분산시켜서 태아를 외부의 충격으로부터 보호하는 완충작용을 한다. ② 일정한 온도를 유지함으로써 배아나 태아의 체온을 조절한다. ③ 태아의 원활한 운동을 통해 근육의 발달을 돕게 한다.
- 난황주머니(난황낭, yolk sac)는 발생 9주째에 직경이 5mm인 서양배 모양의 잔유물로 위축되어 있으며 초기의 조혈기관으로 작용하는 두번째 막으로, 태반순환이 형성되고 있는 발생 2~3주 동안 영양물질을 배자로 운반하는 역할을 한다. 한편 발생 3주에 난황주머니 벽에서 처음으로 혈액생산이 시작되어 발생 9주경 간장에서 조혈작용을 시작할 때까지 계속한다.
- 요막(allantois)은 발생 3~5주 중 요막의 벽에서 조혈작용이 일어나며 요막벽의 혈관은 배꼽동맥과 배꼽정맥이 되고 태아의 탯줄(제대, umbilical cord)에 위치한다. 요막은 탯줄에서 방광까지 연속되며 방광이 커지면서 요막은 퇴화하여 요막관(urachus)을 형성하고 출생 후 정중탯줄인대(정중제대인대, median umbilical ligament)라 불리우는 섬유성 끈이 된다.
- 융모막(chorion)은 영양막을 구성하는 세포층과 배자의 중배엽층이 겹쳐진 것으로 포낭의 영양막으로부터 유래된 막이다. 융모막은 태아와 양막, 난황주머니, 요막을 싸고 있으며 자궁내막(탈락막)에 부착하여 태반(placenta)을 형성하고 있다.

Chapter 2

뼈대계통
(Skeletal system)

제2장 뼈대계통(Skeletal System)

I 서론

성인의 경우 206개의 크고 작은 다양한 뼈(bone)가 연골(cartilage), 인대(ligament), 관절(joint (articulation)에 의해 뼈대(골격, skeleton)를 형성한다. 뼈대는 특유의 체격을 만들어 지지(support)하며 생명유지에 필요한 기관들을 보호(protection)하고 뼈대근육(골격근, skeletal muscles)의 작용에 의해서 각종 운동(movement)을 수행하며 골수(bone marrow)로부터 혈액을 생산(hemopoiesis)하고 무기물질의 저장소(mineral reservoir) 역할을 한다.

그림 2-1 뼈의 기본적 구조

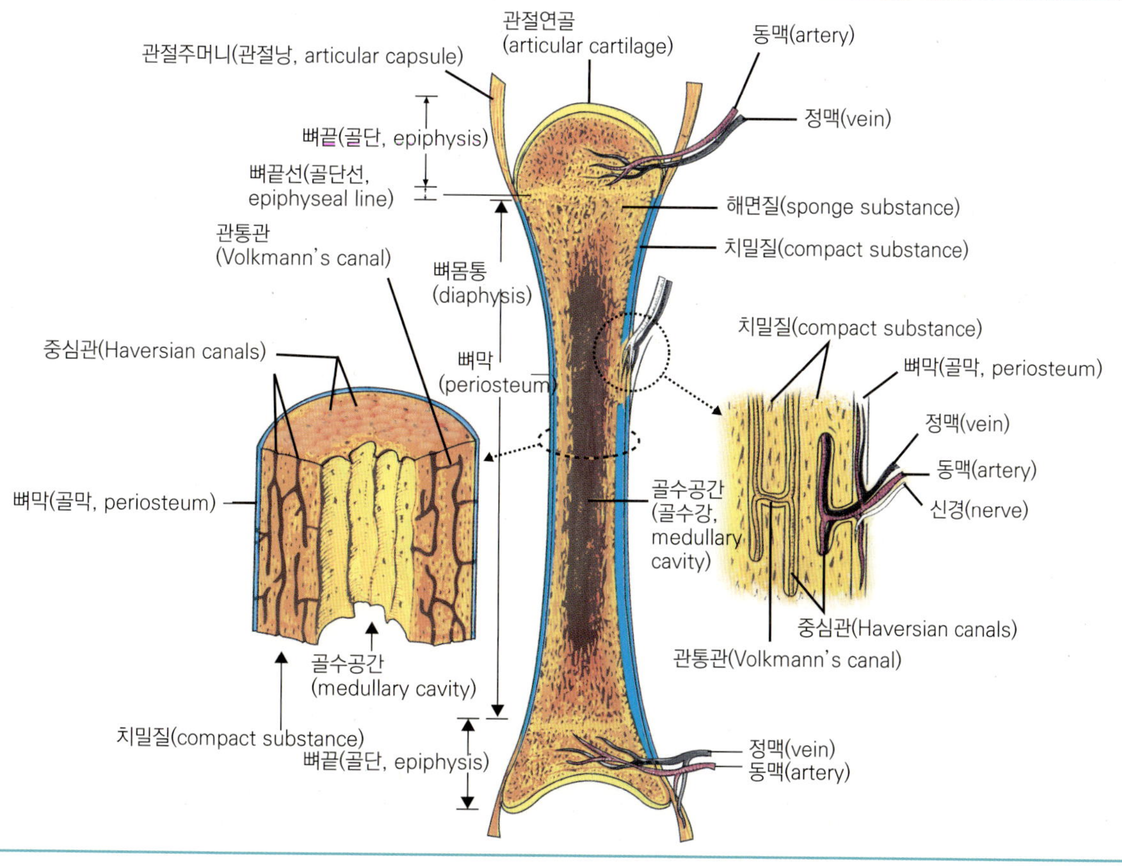

1 뼈의 기본구조

1) 육안적 구조 (macroscopic structure)

모든 뼈의 외면은 뼈막(골막, periosteum)으로 덮여 있으며 뼈막이 없는 관절면만 관절연골(articular cartilage)로 덮여 있다. 뼈막은 섬유결합조직의 두꺼운 막으로 뼈의 표면을 감싸 보호하며 감각신경과 혈관이 풍부하고 표층에 혈관을 보내어 뼈의 영양, 성장을 돕고 골절(fracture)시에는 그 부위의 재생에 관여한다.

뼈겉층(superficial layer)은 단단한 치밀질(compact substance)로 되어 있고 깊은층(심층, deep layer)은 엉성한 해면질(spongy substance)로 되어 있으며 중심부를 속질공간(수강, marrow cavity)이라 하며 또는 뼈속질공간(골수강, bone marrow cavity)이라고도 하는데 골수(bone marrow)로 가득 차 있다.

2) 현미경적 구조 (microscopic structure)

(1) 표층 구조

뼈의 현미경적 구조에서 가장 큰 특징은 층판구조이다. 표층의 치밀질은 층판상으로 배열되어 뼈층판(골층판, lamella of bone)을 형성하고 있다. 각 층판 안에는 뼈세포(골세포, osteocyte)가 들어 있는 뼈방(골소강, bone lacunae)이 층판을 따라 배열되어 있다.

한편 뼈방에는 방사상으로 뼈세관(골세관, bone canaliculi)들이 뻗어나가 주위의 뼈모세관과 연결하여 중심관에 이른다. 층판의 중심에는 신경과 혈관이 세로로 지나가는 중심관(Haversian canal)이 있으며 이 중심관은 신경과 혈관을 가로로 도입하는 관통관(Volkmann's canal)과 연결되어 있다. 관통관은 중심관과 연결되어 안으로는 뼈속질공간(bone marrow cavity)으로 밖으로는 뼈표면으로 연결한다.

(2) 깊은층 구조

깊은층의 해면질에는 뼈잔기둥(골수주, trabeculae of bone)이 엉성하게 서로 얽혀 있으면서 뼈에 가해지는 외력에 잘 견딜 수 있는 역학적, 구조적 배열을 합리적으로 이루고 있다.

해면질은 긴뼈(장골, long bone)의 양쪽 뼈끝(골단, epiphysis), 짧은뼈(단골, short bone)와 납작뼈(편평골, flat bone)의 속부위를 이루며 불규칙하게 배열된 상태로 있으며 그 안에는 골수(bone marrow)가 차 있다. 골수는 조직학적으로 세망조직을 이루며 조혈작용을 하고 있다.

조혈작용이 왕성한 골수는 육안적으로 적홍색이므로 적색골수(적골수, red bone marrow)라 한다. 연령이 증가함에 따라서 골수는 조혈기능이 떨어지며 지방조직이 증가한다. 이러한 상태를 황색골수(황골수, yellow bone marrow)라 하며 노인에서는 이것이 빈혈의 원인이 되기도 한다.

2 뼈의 되기와 성장

뼈는 발생학적으로 중배엽에서 유래된 조직으로 성인이 되면 대체로 성장이 끝난다. 뼈의 발생양식은 막내뼈되기(막내골화, intramembranous ossification)와 연골뼈되기(연골내골화, cartilaginous ossification) 2가지가 있다.

1) 막내뼈되기(막내골화)

섬유성 결합조직막이 직접 뼈로 전환되는 방식으로 대부분의 납작뼈, 즉 이마뼈, 마루뼈, 뒤통수뼈와 얼굴뼈 및 빗장뼈 등이 한 예가 될 수 있다.

뼈되기 과정은 먼저 뼈가 생겨날 곳에 결합조직성막이 준비되고 이어서 중간엽세포(mesenchymal cell)들은 뼈모세포(골모세포, osteoblast)로 분화되어 풋뼈조직(골양조직, osteoid tissue)을 형성한다. 이 풋뼈조직에 칼슘염이 침착되고 뼈모세포가 뼈세포(osteocyte)로 전환되면서 뼈되기가 시작된다.

그림 2-2 막뼈되기(막내골화)

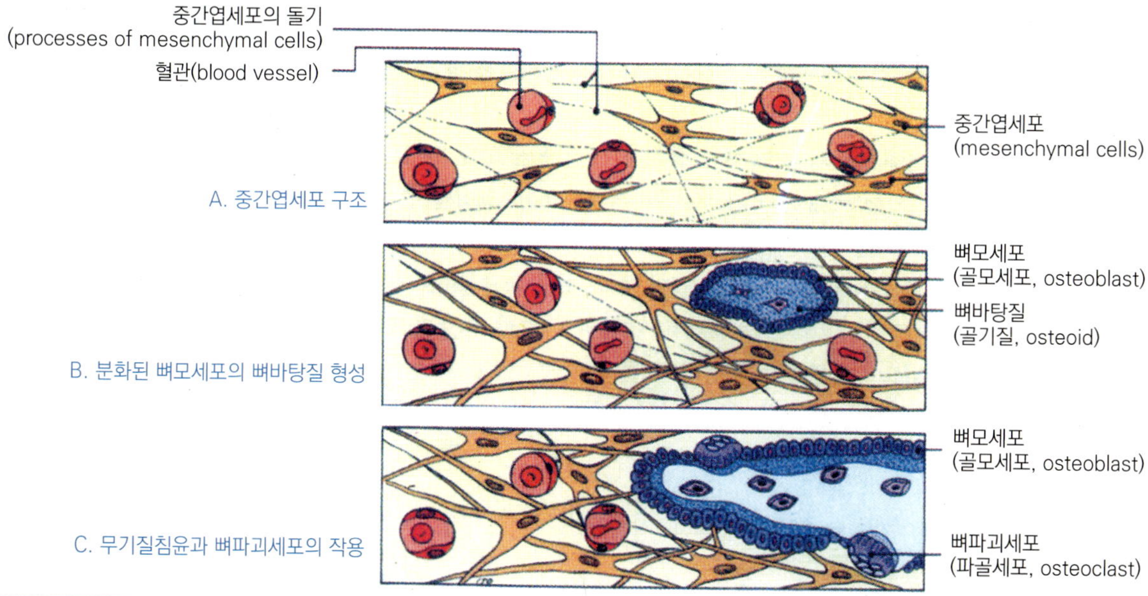

그림 2-3 연골뼈되기

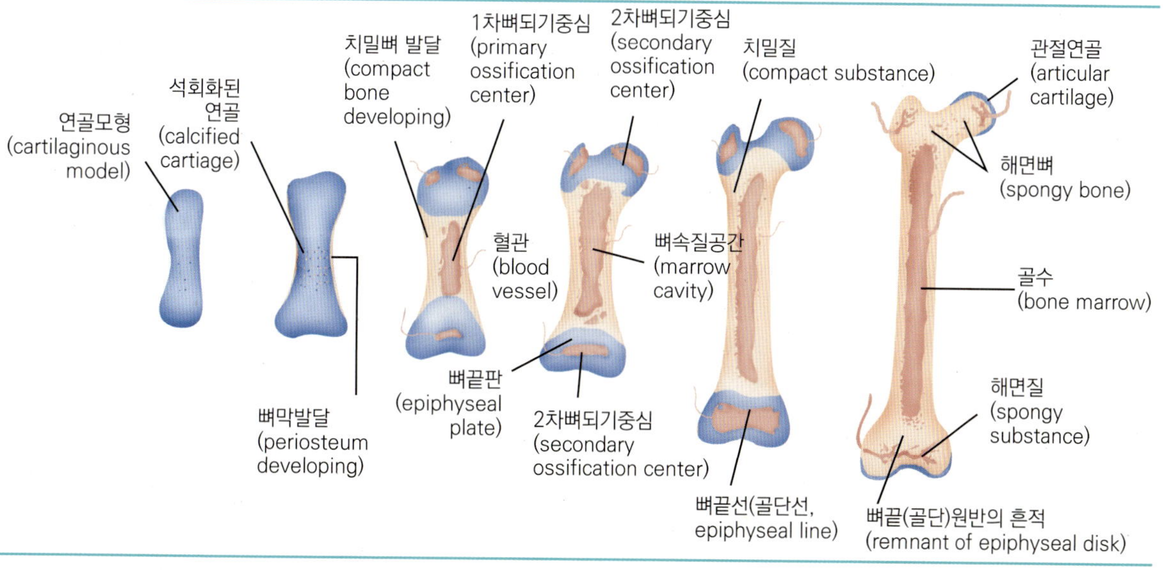

뼈되기가 시작되는 부위를 뼈되기중심(골화중심, ossification center)이라고 하며 여기서부터 사방으로 향하여 뼈조직이 증식된다.

2) 연골뼈되기(연골내골화)

인체의 대부분의 뼈, 즉 긴뼈이나 짧은뼈에서 나타나는 방법으로서 처음 유리연골에 의해 모형이 형성된후 점차 뼈조직으로 대치되어 간다. 이 부분을 뼈되기중심이라고 한다.

긴뼈의 경우 뼈몸통(골간, diaphysis)과 뼈끝(골단, epiphysis)에 뼈되기중심이 만들어지며 뼈몸통부위를 1차뼈되기중심(primary ossification center), 뼈끝의 중심부를 2차뼈되기중심(secondary ossification center)이라 한다. 뼈되기중심이 점차 확대되어 연골의 대부분을 차지하게 되면 뼈가 되고 남은 뼈는 성장에 관여하는 뼈끝판(골단판, epiphyseal plate)과 뼈끝연골(골단연골, epiphyseal cartilage)이다.

뼈끝판의 분열과 증식이 뼈의 길이 성장을 담당하며 사춘기 이후 뼈의 성장이 완료되면 뼈끝판 속에 있는 연골세포가 뼈세포로 전환되면서 뼈끝선(골단선, epiphyseal line)이 형성된다.

3 뼈 표면의 형태

뼈의 표면부에는 특수한 해부학적 표현법(anatomical descriptive term)이 있다.

(1) 볼록하게 부풀어 있는 것

주로 근육, 인대의 이는 곳, 닿는 곳이 된다.

① **융기(eminence, protuberance)** : 약간 둥그스름한 돌출부분
(예) 바깥뒤통수뼈, 융기사이융기

② **돌기(process)** : 길이를 가진 돌출부
(예) 붓돌기, 가시돌기, 치아돌기

③ **결절(tubercle)** : 부풀어 오른 부분
(예) 큰결절, 작은결절, 궁둥결절

④ **거친면(조면, tuberosity)** : 꺼칠꺼칠한 면을 가진 부분
(예) 자뼈거친면, 불기근거친면, 정강뼈거친면

⑤ **관절융기(과, condyle)** : 관절면을 가진 뼈끝 부위의 융기부
(예) 가쪽관절융기, 안쪽관절융기

⑥ **위관절융기(상과, epicondyle)** : 관절융기의 위쪽부위의 돌출부로, 관절주머니의 가쪽에 있다.
(예) 가쪽위관절융기, 안쪽위관절융기

⑦ **능선(능, crest)** : 능선을 이루는 부분
(예) 정중엉치뼈능선, 큰결절능선, 엉덩뼈능선

(2) 함몰이나 구멍, 홈을 이루는 것

구멍과 홈은 주로 혈관, 신경의 통로가 된다.

① **오목(오금)(와, fossa)** : 함몰이며, 얕은 것, 깊은 것, 큰 것, 작은 것 등 다양하다.
(예) 팔오금, 다리오금, 중간머리뼈오목, 뇌하수체오목

② **패임(절흔, notch)** : 패여 들어간 곳
(예) 큰·작은궁둥패임, 눈확위패임

③ **고랑(구, groove)** : 좁고 길게 도랑이 파져 있는 것
(예) 위시상정맥굴고랑, 가로굴고랑, 노신경고랑

④ **틈새(열, fissure)** : 2개 이상의 뼈가 만드는 틈새
(예) 위·아래눈확틈새, 바위고실틈새

⑤ **구멍(공, foramen)** : 구멍
(예) 큰구멍, 척추뼈구멍, 앞엉치뼈구멍

⑥ **관(canal)** : 관모양이며 긴 것, 짧은 것 등 다양하다.
(예) 척추관, 코눈물관, 시각신경관

4 뼈의 분류

인체를 구성하는 뼈를 형태에 따라 다음과 같이 분류하고 있다.

(1) 긴뼈(장골, long bone)

폭보다 길이가 긴 뼈로 관상이며 내면은 뼈속질공간(골수강, bone marrow cavity)을 형성하고 골수(bone marrow)로 채워져 있다. 전형적인 긴뼈는 뼈끝(골단, epiphysis)과 뼈몸통(골간, diaphysis)이 구분된다.

위팔뼈(상완골, humerus), 노뼈(요골, radius), 자뼈(척골, ulna), 넙다리뼈(대퇴골, femur), 정강뼈(경골, tibia), 종아리뼈(비골, fibula) 등이 여기에 속한다.

(2) 짧은뼈(단골, short bone)

대개 입방형을 하고 있으며 중심은 해면뼈, 표면은 치밀뼈나 뼈속질공간이 없어 뼈끝과 뼈몸통의 구별이 없다. 손목뼈(수근골, carpal), 발목뼈(족근골, tarsal) 등이 여기에 속한다.

(3) 납작뼈(편평골, flat bone)

편평하고 두층의 치밀뼈 사이에 해면뼈가 들어있으며 해면뼈에는 적색골수(적골수, red bone marrow)가 있다. 복장뼈(흉골, sternum), 갈비뼈(늑골, rib) 및 머리뼈(두개골, skull)가 여기에 속한다.

(4) 불규칙뼈(irregular bone)

형태가 불규칙하며 어느 형태에도 속하지 않는 뼈로서 척추뼈(추골, vertebrae), 나비뼈(접형골,

그림 2-4 인체의 뼈대

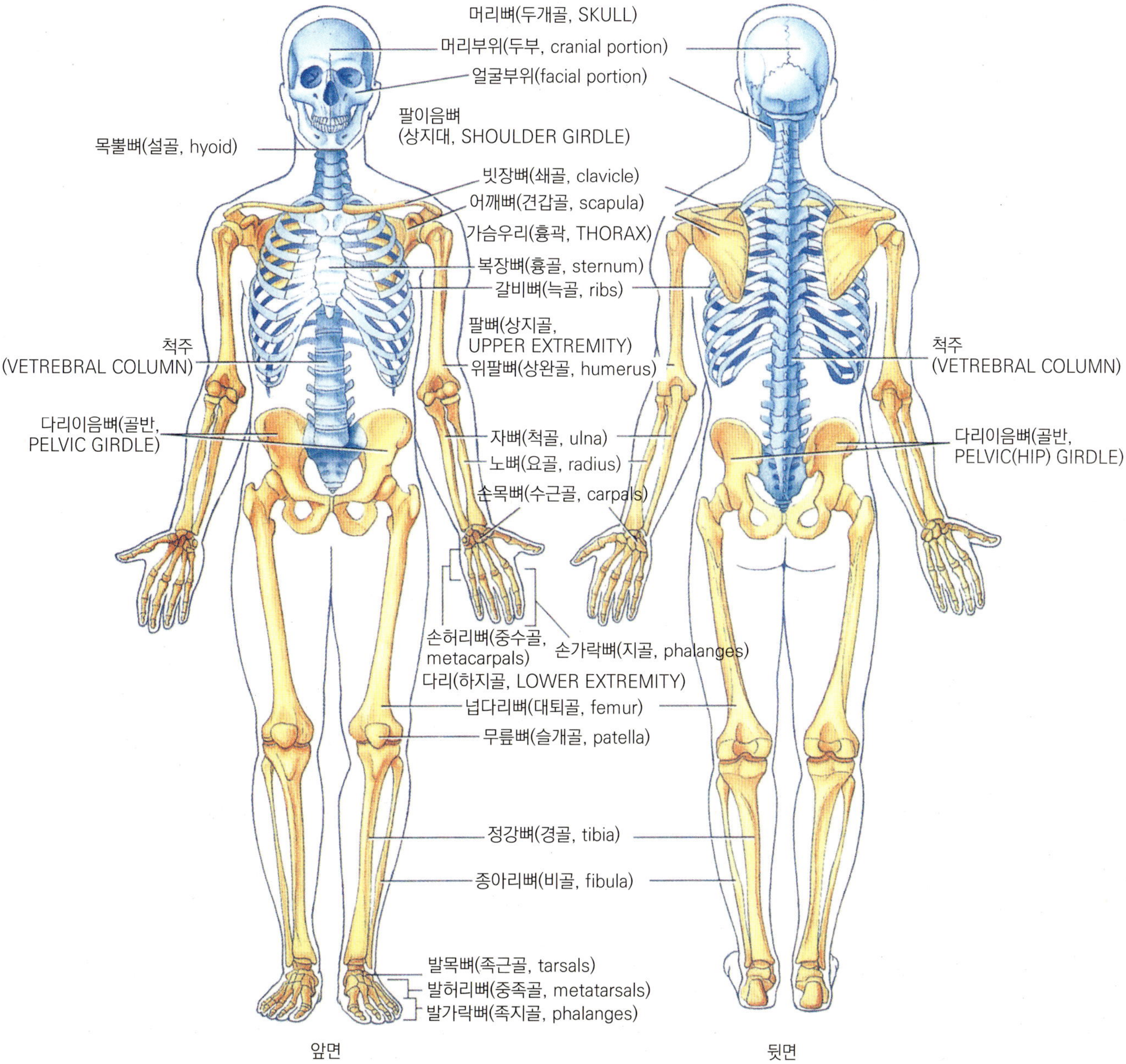

<table>
<tr><td rowspan="6">몸 통
뼈 대</td><td rowspan="4">머리뼈</td><td>뇌머리뼈</td><td>이마뼈(전두골, frontal bone)
마루뼈(두정골, parietal bone)
뒤통수뼈(후두골, occipital bone)
나비뼈(접형골, sphenoidal bone)
관자뼈(측두골, temporal bone)
벌집뼈(사골, ethmoidal bone)</td><td>1
2
1
1
2
1</td><td>(8개)</td></tr>
<tr><td>얼굴뼈</td><td>코뼈(비골, nasal bone)
아래코선반뼈(하비갑개골, inferior concha)
위턱뼈(상악골, maxilla)
눈물뼈(누골, lacrimal bone)
광대뼈(관골, zygomatic tone)
아래턱뼈(하악골, mandible)
보습뼈(서골, vomer)
입천장뼈(구개골, palatine bone)</td><td>2
2
2
2
2
1
1
2</td><td>(14개)</td></tr>
<tr><td>귀속뼈
(이소골)</td><td>망치뼈(추골, malleus)
모루뼈(침골, incus)
등자뼈(등골, stapes)</td><td>2
2
2</td><td>(6개)</td></tr>
<tr><td>혀 뼈</td><td>목뿔뼈(설골, hyoid bone)</td><td>1</td><td></td></tr>
<tr><td>척 주</td><td>척추뼈</td><td>목뼈(경추골, cervical vertebtra)
등뼈(흉추골, thoracic v.)
허리뼈(요추골, lumbar v.)
엉치뼈(천골, sacrum)
꼬리뼈(미골, coccyx)</td><td>7
12
5
1
1</td><td>(26개)</td></tr>
<tr><td>가슴우리</td><td></td><td>복장뼈(흉골, sternum)
갈비뼈(늑골, costa, rib)</td><td>1
24</td><td>(25개)</td></tr>
<tr><td rowspan="4">팔다리
뼈 대</td><td rowspan="2">팔 뼈</td><td>팔이음뼈</td><td>빗장뼈(쇄골, clavicle)
어깨뼈(견갑골, scapula)</td><td>2
2</td><td>(4개)</td></tr>
<tr><td>자유팔뼈</td><td>위팔뼈(상완골, humerus)
자뼈(척골, ulna)
노뼈(요골, radiius)
손목뼈(수근골, carpal bones)
손배뼈(주상골, scaphoid)
반달뼈(월상골, lunate)
세모뼈(삼각골, triquetrum)
콩알뼈(두상골, pisiform)
큰마름뼈(대능형골, trapeziuim)
작은마름뼈(trapezoid)
알머리뼈(유두골, capitate)
갈고리뼈(유구골, hamate)
손허리뼈(중수골, metacarpal bones)
손가락뼈(지골, phalangeal bones)</td><td>2
2
2
16
10
28</td><td>(60개)</td></tr>
<tr><td rowspan="2">다리뼈</td><td>다리이음뼈</td><td>볼기뼈(관골, hip bone)</td><td>2</td><td>(2개)</td></tr>
<tr><td>자유다리뼈</td><td>넙다리뼈(대퇴골, femur)
무릎뼈(슬개골, patella)
정강뼈(경골, tibia)
종아리뼈(비골, fibula)
발목뼈(족근골, trasal bones)
목발뼈(거골, talus)
발꿈치뼈(거골, talus)
발배뼈(주상골, navicula)
입방뼈(cuboid)
안쪽, 중간, 가쪽쐐기뼈(설상골, cuneiform)
발허리뼈(중족골, metatarsal bones)
발가락뼈(지골, phalangeal bones)</td><td>2
2
2
2
14
10
28</td><td>(60개)</td></tr>
</table>

몸통뼈대(체간골격, Axial skeleton)

머리, 목, 몸통의 장기를 지지하고 보호하는 뼈와 연골부분으로 이루어져 있다.

(몸통뼈대 80개)(체간골격, axial skeleton)
- 머리뼈 22(두개골, skull)
  - 뇌머리뼈(뇌두개골, cranial brain bone) 8개
  - 얼굴뼈(안면골, facial bone) ········ 14개
- 귓속뼈(이소골, auditory ossicles) ········ 3×2개
- 목뿔뼈(설골, hyoid bone) ········ 1개
- 척주뼈(척주골, vertebral column) ········ 26개
- 갈비뼈(늑골, ribs) ········ 12×2개
- 복장뼈(흉골, sternum) ········ 1개

※ 척주뼈(척주골, vertebral column)은 26개로 척추뼈(vertebrae) 24개, 엉치뼈(천골, sacrum) 1개, 꼬리뼈(coccyx) 1개로 구성되어 있다.

팔다리뼈대(체지골격, Appendicular skeleton)

팔다리를 몸통뼈대에 부착시키는 뼈와 팔다리의 뼈들로 이루어져 있다.

팔다리뼈대 126개(체지골격, appendicular skeleton)
- 팔뼈 64(상지골, bone of upper limb)
  - 팔이음뼈(상지대, shoulder girdle) ········ 2×2개
  - 자유팔뼈(자유상지골, skeleton of free upper limb) ········ 30×2개
- 다리뼈 62(하지골, bone of lower limb)
  - 다리이음뼈(하지대, pelvic girdle) ········ 1×2개
  - 자유다리뼈(자유하지골, skeleton of free lower limb) ········ 30×2개

※ 소아의 경우 엉치뼈(천골, sacrum)는 3~5개의 엉치뼈(천추, sacral vertebrae)로 구성되고 볼기뼈(관골, hip bone)는 엉덩뼈(장골, ilium), 궁둥뼈(좌골, ischium), 두덩뼈(치골, pubis)의 3개로 분리되며 꼬리뼈(coccyx)도 3~5개의 작은 꼬리뼈(미추, coccygeal vertebrae)로 되어 있어 그 총수가 성인의 경우보다 많다.

sphenoid bone), 볼기뼈(관골, hip bone), 얼굴뼈(안면골, facial bone) 등이 여기에 속한다.

(5) 공기뼈(함기골, pneumatic bones)

뼈속에 공기가 차 있어 뼈의 크기에 비해 가볍다. 인체에서는 머리뼈에만 있다. 이마뼈(전두골, frontal bone), 벌집뼈(사골, ethmoid bone), 나비뼈(접형골, sphenoid bone), 관자뼈(측두골, temporal bone), 위턱뼈(상악골, maxilla) 등이 여기에 속한다. 코 주위에 분포하며 코안과 교통하고 있어 코곁굴(부비동, paranasal sinus)이라고 한다.

그림 2-5 머리뼈의 앞면

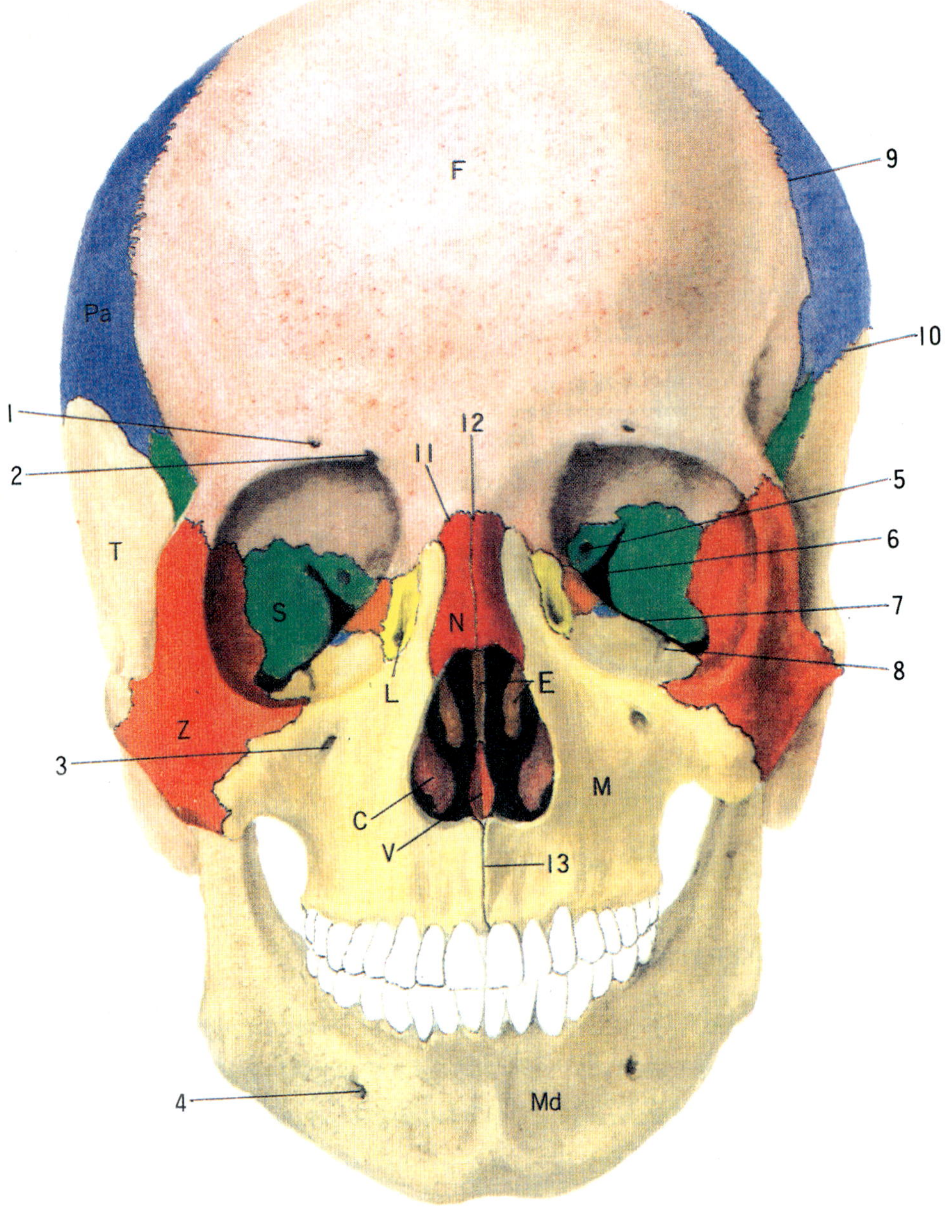

C. 아래코선반(하비갑개, Inf. nasal concha)
E. 벌집뼈(사골, Ethmoid bone)
F. 이마뼈(전두골, Frontal bone)
L. 눈물뼈(누골, Lacrimal bone)
M. 위턱뼈(상악골, Maxilla)
Md. 아래턱뼈(하악골, Mandible)
N. 코뼈(비골, Nasal bone)
Pa. 마루뼈(두정골, Parietal bone)
S. 나비뼈(접형골, Sphenoid bone)
T. 관자뼈(측두골, Temporal bone)
V. 보습뼈(서골, Vomer)
Z. 광대뼈(관골, Zygomatic bone)
1. 눈확위구멍(안와상공, Supraorbital foramen)
2. 이마뼈패임(전두절흔, Frontal notch)
3. 눈확아래구멍(안와하공, Infraorbital foramen)
4. 턱끝구멍(이공, Mental Foramen)
5. 시각신경관(시신경관, Optic canal)
6. 위눈확틈새(상안와열, Sup. orbital fissure)
7. 아래눈확틈새(하안와열, Inf. orbital fissure)
8. 눈확아래고랑(안와하구, Infraorbital groove)
9. 관상봉합(Coronal stuture)
10. 비늘봉합(인상봉합, Squamous suture)
11. 이마코봉합(Frontonasal suture)
12. 코사이봉합(Internasal suture)
13. 위턱사이봉합(Intermaxillary`suture)

그림 2-6 머리뼈의 옆면

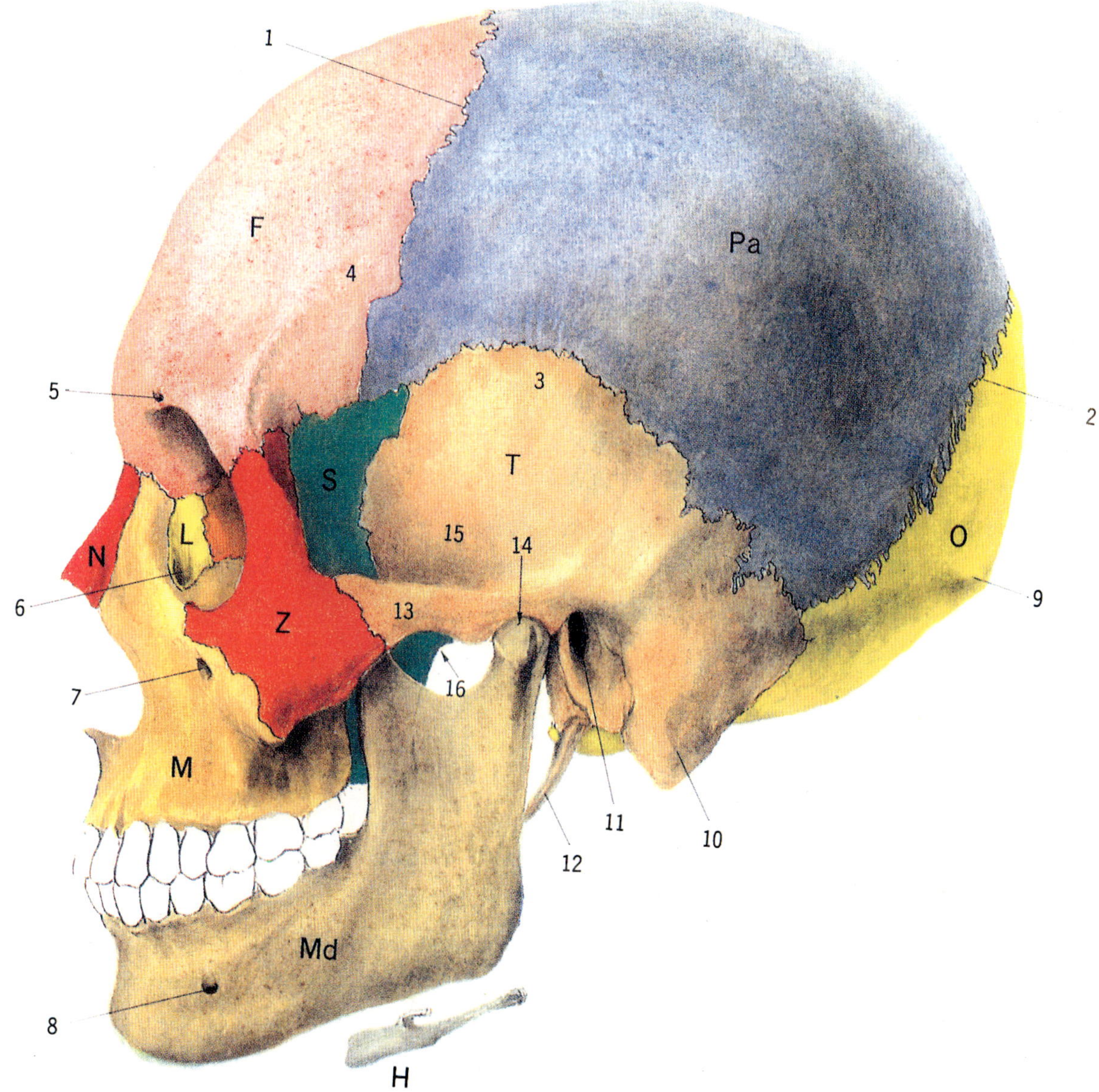

F. 이마뼈(전두골, Frontal bone)
H. 목뿔뼈(설골, Hyoid bone)
L. 눈물뼈(누골, Lacrimal bone)
M. 위턱뼈(상악골, Maxilla)
Md. 아래턱뼈(하악골, Mandible)
N. 코뼈(비골, Nasal bone)
O. 뒤통수뼈(후두골, Occipital bone)
Pa. 마루뼈(두정골, Parietal bone)
S. 나비뼈(접형골, Sphenoid bone)
T. 관자뼈(측두골, Temporal bone)
Z. 광대뼈(관골, Zygomatic bone)

1. 관상봉합(Coronal suture)
2. 시옷봉합(Lambdoid suture)
3. 비늘봉합(인상봉합, Squamous suture)
4. 위관자선(상측두선, Sup. temporal line)
5. 눈확위구멍(안와상공, Supraorbital foramen)
6. 눈물주머니오목(누낭와, Lacrimal fossa)
7. 눈확아래구멍(안와하공, Infraorbital foramen)
8. 턱끝구멍(이공, Mental foramen)
9. 바깥뒤통수뼈융기(외후두융기, Ext. occipital protuberance)
10. 꼭지돌기(유양돌기, Mastoid process)
11. 바깥귀길(외이도, External acoustic meatus)
12. 붓돌기(경상돌기, Styloid process)
13. 광대활(협골궁, Zygomatic arch)
14. 턱관절(악관절, Temporomandibular joint)
15. 관자오목(측두와, Temporal fossa)
16. 관자아래오목(측두하와, Infratemporal fossa)

그림 2-7 머리뼈의 윗면

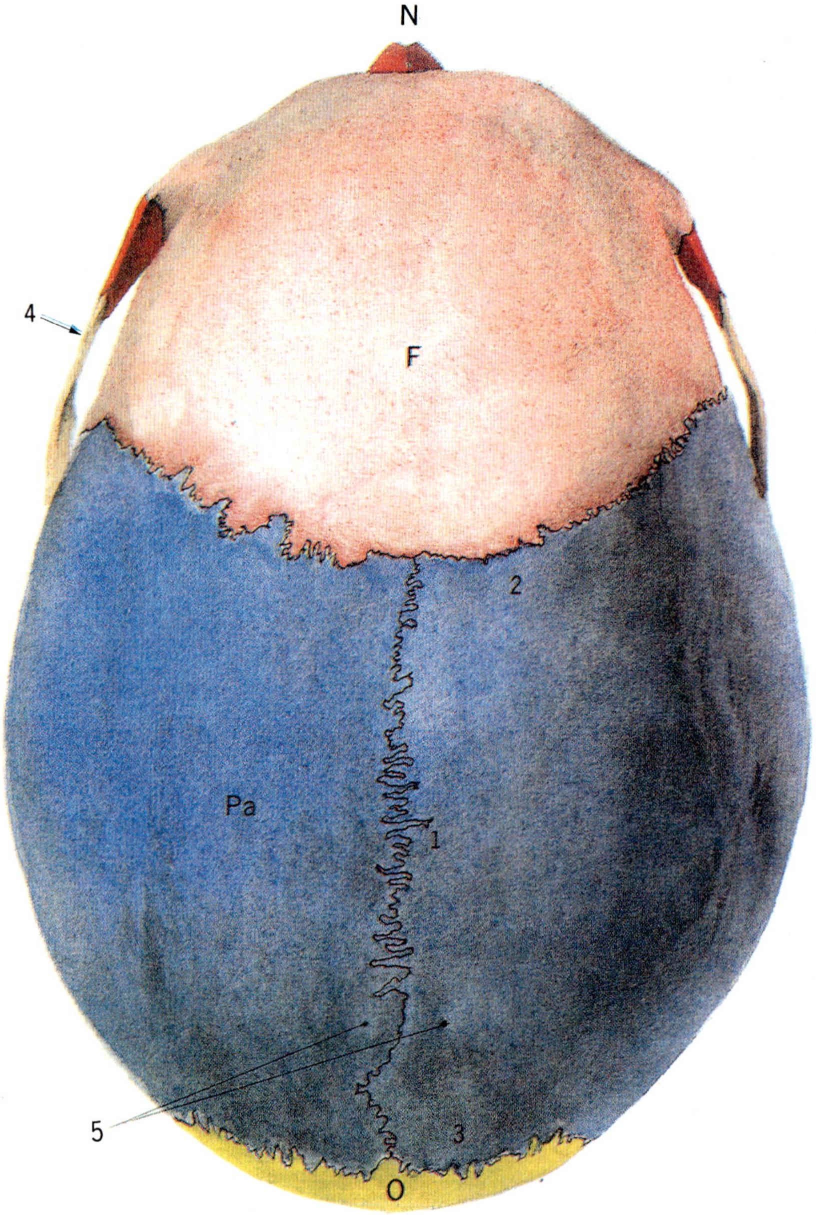

F. 이마뼈(전두골, Frontal bone)
N. 코뼈(비골, Nasal bone)
O. 뒤통수뼈(후두골, Occipital bone)
Pa. 마루뼈(두정골, Parietal bone)

1. 시상봉합(Sagittal suture)
2. 관상봉합(oronal suture)
3. 시옷봉합(Lambdoid suture)
4. 광대활(협골궁, Zygomatic arch)
5. 마루뼈구멍(두정공, Parietal foramen)

그림 2-8 머리뼈의 뒷면

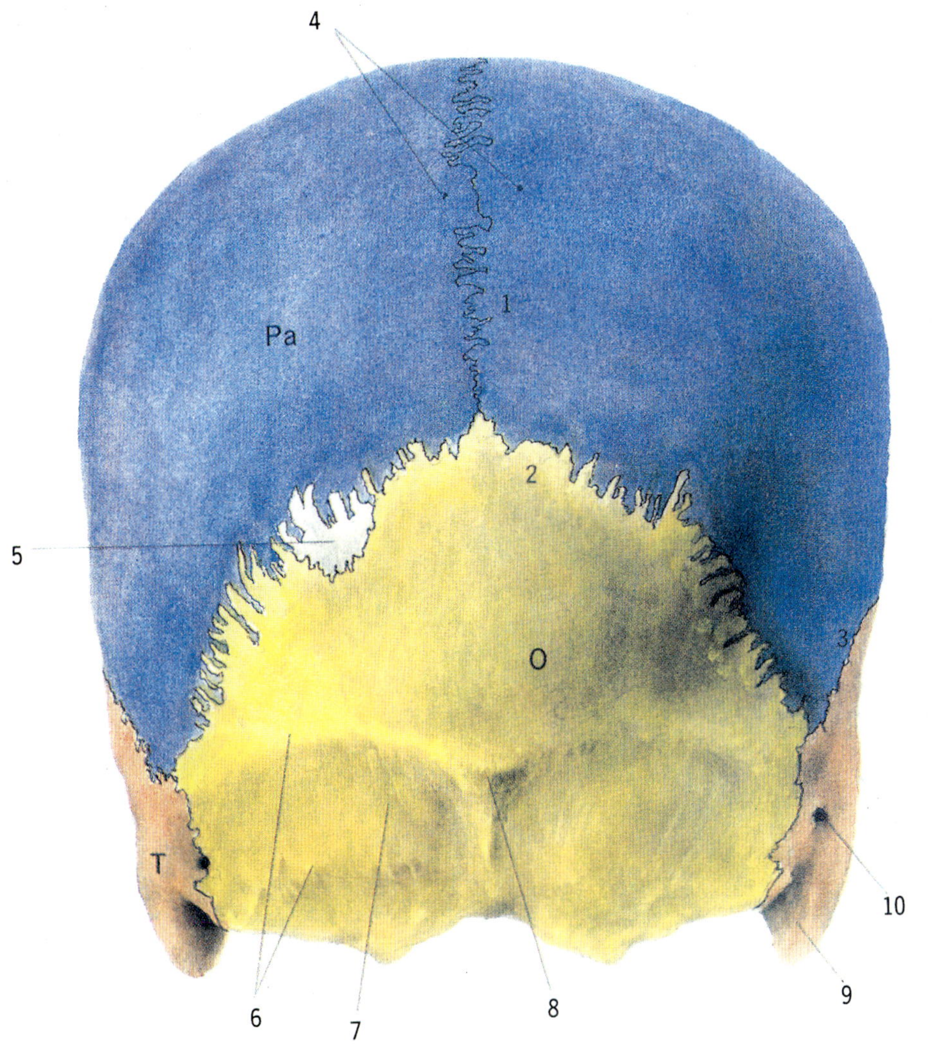

O. 뒤통수뼈(후두골, Occipital bone)
Pa. 마루뼈(두정골, Parietal bone)
T. 관자뼈(측두골, Temporal bone)

1. 시상봉합(Sagittal suture)
2. 시옷봉합(Lambdoid suture)
3. 비늘봉합(인상봉합, Squamous suture)
4. 마루뼈구멍(두정공, Parietal foramen)
5. 봉합뼈(Sutural bone)
6. 위·아래목덜미선(상·하항선, Sup. & inf. nuchal lines)
7. 목덜미평면(Nuchal plane)
8. 바깥뒤통뼈융기(외후두융기, Ext. occipital protuberance)
9. 꼭지돌기(유양돌기, Mastoid process)
10. 꼭지구멍(Mastoid foramen)

그림 2-9 머리뼈의 아래면

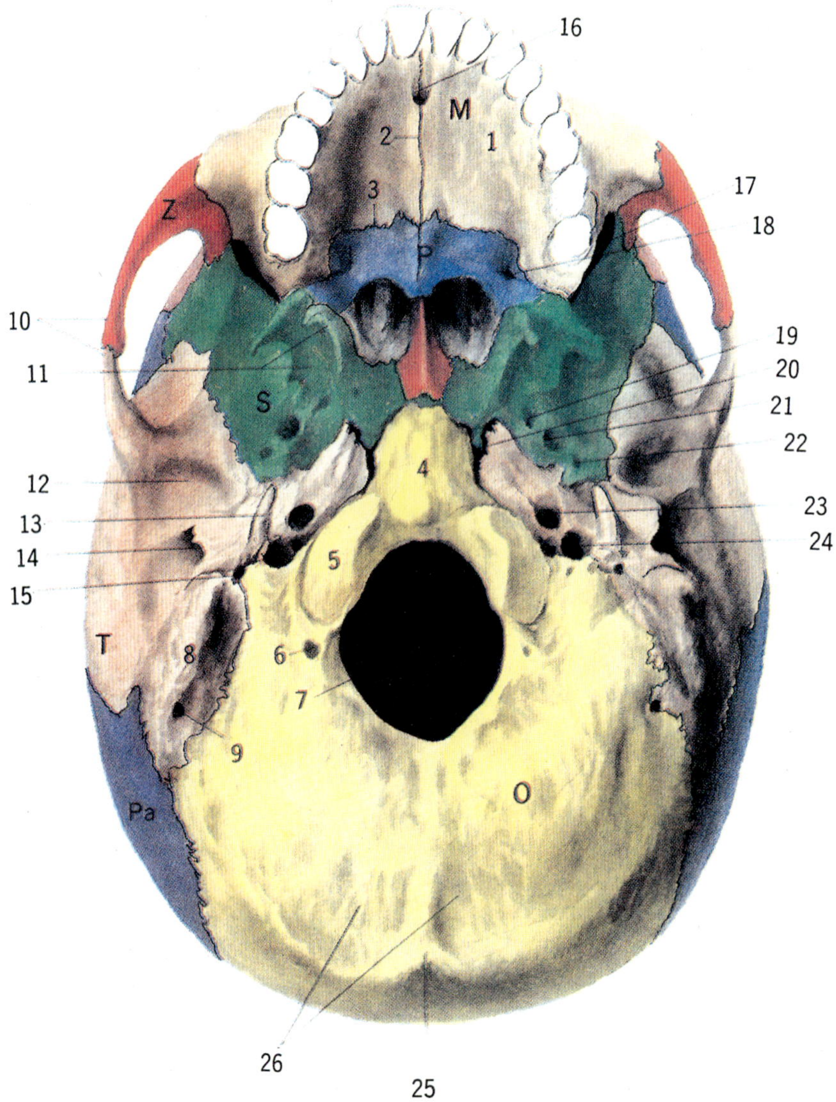

M. 위턱뼈(상악골, Maxilla)
O. 뒤통수뼈(후두골, Occipital bone)
P. 입천장뼈(구개골, Palatine bone)
Pa. 마루뼈(두정골, Parietal bone)

S. 나비뼈(접형골, Sphenoid bone)
T. 관자뼈(측두골, Temporal bone)
Z. 광대뼈(관골, Zygomatic bone)

1. 입천장돌기(구개돌기, Palatine process(maxilla))
2. 정중입천장봉합(정중구개봉합, Med. palatine suture)
3. 가로입천장봉합(황구개봉합, Transverse palatine suture)
4. 인두결절(바달돌기의)(Pharyngeal tubercle) (Basilar process)
5. 뒤통수관절융기(Occipital condyle)
6. 관절융기관(과관, Condylar canal)
7. 큰구멍(대후두공, Foramen magnum)
8. 꼭지돌기(유양돌기, Mastoid process)
9. 꼭지구멍(Mastoid foramen)
10. 광대활(협골궁, Zygomatic arch)
11. 날개돌기(내·외측판)(Pterygoid process) (Med & lat. lamina)
12. 턱관절오목(하악와, Mandibular fossa)
13. 붓돌기(경상돌기, Styloid process)
14. 바깥귓구멍(외이공, Ext. acoustic meatus)
15. 붓꼭지구멍(경유돌공, Stylomastoid foramen)
16. 앞니오목(절치관)(Incisive fossa)
17. 아래눈확틈새(하안와열, Inf. orbital fissure)
18. 큰입천장구멍(Geater palatine foramen)
19. 날개관(익돌관, Pterygoid canal)
20. 파열구멍(Forament lacerum)
21. 타원구멍(난원공, Foramen ovale)
22. 뇌막동맥구멍(극공, Foramen spinosum)
23. 목동맥관(Carotid canal)
24. 목정맥구멍(경정맥공, Jugular foramen)
25. 바깥뒤통수뼈융기(외후두융기, Ext. occipital protuberance)
26. 목덜미평면(Nuchal plane(line))
27. 보습뼈(서골, Vomer)

그림 2-10 머리뼈 공간의 바닥

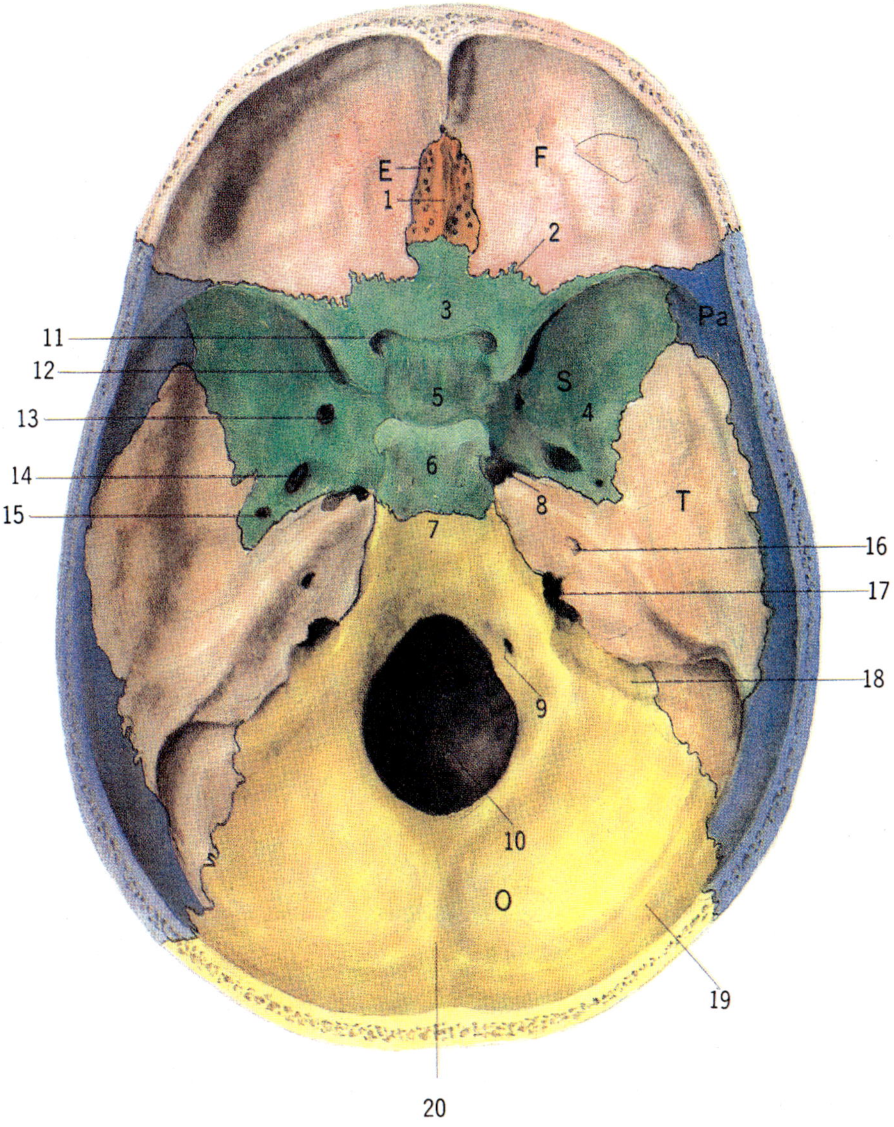

E. 벌집뼈(사골, Ethmoid bone)
F. 이마뼈(전두골, Frontal bone)
O. 뒤통수뼈(후두골, Occipital bone)
Pa. 마루뼈(두정골, Parietal bone)
S. 나비뼈(접형골, Sphenoid bone)
T. 관자뼈(측두골, Temporal bone)

1. 볏돌기(계관, Crista galli)
2. 나비이마봉합(접형전두봉합, Spheno frontal suture)
3. 나비작은날개(접형골소익, Lesser wing)
4. 나비큰날개(접형골대익, Great wing)
5. 뇌하수체오목(Hypophysial fossa)
6. 안장등(터어키안, Dorsum sellae)
7. 비스듬틀(사대, Clivus)
8. 파열구멍(Foramen lacerum)
9. 혀밑신경관(설하신경관, Hypoglossal canal)
10. 큰구멍(대후두공, Foramen magnum)
11. 시각신경관(시신경관, Optic canal)
12. 위눈확틈새(상안와열, Sup. orbital fissure)
13. 원형구멍(정원공, Foramen rotundum)
14. 타원구멍(난원공, Foramen ovale)
15. 뇌막동맥구멍(극공, Foramen spinosum)
16. 속귓구멍(내이공, Internal acoustic meatus)
17. 목정맥구멍(경정맥공, Jugular foramen)
18. 구불정맥굴고랑(Groove for sigmoid sinus)
19. 가로정맥굴고랑(횡동구, Groove for transverse sinus)
20. 속뒤통수뼈융기(내후두융기, Internal occipital protuberance)

그림 2-11 머리뼈의 관상절단면을 뒤에서 본 모양

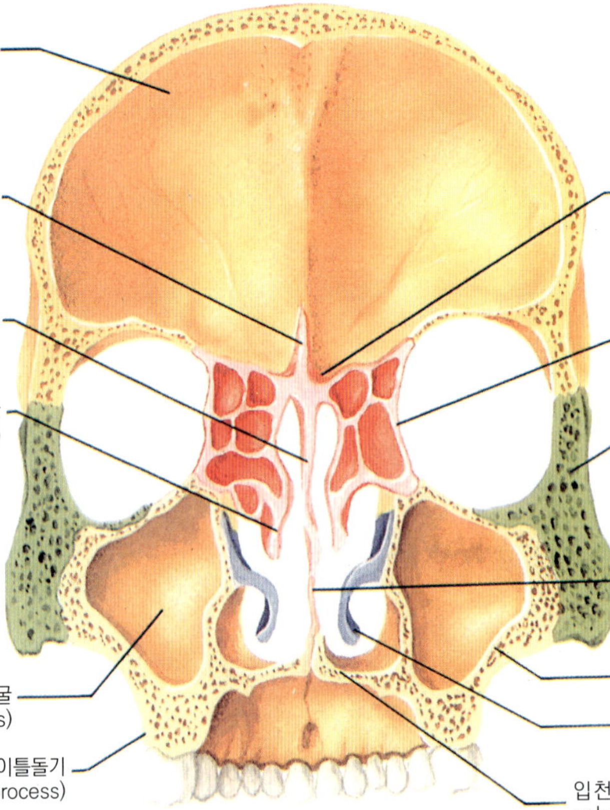

표 2-1 머리뼈의 종류

뇌머리뼈 cranial bone(6종 8개)	
마루뼈(두정골, parietal bone)	2개
관자뼈(측두골, temporal bone)	2개
이마뼈(전두골, frontal bone)	1개
뒤통수뼈(후두골, occipital bone)	1개
나비뼈(접형골, sphenoid bone)	1개
벌집뼈(사골, ethmoid bone)	1개
얼굴머리뼈 facial bone(9종 15개)	
코뼈(비골, nasal bone)	2개
눈물뼈(누골, lacrimal bone)	2개
위턱뼈(상악골, maxilla)	2개
광대뼈(관골, zygomatic bone)	2개
입천장뼈(구개골, palatine bone)	2개
아래코선반(하비갑개, inferior nasal concha)	2개
어래턱뼈(하악골, mandible)	1개
보습뼈(서골, vomer)	1개
목뿔뼈(설골, hyoid bone)	1개

그림 2-12 이마뼈(전두골)

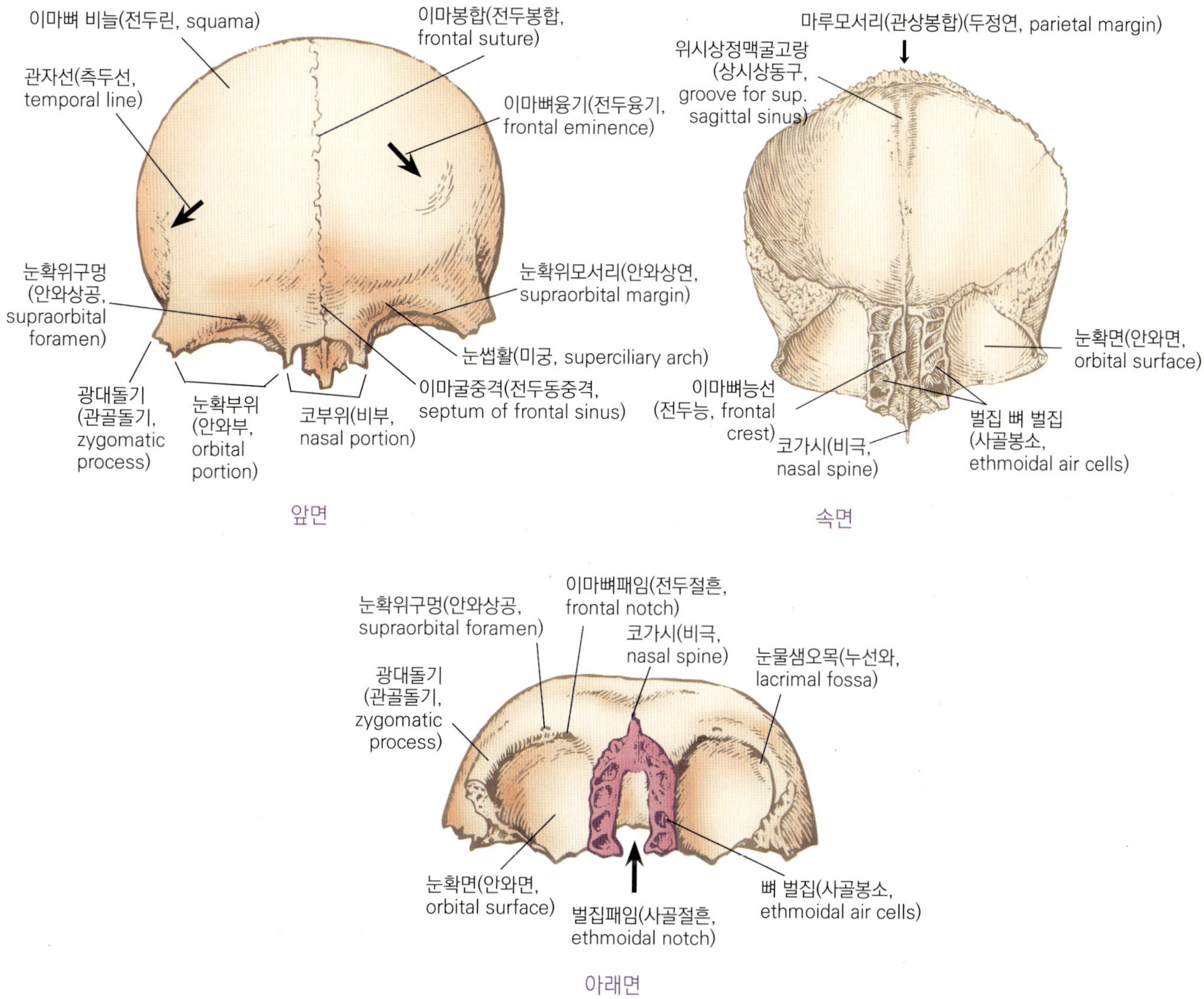

(6) 종자뼈(종자골, sesamoid bone)

힘줄(건, tendon) 속에 있는 작고 둥근 형태의 뼈로 무릎뼈(슬개골, patella)가 여기에 속하며 넙다리네갈래근힘줄 밑에 들어있다.

5 뼈대의 구성

인체의 뼈대(skeleton)는 206개의 뼈(bone)로 구성되어 있으며 몸통뼈대(체간골격, axial skeleton)와 팔다리뼈대(체지골격, appendicular skeleton)로 분류한다.

II 몸통뼈대(체간골격)

1 머리뼈(두개골, skull)

머리뼈는 목뿔뼈를 포함하여 15종 23개의 납작뼈와 불규칙뼈로 구성되어 있다.

즉 뇌(brain)를 둘러싸고 있는 뇌머리뼈(뇌두개골, cranial bone) 6종 8개, 눈확(안와), 코안(비강), 입안(구강)의 기초가 되는 얼굴뼈(안면골, facial bone) 8종 14개, 목뿔뼈(설골, hyoid bone) 1종 1개 등 15종 23개, 귓속뼈(이소골,

auditory ossicles(3종 6개))를 머리뼈에 포함할 경우에는 18종 29개이다. 머리뼈 중 목뿔뼈와 아래턱뼈를 제외한 나머지 뼈는 모두가 봉합(suture)으로 단단하게 결합되어 있다.

(1) 이마뼈(전두골, frontal bone)

이마뼈는 이마부위(전두부, frontal region)의 형태를 이루고 납작뼈이며 이마뼈비늘, 눈확부위 및 코부위로 3분되며 이마와 눈확 및 코안의 위벽을 구성한다.

① **이마뼈비늘(전두린, frontal squama)**은 이마를 형성하는 부위로 마루뼈와 관절한다.

② **눈확부위(안와부, orbital region)**는 얇은 뼈판으로 뒤로 뻗어 있고 눈확의 위벽을 이룬다. 왼·오른 눈확부위 사이는 직사각형의 벌집패임(사골절흔, ethmoidal notch)이 있고 여기에 벌집뼈(사골)의 체판(사판, cribriform plate)이 들어 있다.

눈확위모서리(안와상연)에는 이마부위로 향하는 혈관과 신경의 통로가 되는 눈확위구멍(안와상공, supraorbital foramen)과 이마뼈패임(전두절흔, frontal notch)을 볼 수 있다. 미간(glabella) 부위에는 한쌍의 공기공간인 이마굴(전두동, frontal sinus)이 있으며 코안과 교통한다.

이마봉합(전두봉합, frontal suture)은 태생기에 한 쌍이 만들어지나 출생 후 1~2년이 지나면 봉합선이 없어지고 한개의 뼈로 된다. 이마뼈의 뼈되기점인 이마뼈융기(전두융기, frontal eminence)는 이마뼈 앞면 양쪽에 돌출되어 있다.

③ **코부위(비부, nasal region)**는 양쪽 눈확부위 사이 좁은 부위로 그 아래모서리는 코뼈(비골, nasal bone)와 관절한다.

(2) 뒤통수뼈(후두골, occipital bone)

머리뼈의 뒤부위와 바닥을 형성하는 뒤통수뼈는 앞면은 나비뼈(접형골), 가쪽은 관자뼈(측두골), 위쪽은 마루뼈(두정골)와 결합하는 마름모꼴의 뼈이다. 머리뼈공간과 척주관을 연결하는 큰구멍(대후두공, foramen magnum)을 중심으로 뒤통수뼈비늘, 가쪽부위, 바닥부위 등 3부로 구분된다.

① **뒤통수뼈비늘(후두린, occipital squama)**은 큰구멍 뒤쪽 판모양으로 된 편평부로 뒤통수뼈부위를 형성한다. 가쪽면 중앙부에 바깥뒤통수뼈융기(외후두융기, external occipital protuber-

그림 2-13 뒤통수뼈(후두골)

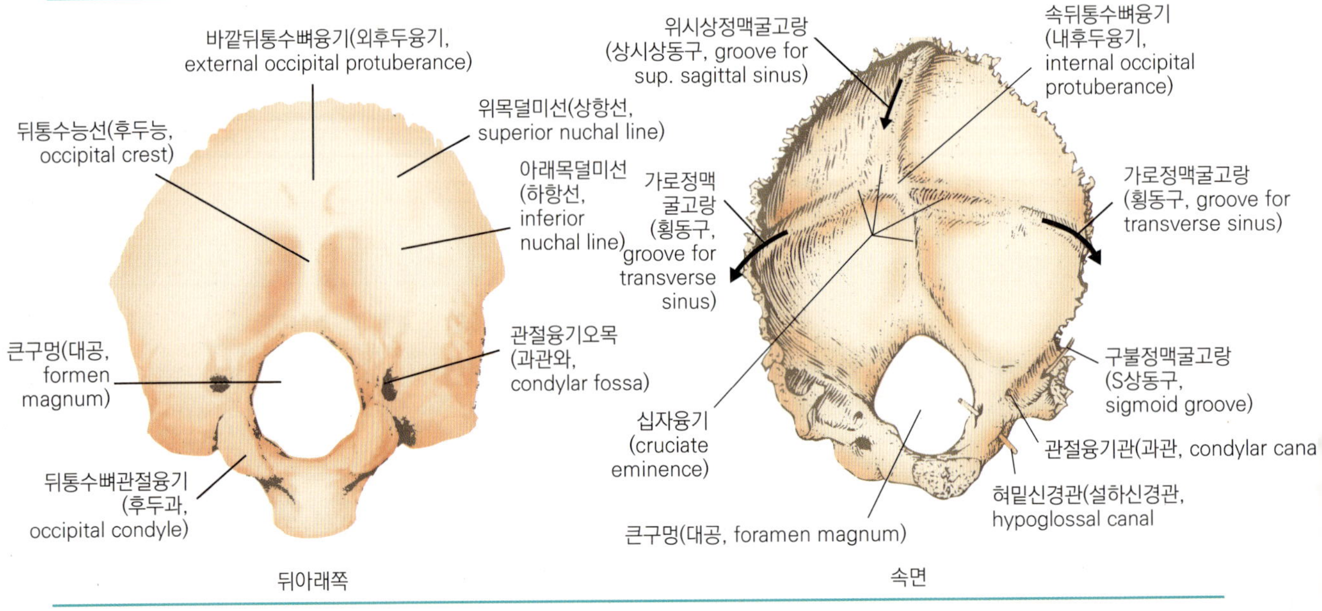

그림 2-14 나비뼈(접형골(윗면))

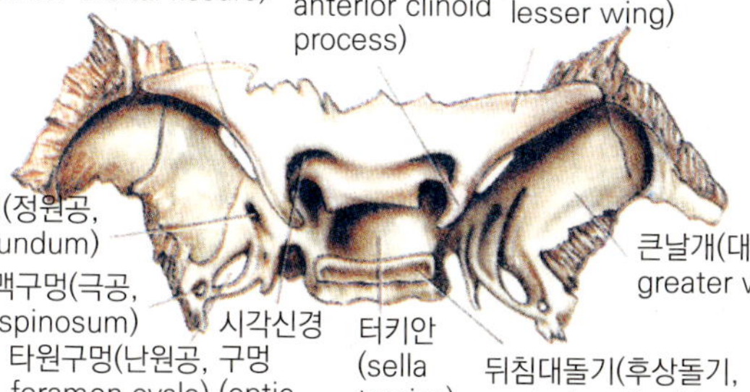

그림 2-15 나비뼈(접형골(앞면))

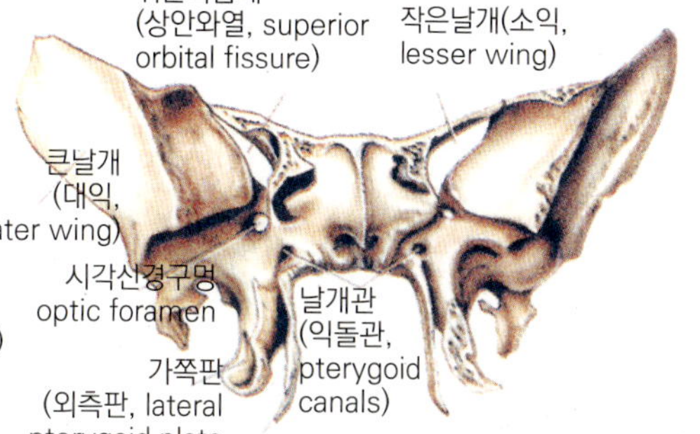

ance)가 돌출되어 있고 융기점 왼·오른쪽으로 위목덜미선(상항선, superior nuchal line)이 있으며 바깥뒤통수뼈융기에서 큰구멍 사이에 뒤통수뼈능선(후두능, occipital crest)가 있다.

내면의 중앙에는 속뒤통수뼈융기(내후두융기, internal occipital protuberance)가 돌출되어 있으며 이를 중심으로 시상정맥굴고랑(시상동구, groove for sagittal sinus)과 가로정맥굴고랑(횡동구, groove for transverse sinus)이 만나 십자융기(cruciate eminence)를 형성하며 여기에는 가로정맥굴이 위치하는 뇌경질막의 부착부가 된다.

② **가쪽부분(외측부, lateral part)**은 큰구멍 양쪽에 뒤통수뼈관절융기(후두과, occipital condyle)가 있으며 이것은 첫째목뼈(atlas)와 관절하는 관절머리가 된다. 뒤통수뼈관절융기의 뒤쪽에 작은 홈을 관절융기오목(과와, condylar fossa)이라고 하며 바닥부위에 있는 관절융기관(과관, condylar canal)은 이끌정맥(도출정맥)의 통로가 된다. 뒤통수뼈관절융기 바닥부위에는 혀밑신경이 지나가는 혀밑신경관(설하신경관, hypoglossal canal)이 있다.

③ **바닥부위(저부, basilar part)**는 큰구멍의 앞부분이 되며 나비뼈와 관절하고 비스듬틀(사대, clivus)이 있어 다리뇌와 숨뇌가 위치한다.

(3) 나비뼈(접형골, sphenoid bone)

머리뼈바닥의 중앙에 나비모양을 한 뼈로서 나비뼈몸통, 큰날개, 작은날개 및 날개돌기 등 4부로 구분된다.

① **나비뼈몸통(접형골체, sphenoid body)**은 등면에 말안장 모양의 홈, 즉 터키안(turkish saddle)이 있으며 중앙부 오목한 곳에는 뇌하수체를 수용하는 뇌하수체오목(하수체와, hypophyseal fossa)이 있다.

터키안의 뒤벽을 눈술잔(안배, dorsum sellae)이라 하며 뒤통수뼈와 결합하여 비스듬틀(사대, clivus)를 이루며 다리뇌의 위부분을 받치고 있다. 나비뼈몸통의 속부위에는 한쌍의 공기공간인 나비굴(접형골동, sphenoid sinus)이 있으며 코안으로 개구한다.

② **큰날개(대익, greater wing)**는 나비뼈몸통에서 양쪽으로 뻗은 날개모양에 해당하는 부분으로 중간머리뼈우묵(중두개와, middle cranial fossa)의 바닥을 형성하고 눈확의 가쪽벽을 형성한다.

나비뼈몸통 왼·오른부위에는 위턱신경이 통과하는 원형구멍(정원공, foramen rotundum), 아래턱신경이 통과하는 타원구멍(난원공, foramen ovale)과 중간뇌막동맥이 통과하는 뇌막동맥구멍(극공, foramen spinosum)이 비스듬하게 배열되어 있다.

그림 2-16 벌집뼈(사골)

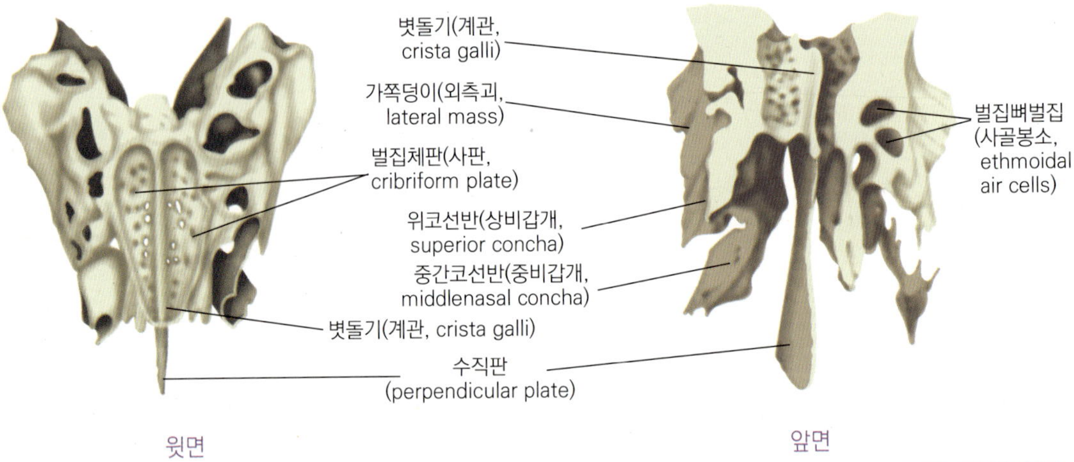

그림 2-17 마루뼈(두정골)

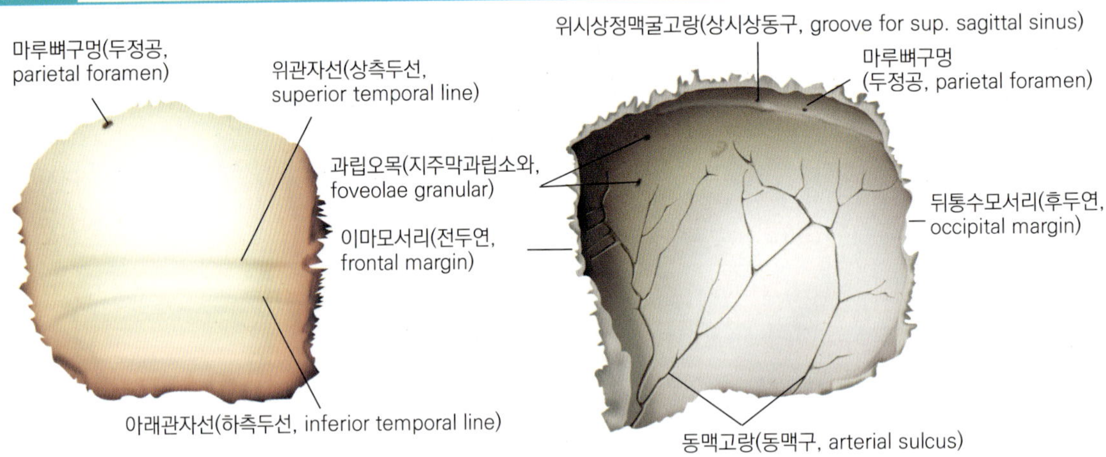

③ **작은날개(소익, lesser wing)**는 나비뼈몸통 앞쪽에 작은 날개모양의 얇은 뼈로 이마뼈와 관절하며 뒤 에 시각신경관(시신경관, optic canal)이 개구하며 큰날개의 앞모서리와 작은날개의 뒤모서리 사이에 위눈확틈새(상안와열, superior orbital fissure)가 있어 눈확으로 향하는 혈관과 신경의 통로가 된다.

④ **날개돌기(익상돌기, pterygoid process)**는 나비뼈몸통에서 아래쪽으로 뻗은 두 개의 돌기로서 안쪽판(내측판, medial plate)과 가쪽판(외측판, lateral plate)으로 구성된다. 안쪽판은 뒤콧구멍의 가쪽벽을 구성하며 좁고 길지만 가쪽판은 넓고 짧으며 안쪽날개근과 가쪽날개근의 이는 곳이 된다. 날개관(익돌관, pterygoid canal)은 날개근의 이는곳 근처에 있는 구멍으로 날개신경과 날개동·정맥의 통로가 된다.

(4) 벌집뼈(사골, ethmoid bone)

벌집뼈는 입방형의 스폰지와 같이 속이 비어 있는 가벼운 뼈로 체판(사판, cribriform plate), 수직판(perpendicular plate), 벌집뼈미로(사골미로, ethmoidal labyrinth)의 3부분으로 되어 있다.

① **체판(사판, cribriform plate)**은 벌집뼈의 맨 위부위 지붕을 형성하는 뼈판이며 후각신경의 통로로 15~20쌍의 작은 구멍이 있으며 중앙에 닭벼슬처럼 솟아 있는 볏돌기(계관, crista galli)가 있어 뇌경질막인 대뇌낫(대뇌겸, falx cerebri)이 부착한다.

② **수직판(perpendicular plate)**은 벌집체판의 정중면에서 수직으로 돌출된 부분으로 아래모서리의 보습뼈(서골, vomer)와 함께 코중격을 형성한다.

③ **벌집뼈미로(사골미로, ethmoidal labyrinth)**는 벌집뼈의 대부분을 이루며 많은 벌집뼈벌집(사골봉소, ethmoidal air cells) 혹은 벌집굴(ethmoidal sinus)이 있다. 미로의 가쪽벽은 눈확의 안쪽면을 형성하고 안쪽벽은 코안의 가쪽벽을 형성하면서 속으로 돌출한 위 및 중간코선반(상 및 중비갑개, superior and middle nasal conchae)이 있다.

(5) 마루뼈(두정골, parietal bones)

왼·오른 한쌍의 4각판상의 납작뼈로서 왼·오른 마루뼈 사이는 시상봉합(sagittal suture)으로 결합되어 있다. 바깥면은 매끈하고 시상봉합의 뒤쪽 약 1/3 부위에 한 쌍의 마루뼈구멍(두정공, parietal foramen)은 이끌정맥의 통로가 된다.

왼·오른 각 마루뼈의 중앙 부근에는 뼈발생점을 나타내는 마루뼈융기(두정융기, parietal eminence)가 융기되어 있다. 내면에는 동맥고랑(동맥구, groove for arteries)이 뚜렷하며 시상봉합부를 따라 위시상정맥굴고랑(상시상동구, groove for superior sagittal sinus)이 달리고 있다.

이마모서리(전두연, frontal margin)는 이마뼈와 관상봉합, 뒤통수모서리(후두연, occipital margin)는 뒤통수뼈와 인자봉합을 이룬다. 관자선(측두선, temporal line)은 마루뼈의 아래관자선이 이어지는 부분이다.

(6) 관자뼈(측두골, temporal bones)

관자부위(측두부)와 머리뼈바닥(두개저)의 일부를 형성하는 불규칙한 한쌍의 뼈로서 비늘부분(인부), 꼭지부분(유돌부), 고실부분(고실부), 바위부분(암양부) 등 4부로 이루어진다.

비늘부분(인부, squamous portion)는 위로 솟은 조개껍질 모양의 뼈판으로 위로 마루뼈, 앞으로는 나비뼈와 관절한다. 가쪽 아래에는 광대돌기(관골돌기, zygomatic process)가 수평으로 뻗어나와 광대뼈의 관자돌기(측두돌기, temporal process)와 만나 광대활(협골궁, zygomatic arch)을 형성한다.

광대활 뒤쪽 아래끝에 있는 턱관절오목(하악와, mandibular fossa)은 아래턱뼈의 관절돌기와 관절하여 턱관절(악관절, mandibular joint)을 이룬다. 턱관절오목의 뒤쪽에 바깥귀길(외이도, external acoustic meatus)이 개구하고 있다.

꼭지부분(유돌부, mastoid portion)은 꼭지돌기(유양돌기, mastoid process)가 아랫쪽으로 돌출한 곳이며 내부는 벌집모양의 공기공간이 많이 있어 꼭지방(유돌동, mastoid antrum) 및 꼭지벌집(유돌봉소, mastoid cells)이라고 한다. 꼭지방은 꼭지벌집 위끝 앞에 있는 커다란 공간(강, cavity)이며 고실공간(중간귀)과 교통하고 있기 때문에 중이염이 있을 때 염증파급로로서 중요하다(꼭지돌기염). 꼭지돌기에는 목빗근이 부착한다.

목정맥오목(경정맥와, jugular fossa)의 뒤쪽에 가늘고 긴 붓돌기(경상돌기, styloid process)의 아래부위에는 혀와 관련있는 인대와 근육이 부착한다.

붓돌기 바로 뒤쪽에 얼굴신경관이 개구하는 붓꼭지구멍(경유돌공, stylomastoid foramen)이 있다.

고실부분(고실부, tympanic portion)은 바깥귀길을 밑에서 둘러싸는 가락지 모양의 뼈끝부위를 말하며 내부에 고실을 형성하여 바깥귀길, 귀인두관 및 속귀 등과 서로 연락하고 있다.

그림 2-18 **관자뼈(측두골)**

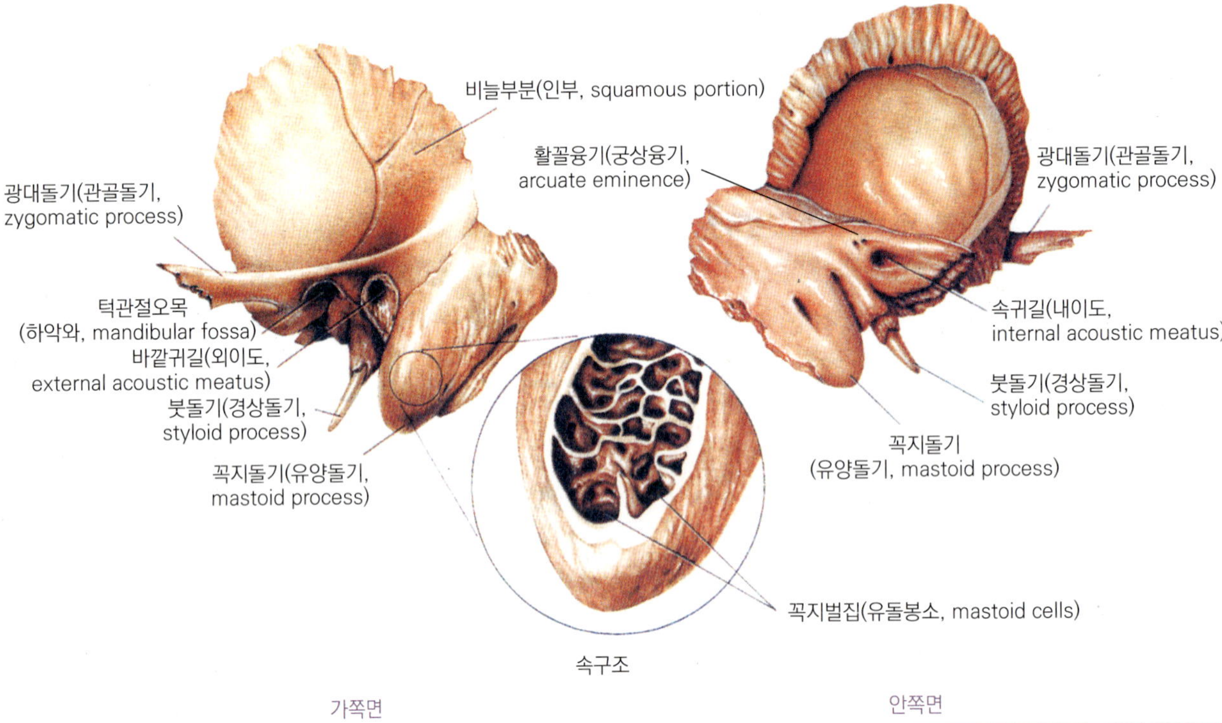

그림 2-19 **측두골 꼭지벌집(공기공간의 연속을 표시)**

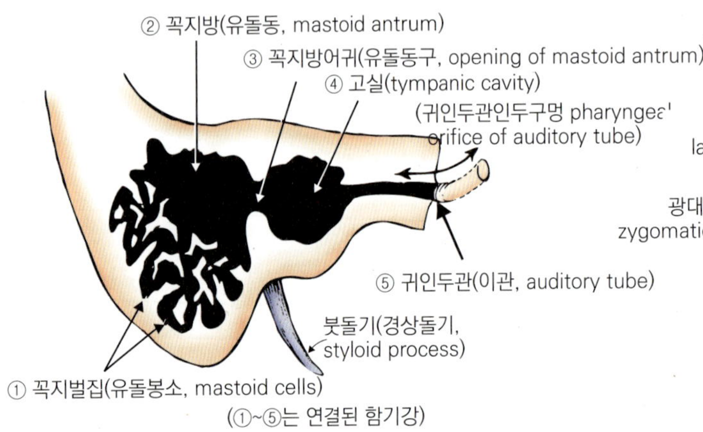

그림 2-20 **코뼈, 눈물뼈(위치, 외형)**

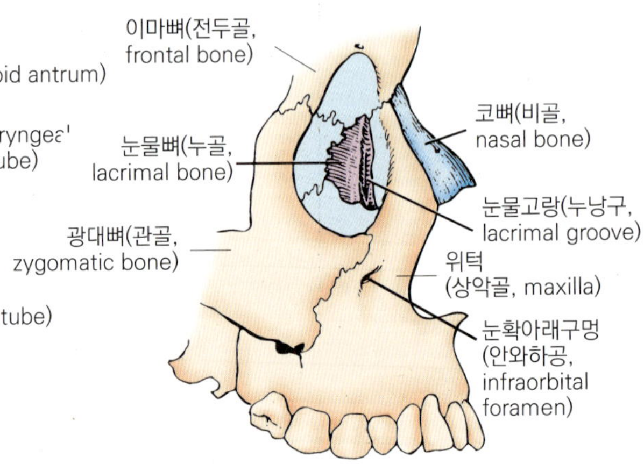

바위부분(암양부, petrous portion)은 일명 피라밋부분(추체부, pyramidal portion)이라고 하는데 중간머리뼈우묵과 뒤머리뼈우묵을 경계짓게 하는 3각 추상체로써 그 내부에 속귀(내이, internal ear)가 들어 있다. 피라밋뒤아래면에 속귓구멍(내이공, internal acoustic foramen)이 있으며 그 곳의 터널이 속귀길(내이도, internal acoustic meatus)이다. 속귀길은 얼굴신경, 속귀신경 및 속귀혈관의 통로가 된다.

(7) 코뼈(비골, nasal bone)

왼·오른 한 쌍의 코뼈(비골, nasal bone)는 코안 앞위벽의 일부를 이루며 코뿌리부분과 코등부분의 기초를 이루는 직사각형의 얇은 작은뼈이다.

그림 2-21 위턱뼈(상악골(오른쪽))

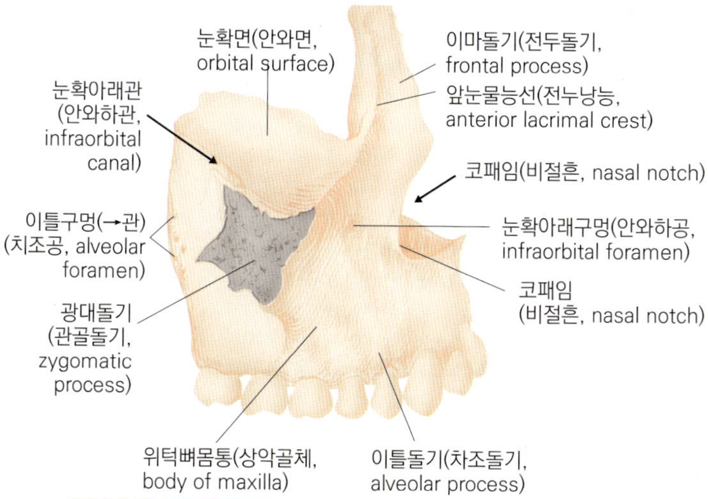

그림 2-22 위턱뼈(상악골)의 위턱뼈굴(상악동)

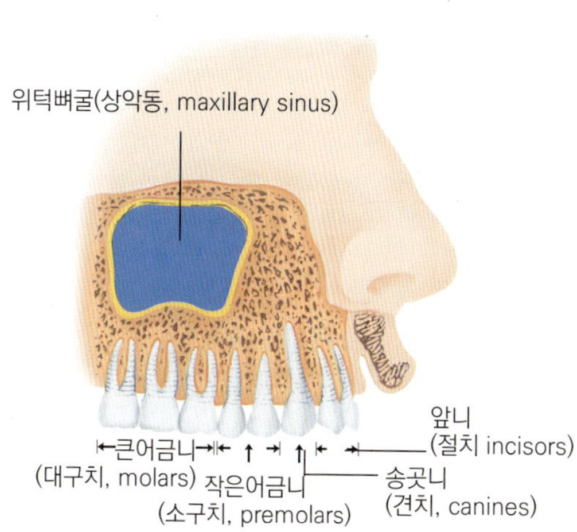

아래쪽에는 코연골이 연속되고 코(외비, external nose)의 형태를 결정하게 된다. 한편 이마뼈의 코부분, 벌집뼈의 수평판, 위턱뼈의 이마돌기와 각각 관절한다.

(8) 눈물뼈(누골, lacrimal bone)

눈확 안쪽벽 앞쪽에 있는 한 쌍의 장방형의 얇은 뼈로서 눈확의 안쪽벽에서 벌집뼈(사골), 위턱뼈(상악골), 이마뼈(전두골)와 결합하고 있다. 눈확면에는 눈물고랑(누낭구, lacrimal groove)이 있어서 위턱뼈와 함께 눈물샘오목(누낭와, lacrimal fossa)을 이루고 여기에 눈물주머니(누낭, lacrimal sac)가 있으며 아래끝에는 눈물이 아래콧길에 이르는 코눈물뼈관(비루관, nasolacrimal canal)이 시작된다.

(9) 위턱뼈(상악골, maxilla)

얼굴의 중앙에 있으며 왼·오른 한 쌍이 합쳐서 위턱을 형성하고 위턱뼈몸통, 이마돌기, 광대뼈돌기, 이틀돌기 및 입천장돌기로 구분된다.

위턱뼈몸통(상악골체, maxilla body)은 피라밋모양이고 눈확의 아래벽과 코안의 바깥쪽벽을 형성하고 있으며 그 속에는 중간콧길 개구하는 위턱굴(상악동, maxillary sinus)이 있다. 앞면의 눈확모서리(안와연)에서 1cm 아래쪽에 눈확아래구멍(안와하공, infraorbital foramen)은 눈확아래신경과 혈관의 통로이다.

이마돌기(전두돌기, frontal process)는 상방으로 뻗어 코뼈와 눈물뼈 사이에서 이마뼈의 코부위와 관절한다.

광대돌기(관골돌기, zygomatic process)는 위가쪽으로 뻗어 광대뼈와 관절하며 이틀돌기(차조돌기, alveolar process)는 밑으로 뻗어 활모양의 이틀활(치조궁, alveolar arch)을 형성하여 윗니를 수용하고 있다.

입천장돌기(구개돌기, palatine process)는 위턱뼈몸통으로부터 수평으로 뻗어있는 판모양의 돌기로서 정중부에서 왼·오른쪽이 만나서 정중입천장봉합(정중구개봉합, median palatine suture)을 이루어 단단입천장(경구개)의 대부분을 형성하며, 단단입천장을 이루어 입안과 코안의 경계를 짓게 한다.

(10) 입천장뼈(구개골, palatine bone)

위턱뼈와 나비뼈 사이에 있으며 L자 모양의 한 쌍의 작은뼈로서 수직판(perpendicular plate)과 수평판(horizontal plate)으로 구분된다. 수직

그림 2-23 입천장뼈(구개골(뒷면모습))

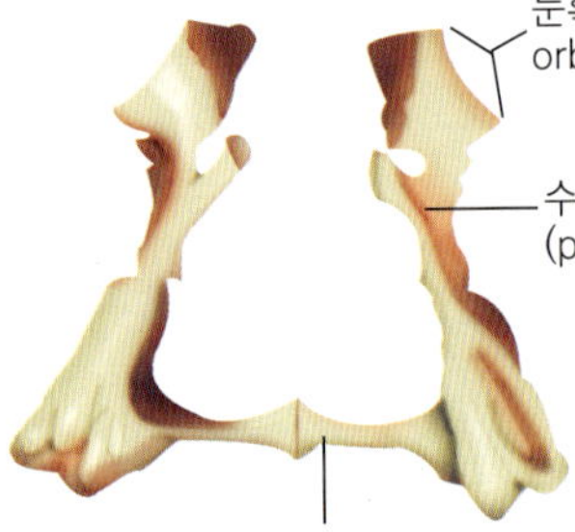

그림 2-24 오른쪽 아래코선반(하비갑개(바깥면))

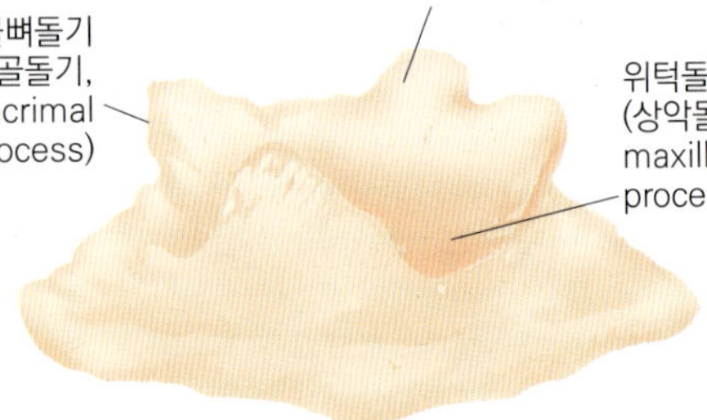

그림 2-25 광대뼈(관골)

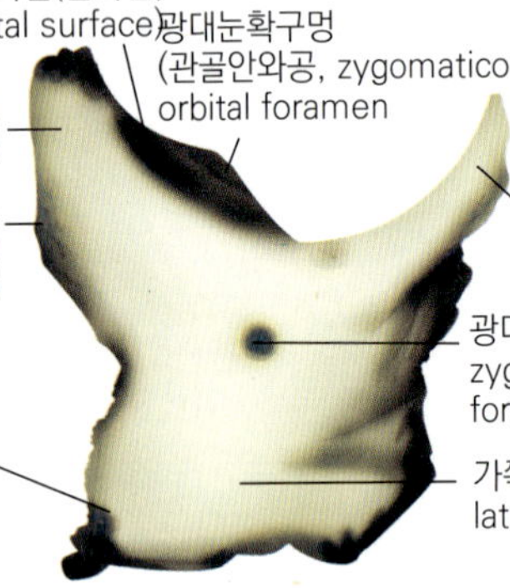

가쪽면

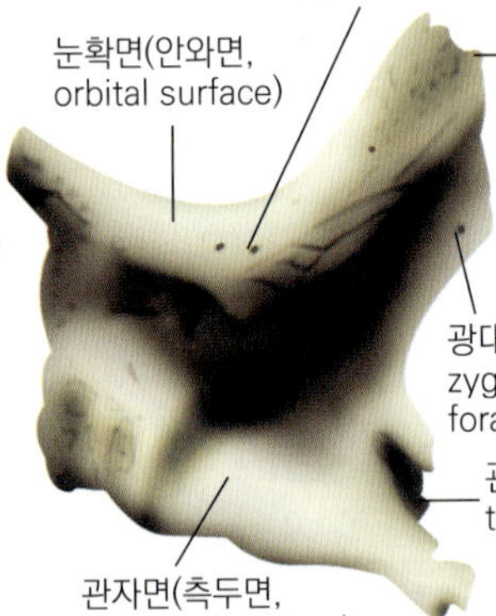

속면

판은 코안 가쪽벽의 뒤부위가 되고 수평판은 왼·오른쪽이 서로 맞닿아서 단단입천장 뒤쪽에 이어진다. 이 결합부가 가로입천장봉합(횡구개봉합, transverse palatine suture)이 된다.

(11) 아래코선반(하비갑개, inferior nasal concha)

코안 가쪽벽을 이루는 위턱뼈와 입천장뼈에 결합되어 있고 조개껍질 모양의 한 쌍의 독립된 작은 뼈이며 위면이 코안 가쪽벽에 부착하고 코안 속으로 돌출하고 있다. 이 뼈는 위턱뼈(상악골), 입천장뼈(구개골), 눈물뼈(누골), 벌집뼈(사골) 등과 결합하며 중간콧길(중비도)과 아랫콧길(하비도)의 경계가 된다.

(12) 광대뼈(광골, zygomatic bone)

광대뼈는 3개의 면에 3개의 구멍 그리고 3개의 돌기로 구성되어 있다.

눈확면(안와면, orbital surface)은 눈확의 아래벽을 구성하는 부분으로서 광대뼈신경이 통과하는 광대눈확구멍(관골안와공, zygomaticoorbital foramen)이 있다. 광대뼈 가쪽면(외측면, lateral surface)은 얼굴부분을 형성하는 부분으로서 여기에는 같은 이름의 신경이 통과하는 광대얼굴구멍(관골안면공, zygomaticofacial foramen)이 있으며 관자오목을 향하는 관자면(측두

그림 2-26 아래턱뼈(오른쪽 윗면)

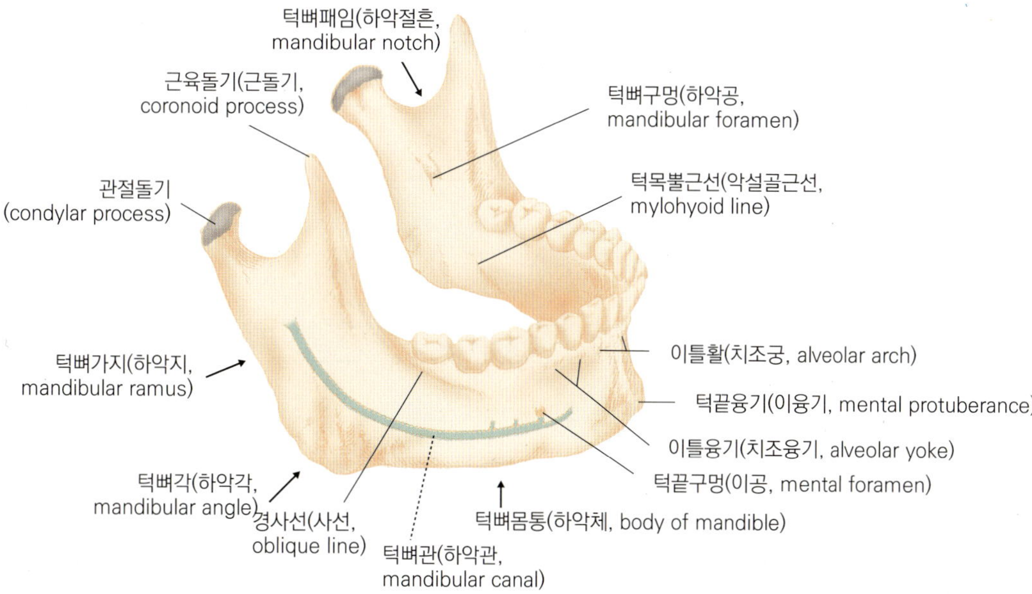

면, temporal)에는 같은 이름의 신경이 통과하는 광대관자구멍(관골측두공, zygomaticotemporal foramen)이 있다.

돌기는 이마뼈와 관절하는 이마돌기(전두돌기, frontal process)와 위턱뼈와 관절하는 위턱돌기(상악돌기, maxillary process) 및 관자뼈의 광대돌기(관골돌기, zygomatic process)와 관절하는 관자돌기(측두돌기, temporal process)가 있다. 한편 광대뼈의 관자돌기와 관자뼈의 광대돌기가 관절하여 광대활(협골궁, zygomatic arch)을 형성한다.

(13) 아래턱뼈(하악골, mandible)

얼굴머리뼈 중에서 가장 강대한 뼈로 턱뼈의 주체를 이루며 전체적으로 볼 때 말발굽 모양이다. 이 뼈는 턱뼈몸통(하악체, body)과 턱뼈가지(하악지, ramus)로 이분된다. 턱뼈몸통은 중앙에 수평부를 이루고, 그 가장자리는 이틀활(치조궁, alveolar arch)이며 성인의 경우 16개의 치아(teeth)가 있다. 전면 정중선에 있는 융기를 턱끝융기(이융기, mental protuberance)라 하며 이 융기가 치아열보다 앞쪽으로 돌출한 것이 사람의 특징 중 하나이다.

턱뼈가지(ramus)는 턱뼈몸통 양쪽에서 거의 수직에 가까운 각도로 위쪽으로 뻗어 있으며 턱뼈몸통과의 이행부를 턱뼈각(하악각, mandibular canal)이라고 한다.

위끝은 앞뒤 두 부분으로 갈라지며 앞의 것은 근육돌기(coronoid process)로서 씹기근육이 부착하며 뒤의 것은 관절돌기(condylar process)로서 관자뼈의 턱관절오목과 관절하여 턱관절(temporomandibular joint), 일명 악관절(mandibular joint)을 만든다.

턱뼈가지의 속면 중앙에는 턱뼈구멍(하악공, mandibular foramen)이 있으며 이로부터 턱뼈관(하악관, mandibular canal)이 뚫려 있고 그 끝은 턱뼈몸통 앞면의 턱끝구멍(이공, mental foramen)에 개구한다. 이 관은 턱뼈 치아에 분포하는 아래이틀신경(하치조신경, inferior alveolar nerve)과 혈관의 통로가 된다.

그림 2-27 아래턱뼈(하악골(턱관절, 턱뼈관, 저작근을 표시))

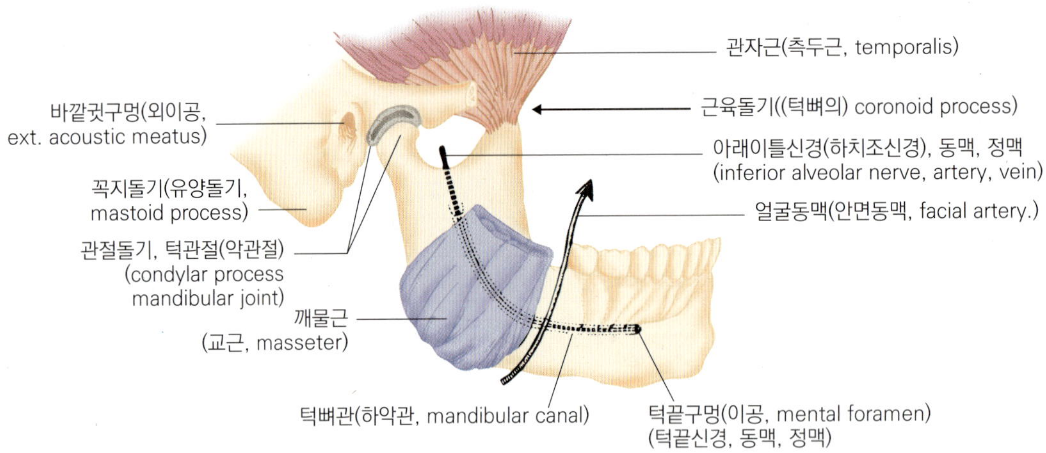

그림 2-28 보습뼈(서골)

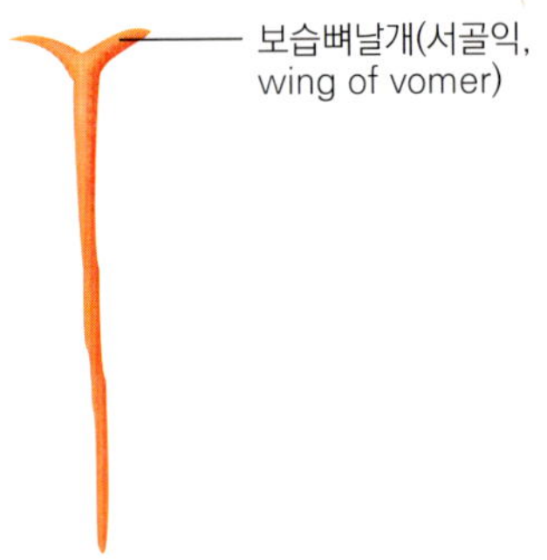

그림 2-29 목뿔뼈(설골)

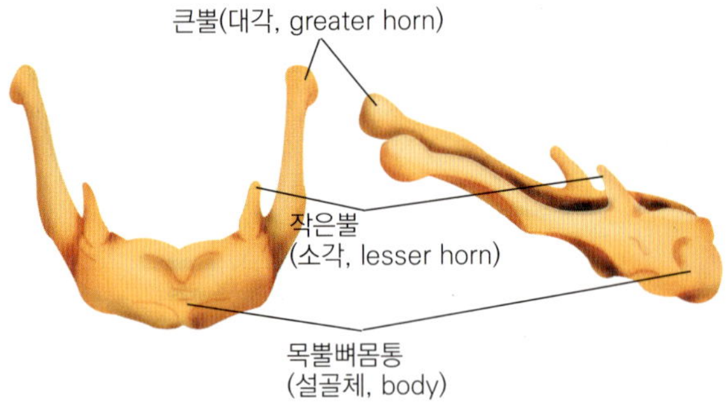

(14) 보습뼈(서골, vomer)

코중격 아래쪽을 이루는 쟁기 모양의 뼈로 위는 벌집뼈 연직판, 아래는 위턱뼈의 입천장돌기와 관절하고 뒤면은 양쪽 뒤콧구멍의 경계가 된다. 날개 모양의 보습뼈날개(서골익, wing of vomer)는 나비뼈와 입천장뼈가 연결된다.

(15) 목뿔뼈(설골, hyoid bone)

혀의 밑 후두의 위쪽 혀근아래부위에 말발굽 모양의 가늘고 작은 뼈로서 중앙에 목뿔뼈몸통(설골체, body)의 양끝의 큰뿔(대각, greater horn)이 있으며 목뿔뼈몸통의 앞가쪽에 작은뿔(소각, lesser horn)이 있다.

목뿔뼈는 다른 뼈와 관절하지 않고 관자뼈의 붓돌기에 붓목뿔뼈인대(경돌설골인대, stylohyoid ligament)에 의해 매달려 있다.

(16) 봉합과 숫구멍(suture and fontanelle)

머리뼈 중 아래턱뼈와 목뿔뼈 이외의 뼈는 모두 봉합(suture)에 의해 부동적으로 연결되어 있다. 머리뼈에서 대표적인 것은 이마뼈와 왼쪽과 오른쪽 마루뼈 사이 관상봉합(coronal suture), 왼쪽과 오른쪽 마루뼈 사이 시상봉합(sagittal suture), 왼쪽과 오른쪽 마루뼈와 뒤통수뼈 사이 시옷봉합(lambdoid suture), 관자뼈와 마루뼈 사이 비늘봉합(인상봉합, squamous suture), 입천장 중앙부에서 왼·오른 위턱뼈 사이와 입천장뼈 사이 정중입천장봉합(정중구개봉합, median palatine suture)을 들 수 있다.

그림 2-30 신생아의 숫구멍(천문)

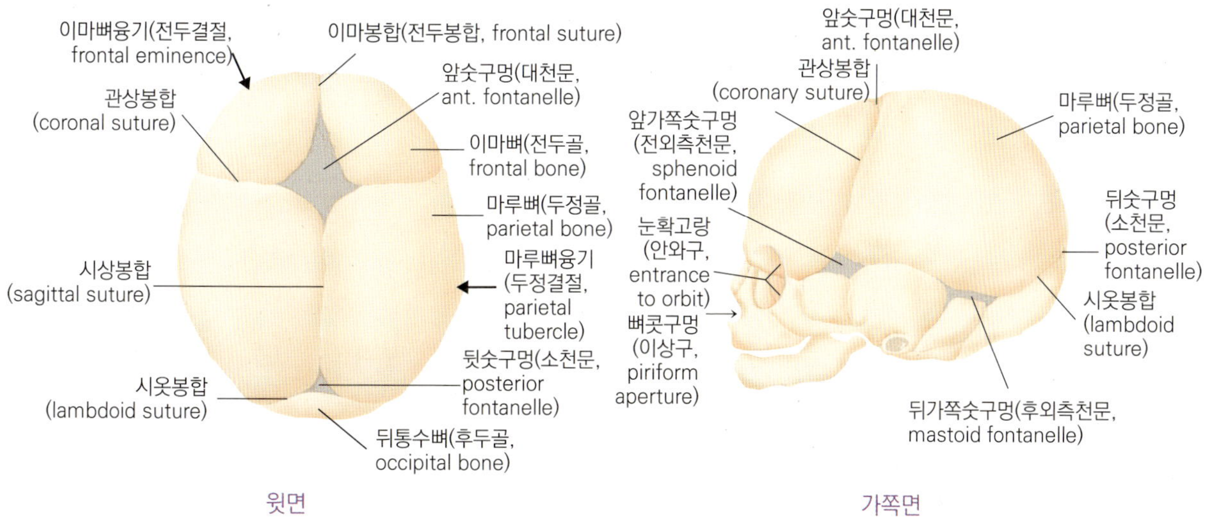

신생아는 머리뼈의 뼈되기가 완성되지 않고 납작뼈의 주변에는 결합조직성의 연결부가 남아 있다. 이 부위를 숫구멍(천문, fontanelle)이라 한다. 출생시에는 보통 4종 6개의 숫구멍이 있다.

앞숫구멍(대천문, anterior fontanelle)은 관상봉합과 시상봉합이 만나는 곳, 즉 왼쪽과 오른쪽 이마뼈와 왼·오른 마루뼈 사이 마름모형의 숫구멍이며 출생후 18개월에서 24개월경에 폐쇄된다.

뒤숫구멍(소천문, posterior fontanelle)은 시상봉합과 시옷봉합이 만나는 곳. 즉 왼·오른 마루뼈와 뒤통수뼈사이 삼각형의 숫구멍이며 출생후 3개월경에 폐쇄된다.

앞가쪽숫구멍(전외측천문, sphenoidal fontanelle)은 관상봉합과 비늘봉합이 만나는 곳, 즉 이마뼈, 마루뼈, 관자뼈 및 나비뼈 사이 왼·오른 양쪽에 있는 사각형의 숫구멍이며 출생후 6개월경에 폐쇄된다.

뒤가쪽숫구멍(후외측천문, mastoid fontanelle)은 시옷봉합과 비늘봉합이 만나는 곳. 즉 마루뼈, 관자뼈, 뒤통수뼈사이 왼쪽과 오른쪽 사이에 있는 숫구멍이며 출생후 1년에서 1.5년경에 폐쇄된다.

(17) 눈확(안와, orbit)

눈확(안와, orbit)은 안구(eyeball)와 그 부속기관들이 들어있는 사각추상체의 공간으로서 7개의 뼈로 구성된다. 눈확의 위벽은 이마뼈(전두골)와 나비뼈(접형골)의 작은날개로, 아래벽은 위턱뼈(상악골), 광대뼈(관골) 및 입천장뼈(구개골)로, 가쪽벽은 광대뼈와 나비뼈의 큰날개로, 안쪽벽은 벌집뼈(사골)와 눈물뼈(누골)로 구성된다. 아래벽에는 눈확아래고랑이 아래눈확틈새 앞에서 눈확아래관이 되어 눈확면으로 나온다.

안쪽의 아래부위에는 눈물샘오목(누낭와, lacrimal fossa)이 있으며 코눈물관에 계속되어 아래콧길에 개구한다. 눈확 앞은 넓은 눈확고랑(안와구, aditus orbita)으로 얼굴에 개구하고 뒤는 좁은 눈확끝(안와첨, apex of orbit)을 이루며 시각신경관(시신경관, optic canal)을 통하여 머리뼈공간으로 교통한다.

가쪽에는 L자상의 위(상) 및 아래눈확틈새(하안와열, superior and inferior orbital fissures)가 있어 위눈확틈새는 나비뼈의 큰날개와 작은날개 사이에 있으며, 여기에 눈돌림·도르래·갓돌림신경 및 눈신경과 위눈정맥이 지나고 아래눈확틈

그림 2-31 눈확(안와(오른쪽: 뼈벽과 그 주변))

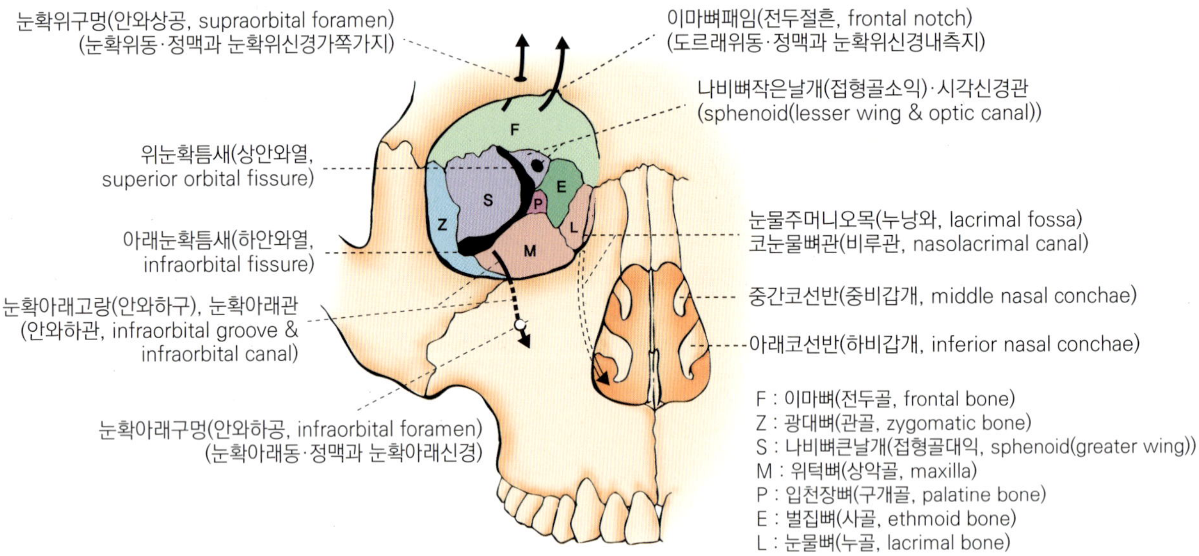

그림 2-32 위눈확틈새(상안와열)와 시각신경관(혈관과 신경의 통로)

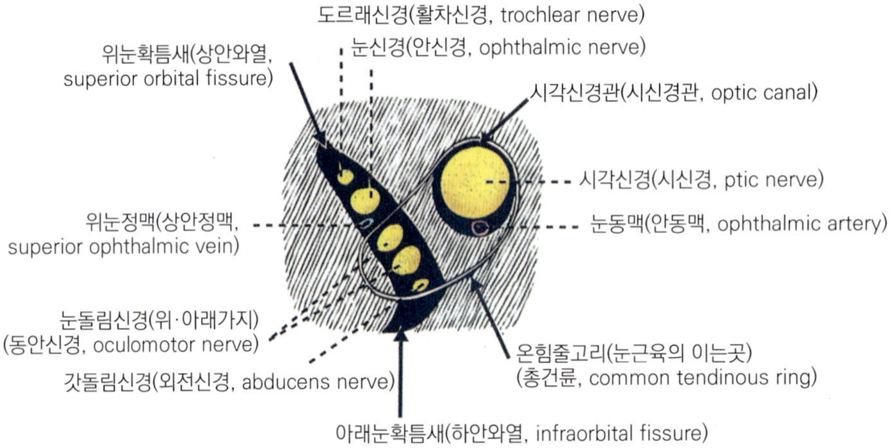

새는 나비뼈의 큰날개와 위턱뼈 눈확부위 사이에 있으며, 광대신경 및 눈확아래신경이 눈확아래동·정맥이 지나간다. 눈확위모서리에 눈확위구멍(안와상공, supraorbital foramen)(눈확위신경의 가쪽가지, 눈확위동정맥의 통로)이 있으며 눈확아래모서리에 눈확아래구멍(안와하공, infraorbital foramen)(눈확아래신경, 혈관통로)이 있다.

(18) 코안(비강, nasal cavity)

얼굴 중앙에 위치한 코안(비강, nasal cavity)은 입구에 뼈콧구멍(이상구, piriform aperture)이 있으며 뒤쪽에 뒷콧구멍(후비공, choanae)이 있어 인두로 통하고 벌집뼈의 수직판과 보습뼈 및 코중격연골로 구성된 코중격(비중격, nasal septum)에 의하여 왼·오른쪽으로 나뉘어진다. 뒤콧구멍의 주위는 입천장뼈와 나비뼈(날개돌기)로 구성된다. 위벽은 벌집뼈의 벌집체판에 의해 머리뼈 공간과 경계짓고 아래벽은 위턱뼈의 입천장돌기 및 입천장뼈에 의해 입안과 경계짓고 있다. 가쪽벽은 3개의 격벽 즉 위, 중간(상, 중) 및 아래코선

그림 2-33 코중격(비중격)

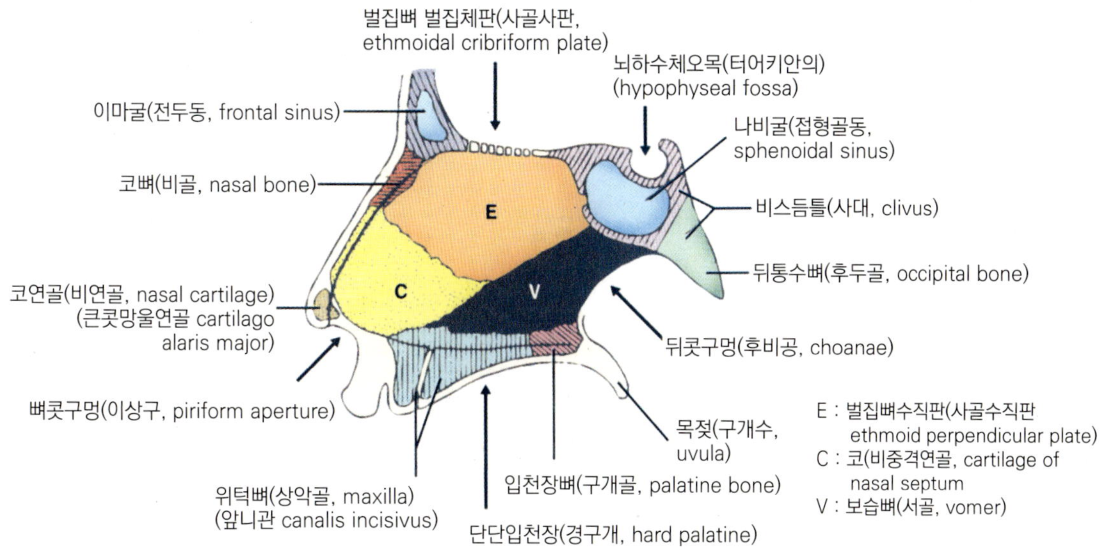

그림 2-34 코안 가쪽벽(비강 외측벽)

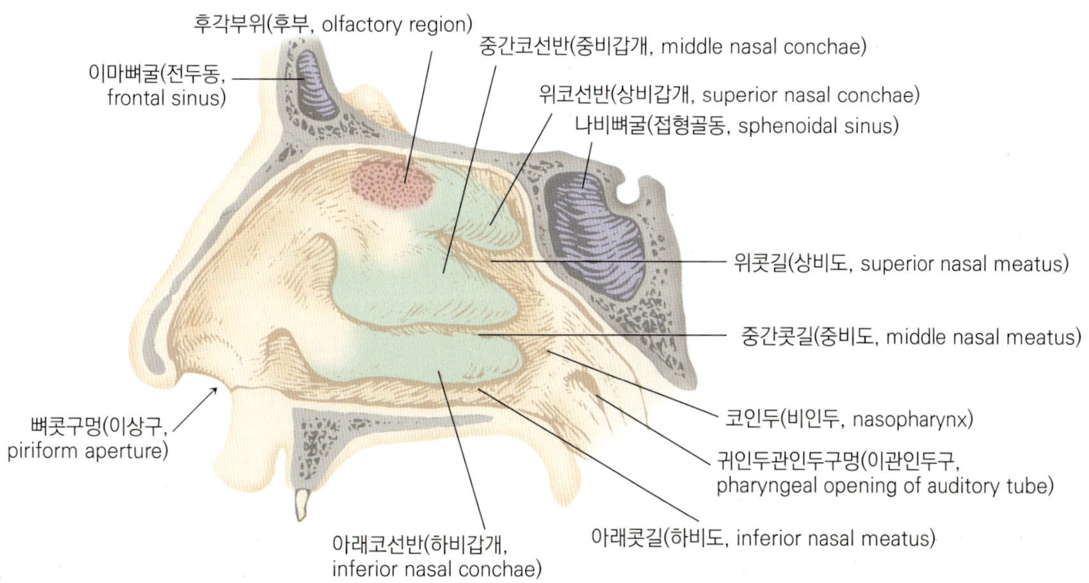

반(하비갑개, superior, middle and inferior nasal conchae)이 있다. 안쪽으로 돌출하고 그 아래쪽에 콧길 즉 위, 중간 및 아래콧길(하비도, superior, middle and inferior nasal meatus)이 있다.

② 척주(vertebral column)

척주는 몸통을 이루는 32~35개의 척추뼈(추골, vertebrae)와 각 척추뼈 사이에 형성된 23개의 척추사이원반(추간원판, intervertebral discs)으로 구성되어 있으며 위끝의 이마뼈와 아래끝의 골반을 연결한다.

목뼈(경추, cervical vertebrae)	7개
등뼈(흉추, thoracic vertebrae)	12개
허리뼈(요추, lumbar vertebrae)	5개
엉치뼈(천골, sacrum)	1개(5개)
꼬리뼈(미골, coccyx)	1개(3~6개)
합계	32~35개(성인 26개)

척추뼈는 위로부터 7개의 목뼈(경추, cervical vertebrae), 12개의 등뼈(흉추, thoracic vertebrae), 5개의 허리뼈(요추, lumbar vertebrae) 5개의 엉치뼈(천추, sacral vertebrae), 3~5개의 꼬리뼈(미골, coccygeal vertebrae)로 구성되어 있다.

성인이 되면 5개의 엉치뼈가 융합하여 1개의 엉치뼈(천골, sacrum)가 되며, 3~5개의 꼬리뼈가 융합하여 1개의 꼬리뼈(미골, coccyx)가 된다.

척주는 몸통의 정중선상에 있으며 앞뒤방향으로 4개의 척주굽이(척주만곡, curve)로 되어 있다. 태생기에 뒤쪽으로 굽는 선천성 굽이를 1차굽이(1차만곡, primary curve)이라 하며 등굽이(흉부만곡, thoracic curve)와 엉치굽이(천부만곡, sacral curve)가 이에 속한다.

2차굽이(2차만곡, secondary curve)는 앞쪽으로 굽는 후천성 굽이로, 생후 3개월쯤 아기가 머리를 들게 되면 척주의 목부위가 앞쪽으로 굽는 목굽이(경부만곡, cervical curve)와 생후 1~1.5세경 아이가 걷기 시작하면 척주의 허리부위가 앞쪽으로 굽는 허리굽이(요부만곡, lumbar curve)로 되어 있다.

이러한 척주굽이는 척주의 유연성과 탄성을 증대시켜 뇌와 척주를 보호하는 역할을 한다. 한편, 1차굽이가 병적으로 과도한 경우를 척주뒤굽음증(척추후만, kyphosis)이라 하고, 2차굽이가 과도한 경우를 척주앞굽음증(척추전만, lordosis)이라

그림 2-35 척주

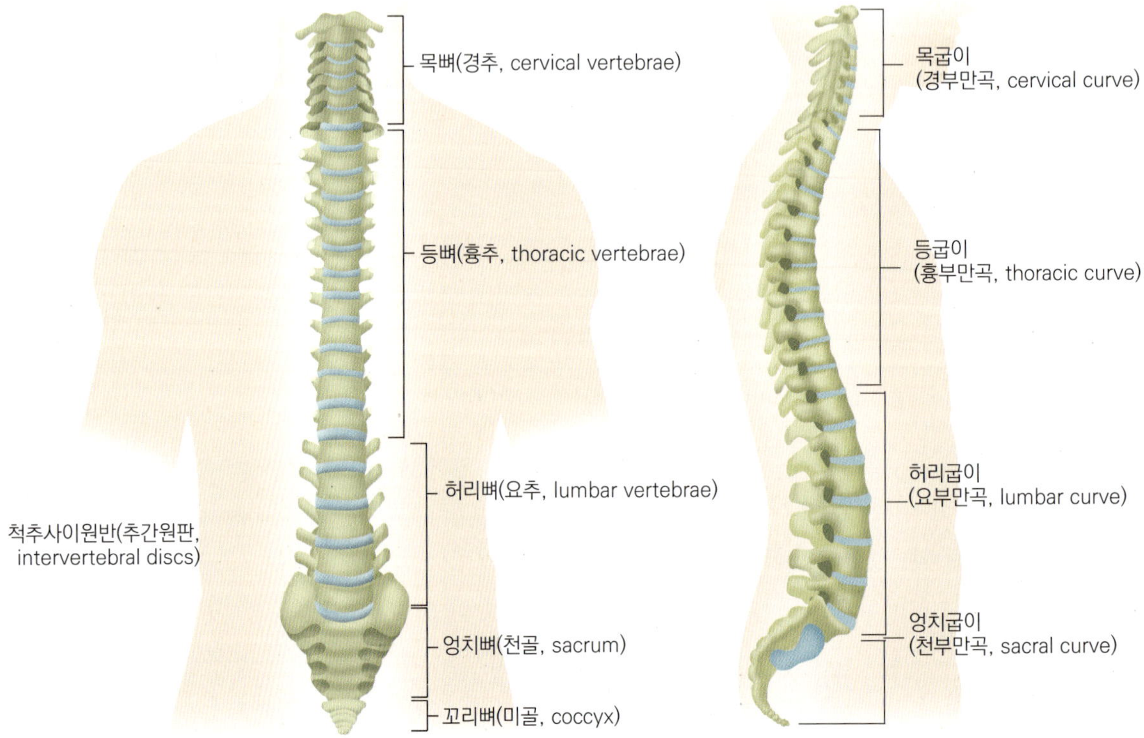

하며, 왼·오른쪽으로 굽이(만곡)가 형성된 경우를 척추옆굽음증(척추측만, scoliosis)이라고 한다.

척주의 총길이는 약 70cm 정도이며 척주 중앙의 척주관(vertebral canal)에는 척수(spinal cord)가 주행하며, 각 척추뼈(추골) 사이의 척추사이구멍(추간공, intervertebral foramen)으로는 말초신경인 척수신경(spinal nerves)이 출입한다. 척추사이원반(추간원판, intervetebral discs)은 섬유연골판으로 전체 척주길이의 1/4을 차지하며 중앙부는 속질핵(nucleus pulposus)이라는 젤리상의 조직과 주변부의 딱딱한 섬유고리(섬유륜, fibrous ring)로 되어 있다.

척추사이원반탈출(추간원판탈출, intervertebral disc herniation)이란 속질핵이 섬유고리의 일부를 밀어낸 상태이며 체중 또는 과격한 운동, 자세 불균형 등으로 허리부위에 빈발한다. 이때 척추사이구멍으로 향하는 허리신경 또는 엉치신경의 압박증상이 일어난다.

1) 척추뼈(추골)의 기본적 형태

척추뼈의 기본적(전형적) 형태는 등뼈(흉추, thoracic vertebrae)이다. 첫째 목뼈, 둘째 목뼈, 엉치뼈, 꼬리뼈를 제외한 척추뼈의 기본적 형태는 척추뼈몸통, 척추뼈고리 및 척추뼈구멍으로 구분된다.

① **척추뼈몸통(추체, body)**은 앞쪽으로 향한 원주상의 뼈로 척추뼈의 무게를 받치면서 몸무게를 지탱하고 척추뼈사이 관절을 통해 척추사이원반과 함께 척주의 움직임을 원활하게 한다.

② **척추뼈고리(추궁, vertebral arch)**는 척추뼈몸통을 뒤에서 에워싼 벽이 되며 내부에 척추구멍(추공, vertebral foramen)이 있으며 척수(spinal cord)가 들어있다. 척추뼈고리 형성은 2개의 척추뼈고리판(추궁판, lamina)과 2개의 척추뼈고리뿌리(추궁근, pedicle)가 있다. 척추뼈고리를 중심으로 3종 7개의 돌기가 형성된다. 즉 뒤쪽으로 돌출한 1개의 가시돌기(극돌기, spinous process), 왼·오른쪽으로 돌출한 가로돌기(횡돌기, transverse process), 위쪽 척추뼈와 관절하는 2개의 위관절돌기(상관절돌기, superior articular process)와 아래쪽 척추뼈와 관절하는 2개의 아래관절돌기(하관절돌기, inferior articular process)가 있다.

③ **척추뼈구멍(추공, vertebral foramen)**은 첫째 목뼈에서 엉치뼈까지 서로 연결되어 척주

그림 2-36 척추뼈(추골)의 기본형(등뼈)

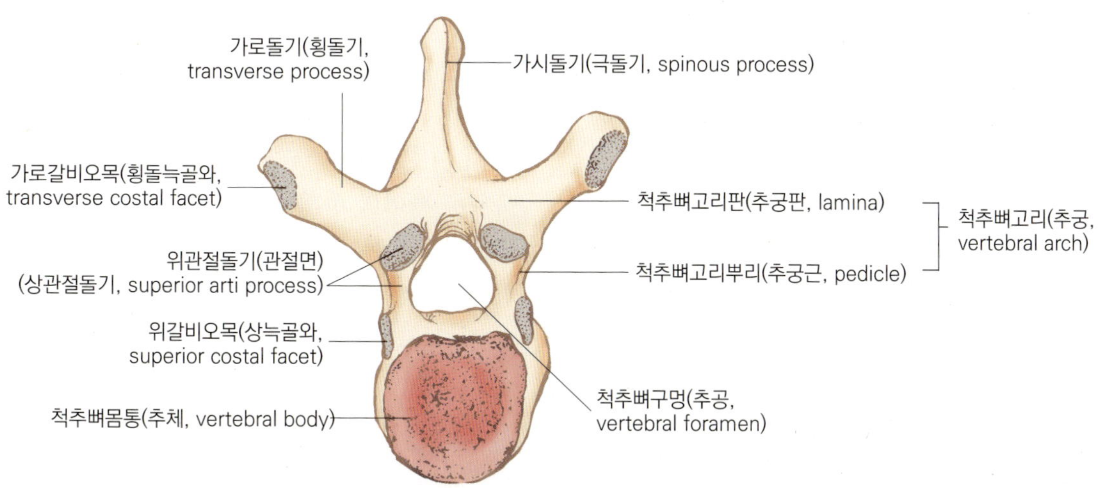

그림 2-37 목뼈(경추)의 일반적 형태(윗면)

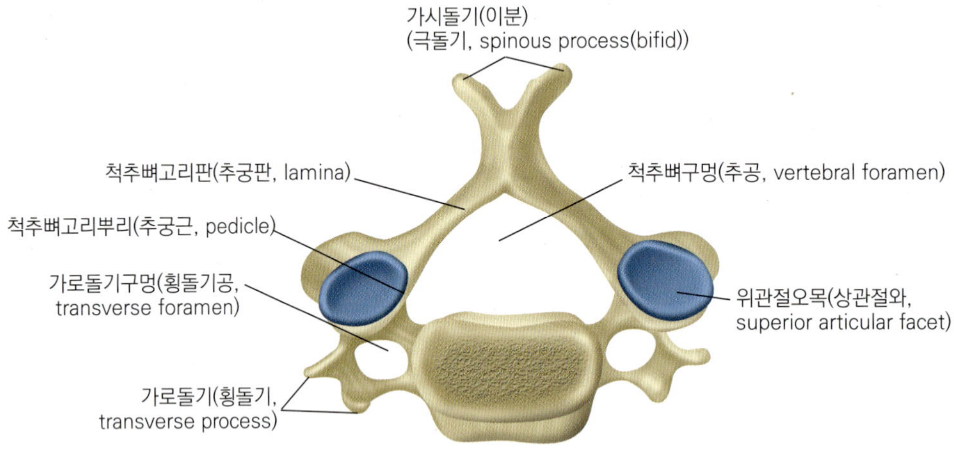

그림 2-38 고리뼈(환추)

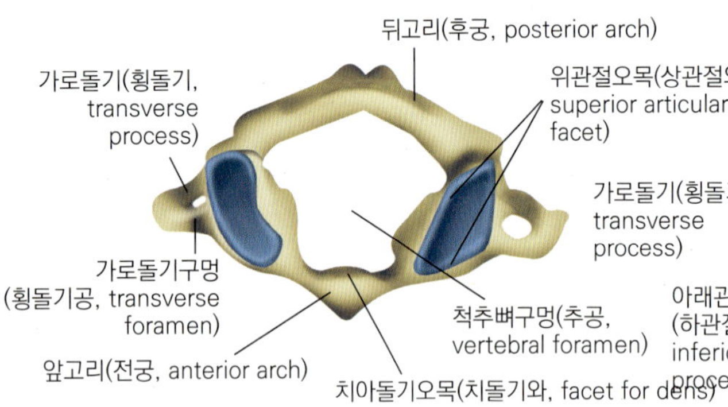

그림 2-39 중쇠뼈(축추(윗면))

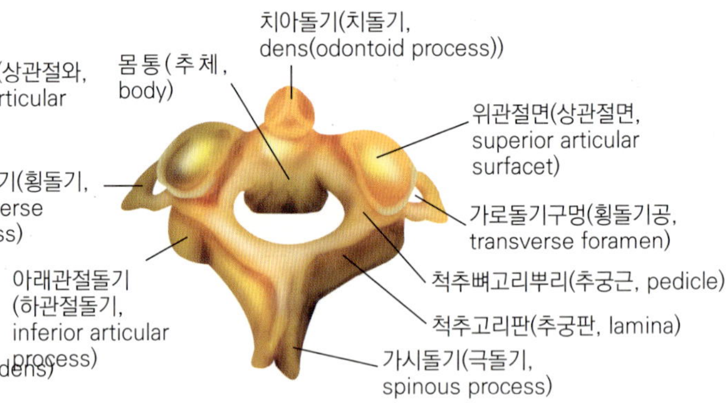

관(척주관, vertebral canal)을 형성하여 척수를 내재하고 있다.

④ **척추사이구멍(추간공, intervertebral foramen)**은 인접한 위·아래척추뼈패임(상·하절흔, superior and inferior vertebral notch)에 의해 왼·오른 1쌍의 척추사이구멍이 형성되며 척수신경(spinal nerve)의 통로가 된다.

2) 각 척추뼈의 특징

(1) 목뼈(경추, cervical vertebrae)

목뼈는 7개로 구성되며 일반적 형태의 특징은 몸통은 사각형에 가까우며 크기는 작고 높이는 낮으며 척추구멍은 모가 없는 삼각형이며 비교적 크다. 가시돌기는 짧고 끝이 갈라지며(제1번과 7번은 예외) 가로돌기에 가로돌기구멍(횡돌기공, transverse foramen)이 있는 것이 목뼈의 가장 중요한 특징에 속한다. 이 구멍은 뇌의 영양혈관인 척추동정맥(추골동정맥, vertebral artery vein)이 지나는 통로가 된다. 첫째, 둘째, 일곱째 목뼈는 특이한 형태를 하고 있다.

첫째 목뼈는 몸통과 가시돌기가 없으며 전체 모양이 고리모양이기 때문에 고리뼈(환추, atlas)라고 한다. 고리뼈는 양쪽 가쪽덩이(외측괴, lateral mass)와 이것을 연결하는 앞·뒤고리(전·후궁, anterior, posterior arch)의 3부로 나누어진다. 가쪽덩이 위면에 있는 콩팥모양의 위관절면(상관

그림 2-40 **등뼈(흉추)**

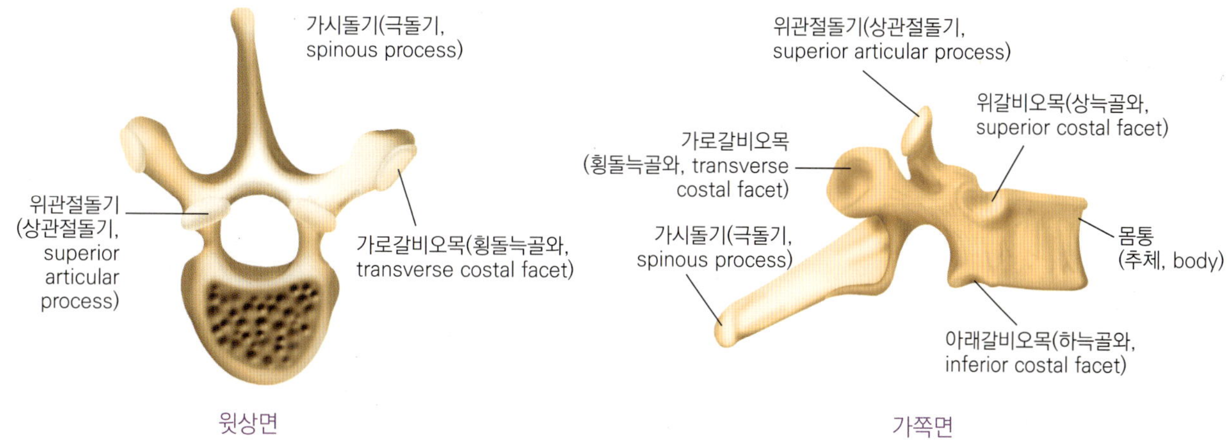

그림 2-41 **허리뼈(요추)**

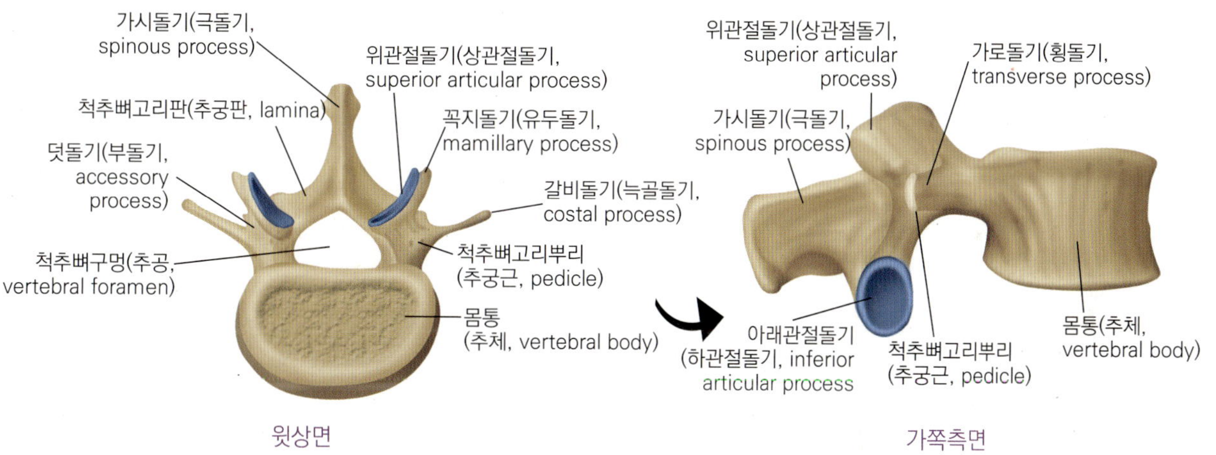

절와, superior articular facet)은 뒤통수뼈와 관절하여 고개를 앞뒤로 끄덕이는 앞뒤운동을 하며 둘째 목뼈의 치아돌기(치돌기, dens) 주위를 회전한다.

둘째 목뼈는 몸통이 뚜렷하고 몸통 위면에 치아돌기(dens)가 돌출하여 고리뼈의 치아돌기관절면과 중쇠관절을 이루어 머리를 왼·오른쪽으로 30° 정도 회전할 수 있다. 그러나 실제로는 이 보다 더 많이 돌릴 수 있는데, 이는 7개의 목뼈 사이가 약간씩 더 돌아가기 때문이다. 둘째 목뼈는 치아돌기를 축으로 하여 회전하게 되므로 중쇠뼈(축추, axis)라고 한다.

일곱째 목뼈는 가시돌기가 다른 목뼈에 비해 두드러지게 돌출하여 솟을뼈(융추, prominence)라 하며 목을 앞으로 굽혔을 때 체표에서 쉽게 촉지할 수 있어 임상에서 척추뼈의 높이를 측정하는 지표(landmark)가 된다.

(2) 등뼈(흉추, thoracic vertebrae)

등뼈는 12개의 뼈로 구성되며 척추뼈의 기본형태를 하고 있다. 등뼈가 다른 척추뼈와 구별되는 것은 모든 등뼈는 긴 가시돌기가 비스듬히 아래쪽을 향하여 서로 관절하여 지붕처럼 겹쳐지므로 운동범위가 제한되기 때문이다.

즉 갈비뼈와 관절하기 위해 몸통 아래쪽 양쪽에 위·아래갈비오목(상·하늑골와, superior, inferior costal facet)이 있으며 제 11, 12 등뼈를 제외한 모든 등뼈의 가로돌기 선단부에 갈비뼈의 갈비뼈결절(늑골결절, costal tubercle)과 관절하는 가로갈비오목(횡돌늑골와, transverse costal facet)이 있다는 점이 다른 척추뼈와 다르다.

(3) 허리뼈(요추, lumbar vertebrae)

허리뼈는 5개의 뼈로 구성되며 다른 척추뼈에 비해서 크고 강하며 무겁고 튼튼하다. 형태는 등뼈와 비슷하지만 몸통은 체중을 받기 때문에 크고 튼튼하며 가로돌기구멍과 갈비오목이 없어 목뼈 및 등뼈와 쉽게 구별된다.

허리뼈의 가로돌기가 변형된 갈비돌기(늑골돌기, costal process)는 길고 편평하며 덧돌기(부돌기, accessory process)는 갈비돌기의 기부에서 아래뒤쪽으로 돌출되고 꼭지돌기(유두돌기, mamillary process)는 위관절돌기의 관절면 뒤가쪽에 융기되어 있으며 뼈대근육이 붙는 곳이 된다. 가시돌기는 크고 넓적하며 방향은 수평이기 때문에 허리뼈뚫기(요추천자, lumbar puncture) 부위로 적합하다.

(4) 엉치뼈(천골, sacrum)

엉치뼈는 5개의 엉치뼈(천골, sacral vertebrae)가 17~18세쯤에 연골결합으로 1개의 엉치뼈(sacrum)가 되어 있다. 엉치뼈는 역삼각형의 뼈로 골반의 뒤벽을 이루며 윗쪽의 넓은 곳을 엉치뼈바닥(천골저, base)이라 한다.

앞모서리부위는 앞으로 돌출해 있어 엉치뼈곶(갑각, promontory)이라 하며 골반 계측점으로 중요하다. 아랫쪽의 좁은 끝을 엉치뼈끝(천골첨, apex)이라고 하며 가쪽부위에는 귀모양의 귀모양면(이상면, auricular surface)이 있으며 볼기뼈(관골, hip bone)의 귀모양면과 평면관절을 이룬다(엉치엉덩관절). 앞면(골반면)에는 4개의 가로선(횡선, transverse line)이 있고 양 끝에 4쌍의 앞엉치뼈구멍(전천골궁, anterior sacral foramen)이 있다.

뒤면에는 가시돌기가 융합된 정중엉치뼈능선(정중천골능, middle sacral crest), 관절돌기가 융합된 능선을 중간엉치뼈능선(중간천골능, inter mediate sacral crest), 가로돌기가 융합된 가쪽엉치뼈능선(외측천골능, lateral sacral crest)이 세로로 줄지어 형성되어 있다.

그림 2-42 엉치뼈(천골)와 꼬리뼈(미골)(앞면)

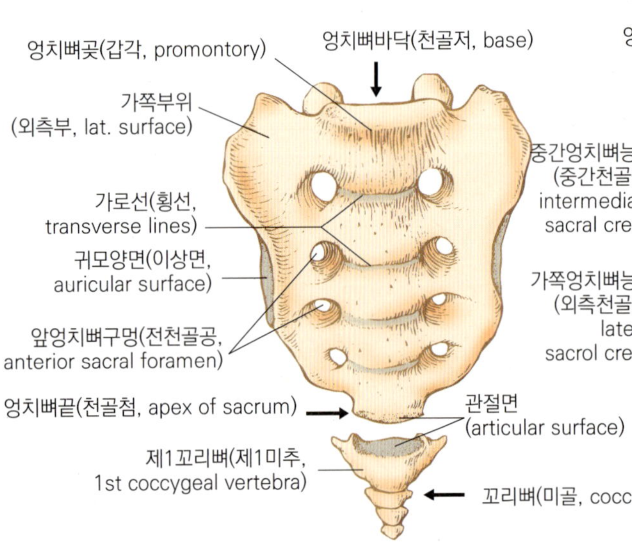

그림 2-43 엉치뼈(천골)와 꼬리뼈(미골)(뒷면)

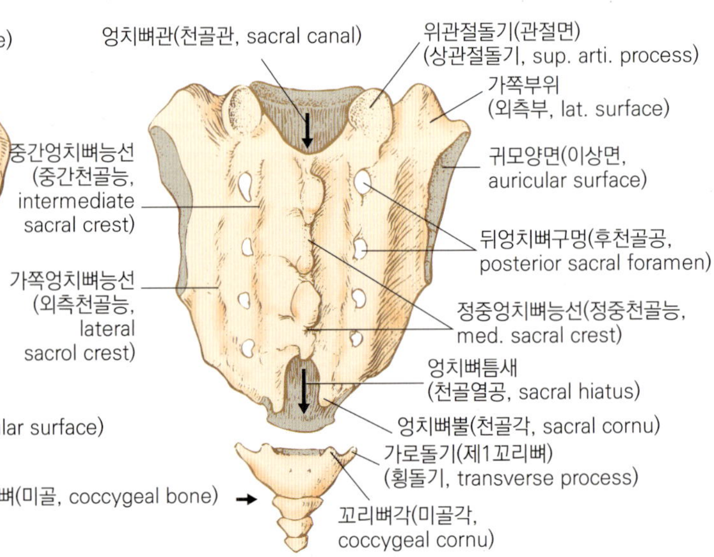

중간엉치뼈능선 가쪽에 4쌍의 뒤엉치뼈구멍(후천골공, posterior sacral foramen)이 앞엉치뼈구멍과 마주보는 곳에 있으며 각각 척추사이구멍의 출구가 되며 신경과 혈관이 지나간다.

엉치뼈관(천골관, sacral canal)은 엉치뼈바닥에서 엉치뼈끝까지 세로로 관통하는 관이며 엉치뼈관의 아래구역을 엉치뼈틈새(천골열공, sacral hiatus)라 하며 양쪽 끝에 작은 돌기인 엉치뼈뿔(천골각, sacral cornu)로 경계가 지어진다. 엉치뼈의 성차이를 보면 대체로 여성은 남성에 비하여 넓고 짧으며 만곡도가 적고 위부분에서 아래부분으로 좁아지는 정도가 강하여 귀모양면도 짧고 넓다.

(5) 꼬리뼈(미골, coccyx)

꼬리뼈는 3~5개의 꼬리뼈(미추, coccygeal vertebrae)가 연골결합하여 위축된 척추뼈이며 척추뼈고리가 없다. 첫째 꼬리뼈는 다소 척추뼈의 형태를 갖추나 둘째 꼬리뼈 이하에서는 몸통의 흔적은 아래쪽으로 차차 작아져서 뼈조각이 되며 태아시에는 9개까지 있으나 25세쯤 융합하여 1개의 꼬리뼈가 된다.

3 가슴우리(흉곽, thorax)

가슴우리는 12개의 등뼈(흉추, thoracic vertebrae), 12쌍의 갈비뼈(늑골, ribs), 1개의 복장뼈(흉골, sternum)로 구성되며 심장, 식도, 허파, 기관, 기관지 등을 수용하고 보호하는 동시에 호흡작용에 관여한다.

위가슴우리문(흉곽상구, superior opening)는 첫째등뼈, 왼·오른 첫째갈비뼈 및 복장뼈의 위모서리로 에워싸여 있고 아래가슴우리문(흉곽하구, inferior opening)은 12번째등뼈와 왼·오른 갈비뼈활 및 복장뼈 아래끝으로 에워싸여 있다.

1) 복장뼈(흉골, sternum)

가슴우리의 앞면 중앙부에 위치한 복장뼈는 납작뼈이며 길이는 14~16cm이고 대체로 3~9번째 등뼈 높이에 위치한다. 복장뼈자루(흉골병, manubrium sterni), 복장뼈몸통(흉골체, body) 및 칼돌기(검상돌기, xiphoid process)의 3부분으로 나누어진다.

복장뼈자루는 복장뼈의 위부위를 이루는 다각형의 뼈이며 3개의 패임이 있다. 목아래패임(경절

그림 2-44 가슴우리(흉곽) 앞면

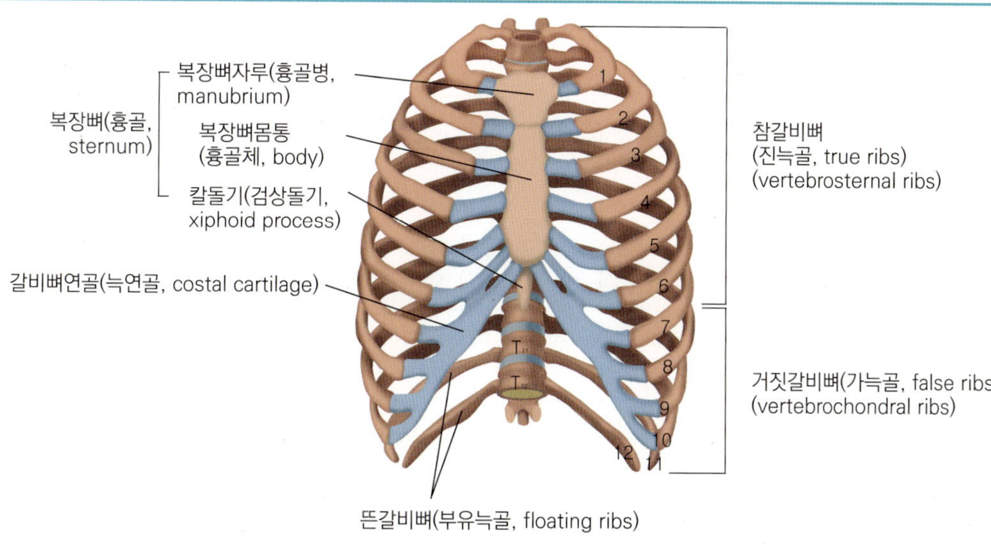

흔, jugular notch)은 윗면의 오목한 부위로 피하에서 촉지되고 왼·오른쪽의 빗장패임(쇄골절흔, clavicular notch)은 빗장뼈의 복장끝과 결합한다. 가쪽면에는 첫째 갈비뼈연골과 결합하는 갈비뼈패임(늑골절흔, costal notch)이 있다.

복장뼈자루와 복장뼈몸통은 섬유연골로 결합되어 앞으로 튀어나와 있는데 이것을 복장뼈각(흉골각, sternal angle)이라 하며 그 양쪽에 제2갈비뼈가 결합하고 있어 갈비뼈 높이를 인지하는데 유용하다.

그림 2-45 복장뼈(흉골)(앞면과 오른쪽면)

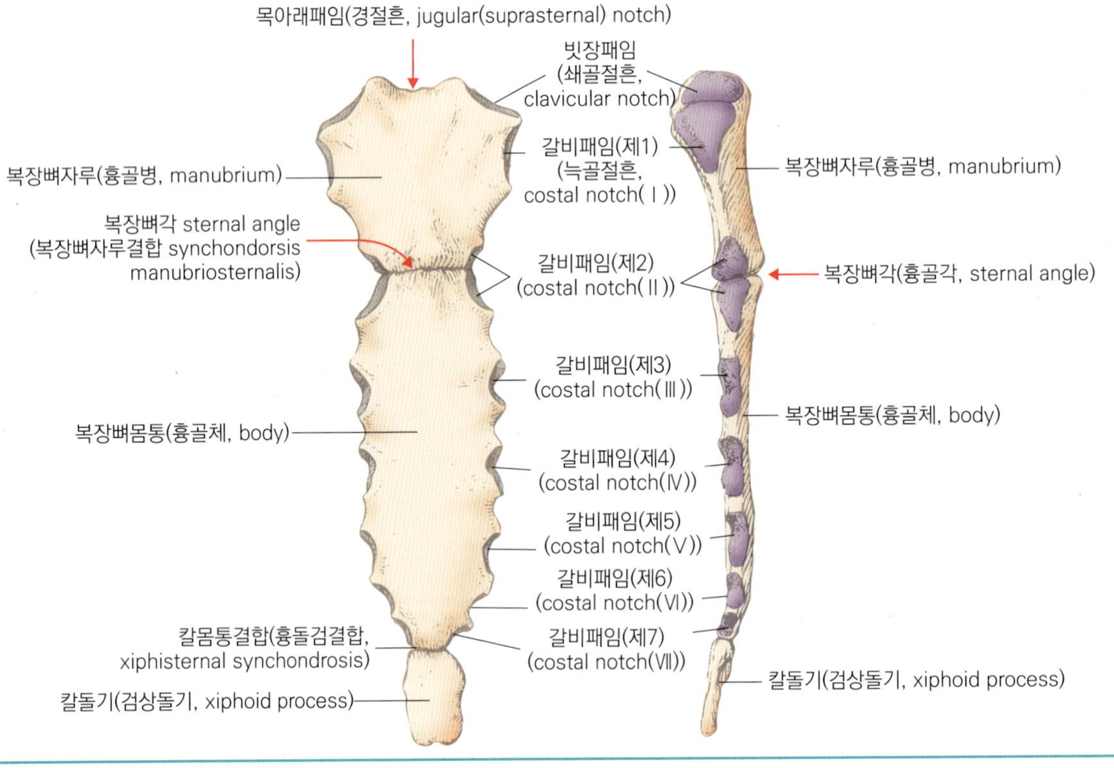

그림 2-46 제7갈비뼈(늑골(오른안쪽면))

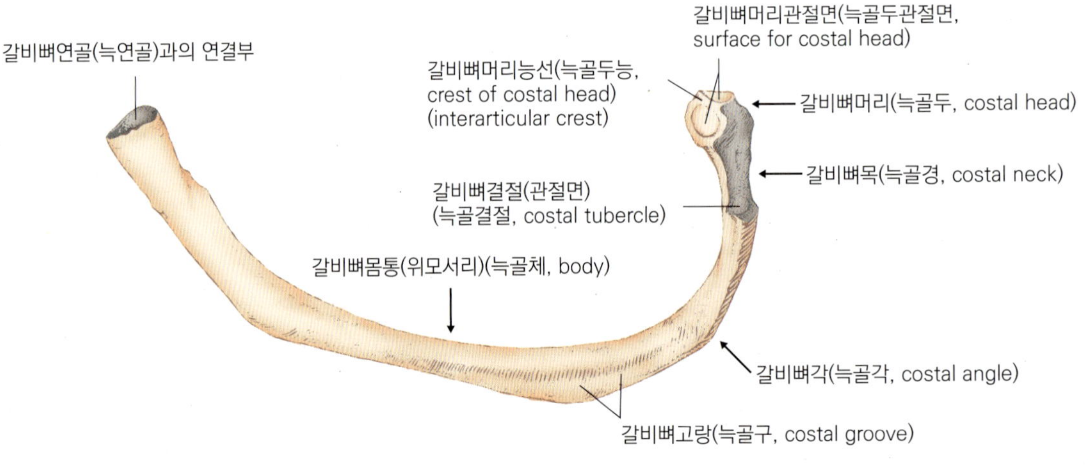

그림 2-47 제1갈비뼈(늑골)(상면의 근결절과 혈관구)

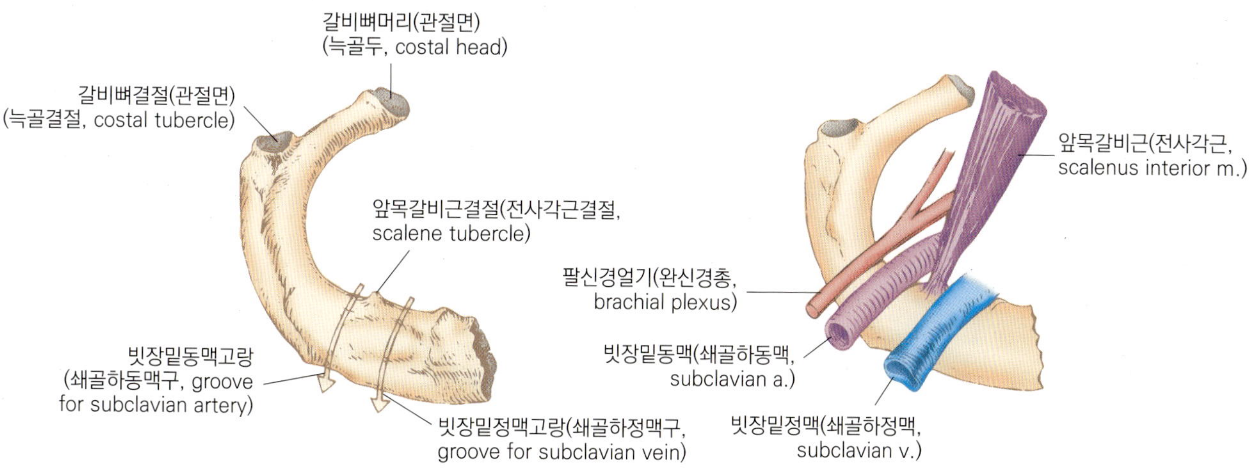

복장뼈몸통은 복장뼈의 중간부로서 아래부위일수록 폭이 넓으나 아래끝에서는 급히 좁아진다. 가쪽면에는 6쌍의 갈비뼈패임(늑골절흔, costal notch)이 있는데 그 중 4쌍은 완전한 갈비패임이고 2번째와 7번째는 반갈비패임이다.

칼돌기는 청년기 이후 완전히 뼈되기가 되어 복장뼈몸통과 뼈결합되며 형태는 다양하여 둘로 갈라지는 것과 구멍이 뚫려 있기도 한다. 칼돌기 아래끝의 갈비뼈아래각(늑골하각, subcostal angle)은 성인의 경우 평균 70~80°가 된다.

임상적으로 골수기능검사에 복장뼈뚫기(흉골천자, sternal puncture)를 복장뼈몸통에서 시행하는 이유는 복장뼈몸통이 표제성이며 치밀질이 얇고 골수의 조혈기능이 왕성하기 때문이다.

복장뼈뚫기로는 보통 3~4번째 갈비뼈 부위가 선택된다. 뚫기의 목적은 백혈병, 빈혈, 혈액질환의 진단에 이용된다.

2) 갈비뼈(늑골, ribs)

갈비뼈는 12쌍으로 등뼈와 복장뼈가 결합하여 가슴우리의 가쪽벽을 형성한다. 앞쪽은 갈비연골(늑연골, costal cartilage) 뒤쪽은 등뼈(흉추, thoracic vertebrae)가 있다. 형태는 길고 납작하며 위가 좁고 아랫쪽은 넓다.

12쌍의 갈비뼈 중 1~7번째 갈비뼈는 복장뼈의 갈비패임에 연결되므로 참갈비뼈(진늑골, true ribs)라고 하며 8~12번째 갈비뼈는 복장뼈에 이르지 못하므로 거짓갈비뼈(가늑골, false ribs)라고 한다. 8~10번째 갈비뼈는 7번째갈비연골에 의해 간접부착하나 11~12번째 갈비뼈는 등뼈에만 관절하므로 뜬갈비뼈(부유늑골, floating ribs)라고 한다.

갈비뼈는 갈비뼈머리(늑골두, head of ribs), 갈비뼈목(늑골경, neck of ribs) 및 갈비뼈몸통(늑골체, body of ribs)으로 구분된다.

갈비뼈머리는 갈비뼈의 뒤쪽 끝에 있으며 뭉퉁하며 등뼈의 갈비뼈오목과 관절한다.

갈비뼈목은 갈비뼈머리와 갈비뼈몸통사이 가는 부분인데 뒤쪽에 갈비뼈결절(늑골결절, costal tubercle)이 있어 등뼈의 가로갈비오목과 관절한다. 갈비뼈몸통은 전체적으로 납작하며 속면에 갈비뼈고랑(늑골구, costal groove)이 있으며 갈비사이신경과 갈비사이동정맥의 통로가 된다.

갈비뼈결절에서 약간 뒤가쪽에 급하게 굽어진 곳에 갈비뼈각(늑골각, costal angle)을 이룬다. 갈비뼈와 갈비뼈사이를 갈비사이공간(늑간극,

intercostal space)이라고 하는데 7~8번째 갈비뼈사이공간이 가장 넓고 갈비뼈사이공간은 11쌍이나 된다.

첫째 갈비뼈는 가장 짧지만 폭이 넓은 납작뼈이며 윗면 중앙부에 있는 작은 돌기가 앞목갈비근결절(전사각근결절, scalene tubercle)이며 앞목갈비근이 부착한다. 이 작은돌기 앞쪽에 빗장밑정맥고랑(쇄골하정맥구, groove for subclavian vein)이 있고 뒤쪽에 빗장밑동맥고랑(쇄골하동맥구, groove for subclavian artery)이 있다. 결절과 이들 고랑은 팔로 가는 혈관과 신경의 중요 통로가 된다.

Ⅲ 팔다리뼈대(체지골격, Appendicular skeleton)

팔다리뼈는 팔뼈와 다리뼈로 구분하며 팔뼈는 팔이음뼈로 다리뼈는 다리이음뼈로 몸통뼈에 관절한다.

① 팔뼈(상지골, bones of upper limb)

팔의 뼈대는 양쪽 각각 모두 64개의 뼈로 이루어지며 팔을 몸통에 결합하는 빗장뼈와 어깨뼈를

팔뼈(상지골, bones of upper limb)	팔이음뼈(상지대, shoulder girdle)	빗장뼈(쇄골, clavicle)	2개
		어깨뼈(견갑골, scapula)	2개
	자유팔뼈(자유상지골, skeleton of free upper limb	위팔뼈(상완골, humerus)	2개
		노뼈(요골, radius)	2개
		자뼈(척골, ulna)	2개
		손목뼈(수근골, carpal bones)	16개
		손허리뼈(중수골, metacarpal bones)	10개
		손가락(지골, phalanges)	28개

그림 2-48 빗장뼈(오른쪽 : 위 · 아래면)

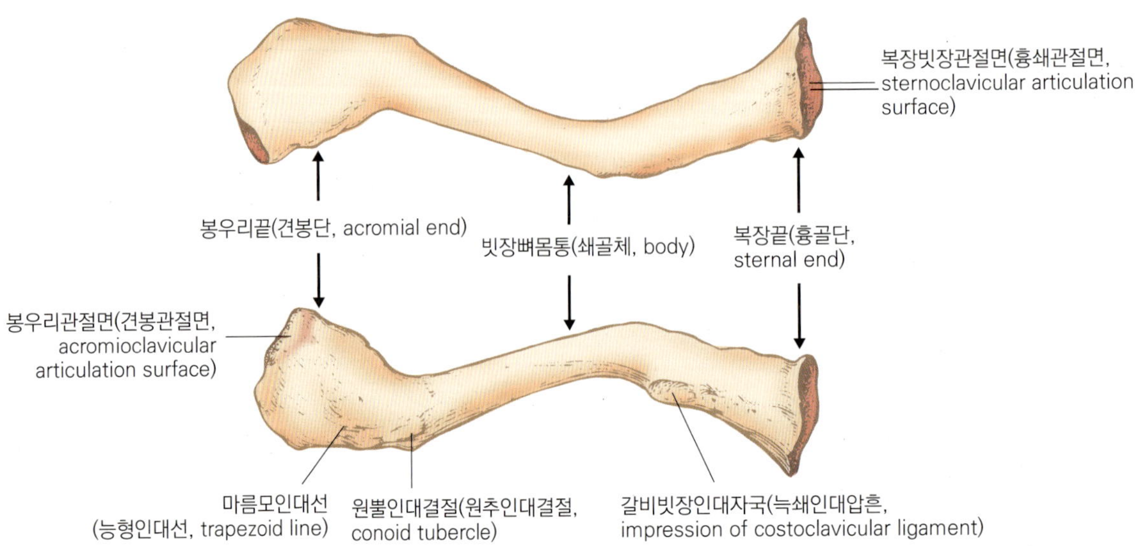

그림 2-49 어깨뼈

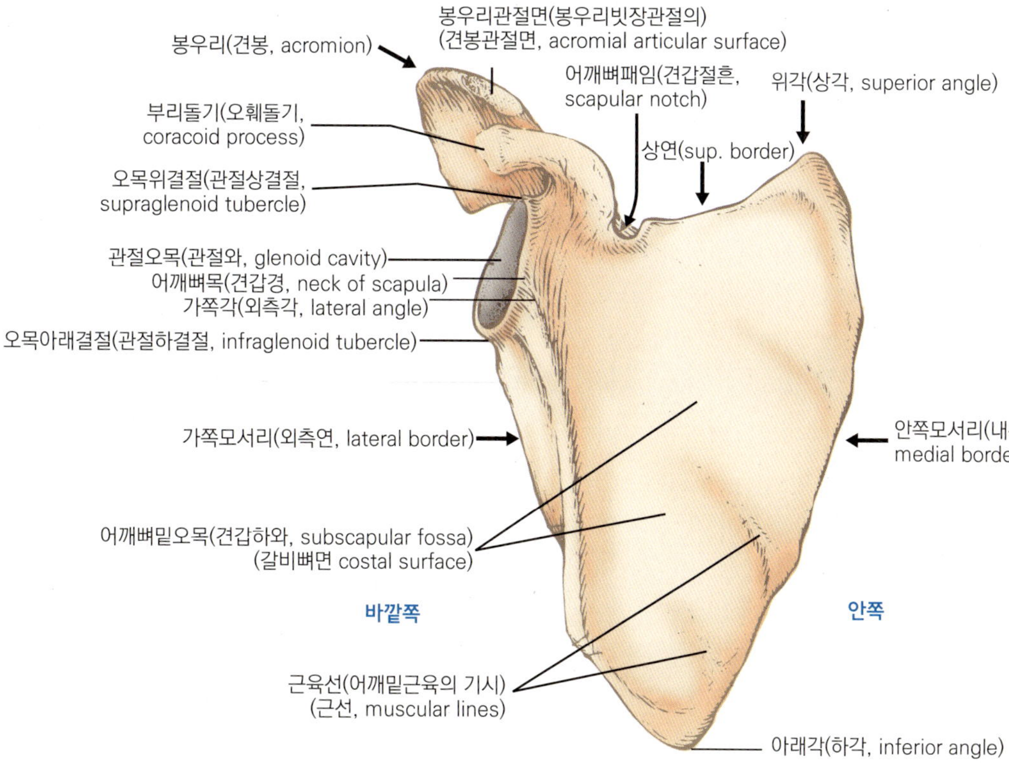

오른쪽 : 앞면

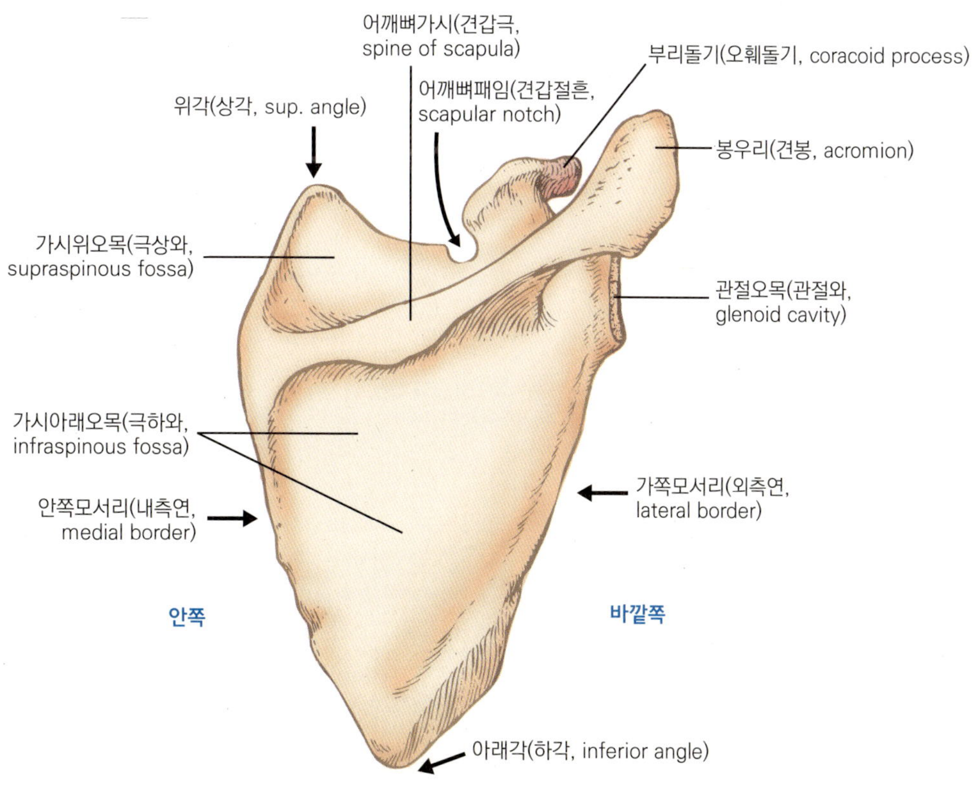

오른쪽 : 뒤면

팔이음뼈(상지대, shoulder girdle)라 하고 위팔, 노뼈, 자뼈, 손목뼈, 손허리뼈, 손가락을 자유팔뼈(자유상지골, skeleton of free upper limb)라고 한다.

1) 빗장뼈(쇄골, clavicle)

빗장뼈는 가슴우리 앞위쪽에서 복장뼈와 어깨뼈를 연결하여 유일하게 팔과 몸통을 잇는 길이 약 13.0~14.5cm인 S자상의 긴뼈이며 인체에서 가장 먼저 뼈되기가 진행되는 뼈이다. 안쪽 끝인 복장끝(흉골단, sternal end)은 복장뼈의 빗장패임과 바깥 끝인 봉우리끝(견봉단, acromial end)은 어깨뼈의 봉우리와 각각 관절하며, 팔운동의 중요한 출발점이 된다. 안쪽 2/3의 단면은 삼각기둥 모양이며 앞쪽으로 돌출되어 있고 바깥쪽 1/3은 납작하고 뒤쪽으로 융기되어 있다. 윗면은 매끈하고 아래면은 거친 편이며 뼈가 단단하지 못해 충격에 대해 양쪽 굽이가 만나는 중앙부에서 골절(fracture)이 잘된다.

2) 어깨뼈(견갑골, scapula)

가슴우리 뒤면 양쪽위끝에 얹혀 있는 삼각형의 납작뼈이며 2~7번째 갈비뼈 사이에 위치한다.

앞면은 매끈한 오목면으로서 어깨뼈밑오목(견갑하와, subscapular fossa)이라고 하며 어깨뼈밑근의 이는곳이 된다. 뒤면은 위쪽 1/3 부위에

그림 2-50 위팔뼈

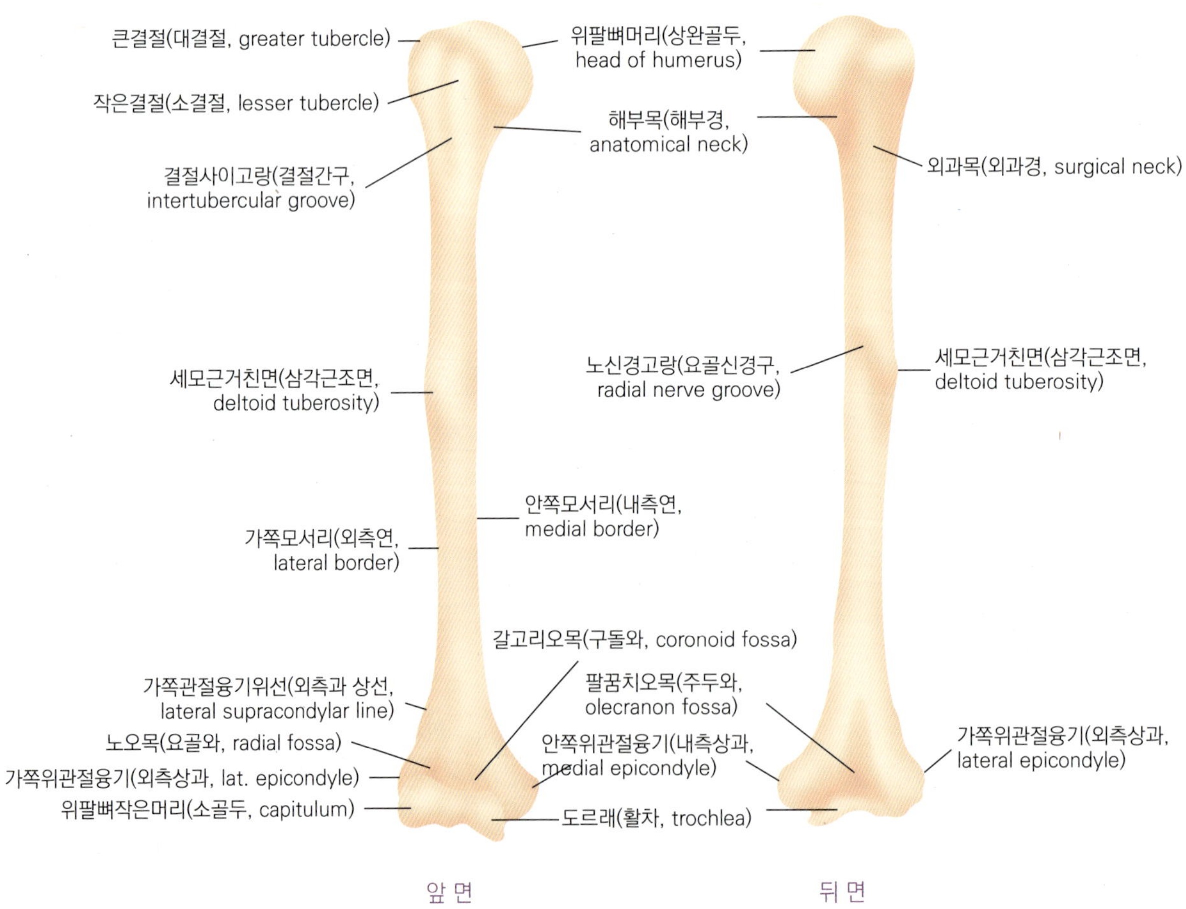

어깨뼈가시(견갑극, scapula spine)라는 융기부가 있는데 어깨뼈가시를 경계로 위쪽을 가시위오목(극상와, supraspinous fossa) 아래쪽을 가시아래오목(극하와, infraspinous fossa)이라고 하며 가시위근육과 가시아래근육의 이는곳이 된다. 어깨뼈가시에는 등세모근육이 정지하고 어깨세모근이 기시된다.

어깨뼈가시의 가쪽끝에는 봉우리(견봉, acromion)가 있어 빗장뼈의 봉우리 끝과 관절을 이룬다. 위모서리(상연, superior border)는 짧고 어깨뼈패임(견갑절흔, scapular notch)이 있고 어깨뼈패임의 바로 가쪽에 까마귀의 부리처럼 생긴 부리돌기(오훼돌기, coracoid process)가 있어 근육이나 인대의 부착부가 된다.

안쪽모서리(내측연, medial border)는 가장 길고 척주와 거의 평행으로 주행하며 위끝은 위각(상각, superior angle)이 되고 아래끝은 아래각(하각, inferior angle)이 된다. 가쪽모서리(외측연, lateral boder)는 두껍고 겨드랑(액와)을 향하며 위끝의 가쪽각(외측각, lateral angle)에는 타원형의 관절오목(관절와, glenoid cavity)이 있어서 위팔뼈머리와 어깨관절(견관절, shoulder joint)을 이룬다. 관절오목 주변에 오목테두리(관절순, glenoid labrum)가 붙어 있어서 어깨관절의 결합을 보강해 주고 있다.

3) 위팔뼈(상완골, humerus)

위팔뼈는 위팔의 기초가 되는 긴뼈이며 길이 약 27~30cm(신장의 약 1/5)로 팔뼈 중에서 가장 길고 무겁다.

위끝(상단, upper end)

반구상의 위팔뼈머리(상완골두, head of humerus)가 어깨뼈의 관절오목과 관절하여 어깨관절을 이루고 위팔뼈머리와 큰·작은결절 사이를 해부목(해부경, anatomical neck)이라고 한다.

해부목 뒤가쪽에 있는 돌출부를 큰결절(대결절, greater tubercle)이라고 하며 가시위근, 가시아래근, 작은원근이 부착한다. 앞안쪽에 작은결절(소결절, lesser tubercle)이 되며 어깨밑근육이 부착한다.

이들 두결절 사이를 결절사이고랑(결절간구, intertubercular groove)이라고 하며 이곳에 위팔두갈래근의 긴갈래힘줄이 통과한다.

위팔뼈몸통(상완골체, body)

원주상이며 위끝쪽의 큰·작은결절 이행부 아래끝 잘룩한 부분에 골절이 잘 일어나므로 외과목(외과경, sugical neck)이라고 한다. 가쪽 위반부에는 어깨세모근이 부착하는 세모근거친면(삼각근조면, deltoid tuberosity)이 있다. 뒤면가쪽 중앙부에는 노신경(요골신경)이 통과하는 노신경고랑(요골신경구, groove for radial nerve)이 있다.

아래끝(하단, lower end)

아래끝을 앞뒤면으로 구분하여 앞면의 아래끝은 아래팔의 노뼈와 자뼈의 두 뼈가 팔굽관절을 형성하는 곳으로 팔굽관절을 이루는 양쪽의 돌출부를 각각 안·가쪽위관절융기(내·외측상과, medial and lateral epicondyle)라고 한다. 특히 안쪽위관절융기는 돌출부가 뚜렷하여 피하에서 잘 만져진다.

가쪽은 노뼈머리와 관절하는 위팔뼈작은머리(상완소골두, capitulum of humerus)이고 안쪽은 도르래패임(활차절흔, trochlear notch)과 관절하는 위팔뼈도르래(상완골활차, trochlea of humerus)이다.

위팔뼈작은머리 앞위쪽에는 노뼈오목(요골와, radial fossa)이 있어 굽혔을 때 노뼈머리가 들어가며 위팔뼈도르래의 앞쪽에 있는 갈고리오목(구돌와, coronoid fossa)에는 굽혔을 때 자뼈의 갈고리돌기가 들어간다.

뒤면 아래끝의 위팔뼈도르래 뒤위쪽에 있는 팔꿈치오목(주두와, olecranon fossa)에는 신전할 때 자뼈의 팔꿈치머리가 들어간다. 여자는 남자보다 팔꿈치오목이 더 깊기 때문에 팔을 펴게 되면 팔이 뒤로 더 젖혀지게 된다.

그림 2-51 노뼈(요골)와 자뼈(척골)

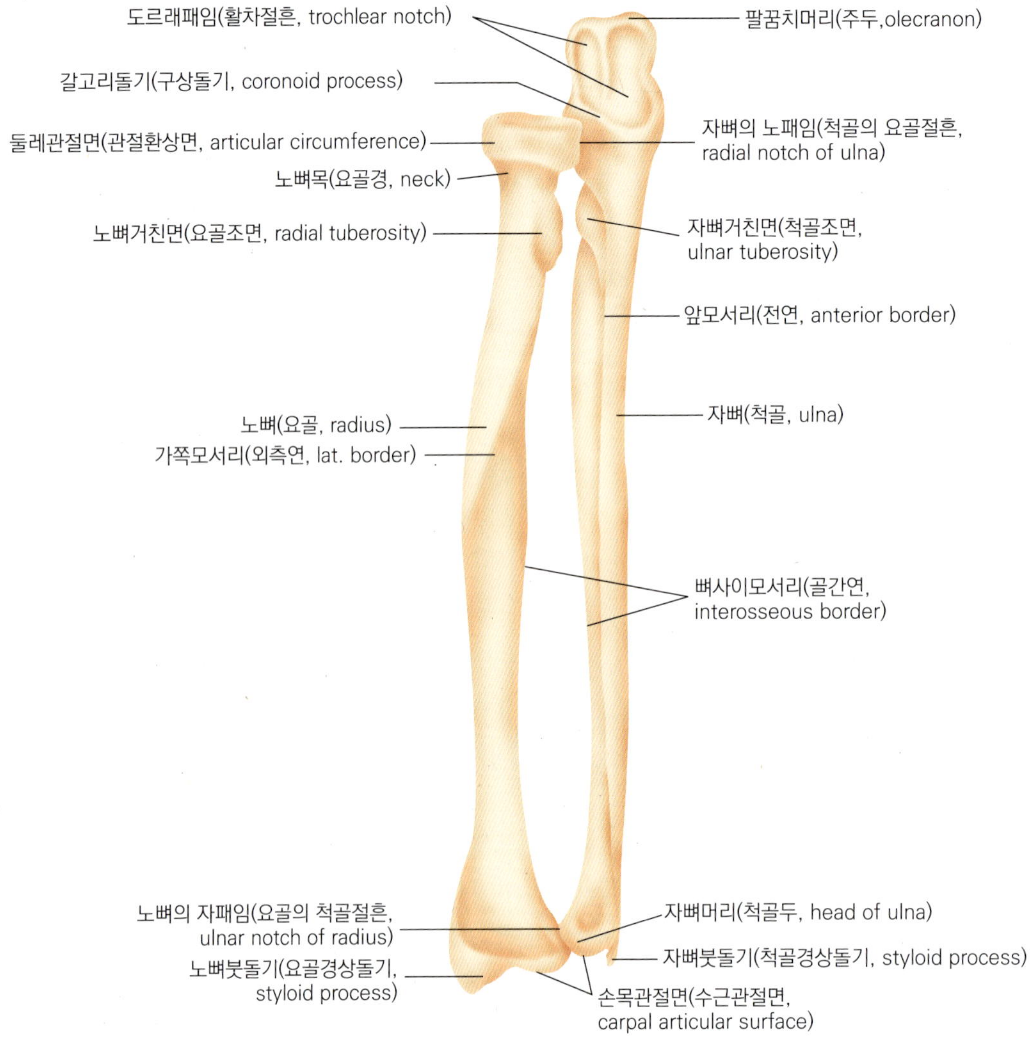

안쪽위관절융기의 뒤면에는 자신경(척골신경)을 수용하는 자신경고랑(척골신경구, groove for ulnar nerve)이 있다.

4) 노뼈(요골, radius)

아래팔의 가쪽(엄지쪽)에 있는 길이 약 20~22 cm의 뼈로서 위끝이 아래끝보다 더 가늘다.

위끝(상단, upper end)

위끝의 노뼈머리는 위면이 오목한 노뼈머리오목(요골두와, fovea of head of radius)과 위팔뼈작은머리가 관절한다. 노뼈머리 둘레는 자뼈의 중쇠관절을 만들기 위한 둘레관절면(관절환상면, articular circumference)을 이루며 노뼈머리와 노뼈거친면 사이에 노뼈목(요골경, neck)이 있다. 노뼈목에 이어 앞안쪽에 노뼈거친면(요골조면, radial tuberosity)이 융기하며 위팔두갈래근이 정지한다.

노뼈몸통(요골체, body)

윗쪽은 원통형이지만 내려갈수록 3각주상이며 3면 3모서리로 안쪽모서리를 뼈사이모서리(골간연, interosseous border)라고 하며 아래팔뼈사이막(전완골간막)의 부착부가 된다.

아래끝(하단, lower end)

안쪽에는 자뼈머리와 관절하는 자뼈패임(척골절흔, ulnar notch)이 있으며 가쪽아래에 붓돌기(경상돌기, styloid process)가 있다. 붓돌기 안쪽 피하에서 요골동맥의 맥박(pulse)이 촉지되고 아래면에는 손목뼈(수근골)의 손배뼈(주상골)와 반달뼈(월상골)가 접하는 손목관절면(수근관절면, carpal articular surface)이 있다. 특히 손을 땅에 짚고 넘어질 때 골절이 자주 일어나기도 한다.

5) 자뼈(척골, ulna)

아래팔의 안쪽에 있는 길이 약 22~24cm의 뼈로서 위끝은 크고 돌출되어 복잡하게 보이며 아래끝은 가늘다.

위끝(상단, upper end)

앞위쪽에는 스패너(spanner) 입 모양을 하고 위팔뼈도르래와 관절하는 도르래패임(활차절흔,

몸쪽손목뼈 (proximal)	손배뼈(주상골, scaphoid bone) - 작은배 모양
	반달뼈(월상골, lunate bone) - 반달 모양
	세모뼈(삼각골, triangular bone) - 삼각형 모양
	콩알뼈(두상골, pisiform bone) - 세모뼈에 얹혀 있는 콩 모양의 작은 뼈
먼쪽손목뼈 (distal)	큰마름뼈(대능형골, trapezium bone) - 주사위 모양의 마름모꼴
	작은마름뼈(소능형골, trapezoid bone) - 작은 주사위 모양
	알머리뼈(유두골, capitate bone) - 손목뼈 중 가장 크고 위끝에 알머리뼈돌기가 있다.
	갈고리뼈(유구골, hamate bone) - 작은 갈고리 모양의 돌기

그림 2-52 손의 뼈대(골격)

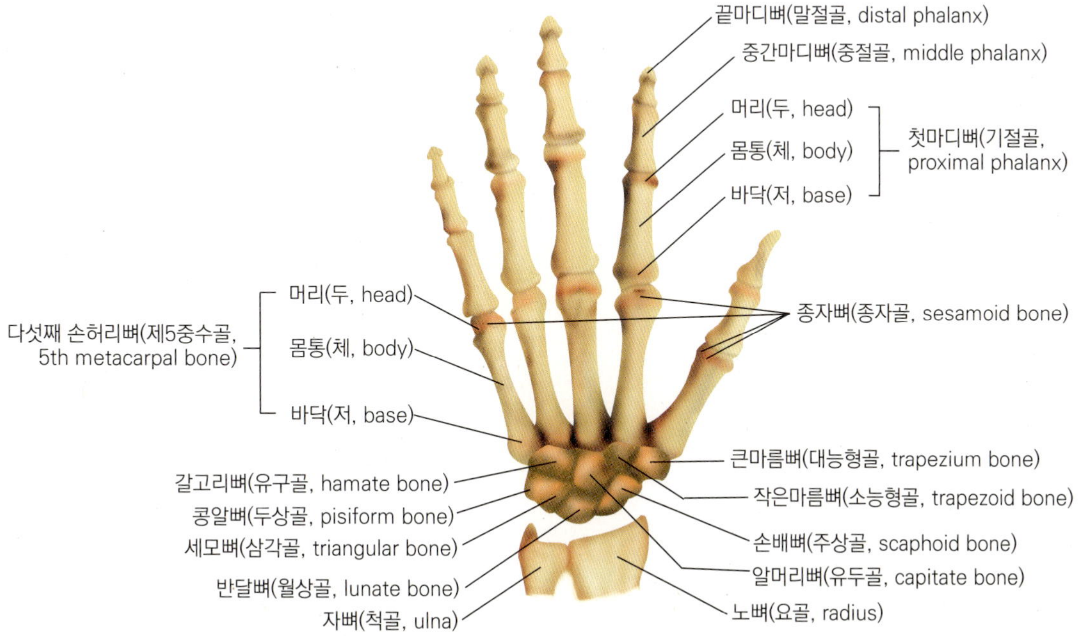

trochlear notch)이 있고 뒤위쪽에는 돌출부인 팔꿈치머리(주두, olecranon) 그리고 도르래패임의 앞아래쪽에는 갈고리돌기(구상돌기, coronoid process)가 있다.

팔꿈치머리는 위팔세갈래근이 부착하고 위팔뼈의 팔꿈치오목에 들어가서 과도한 신장을 억제한다. 또한 갈고리돌기 가쪽에는 반달모양의 노패임(요골절흔, radial notch)이 있어 노뼈머리와 관절하고 앞아래쪽에는 위팔근이 부착하는 자뼈거친면(척골조면, ulnar tuberosity)이 있다.

자뼈몸통(척골체,ulnar body)

삼각주상으로 3면 3모서리가 있으며 특히 가쪽 모서리에는 노뼈의 뼈사이모서리와 상대하여 아래팔뼈사이막(골간막, interosseous membrane of forearm)이 붙는다.

아래끝(하단, lower end)

속아래쪽으로 짧게 돌출한 붓돌기(경상돌기, styloid process)가 있으며 노뼈의 자뼈패임과 관절하는 작은 원주모양의 자뼈머리(척골두, head)가 있다.

6) 손목뼈(수근골, carpal bones)

손목뼈는 모양이 다양한 8개의 작은 뼈가 4개씩 몸쪽줄과 먼쪽줄 두줄로 배열되어 있고 인대에 의해 강하게 결합되어 있어 평면관절로서 운동성은 거의 없으나 어느 정도의 굽힘운동이 가능하다.

7) 손허리뼈(중수골, metacarpal bones)

손허리뼈는 손바닥과 손등의 기초가 되는 5개의 뼈로서 각각 바닥(저부, base), 몸통(체부, body), 머리(두부, head)로 구분되며 바닥은 몸쪽을 가르키고 머리는 먼쪽을 가르킨다. 엄지로부터 첫째, 둘째, 셋째, 넷째, 다섯째 손허리뼈로 명칭하며 첫째 손허리뼈가 가장 짧으나 가장 굵고 둘째 손허리뼈가 가장 길며 셋째 손허리뼈에는 짧은 붓돌기가 있다. 인체에서 붓돌기가 있는 뼈는 관자뼈(측두골), 노뼈(요골), 자뼈(척골), 셋째 손허리뼈(제3중수골)이다.

8) 손가락뼈(지골, phalanges)

손가락뼈는 14개의 뼈로 되어 있고 몸쪽에서 먼쪽으로 첫마디뼈(기절골, proximal phalanx), 중간마디뼈(중절골, middle phalanx), 끝마디뼈(말절골, distal phalanx)로 구성되어 있으나 엄지에는 중간마디뼈(중절골)가 없다. 끝마디뼈의 등면에는 손톱을 받치고 있는 끝마디뼈거친면(말절골조면, tuberosity of distal phalanx)이 있다.

손가락뼈의 명칭은 가쪽으로부터 엄지손가락(무지, thumb), 집게손가락(시지, index), 가운데손가락(중지, middle finger), 반지손가락(환지, ring finger), 새끼손가락(소지, little finger)이다.

그림 2-53 골반(남자)

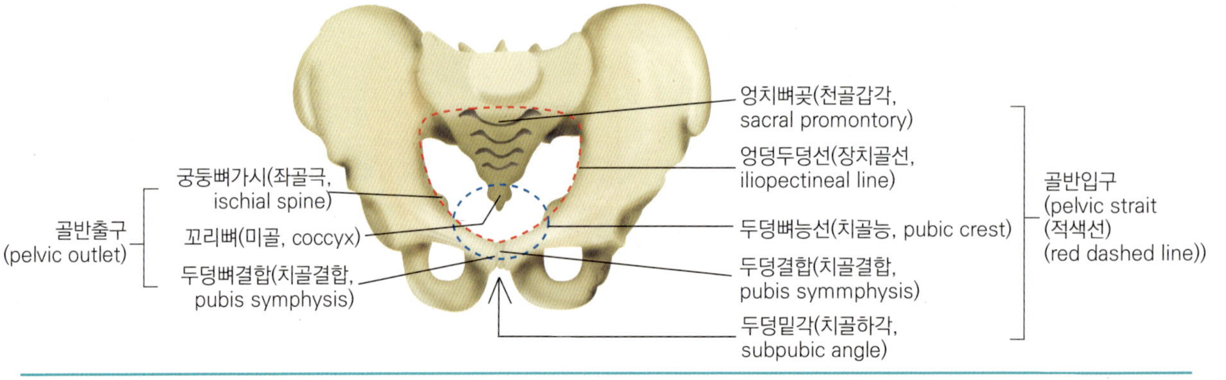

그림 2-54 골반의 지름(직경)

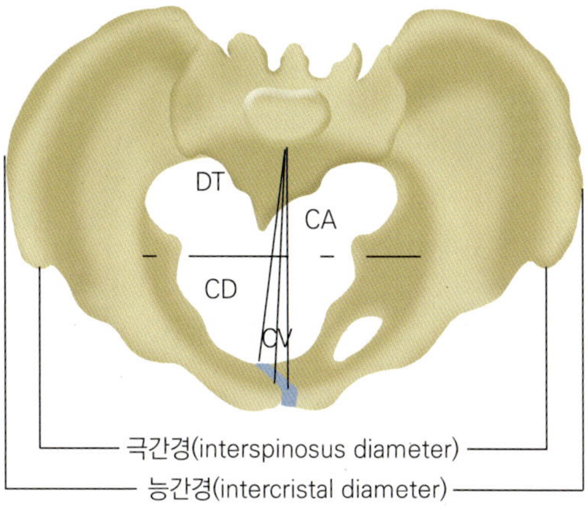

DT : 가로지름(횡경, diameter transverse)
CA : 해부결합선(conjugata anatomica)
CV : 앞뒤지름(전후경, conjugata vera)
(산과결합선 conjugata obstetrica)
CD : 대각결합선(conjugata diagonalis)

그림 2-55 골반(정중시상단면)

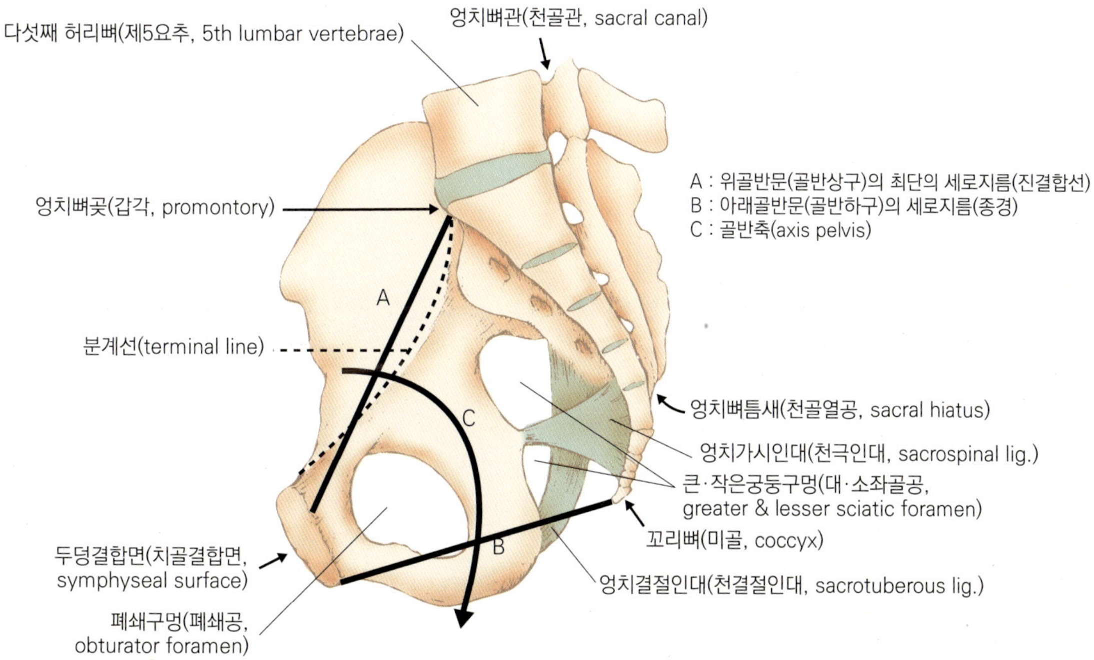

9 다리뼈(하지골, (bones of lower limb)

다리뼈는 양쪽 모두 62개의 뼈로 이루어졌다. 골반을 형성하여 다리를 몸통에 결합하는 왼·오른볼기뼈(관골, hip bone)를 다리이음뼈(하지대, pelvic girdle)라고 하며 아래쪽으로 넙다리뼈, 무릎뼈, 정강뼈, 종아리뼈, 발목뼈, 발허리뼈, 발가락뼈를 자유다리뼈(자유하지골, skeleton of free lower limb)라고 한다.

1) 골반(pelvis)

골반은 왼·오른 볼기뼈(관골, hip bone)와 뒤벽을 이루는 엉치뼈(천골, sacrum)와 꼬리뼈(미골, coccyx) 및 다섯번째 허리뼈(5th lumber verterbrae)로 구성된 그릇 모양의 뼈대이다. 골반은 엉치뼈의 엉치뼈곶(갑각, sacral promotory)과 볼기뼈속면의 활꼴선(궁상선, arcuate line)을 따라 두덩결합 위모서리를 잇는 분계선(terminal line)을 경계로 분계선 위쪽의 큰골반(대골반, greater pelvis)과 분계선 아래쪽의 작은골반(소골반, lesser pelvis)으로 구분한다.

큰골반은 엉덩뼈날개로 구성된 배안의 바닥에 해당되고 배부위장기 주로 소화기관을 보호하며 거짓골반(가골반, false pelvis)이라 한다. 작은골반은 골반안(골반강, pelvic cavity)에 해당되며 방광, 전립샘, 자궁, 자궁관, 난소 및 곧창자 등 골반내장기관을 보호하고 여성의 경우 작은골반은 출산시 산도가 되기도 하며 참골반(진골반, true pelvis)이라고 한다.

작은골반은 골반안을 이루는데 위골반문(골반입구, superior pelvic aperture)은 분계선에 해당되고 아래골반문(골반출구, inferior pelvic aperture)은 꼬리뼈밑끝, 궁둥뼈결절, 두덩뼈결합의 아래모서리 등으로 굽이가 많은 곡선이다.

아래골반문은 근육으로 덮여 있고 남성의 경우 요도와 항문이 통과하며 여성의 경우 질, 요도 및 항문이 통과한다. 두덩뼈결합 바로 밑에서 왼·오른쪽의 두덩뼈사이에 이루어지는 각을 두덩밑각(치골하각, subpubic angle)이라 하며 여자가 남자보다 크다.

골반계측(pelvimetry) : 골반계측은 골반의 크기나 형태를 나타내기 위해 시행하며 산과학에서는 매우 중요시한다.

(1) 위골반문(골반입구)

3개의 중요 직경이 있다.

표 2-1 남녀별 성인 골반의 차이

골반형태	남성	여성
골반전체	무겁고 거칠다	가볍고 매끈하다
위골반문	심장형	타원형
큰골반	넓다	좁다
작은골반	깊고 좁다	얕고 넓다
작은골반 용적	작다	크다
엉치뼈	좁고 많이 굽었다	넓고 덜 굽었다
꼬리뼈	고정되어 있다	뒤쪽으로 움직이기 쉽다
궁둥뼈결절	안으로 굽었다	밖으로 굽었다
큰궁둥뼈패임	좁다	넓다
엉덩뼈	약간 누워있다	바로 서 있다
두덩결합	길다	짧다
두덩밑각	좁다(50~60°)	넓다(70~90°)

그림 2-56 다리뼈

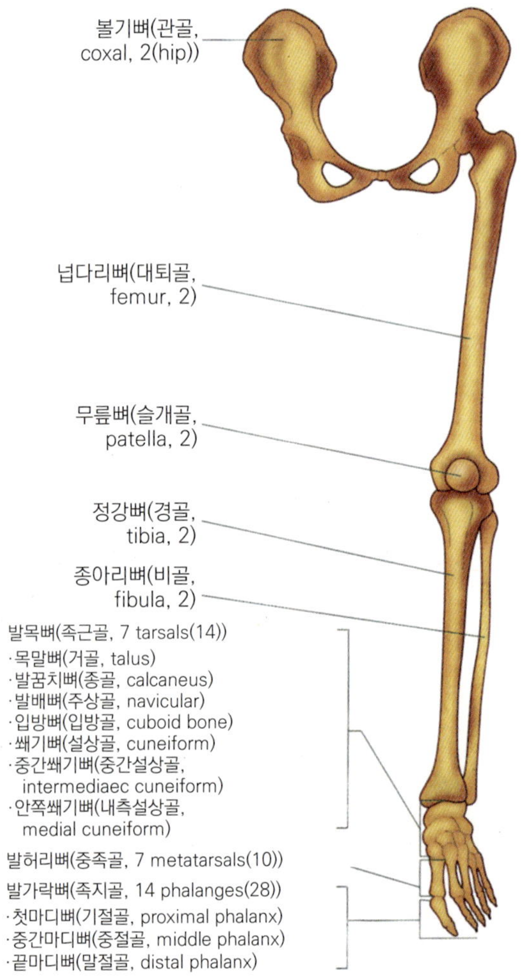

- 다리뼈(하지골, bones of lower limb)
  - 다리이음뼈(하지대, pelvic girdle)
    - 볼기뼈(관골, hip bone) ······ 2개
  - 자유다리뼈(자유하지골, free lower limb)
    - 넙다리뼈(대퇴골, femur) ······ 2개
    - 무릎뼈(슬개골, patella) ······ 2개
    - 정강뼈(경골, tibia) ······ 2개
    - 종아리뼈(비골, fibula) ······ 2개
    - 발목뼈(족근골, tarsal bones) ······ 14개
    - 발허리뼈(종족골, metatarsal bones) ······ 10개
    - 발가락뼈(지골, phalanges) ······ 28개

그림 2-57 골반(정중시상단면)

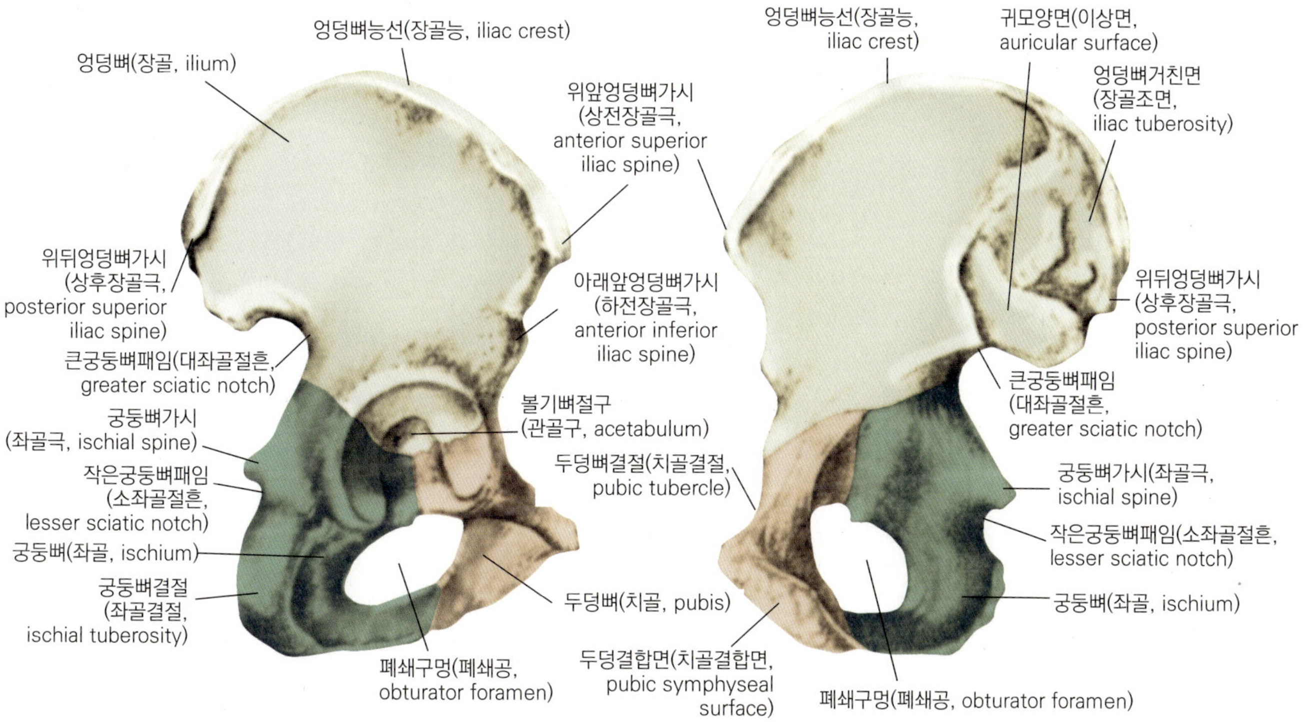

① 앞뒤지름(전후경(진결합선), anteroposterior diameter(conjugate))

엉치뼈곶과 두덩뼈결합 사이의 거리로 가장 짧다. 평균 11cm이며 9.0cm 이하의 경우를 협골반(contracted pelvis)이라고 한다. 협골반의 경우 분만장애가 일어나며 산과학적 도움을 필요하게 된다.

② 가로지름(횡경, transverse diameter)

왼·오른쪽 분계선간의 가장 긴 거리이다. 약 12.5cm.

③ 빗지름(사경, oblique diameter)

한쪽의 엉치엉덩관절과 반대편의 엉덩두덩융기 사이의 거리이다. 약 12.2cm.

(2) 아래골반문(골반출구)

2개의 중요 직경이 있다.

① 앞뒤지름(전후경, anteroposterior diameter)

꼬리뼈밑끝과 두덩결합 아래모서리 사이의 거리이다. 약 10cm.

② 가로지름(횡경, transverse diameter)

왼·오른쪽의 궁둥뼈결절 사이의 거리이다. 약 11cm.

(3) 골반축(axis pelvis)

위골반문의 중심부와 아래골반문의 중심부를 이은 선을 의미하며 오목한 엉치뼈와 꼬리뼈에 부합한 곡선이다. 골반축의 방향으로 분만시 태아의 머리가 유도되므로 매우 중요하다.

(4) 골반기울기 (골반경사도, inclination of pelvis)

직립자세에서 위골반문은 수평에 대하여 60~65° 기울어져 있으며 아래골반문은 15° 기울어져 있는데 이를 골반경사도라 한다.

2) 볼기뼈(관골, hip bone)

볼기뼈는 편평하고 불규칙한 뼈로 척주와 다리를 연결시키고 골반을 구성하는 뼈들 중 가장 큰 뼈로서 앞쪽의 두덩결합과 뒤쪽의 엉치뼈와 꼬리뼈를 연결하여 골반(pelvis)을 형성한다.

어렸을 때에는 엉덩뼈(장골, ilium), 궁둥뼈(좌골, ischium), 두덩뼈(치골, pubis)로 3개의 뼈가 Y자형의 연골에 서로 결합하지만 16~17세경에 뼈되기(골화)로 1개의 볼기뼈가 된다. 가쪽면에는 볼기뼈절구(관골구, acetabulum)가 있어 넙다리뼈머리와 더불어 엉덩관절(hip joint)을 형성한다.

주변의 반달모양의 관절면을 반달면(월상면, lunate surface)이라 하고 반달면에 포위된 중앙부는 넙다리뼈머리인대가 부착하는 절구오목(관골구와, acetabular fossa)이 된다.

볼기뼈절구 앞아래쪽에 절구패임(관골구절흔, acetabular notch)이 되며 이곳은 엉덩관절로 들어가는 혈관, 신경이 지나간다.

볼기뼈절구 아래쪽 두덩뼈와 궁둥뼈사이에 커다란 삼각형 모양의 폐쇄구멍(폐쇄공, obturator foramen)이 있는데 생체시에는 폐쇄막(obturator membrane)으로 막혀 있으며 위쪽 일부에 혈관과 신경이 겨우 지나갈 만한 작은 폐쇄관(obturator canal)이 있다.

(1) 엉덩뼈(장골, ilium)

볼기뼈를 구성하는 3개의 뼈 중 가장 크며 위쪽을 차지하며 내면에서 비스듬히 달리는 활꼴선(궁상선, arcuate line)에 의하여 엉덩뼈몸통과 엉덩뼈날개로 구분한다.

엉덩뼈 몸통(장골체, body)은 볼기뼈절구의 위쪽 2/5를 차지하며 엉덩뼈날개(장골익, wing of ilium)는 위를 향하여 부채모양으로 펴져 있다. 속면은 매끄럽고 오목하여 엉덩뼈오목(장골와, iliac fossa)을 이루어 엉덩뼈근이 기시한다.

엉덩뼈오목 뒤쪽에 귀바퀴 모양의 귀모양면(이상면, auricular surface)은 엉치뼈의 귀모양면과 결합하여 엉치엉덩관절(천장관절, sacroiliac joint)을 형성한다. 엉덩뼈날개의 위모서리를 엉덩뼈능선(장골능, iliac crest)이라 하며 허리 바로 아래에서 촉지할 수 있다.

엉덩뼈능선 앞 끝에 2개의 돌기가 있어 각각 위(상) 및 아래앞엉덩뼈가시(하전장골극, superior and inferior anterior iliac spine)라 하며 특히 위앞엉덩뼈가시에는 샅고랑인대와 몇 종류의 넙다리근육이 부착한다. 엉덩뼈능선 뒤끝에도 2개의 돌기가 있어 각각 위(상) 및 아래뒤엉덩뼈가시(하후장골극, superior and inferior posterior iliac spine)라고 한다. 아래뒤엉덩뼈가시와 궁둥뼈가시 사이의 큰궁둥뼈패임(대좌골절흔, greater sciatic notch)에는 궁둥신경이 지나간다.

그림 2-58 넙다리뼈(대퇴골)

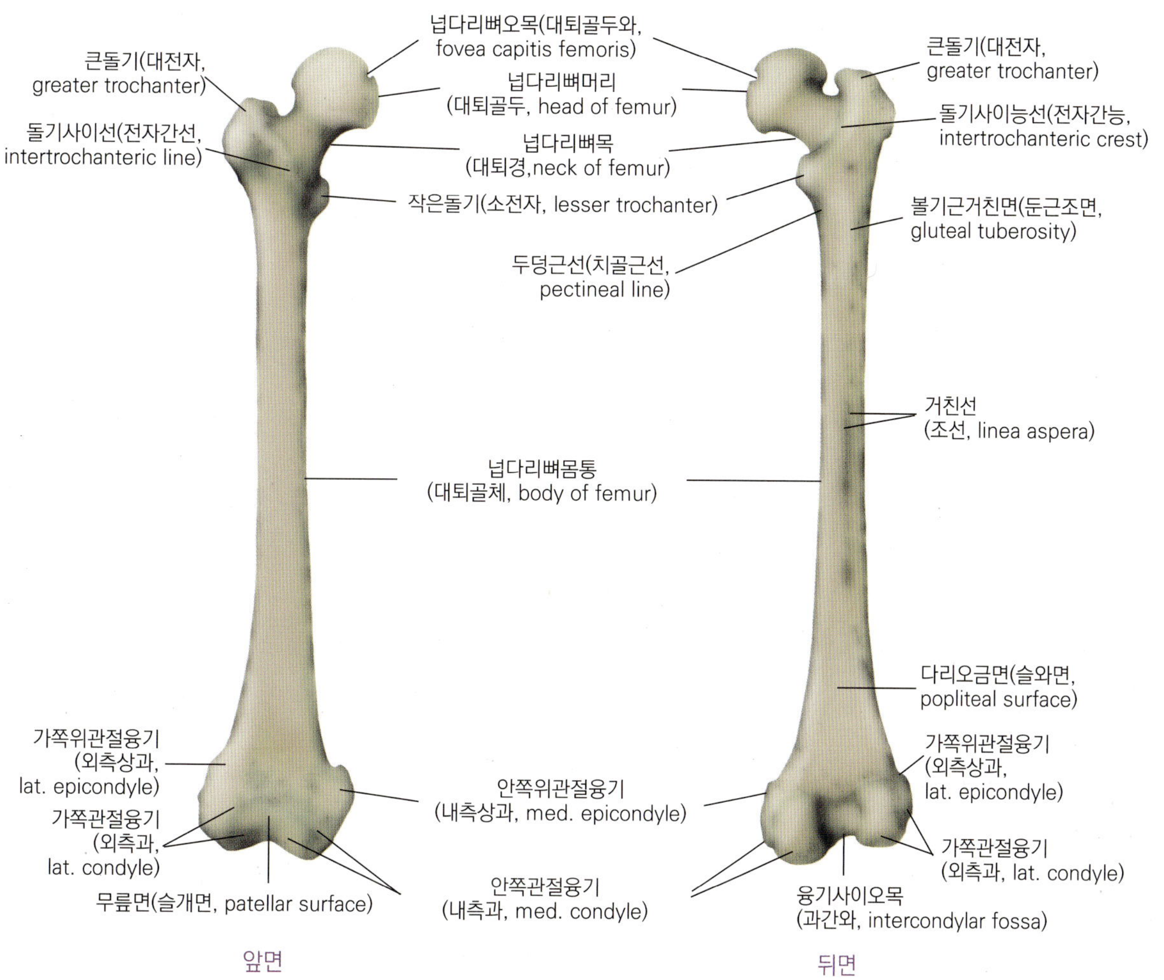

(2) 궁둥뼈(좌골, ischium)

볼기뼈의 뒤아래쪽에 이어지는 뼈로 궁둥뼈몸통은 볼기뼈절구의 아래가쪽측 2/5을 차지하는 궁둥뼈몸통과 궁둥뼈가지로 되어 있다. 궁둥뼈뒤모서리에 궁둥뼈가시(좌골극, ischial spine)가 있으며 궁둥뼈가시와 궁둥뼈결절(좌골결절, ischial tuberosity) 사이의 작은궁둥뼈패임(소좌골절흔, lesser sciatic notch)에는 음부신경(pudendal nerve)과 혈관들이 통과한다.

작은궁둥뼈패임 아래끝에 있는 궁둥뼈결절(ischial tuberosity)은 앉을 때 체중을 지탱하는 부분이 되며 궁둥뼈가지(ramus)는 앞쪽으로 굽어져 두덩뼈아래가지(치골하지, inferior public ramus)와 결합하여 폐쇄구멍(obturator foramen)을 형성한다.

(3) 두덩뼈(치골, pubis)

볼기뼈의 앞부분을 형성하는 뼈로서 두덩뼈몸통과 두덩뼈 위·아래가지로 구분된다. 두덩뼈몸통은 볼기뼈절구의 1/5을 차지하며 왼·오른두덩뼈가 정중선에서 만나 두덩결합(치골결합, pubic symphysis)을 이룬다.

두덩뼈위가지(치골상지, superior pubic ramus)는 위뒤쪽의 엉덩뼈와 만나며 돌출된 두덩뼈결절(치골결절, public tubercle)에는 배곧

그림 2-59 **무릎뼈(슬개골)**

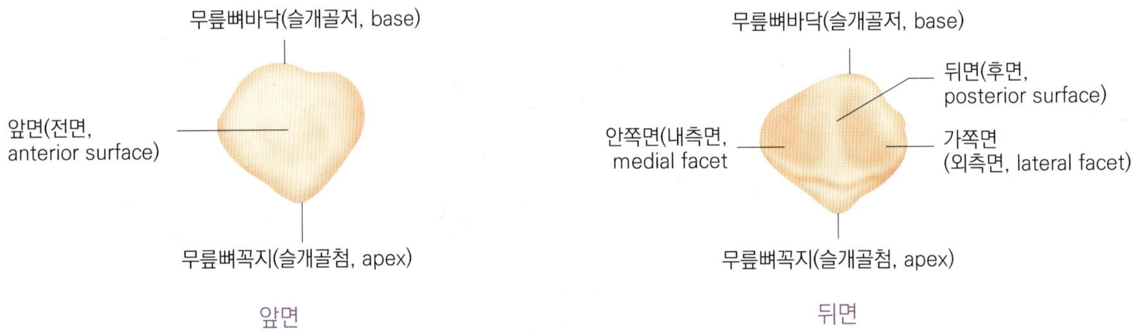

은근(복직근)과 샅고랑인대가 부착한다.

두덩뼈아래가지(치골하지, inferior pubic ramus)는 아래뒤쪽의 궁둥뼈가지와 만나 인체골격 중 가장 큰 구멍인 폐쇄구멍(폐쇄공, obturator foramen)을 형성한다. 이 뼈들이 두덩결합 아래에서 이루는 각을 두덩밑각(치골하각, subpubic angle)이라 하며 여성의 것이 남성보다 넓고 둔각을 이룬다.

3) 넙다리뼈(대퇴골, femur)

넙다리뼈는 사람의 뼈 중 가장 무겁고 긴 뼈로 길이는 약 40cm이며 위끝은 엉덩관절, 아래끝은 무릎관절에 연결되며 체중을 골반에서 받아 정강뼈에 전달한다.

(1) 위끝(상단, upper end)

위끝에 있는 공모양의 넙다리뼈머리(대퇴골두, head)는 볼기뼈절구와 더불어 엉덩관절을 이룬다. 넙다리뼈머리 중앙에는 넙다리뼈오목(대퇴골두와, fovea capitis femoris)이 있어 넙다리뼈머리인대가 부착한다.

넙다리뼈머리 바로 아래에는 넙다리뼈목(대퇴골경, neck)이 있으며 넙다리뼈목와 넙다리뼈몸통이 이루는 각도, 즉 뼈몸통목부각(경체각, collodiaphyseal angle)이 120~130°이다.

넙다리뼈목은 각도가 있어 골절이 빈발하는 부위이다. 가쪽위로 큰돌기(대전자, greater trochanter)가 있고 안쪽뒤에 작은돌기(소전자, lesser trochanter)가 있어 이곳에 많은 근육들이 부착한다. 큰·작은돌기는 앞면에서는 돌기사이선(전자간선, intertrochanteric line)에 의해서, 뒤면은 돌기사이능선(전자간능, intertrochanteric crest)에 의해 연결된다.

(2) 넙다리뼈 몸통(대퇴골체, body)

넙다리뼈 몸통은 원주상이며 큰돌기 아래쪽에 있는 볼기근거친면(둔근조면, gluteal tuberosity)에 큰볼기근이 부착한다. 뒤면 중간부에 세로로 길게 돌출된 거친선(조선, linea aspera)에는 엉덩근(장골근, iliacus muscle)과 직립보행에 필요한 근육이 부착한다.

거친선은 안쪽선(내측순, medial lip)과 가쪽선(외측순, lateral lip)에 연결되며 엉덩근이 부착되며 뼈몸통은 수직이 아니고 넓적다리의 가윗쪽에서 안아래쪽으로 향하여 경사지어 있으며 여성은 골반의 폭이 넓기 때문에 남성보다 경사도가 크다.

(3) 아래끝(하단, lower end)

앞면에 무릎뼈와 관절하는 무릎면(슬개면, patellar surface)이 있고 뒤면에는 안쪽관절융기(내측과, medial condyle)와 가쪽관절융기(외측과, lateral condyle)가 있어 정강뼈와 관절한다.

그림 2-60 정강뼈와 종아리뼈(오른쪽 : 앞면)

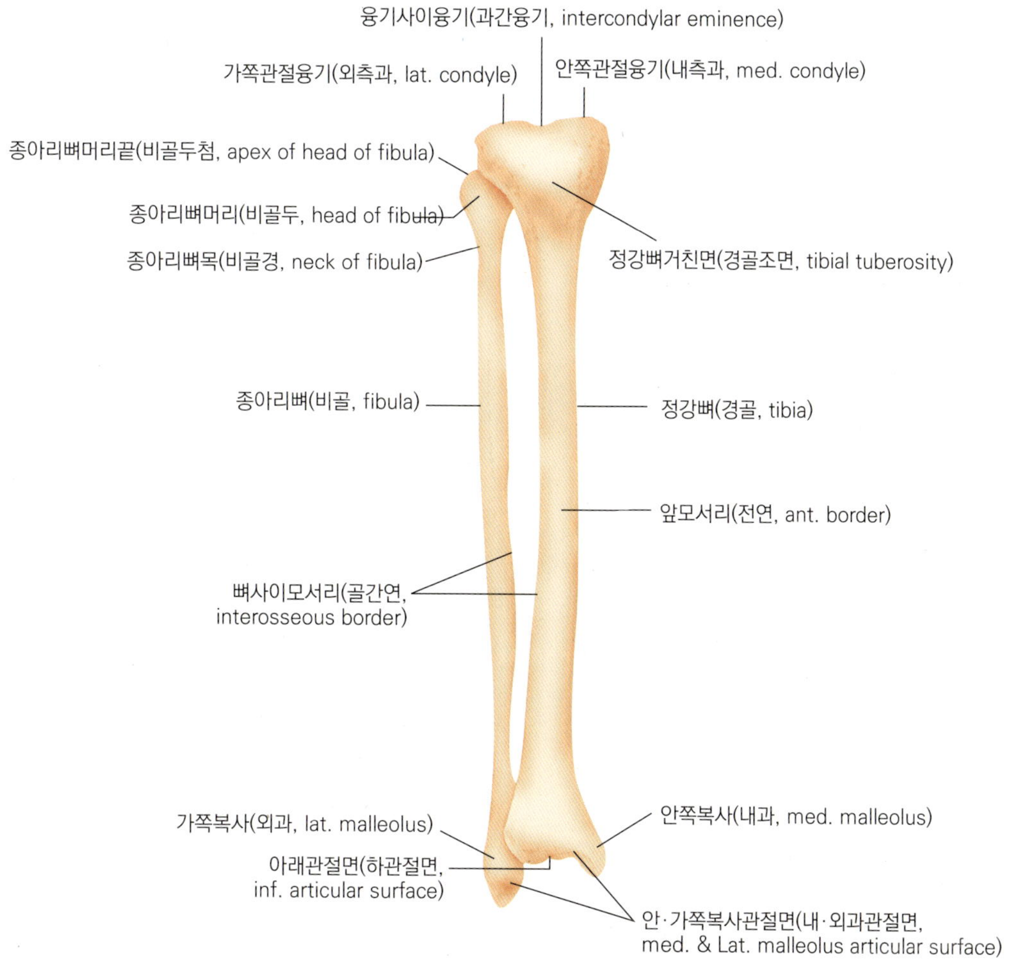

안쪽·가쪽관절융기 사이에 있는 큰 함요부를 융기사이오목(과간와, intercondylar fossa)이라고 하며 무릎관절의 십자인대가 들어간다. 한편 안쪽·가쪽관절융기 위부위 옆면에는 안·가쪽위관절융기(내·외측상과, medial and lateral epicondyle)라는 돌기가 있으며 여기에 오금근육과 인대가 부착한다.

4) 무릎뼈(슬개골, patella)

무릎 앞면에 있는 납작뼈이며 넙다리네갈래근 힘줄 속에 종자뼈(종자골, sesamoid bone)가 있다. 위끝은 넓어 무릎뼈바닥(슬개골저, base)이라 하고 아래끝은 뾰족하여 무릎뼈꼭지(슬개골첨, apex)라고 하며 무릎인대가 부착한다. 앞면은 다소 불룩하고 거칠며 뒷면은 매끄러운 관절면으로 안쪽면은 넓고 가쪽면은 좁다. 무릎뼈는 무릎관절을 보호하며 정강뼈에 부착하여 무릎운동을 하기 쉽도록 돕는다.

5) 정강뼈(경골, tibia)

정강뼈는 종아리에 있는 두개의 뼈 중에서 안쪽에 있는 뼈로 견고하며 길이는 약 30~33cm이다. 넙다리뼈로부터 전해온 체중을 받아 발뼈에 전달한다.

(1) 위끝(상단, upper end)

폭이 넓고 왼·오른쪽에 안쪽관절융기 및 안·가쪽위관절융기(내·외측상과, medial, lateral condyle)가 있으며 위면에는 오목한 관절면이 있어 넙다리뼈의 안쪽 및 가쪽관절융기와 관절한다.

위면 양 관절면 사이 중앙에 돌출된 융기사이융기(과간융기, intercondylar eminence)에는 십자인대와 반달판(반월판)이 부착한다. 뒤가쪽에 있는 종아리관절면(비골관절면, fibular articular surface)은 종아리뼈머리와 관절한다.

(2) 정강뼈 몸통(경골체, body)

3면 3모서리로 구성된 삼각기둥모양으로 아래로 갈수록 가늘어지는 형태이다. 날카로운 앞모서리(전연, anterior border)는 피부 위에서도 쉽게 만져지며 타박상을 자주 입는 부위이다. 앞면 위끝 가까이에 정강뼈거친면(경골조면, tibial tuberosity)이라는 융기부가 있으며 여기에 십자인대(cruciate ligament)가 부착한다. 가쪽모서리인 뼈사이모서리(골간연, interosseous border)는 종아리뼈와 마주보며 뼈사이막이 부착한다.

(3) 아래끝(하단, lower end)

안쪽에는 밑으로 돌출한 안쪽복사(내과, medial malleolus)가 있으며 가쪽면에는 종아리뼈와 접하는 종아리뼈패임(비골절흔, fibular notch)이 있다. 아래에는 사변형의 오목한 아래관절면(하관절면, inferior articular surface)이 있어 목말뼈도르래(거골활차, trochlea of talus)와 결합하여 발목관절(거퇴관절, talocrural joint or ankle joint)을 형성한다.

6) 종아리뼈(비골, fibula)

정강뼈의 가쪽에 나란히 달리는 가늘고 긴 뼈로 길이는 약 30~33cm이며, 정강뼈와는 관절하지만 넙다리뼈와는 관절하지 않기 때문에 체중을 받지 않으며, 발목관절의 형성에 관여한다.

(1) 위끝(상단, upper end)

위끝의 팽대부를 종아리뼈머리(비골두, head)라고 하며 안쪽에 종아리뼈머리관절면(비골두관절면, articular surface of head)이 있어 정강뼈의 종아리관절면(비골관절면, fibular articular surface)과 관절한다.

(2) 종아리뼈 몸통(비골체, body)

가늘고 긴 사각주상으로 3모서리와 3면 및 안쪽 1능으로 구성된다. 뼈사이모서리는 안쪽에 있으며 정강뼈몸통(경골체)과의 사이에 종아리뼈사이막(하퇴골간막, interosseous membrane)이 있다.

(3) 아래끝(하단, lower end)

종아리뼈 아래끝은 가쪽으로 돌출한 가쪽복사(외과, lateral malleolus)가 있으며 가쪽복사의 안쪽면에 있는 관절면은 발목관절(거퇴관절, talocrural articulation)을 구성한다.

7) 발목뼈(족근골, tarsal bones)

발목을 구성하는 7개의 뼈로서 몸쪽줄과 먼쪽줄, 두줄로 배열되어 있으며 운동의 다양성보다 체중지탱에 관여한다. 체중을 지탱하기 위하여 발목뼈 전체가 튼튼하고 크며 인대도 손에 비해서 견고하게 발달되어 있다.

몸쪽발목뼈(근위족근골)에는 목말뼈(거골, talus), 발꿈치뼈(종골, calcaneus), 발배뼈(주상골, navicular bone)가 있으며, 먼쪽발목뼈(원위족근골)에는 제 1, 2, 3 쐐기뼈(설상골, cuneiform bone)와 입방뼈(입방골, cuboid bone)가 있다.

몸쪽발목뼈(근위족근골) :
- 목말뼈(거골, talus)
- 발꿈치뼈(종골, calcaneus)
- 발배뼈(주상골, navicular)

먼쪽발목뼈(원위족근골) cuneiform) :
- 안쪽쐐기뼈(내측설상골, medial cuneiform)

그림 2-61 발의 골격

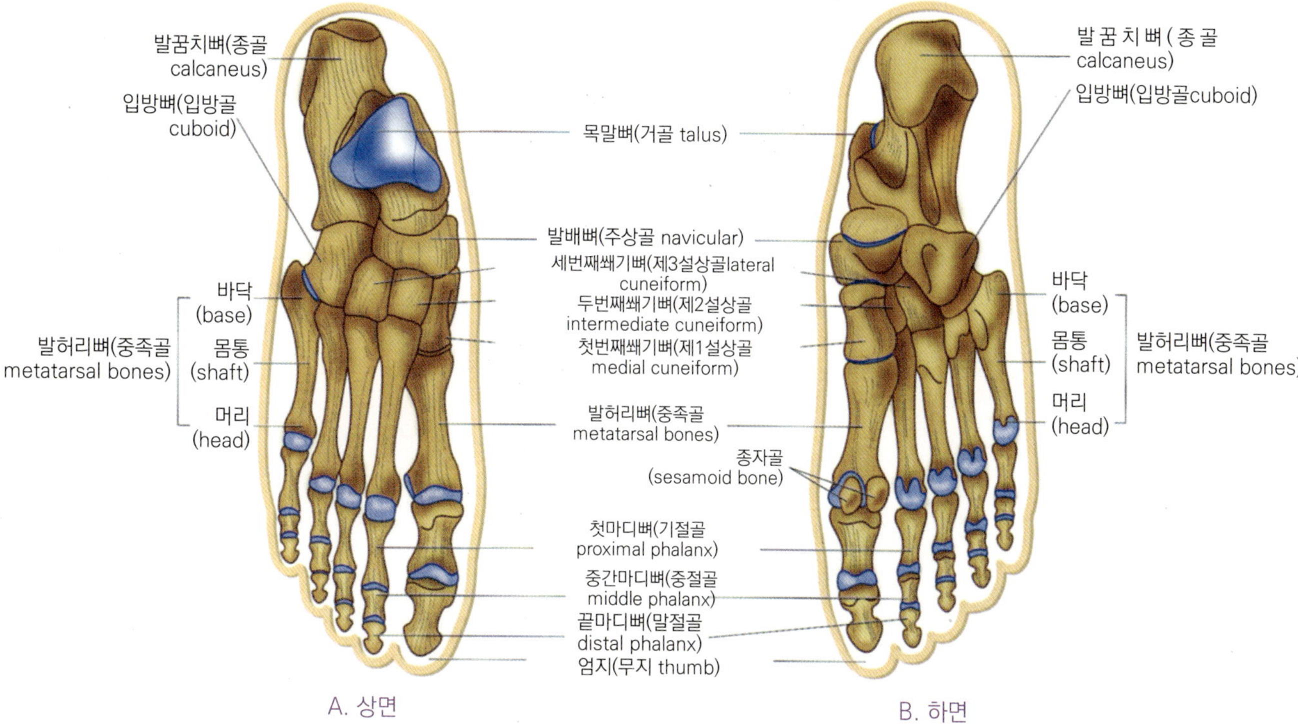

중간쐐기뼈(중간설상골, intermediate cuneiform)
가쪽쐐기뼈(설상골, lateral cuneiform)
입방뼈(cuboid)

(1) 목말뼈(거골, talus)

발목뼈 중 가장 위에 있으며 발꿈치뼈 위에 얹혀 있다. 위면은 도르래(활차, trochlea)로 되어 정강뼈 및 종아리뼈와 관절하고 몸무게를 발꿈치뼈에 전달한다. 앞면은 발배뼈와 관절하고 아래면은 3개의 관절면이 있어 발꿈치뼈와 관절한다.

(2) 발꿈치뼈(종골, calcaneus)

발목뼈 중에서 가장 큰 뼈이며 목말뼈 밑에 있고 발뒤축을 이루고 바로 설 때 온몸의 무게가 이 뼈에 전달된다. 모양은 앞뒤지름이 길고 뒤부위는 발꿈치(heel)를 형성하는 발꿈치융기(종골융기, calcaneus tuberosity)로 돌출해 있으며 발꿈치힘줄(종골건, calcaneal tendon)(일명 아킬레스건 Achilles tendon)이 부착한다. 위면에는 3개의 관절면으로 목말뼈와 관절하고 앞면은 입방뼈와 결합한다.

특히 중간관절면에는 거골을 견고하게 받쳐주는 목말받침돌기(제거돌기, sustentaculum tali)가 안쪽으로 돌출되어 있다.

(3) 발배뼈(주상골, navicular)

목말뼈의 안쪽에 배모양의 뼈로 앞면은 3개의 작은 면이 안쪽으로부터 안쪽, 중간, 가쪽 쐐기뼈(1st~3rd cuneiform bones)와 차례로 관절하고 가쪽면은 입방뼈(입방골, cuboid bone)와 관절한다.

(4) 쐐기뼈(설상골, cuneiform)

3개의 쐐기뼈는 뒤로는 발배뼈와 관절하고 앞

그림 2-62 **목말뼈(거골)**

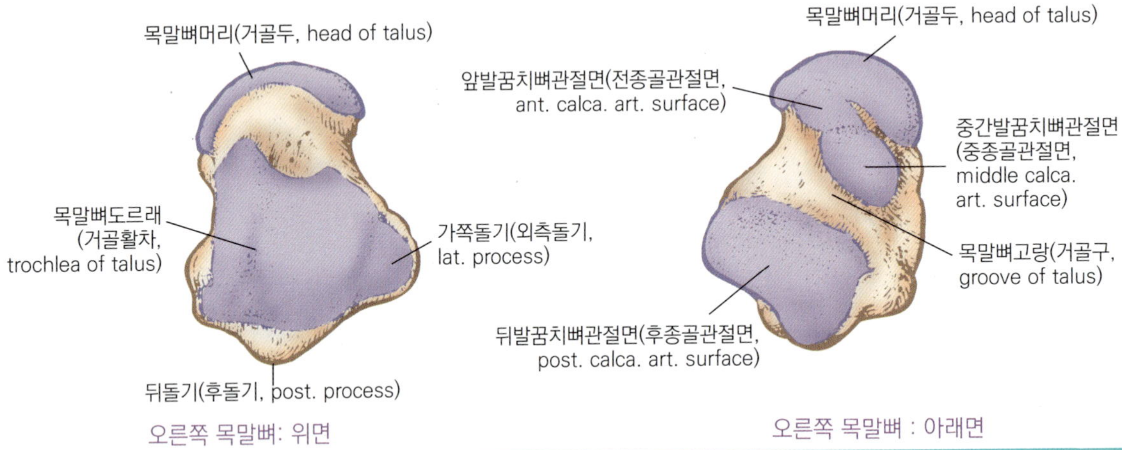

그림 2-63 **발꿈치뼈**

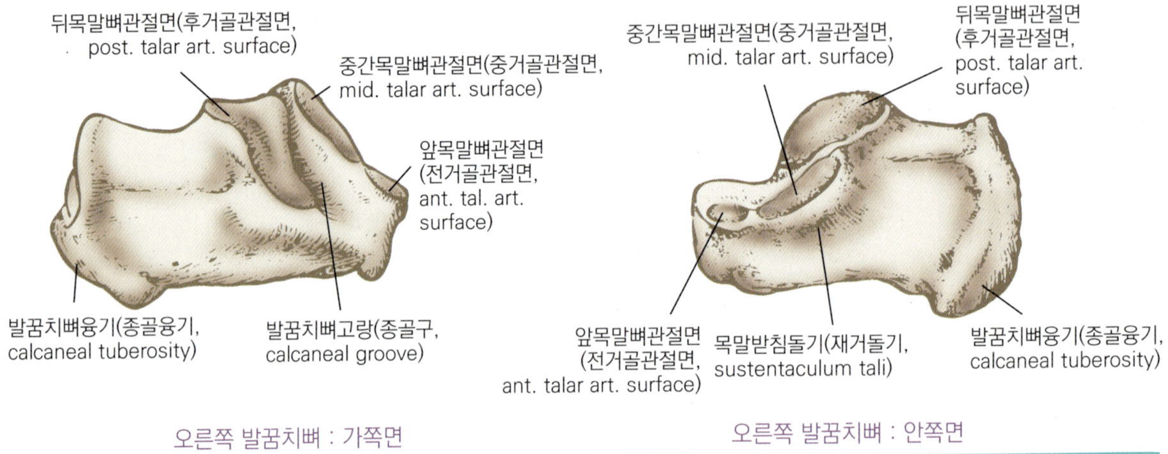

으로는 첫째, 둘째, 셋째, 발허리뼈와 관절하며 옆으로 서로 연결되어 있으며 가쪽면은 입방뼈와 관절하고 있다.

(5) 입방뼈(입방골, cuboid bone)

발의 바깥쪽에 있는 주사위 모양의 뼈로 뒤로는 발꿈치뼈, 앞면은 넷째, 다섯째 발허리뼈, 안쪽으로는 발배뼈와 가쪽쐐기뼈와 각각 관절한다.

8) 발허리뼈(중족골, metatarsal bones)

발허리뼈는 발바닥을 이루는 5개의 축소된 긴 뼈로 안쪽으로부터 첫째, 둘째, 셋째, 넷째, 다섯째, 발허리뼈가 되며 손목뼈와 마찬가지로 첫째 발허리뼈가 가장 굵고 짧으며, 둘째 발허리뼈가 가장 길다.

각각의 몸쪽끝(근위단)을 바닥부위(저부, base), 뼈사이부위를 몸통(체부, body), 먼쪽끝을 머리(두부, head)라고 한다. 특히 다섯째 발허리바닥이 가쪽으로 돌출하고 있다.

9) 발가락뼈(지골, phalanges)

손가락에서처럼 발가락을 이루는 발가락도 14개의 뼈로 되어 있고 첫마디뼈(기절골, proximal phalanx), 중간마디뼈(중절골, middle phalanx), 본마디로 구성되며 엄지(무지, thumb)에는 중절골이 없고, 끝마디뼈(말절골, distal phalanx) 끝단에는 거친면이 있어 발톱이 부착한다.

엄지(무지, thumb)만 몸쪽에서 먼쪽으로 첫마디뼈(기절골, proximal phalanx)와 끝마디뼈(말절골, distal phalanx)로 구분하고, 나머지 발가락뼈는 첫마디뼈, 중간마디뼈(중절골, middle phalanx), 끝마디뼈로 구분한다.

10) 발활(족궁, arch of foot)

체중을 받쳐주고 보행에 잘 적응하도록 이루어지는 아치를 발활(족궁, arch of foot)이라고 하는데 세로발활과 가로발활으로 되어 있다.

세로발활(종족궁, longitudinal arch)은 운동시의 스프링 역할을 하는 안쪽세로발활(내측종족궁, medial longitudinal arch)로 발꿈치뼈 → 목말뼈 → 발배뼈 → 첫째, 둘째, 셋째 발허리뼈와 체중지탱을 위한 가쪽세로발활(외측종족궁, lateral longitudinal arch)로 발꿈치뼈 → 입방뼈 → 넷째, 다섯째 발허리뼈로 두활을 형성한다.

가로발활(횡족궁, transvers arch)은 발목뼈 먼쪽부위와 발허리뼈의 바닥부위가 안쪽에서 가쪽으로 활모양으로 휘는 아치로 안쪽·중간·가쪽쐐기뼈와 입방뼈를 정점으로 이루어진다.

발활은 질긴 인대로 조립되어 있으며 발바닥의 아치모양이 없는 것을 편평발(편평족, flat foot)이라고 하며 장시간 서 있거나 보행시 동통을 유발하게 된다.

발활에 무게 전달은 한쪽발에 50%씩 내려오며 50%는 다시 발꿈치뼈에 25%, 첫째 발허리뼈 뒤쪽에 10%, 둘째, 셋째, 넷째, 다섯째 발허리뼈머리에 15%로 분산 전달하게 된다.

그림 2-64 발활

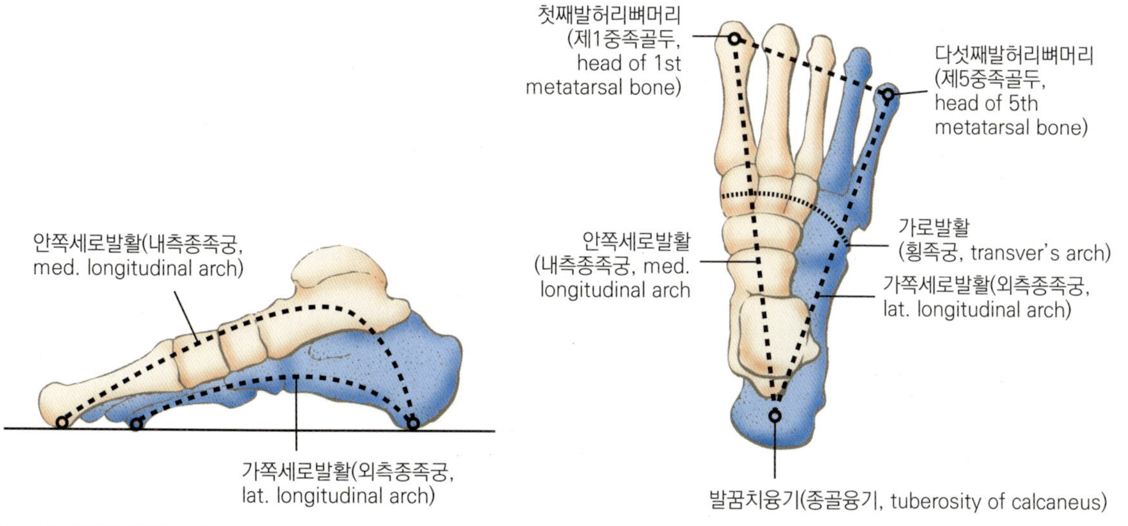

Chapter 3

관절계통
(Articular system)

제3장 관절계통(Articular system)

인체의 모든 뼈는 서로 연결되어 뼈대(골격, skeleton)를 형성한다. 이와 같이 뼈와 뼈가 서로 연결되는 곳을 관절(articulation or joint)이라 한다. 관절은 뼈대계통의 여러 부분들을 연결해주고 뼈의 성장을 도우며 분만시에는 뼈대의 변형을 일으켜 출산이 가능하도록 한다. 또 몸의 일부분을 뼈대근육의 수축에 의하여 움직일 수 있게 해 준다.

관절은 운동량에 따라 못움직관절(부동관절, immovable joint) 즉 섬유관절(synarthrodial joint)과, 좀움직관절(반가동관절, semimovable joint), 움직관절(가동관절, movable joint(synovial joint)) 등으로 되어 있다.

1 관절의 분류 (classfication of joint)

관절은 관절하는 뼈 사이에 있는 조직의 종류와 운동성에 따라 못움직관절인 섬유관절(fibrous joint)과 연골관절(cartilaginous joint), 움직관절인 윤활관절(활막성관절, synovial joint) 등 3종으로 분류한다.

1) 섬유관절(fibrous joint)

섬유관절은 관절을 이루는 뼈들이 섬유조직에 의해 연결된 못움직관절이다. 이들 관절은 관절공간(관절강, articular cavity)이 없으며 뼈발생작용(골화작용, ossification)에 의해 뼈들이 상호 융합되어 움직이지 않는다. 섬유 관절의 대표적인 것은 다음과 같다.

표 3-1 관절의 분류

관절의 유형	연결재료	운동성	예
1. 섬유성 관절	교원섬유가 많은 결합조직		(관절공간이 없다)
봉합	짧은 섬유	못움직관절	머리뼈사이의 관절, 시상봉합
인대결합	긴 섬유	좀움직관절	먼쪽정강종아리관절
정식	치아인대	못움직관절	치아와 이틀뼈
2. 연골성 관절	연골조직		(관절공간이 없다)
(초자)연골결합	초자연골	못움직관절	골단판, 제1갈비뼈과 복장뼈 사이
섬유연골	섬유연골	좀움직관절	두덩결합
3. 윤활성 관절	관절주머니		(관절공간이 없다)
평면관절		움직관절	손목뼈사이관절, 발목뼈사이관절
경첩관절		움직관절	팔목관절, 발목관절, 무릎관절*
중쇠관절		움직관절	정중고리중쇠관절, 노자관절
융기관절		움직관절	노손목관절, 무릎관절*
안장관절		움직관절	엄지의 손목손허리관절
절구관절		움직관절	어깨관절, 엉덩관절

그림 3-1 섬유성 관절

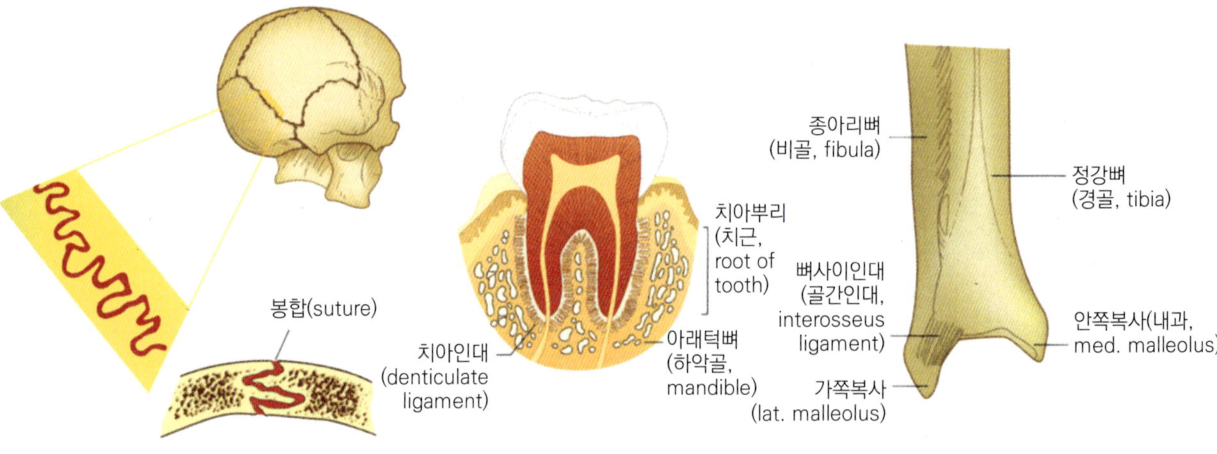

(1) 봉합(suture)

봉합은 머리뼈의 납작뼈들 사이에만 존재하는 섬유결합으로 봉합인대(suture ligament)라는 짧고 얇은 치밀결합조직에 의해 연결된다. 태아나 소아기때는 섬유결합조직의 양이 많아 두뼈 사이가 분리되어 약간의 운동성이 있으나 청년기에는 섬유조직이 뼈되기(골화, ossification)가 되어 못움직관절이 된다. 전형적인 봉합으로 관상봉합, 시상봉합, 시옷봉합을 들 수 있다.

(2) 못박이 관절(설상봉합, gomphosis)

뼈의 한쪽 뾰족한 끝이 다른 뼈의 구멍에 못같이 박힌 관절이다. 예를 들어 치아뿌리가 치아인대(periodontal ligament)에 의해 이틀뼈(하악골)에 고정되어 있는 것을 들 수 있다.

(3) 인대결합(syndesmosis)

두뼈 사이가 뼈사이막(골간막, interosseous membrane)에 의해 결합되어 있으며 섬유결합조직이 길고, 두뼈 사이 연결이 단단하지 못하여 약간의 운동성이 있다. 예로서 정강뼈와 종아리뼈 사이의 먼쪽정강종아리관절(원위경비관저, distal tibiofibular joint)을 들 수 있다.

2) 연골관절(cartilaginous joint)

뼈와 뼈가 연골조직에 의해 연결되는 관절로서 연골의 유연성에 의해 약간의 운동성을 가지고 있어서 좀움직관절(amphiarthrosis)로 분류하기도 한다. 연골관절에는 다음과 같다.

(1) 섬유연골결합(symphysis)

관절하는 뼈의 관절면은 얇은 유리연골로 덮여 있고 그 사이에 섬유연골판이 부착되어 결합되는 관절이다. 그 예로서 척추뼈의 척추뼈몸통관절(추체결합)로서 척추뼈사이의 섬유연골을 척추사이원반(추간원판, intervertebral disk)이라고 한다. 척추사이원반은 탄력에 의해 구부리거나 펴는 운동 및 비트는 운동을 할 수 있다. 또 왼·오른쪽 두덩뼈(치골간)사이의 섬유연골결합을 두덩결합(치골결합, pubic symphysis)이라고 하며 출산 시에 산도를 넓혀 준다. 2차 연골결합이라고도 하며 좀움직관절이다.

(2) 유리연골결합 (초자연골결합, synchondrosis)

뼈결합은 소아시에 독립된 몇 개의 뼈 사이에 유리연골에 의해 연결되는 것으로 성장하는 동안 뼈성분으로 바뀌면서 몇 개의 뼈가 서로 융합되어

그림 3-2 섬유연골관절

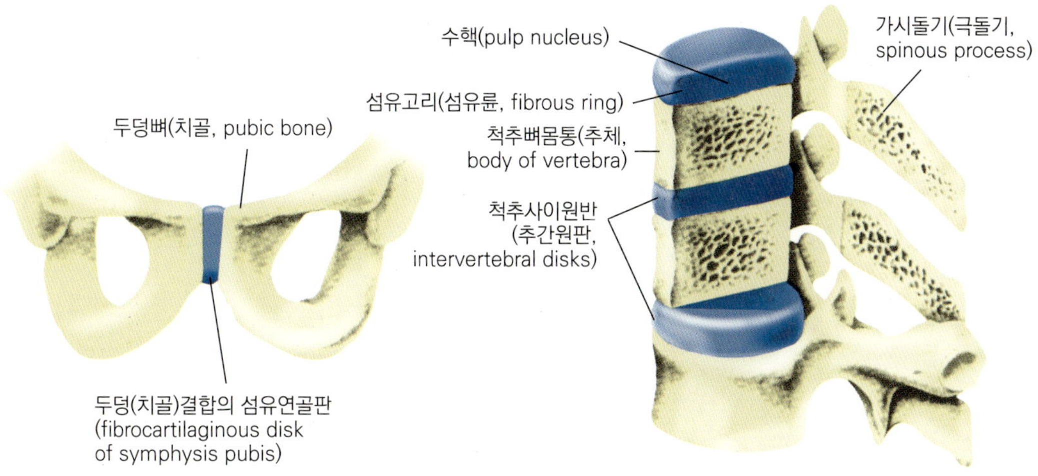

두덩결합 　　　척추뼈몸통결합

그림 3-3 윤활관절의 일반구조

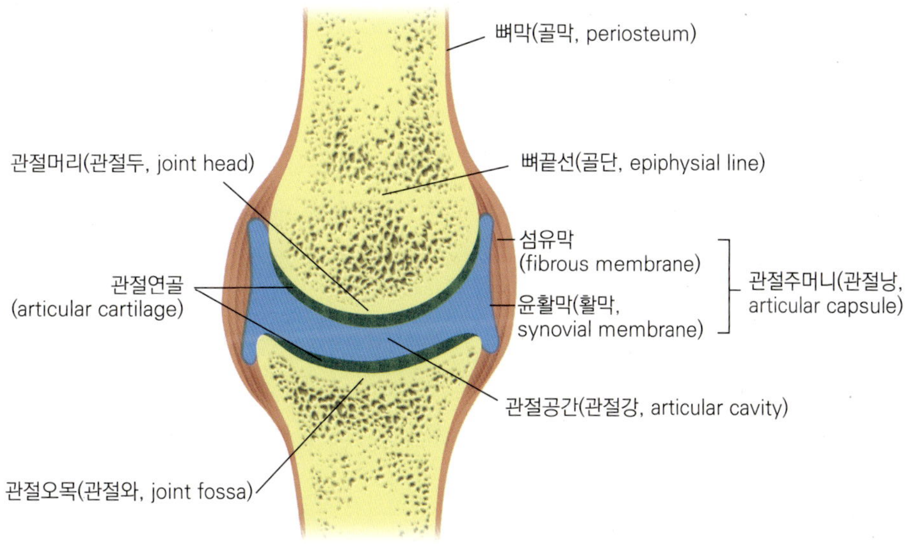

한 개의 뼈로 된다.

볼기뼈(관골, hip bone)가 그 대표적인 예가 된다. 그외 긴뼈의 뼈끝과 뼈몸통사이, 엉치뼈와 꼬리뼈의 뼈되기에서 볼 수 있다. 또 다른 예는 첫째 갈비뼈와 복장뼈(흉골, sternum)는 비교적 긴 유리연골뼈(hyaline cartilage)가 연결하고 있다.

3) 윤활관절(활막성관절, synovial joint)

인체의 대부분의 관절이 윤활관절이며 두개 또는 세개의 뼈가 자유롭게 움직일 수 있는 결합으로 좀움직관절(movable joint)이라고 한다.

윤활관절의 특징은 결합하는 두 뼈의 관절면은 반드시 관절연골(articular cartilage)로 싸여 있으며 관절부위는 관절주머니(관절낭, articular

그림 3-4 관절의 보조장치(인대, 반달, 원반)

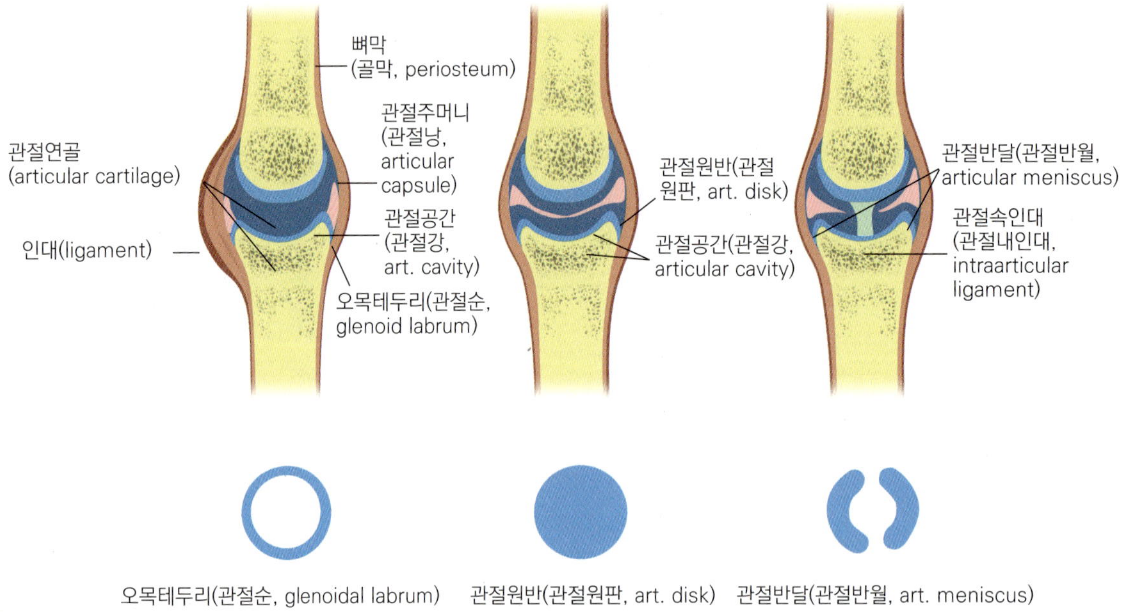

capsule)로 싸여져 있다. 결합하는 두 뼈 중 한쪽의 볼록하게 융기된 부위의 관절머리(관절두, joint head)와 반대쪽의 오목하게 파여 있는 관절오목(관절와, joint fossa)을 형성하고 있다.

연골사이에는 관절공간(관절강, articular cavity)이 있으며 그 안에는 윤활막으로부터 윤활액(synovia)을 분비하여 관절운동을 원활하게 하고 있다. 관절공간은 관절주머니로 싸여 있으며 관절주머니 안표면은 윤활막(활막, synovial membrane)으로 바깥층은 섬유막(fibrous membrane)으로 되어 있다.

관절머리와 관절오목이 잘 맞지 않을 때 이것을 보정하기 위한 오목테두리(관절순, glenoid labrum; 엉덩관절, 어깨관절), 관절원반(관절원판, articular disk ; 복장빗장관절, 턱관절), 관절반달(관절반월, articular meniscus ; 무릎관절) 등으로 보강되어 있다. 또 운동이 심한 부분이나 크게 하중을 받는 관절에서는 관절주머니 주위에 곁인대 및 관절속인대에 의해 보강되고 있다.

(1) 윤활관절의 종류

두 뼈 사이에서 만들어지는 관절을 단순관절(단관절, simple joint)이라 한다. 전형적인 예는 어깨관절(위팔과 어깨뼈), 엉덩관절(넙다리뼈와 볼기뼈) 또는 마디뼈사이의 관절 등이다. 또한 세개 이상의 뼈 사이에 이루어지는 관절을 복합관절(복관절, compound joint)이라 하며 전형적인 예는 팔꿈관절과 손목관절이 있다.

① 관절부위의 운동축에 따라

무축성 관절(nonaxial joint)

무축성 관절은 평면관절(plane joint)로서 약간의 미끄럼운동으로 움직인다.

1축성 관절(uniaxial joint)

1축성 관절은 운동축이 하나이며 경첩관절(hing joint)과 중쇠관절(자축관절, pivot joint)이 있다.

2축성 관절(biaxial joint)

2축성 관절은 운동축이 두개로 양면으로 운동이 가능하며 타원관절(과상관절, condyloid

그림 3-5 활막성관절의 종류

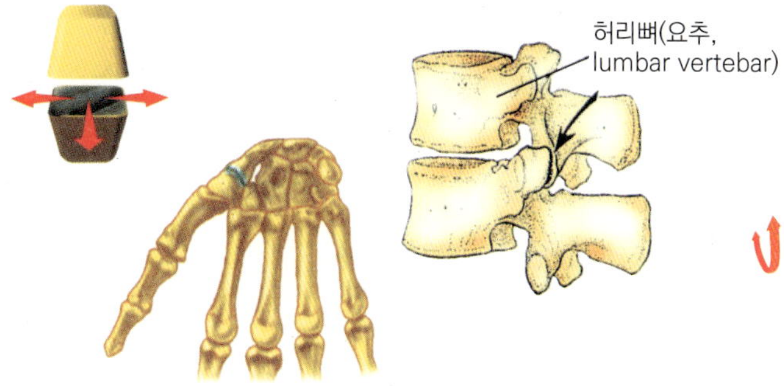

평면관절(활주관절, plane joint)

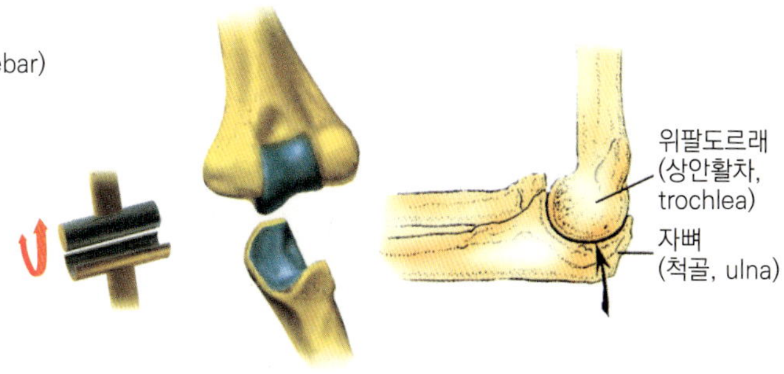

경첩관절(접번관절, hinge joint)

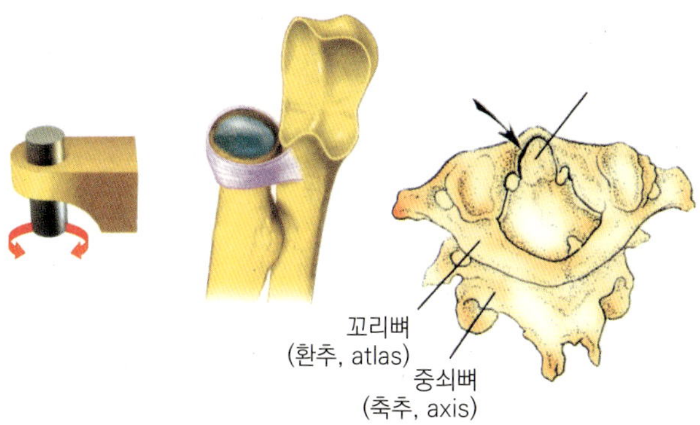

중쇠관절(자축관절, pivot joint)

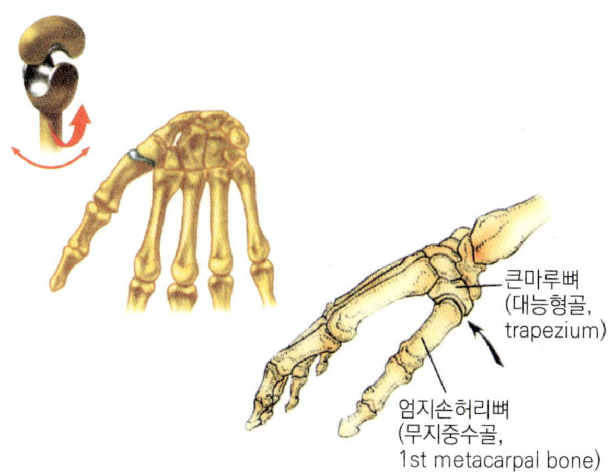

안장관절(안상관절, saddle joint)

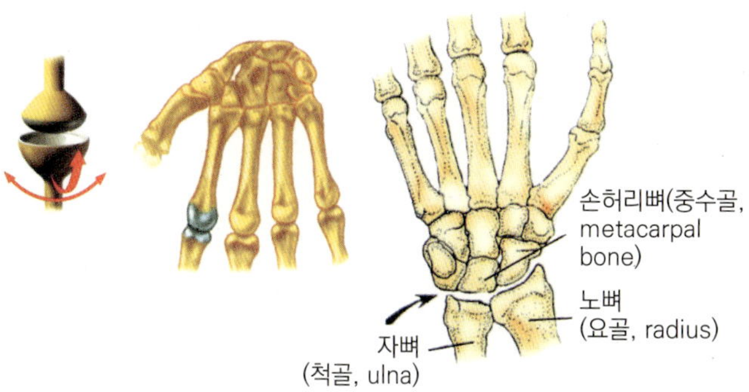

타원관절(과상관절, condyloid joint)

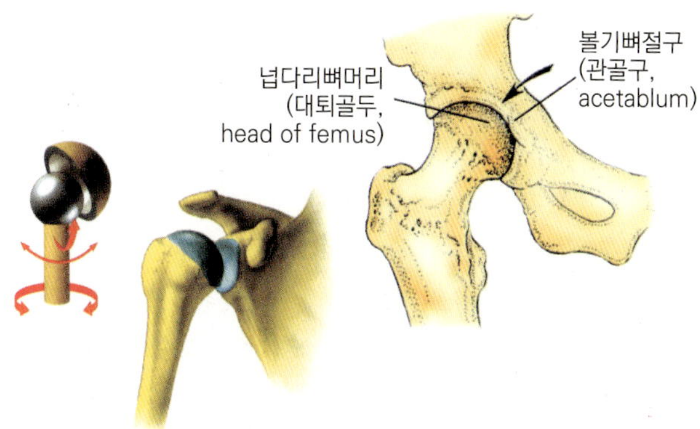

절구관절(구상관절, ball and socket joint)

joint)과 안장관절(안상관절, saddle joint)이 있다.

다축성 관절(multiaxial joint)

다축성 관절은 운동축이 세개이며 삼면으로 운동이 가능하며 절구관절(구상관절, ball and socket joint)이 있다.

② 관절면(관절머리와 관절오목)의 모양에 따라

평면관절(활주관절, plane joint)

관절면이 평면에 가까운 상태로서 약간의 미끄럼운동(gliding)으로 운동이 제한되며 손목뼈사이관절, 발목뼈사이관절, 돌기사이관절, 엉치엉덩관절이 여기에 속한다. 평면관절 중 엉치엉덩관절은 두 관절면이 거칠어서 거의 가동성이 없으므로 반관절이라고도 한다.

경첩관절(접번관절, hinge joint)

두 관절면이 원주면과 원통면 접촉을 하며 여닫이 문의 경첩 모양이다. 무릎관절, 팔꿈관절, 발목관절, 손가락뼈사이관절 등이 여기에 속한다. 운동은 경첩처럼 뼈의 장축에 직각으로 이루어지며 굽힘 및 폄운동을 하는 관절이다.

중쇠관절(차축관절, pivot joint)

도르레모양의 관절머리는 관절오목에 결합하고 고리인대(윤상인대, anular ligament)의 보강을 받아 차축처럼 회전운동을 한다. 몸쪽·먼쪽 노자관절과 정중고리중쇠관절이 여기에 속하며 아래팔의 엎침·뒤침운동을 한다.

안장관절(안상관절, saddle joint)

두 관절면이 말안장처럼 생긴 것이며 엄지의 손목손바닥뼈관절에서 볼 수 있으며 굽힘, 폄, 모음, 벌림 그리고 약간의 회전운동이 가능하다.

타원관절(과상관절, condyloid joint)

두 관절면이 타원형을 이루고 관절오목은 관절머리에 알맞게 오목한 면을 만든다. 손목관절이나 고리뒤통수관절 등의 예를 들 수 있다. 굽힘, 폄, 모음, 벌림운동이 가능하다.

절구관절(구상관절, ball and socket joint)

관절머리는 둥글고 관절오목은 관절머리에 알맞게 오목하다. 어깨관절과 엉덩관절이 그 대표적인 예이다. 운동범위가 가장 크고 매우 자유롭다. 그러나 엉덩관절은 관절오목이 약간 깊기 때문에 어깨관절에 비하면 운동성이 약간 제한된다.

(2) 윤활관절의 운동

윤활관절의 운동에는 평면운동, 각운동, 회전운동, 특수운동이 있으며 관절운동은 재활의학, 정형외과학에서 중요시된다.

① 평면운동(gliding movement)

관절면이 평탄하거나 약간 굽은 상태로서 관절면의 한면이 다른면 위로 미끄러지는 운동이다. 가장 단순한 형태의 운동으로 회전이나 각운동이 없다. 여기에는 갈비척주관절이나 척추사이관절에서 볼 수 있다.

② 각운동(angular movement)

두개의 인접한 뼈 사이에 각이 커지거나 작아지는 운동

굽힘(굴곡, flexion)

두 뼈 사이 각도를 감소시키는 운동이며 두 뼈가 접근하는 운동이다. 예로서 목굽히기, 팔굽히기

폄(신전, extension)

굽힘의 반대운동으로 두 뼈 사이 각도를 넓히는 운동이며 두 뼈 사이가 멀어지는 운동이다. 예로서 팔굽펴기, 무릎펴기

벌림(외전, abduction)

팔다리가 몸통의 중심으로부터 멀어지는 운동이다. 손가락의 집게손가락과 반지손가락이 가운데 손가락으로부터 멀어지는 운동이다.

모음(내전, adduction)

벌림의 반대운동으로 팔다리가 몸통의 중심선쪽으로 움직이는 운동이다.

휘돌림(회선, circumduction)

원추운동으로 한 점을 중심으로 굽힘, 폄, 벌림, 모음의 연속동작으로 팔의 어깨관절을 중심으로 돌리는 운동이다.

그림 3-6 윤활관절(활막성 관절)의 운동성

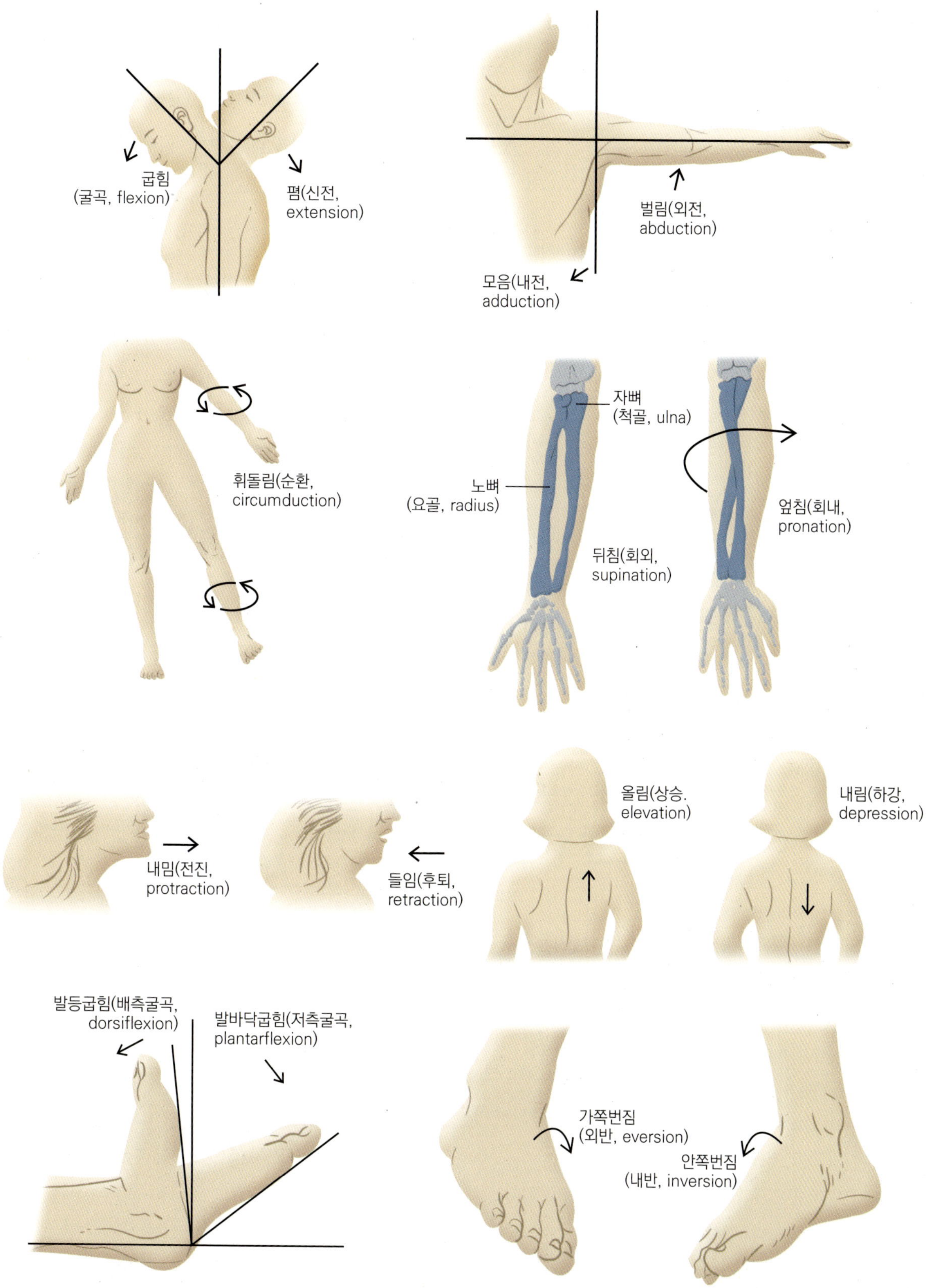

③ 회전운동(rotational movement)

뼈의 장축을 중심으로 내외의 방향으로 돌리는 운동이다.

안쪽회전(내측회전, medial rotation)

머리를 고리뼈와 중쇠뼈사이에서 안쪽으로 돌리거나 팔이나 넓적다리를 안쪽으로 돌리는 운동이다.

가쪽회전(외측회전, lateral rotation)

안쪽회전의 반대운동으로 머리를 고리뼈와 중쇠뼈사이에서 가쪽으로 돌리거나 팔이나 넓적다리를 가쪽으로 돌리는 운동이다.

④ 특수운동(special movement)

뒤침(회외, supination)

팔에서 손바닥이 위로 향하는 아래팔의 운동이다.

엎침(회내, pronation)

팔에서 손바닥이 아래로 향하는 아래팔의 운동이다.

내밈(전진, protraction)

신체의 일부분을 앞쪽으로 내미는 운동으로 아래턱뼈나 어깨를 앞으로 나오게 하는 것

들임(후퇴, retraction)

내밈의 반대운동으로 신체의 일부분을 뒤로 잡아당기는 운동

올림(상승, elevation)

신체의 일부분을 올리는 운동으로 한쪽의 어깨뼈를 위쪽으로 올리는 것

내림(하강, depression)

올림의 반대 운동으로 신체의 일부분을 낮추는 운동으로 한쪽의 어깨뼈를 아래쪽으로 내리는 것

발등굽힘(배측굴곡, dorsi flexion)

발등이 종아리에 가까워지게 하는 운동이다.

발바닥 굽힘(저측굴곡, plantar flexion)

발바닥이 발목에서 펴지는 운동이다.

가쪽번짐(외반, eversion)

발바닥이 가쪽으로 가도록 발을 뒤집는 운동이다.

안쪽번짐(내반, inversion)

발바닥이 안쪽으로 향하도록 발을 뒤집는 운동이다.

2 사람에게서의 중요한 관절

1) 머리뼈(두개골) 관절

머리뼈는 머리뼈공간을 이루는 뼈와 얼굴을 형성하는 뼈들 사이에 결합된 관절이다. 대부분이 봉합으로 결합되고 약간의 연골결합 또는 뼈결합으로 되어 있다.

(1) 봉합(suture)

머리뼈의 관절은 턱관절(악관절, temporomandibular joint) 외에는 모두 봉합으로 이루어지며 봉합은 머리뼈에서만 볼 수 있는 결합양식으로서 사람의 머리뼈에 30여종이 있다.

대표적인 것은 ① 관상봉합 ② 시상봉합 ③ 시옷봉합 ④ 비늘봉합이 중요하다. 영유아기에는 이들 봉합부에 숫구멍(천문, fontanell)이 열려 있다.

(2) 턱관절(악관절, temporomandibular joint)

턱관절은 관자뼈(측두골)의 턱관절오목(하악와)과 아래턱뼈(하악골)의 관절돌기 사이에 이루어지는 관절로서 흔히 T-M joint라 부른다.

관절의 형태는 평면 및 타원관절로서 관절공간은 관절원반(관절원판, articular disk)에 의해 2분되며 관절머리와 관절오목 사이를 적합하게 하고 관절주머니는 느슨하나 둘러싸고 있는 근육에 의해 안정되어 있다.

인대는 관절주머니의 가쪽에서 광대활과 턱뼈목 사이를 연결하는 삼각형의 가쪽인대(외측인대, lateral ligament)와 나비뼈큰날개(접형골대익)와 턱뼈혀돌기(하악골소설, lingula mandible) 사이를 연결하는 나비아래턱인대(접형하악인대, sphenomandi- bular ligament) 그리고 붓돌기(경상돌기)와 턱뼈목(하악경) 사이를 연결하는 붓아래턱인대(경돌하악인대, stylomandibular ligament)가 있다.

운동성은 매우 자유로워서 입을 열고 닫고 하는 운동과 음식물을 깨물고 씹는 내밈 들임 활주운동을 할 수 있다.

표 3-2 사람에게서 중요한 관절

관절	부위	형태	기능
머리뼈, skull			
대부분의 관절	머리뼈들사이	봉합	유아에서만 유동성 있음
턱관절(악관절, temporomandibular j.)	관자뼈관절돌기와 아래턱뼈머리 (관절원반 위와 아래의 두 관절)	평면관절(위) 경첩관절(아)	내밈, 들임, 옆당김 올림, 내림
척주, vertebral column			
특수관절			
고리뒤통수관절(환추후두관절, atlanto occipital j.)	뒤통수뼈 관절융기와 고리뼈 위관절돌기	타원관절	머리의 굽힘과 폄(경첩관절의 기능)
고리중쇠관절(환추축추관절, atlanto axial j.)	고리뼈와 중쇠뼈 치아돌기	중쇠관절	머리의 돌림
일반관절			
척추뼈몸통사이관절(추체간관절, jj. between bodies)	척추뼈 몸통과 몸통	섬유연골결합	각 방향으로 약간의 운동
관절돌기사이관절(jj. between articularprocess)	척추뼈 아래관절돌기와 위관절돌기	평면관절	〃
가슴우리, thoracic cage			
자루몸통관절(흉골병체관절, manubrosternal j.)	복장뼈자루와 몸통	섬유연골결합	복장뼈몸통이 앞뒤로 운동(경첩관절의 기능)
갈비척주관절(늑골척추관절, costovertebral j.)			
갈비뼈머리관절(늑골두관절, costal head j.)	척추뼈몸통 및 척추사이원반과 갈비뼈머리	(경첩관절)	약간의 올림, 내림 및 돌림운동
갈비가로돌기관절(늑골횡골관절, costotransverse j.)	척추뼈가로돌기와 갈비뼈결절	(평면관절)	〃
갈비뼈물렁뼈관절(늑골늑연골관절, costochondral j.)	갈비뼈와 갈비물렁뼈	유리연골결합	(거의 움직이지 않음)
복장갈비관절(흉골늑골관절, sternocostal j.)	복장뼈와 갈비물렁뼈	(경첩관절)	〃
첫째복장갈비관절(예외)	복장뼈자루와 첫째갈비뼈	유리연골결합	(거의 움직이지 않음)
팔이음부, shoulder girdle			
복장빗장관절(흉쇄관절, sternoclavicular j.)	복장뼈와 빗장뼈의 안쪽장끝	평면관절	올림, 내림, 내밈, 들임, 돌림, 휘돌림
봉우리빗장관절(견봉쇄골관절, acomioclavicular j.)	어깨뼈봉우리와 빗장뼈의 가쪽끝	평면관절	〃
팔, upper limb			
어깨관절(견관절, shoulder j.)	어깨뼈관절오목과 위팔뼈머리	절구관절	굽힘, 폄, 모음, 벌림, 돌림, 휘돌림
팔굽관절(주관절, elbow j.)			
위팔자관절(상완척골관절, humeroulnar j.)	위팔뼈도르래와 자뼈도르래패임	경첩관절	굽힘, 폄
위팔노관절(상완요골관절, humeroradial j.)	위팔뼈작은머리와 노뼈머리	중쇠관절	뒤침,엎침
노자관절(radioulnar j.)			
몸쪽(근위, proximal)	노뼈머리둘레와 자뼈의 노패임	중쇠관절	돌림
중간(노자인대결합, radioulnar syndesmosis)	노뼈몸통과 자뼈몸통	섬유관절	(돌림)
먼쪽(원위, distal)	자뼈머리와 노뼈의 자패임	중쇠관절	뒤침,엎침
손목관절(수근관절, wrist j)	노뼈 먼 끝과 손목뼈(손배뼈와 반달뼈)	타원관절	굽힘, 폄, 모음, 벌림, 돌림, 휘돌림
손목뼈사이관절(수근골간관절, intercarpal j.)	손목뼈들의 사이	평면관절	약간의 미끄럼 운동
손목손허리관절(수근중수골관절, carpometacarpal j.)			
첫째	큰마름뼈와 첫째손허리뼈	안장관절	굽힘, 폄, 모음, 벌림, 휘돌림
둘째와 셋째	손목뼈들과 둘째 및 셋째손허리뼈	평면관절	(거의 움직이지 않음)
넷째와 다섯째	갈고리뼈와 넷째 및 다섯째손허리뼈	경첩관절	굽힘, 폄
손허리손가락관절(metacarpophalangeal .)	손허리뼈와 손가락의 첫마디뼈	타원관절	굽힘, 폄, 모음, 벌림, 휘돌림
손가락뼈사이관절(interphalangeal j.); 몸쪽과 먼쪽	첫마디와 중간마디, 중간마디와 끝마디	경첩관절	굽힘, 폄
다리이음부, hip girdle			
엉치엉덩관절(천골장골관절, sacro-iliac j.)			
윤활관절	엉치뼈와 엉덩뼈의 귀모양면	평면관절	(거의 움직이지 않음)
인대결합	엉치뼈와 엉덩뼈의 귀모양면 뒤의 거친면	섬유결합	〃
두덩결합(치골결합, symphysis pubis)	양쪽 두덩뼈의 결합	섬유연골결합	〃
다리, lower limb			
엉덩관절(고관절, hip j.)	볼기뼈절구와 넙다리뼈머리	절구관절	굽힘, 폄, 모음, 벌림, 돌림, 휘돌림
무릎관절(슬관절, knee j.)	넙다리뼈관절융기와 정강뼈관절융기	경첩관절	굽힘, 폄
정강종아리관절(경골비골관절, tibiofibular j.)			
몸쪽(근위, proximal)	정강뼈의 종아리관절면과 종아리뼈머리	평면관절	(거의 움직이지 않음)
먼쪽(원위, distal)	정강뼈의 종아리패임과 종아리뼈(복사위)	섬유결합	〃
발목관절(족근관절, ankle j.)	정강뼈 및 가 복사(종아리뼈)와 목말뼈	경첩관절	굽힘, 폄(바닥 굽힘 상태에서 모음, 벌림)
발목뼈사이관절(족근골간관절, intertarsal j.)	발목뼈들의 사이	평면관절	약간의 미끄럼 운동
발목발허리관절(족근중족골관절, tarsometatarsal j.)	발목뼈들과 발허리뼈	평면관절	(거의 움직이지 않음)
발허리발가락관절(metatarsophalangeal j.)	발허리뼈와 발가락의 첫마디뼈	절구관절	굽힘, 폄, 모음, 벌림, 휘돌림
발가락뼈사이관절(interphalangeal j.); 몸쪽과 먼쪽	첫마디와 중간마디, 중간마디와 끝마디	경첩관절	굽힘, 폄

그림 3-6 턱관절

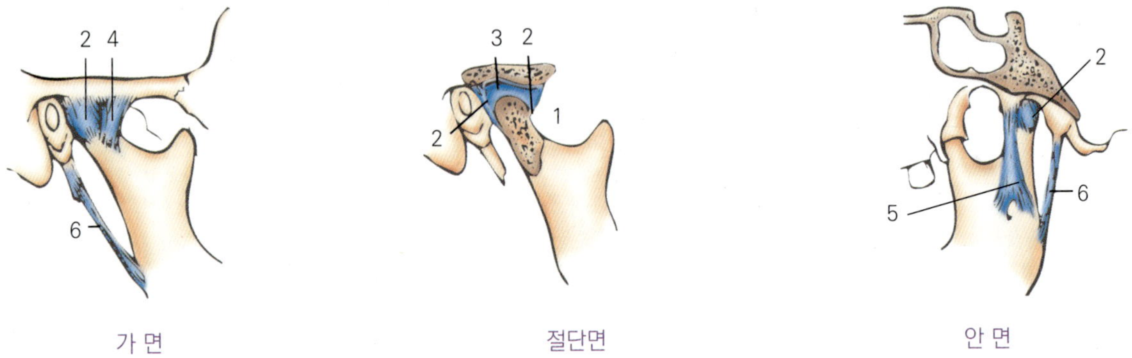

1. 턱관절(악관절, temporomandibular articulation)
2. 관절주머니(관절낭, articular capsule)
3. 관절원반(관절원판, articular disk)
4. 자쪽인대(외측인대, lateral lig.)
5. 나비아래턱인대(접하악인대, sphenomandibular lig.)
6. 붓아래턱인대(경돌하악인대, stylomandibular lig.)

그림 3-7 고리뒤통수관절, 가쪽고리중쇠관절(환추후두관절, 외측환축관절)

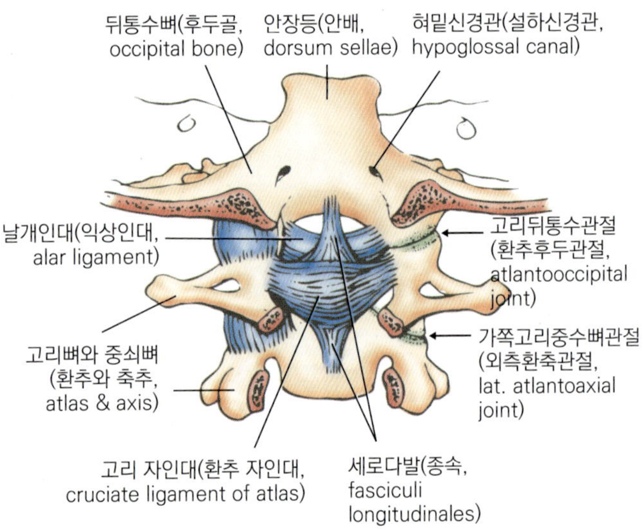

그림 3-8 정중 고리중쇠관절(정중환축관절)

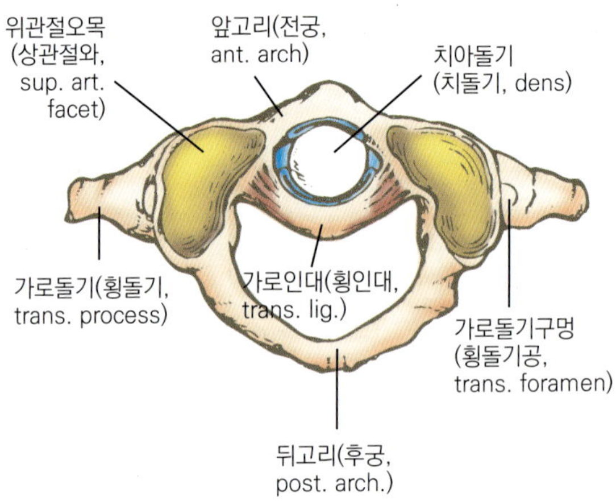

탈구(dislocation)는 앞방향으로만 일어나며 탈구를 바로잡을 때는 아래턱을 아래로 잡아당겼다가 다시 위로 밀면 쉽게 들어가지만 재발이 잘 된다.

2) 머리뼈와 척주의 관절

이제부터 기술하고자 하는 고리뒤통수관절, 정중고리중쇠관절, 가쪽고리중쇠관절을 통틀어 머리뼈척주관절(두개척주관절, craniovertebral joint)이라고 칭한다.

(1) 고리뒤통수관절 (환추후두관절, atlantooccipital joint)

고리뼈(첫째 목뼈)의 위관절오목(상관절와, superior articular fossa)과 뒤통수뼈의 뒤통수뼈관절융기(후두과, occipital condyle) 사이 타원관절(과상관절, condyloid joint)로 운동은 극히 제한되어 앞뒤굽힘(약 10°)과 옆굽힘(약 7°)이 될 뿐이다.

뒤통수뼈와 고리뼈의 결합을 하는데는 앞·뒤 고리뒤통수막(전·후환추후두막, anterior·posterior atlantooccipital membrane)이 연결되어 있다.

(2) 고리중쇠관절 (환축관절, atlantoaxial joint)

고리중쇠관절은 고리뼈와 중쇠뼈가 이루는 관절로 1개의 정중고리중쇠관절과 양쪽 두개의 가쪽 고리중쇠관절로 구성되어 있다.

① 정중고리중쇠관절 (정중환축관절, median atlantoaxial joint)

중쇠뼈의 치아돌기(치돌기, dens)가 고리뼈 앞고리의 치아돌기오목(치돌기와, facet for dens)에 들어가고 고리가로인대(환추횡인대, transverse ligament of atlas)로 싸여진 중쇠관절(차축관절, pivot joint)이며 운동은 머리의 회전에 기초가 된다.

인대는 큰구멍 앞모서리에 부착하는 치아끝인대(치첨인대, apical dental ligament)와 왼·오른쪽에 날개인대(익상인대, alar ligament)가 있어 머리의 휘돌림을 억제한다. 또 중쇠뼈의 몸통으로부터는 고리가로인대(환추횡인대, transvers ligament of atlas)와 직교하는 세로다발(종속, fasciculi longitudinales)이 큰구멍 앞모서리로 이어져 있다. 고리가로인대와 세로다발을 합쳐서 고리십자인대(환추십자인대, cruciate ligament of atlas)라 한다.

② 가쪽고리중쇠관절 (외측환축관절, lateral atlantoaxial joint)

고리뼈의 아래관절오목(하관절와, inferior articular facet)과 중쇠뼈의 위관절오목(상관절와, superior articular facet) 사이에 만들어지는 평면관절(plane joint)로 활주운동을 한다.

머리의 휘돌림운동을 도우며 고리뼈와 중쇠뼈 사이에는 앞·뒤고리중쇠막(전·후환축막, anterior · posterior atlantoaxial membrane)이 걸쳐 있다.

3) 척주의 관절

척주는 26개의 척추뼈들이 척추뼈몸통 관절과 척추뼈고리 관절로 이루어진 기둥구조를 하고 있다.

(1) 척추뼈몸통관절(joint of vertebral bodies)

척추뼈몸통(추체) 관절은 척추뼈몸통사이에 있는 척추사이원반(추간원판, intervertebral disk)에 의한 섬유관절로서 가슴부분(흉부)에서는 운동이 제한되나 목부위와 허리부위에서는 비교적 넓은 범위의 운동이 가능하다.

(2) 척추뼈고리(추궁)관절 (joint of vertebral arches)

척추뼈고리관절은 척추뼈고리에 있는 위·아래 관절돌기(상·하관절돌기)에 의해 형성되는 윤활관절이며 척추뼈고리사이에는 탄성섬유가 발달된 여러 인대에 의해 보강되고 있다.

(3) 척추사이원반 (추간원판, intervetebral disk)

척추사이원반은 섬유연골(fibrous cartilage)로 되어 있으며 성인의 경우 목뼈에서 허리뼈까지 23개의 척추사이원반이 있다. 척추사이원반은 고리중쇠관절(환축관절), 엉치뼈와 꼬리뼈의 뼈유합부(골유합부)를 제외한 모든 척추뼈사이에 끼워져 있다.

척추사이원반은 주변부의 굳은 섬유고리(섬유륜, fibrous ring)와 중심부의 연한 수핵(pulpy nucleus)으로 구성되며 충격흡수기(shock absorbers)로 작용한다.

(4) 척주의 보강인대

척추뼈의 앞뒤, 양면, 척추뼈고리사이, 가시돌기사이에는 다음의 여러 강인한 인대로 보강된다.

① 앞세로인대 (전종인대, anterior longitudinal ligament)

척추뼈의 앞면에 부착된 길고 넓은 띠모양의 인대로 첫째 목뼈에서 꼬리뼈까지 척주 전장에 걸쳐 있으면서 척추사이원반을 보강한다.

그림 3-9 척주의 인대

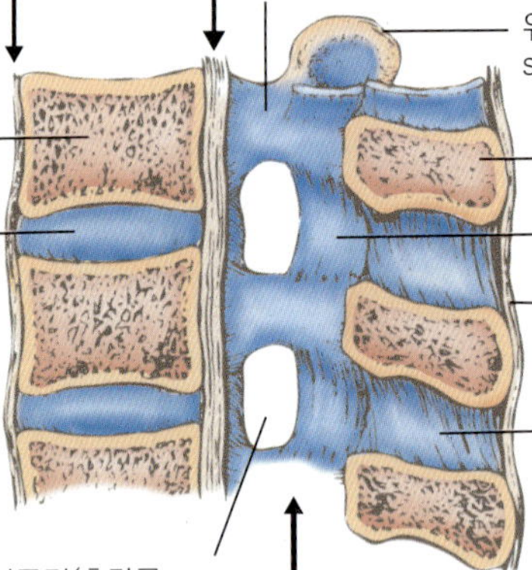

② 뒤세로인대
(후종인대, posterior longitudinal ligament)

척주관내에 있으며 척추뼈의 뒤면을 따라 둘째 목뼈에서 꼬리뼈까지 붙어 있는 인대로 앞세로인대보다 두껍고 튼튼하다. 임상적으로 척추사이원반의 탈출시 중요시되는 인대이다.

③ 황색인대(yellow ligament)

인접하는 척추뼈고리사이에 부착하는 인대로 탄성섬유가 많아 황색을 띤다.

④ 가시사이인대
(극간인대, interspinous ligament)

인접하는 가시돌기 사이의 간격을 잇는 얇은 인대이다.

⑤ 가로돌기사이인대
(횡돌간인대, intertransverse ligament)

인접한 가로돌기 사이에 부착하는 인대로 허리뼈부분 이외에서는 별로 발달하지 않았다.

⑥ 목덜미인대(항인대, nuchal ligament)

뒤통수뼈의 바깥뒤통수뼈융기로부터 일곱째 목뼈 가시돌기 사이 정중면에 부착하는 막상의 인대이다.

⑦ 가시위인대(극상인대, supraspinous ligament)

목덜미 아래쪽의 연장으로 일곱째 목뼈 이하의 가시돌기 첨단을 연결하고 있다.

4) 가슴우리(흉곽)관절

가슴우리관절들은 갈비뼈의 운동을 도와 호흡운동에 관여하며 들숨시에는 앞위방향으로 운동하여 가슴우리의 앞뒤지름을 넓혀주고 날숨시에는 뒤아래방향으로 운동하여 가슴우리를 좁혀 준다.

(1) 갈비척주관절
(늑추관절, costovertebral joint)

갈비척주관절은 갈비뼈와 등뼈에 연결하는 갈비뼈머리관절(늑골두관절)과 갈비가로돌기관절(늑횡돌관절)이 있다.

① 갈비뼈머리관절
(늑골두관절, joint for head of rib)

갈비뼈머리(늑골두, costal head)와 인접한 등뼈몸통의 위·아래갈비뼈오목(상·하늑골와, superior· inferior costal facet)이 만드는 관절이며 그 관절면과 사이에 개재하는 관절원반에 의해 구성되는 평면관절이다. 인대는 갈비뼈머리로부터 위·아래척추뼈몸통으로 이어지는 부채꼴인

그림 3-10 갈비뼈(늑골)와 척주의 연결(갈비척추관절)

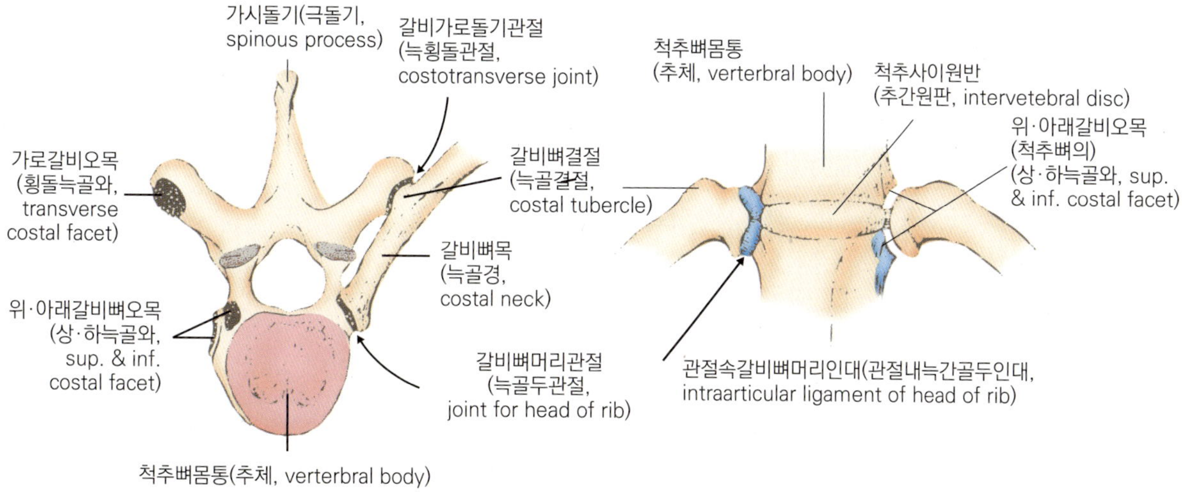

그림 3-11 복장갈비관절(흉늑관절) 및 복장빗장관절(흉쇄관절)

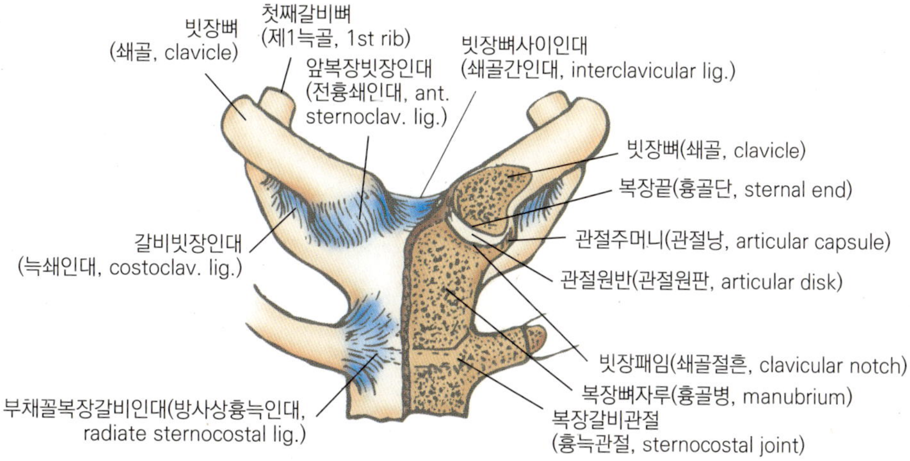

대(방사상인대, radiate ligament)에 의해 보강되며 관절속갈비뼈머리인대(관절내늑골두인대, intraarticular ligament of head of rib)가 척추사이원반에 이어져 있다.

② 갈비가로돌기관절 (늑횡돌관절, costotransverse joint)

갈비뼈결절(늑골결절, costal tubercle)의 관절면과 등뼈의 가로돌기(횡돌기, transverse process)의 관절면 사이에 만드는 평면관절이다. 관절주머니(관절낭) 주변에는 갈비가로돌기인대(늑횡돌인대, costotransverse ligament)가 덮여 있다.

(2) 복장갈비관절 (흉늑관절, sternocostal joint)

위쪽부위 일곱쌍의 갈비연골(늑연골, costal cartilage)과 복장뼈의 갈비패임(늑골절흔, costal notch)이 만드는 평면관절이다. 첫째 갈비뼈 연골만은 복장뼈와 직접 유리연골(초자연골) 결합을 하고 있으며 관절주머니 주변은 부채꼴복장갈비인대(방사상흉늑인대, radiate sternocostal ligament)로 보강되어 있다.

5) 팔의 관절

(1) 복장빗장관절 (흉쇄관절, sternoclavicular joint)

복장빗장관절은 몸통과 팔을 연결하는 유일한 관절이다. 복장빗장관절은 복장뼈자루(흉골병)의 빗장패임(쇄골절흔, clavicular notch)과 빗장뼈의 복장끝(흉골단, sternal end)이 만드는 안장관절로서 관절원반(관절원판, articular disk) 때문에 운동범위는 작지만 팔의 운동이 절구관절처럼 자유운동이 가능하다. 인대는 관절주머니의 앞뒤면에서 앞·뒤복장빗장인대(전·후흉쇄인대, ant.·posterior sternoclavicular ligament)에 의해 보강되고 갈비빗장인대(늑쇄인대, costoclavicular ligament)에 의해 빗장뼈와 첫째갈비뼈사이가 연결되어 있다.

(2) 봉우리빗장관절 (견쇄관절, acromioclavicular joint)

봉우리빗장관절은 어깨뼈(견갑골)의 봉우리(견봉, acromion)와 빗장뼈의 봉우리끝(견봉단, acromial end) 사이에서 만들어지는 평면관절이다. 관절주머니는 느슨하고 관절원반은 불완전하다.

부속인대는 부리돌기(오훼돌기)로부터 빗장뼈 밑면에 걸쳐 있는 마름모인대(능형인대, trapezoid ligament)와 원뿔인대(원추인대, conoid ligament)에 의해 강하게 결합되어 있다. 이 두 인대를 부리빗장인대(오훼쇄골인대, coracoclavicular ligament)라고 한다. 또 어깨세모근 밑으로는 부리돌기와 봉우리를 연결하는 부리봉우리인대(오훼견봉인대, coracoacromial ligament)가 있다.

(3) 어깨관절(견관절, shoulder joint)

어깨관절은 위팔뼈머리(상완골두, head of humerus)와 어깨뼈의 관절오목(관절와, glenoid fossa)이 만드는 다축성의 대표적 절구관절로 운동범위가 가장 넓다. 어깨관절의 운동은 굽힘, 폄, 모음, 벌림, 안·바깥쪽회전, 휘돌림, 수평위모음·벌림, 어깨뼈의 올림 및 내림 등 매우 다양하다. 이 관절은 관절머리에 비해 관절오목이 얕고 인대가 약해 탈구(dislocation)가 일어나기 쉽다. 이를 방지하기 위하여 오목테두리(관절순,

그림 3-12 어깨관절(견관절) 및 봉우리빗장관절(견쇄관절)의 인대

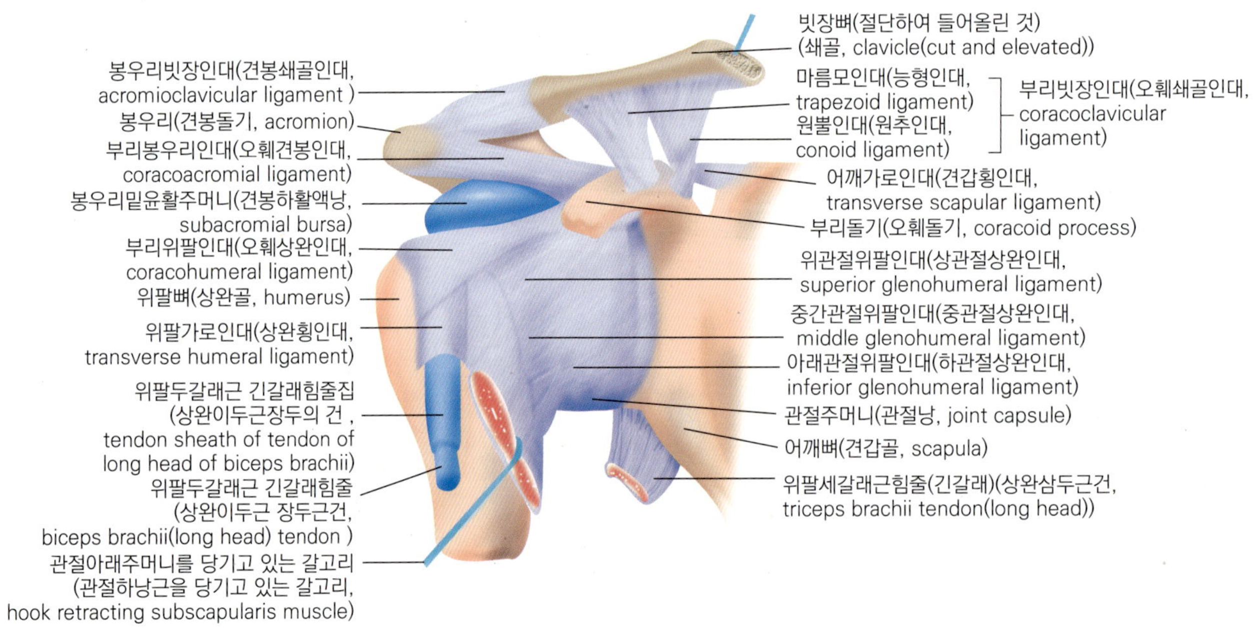

그림 3-13 어깨관절(오른쪽 : 전두단면)

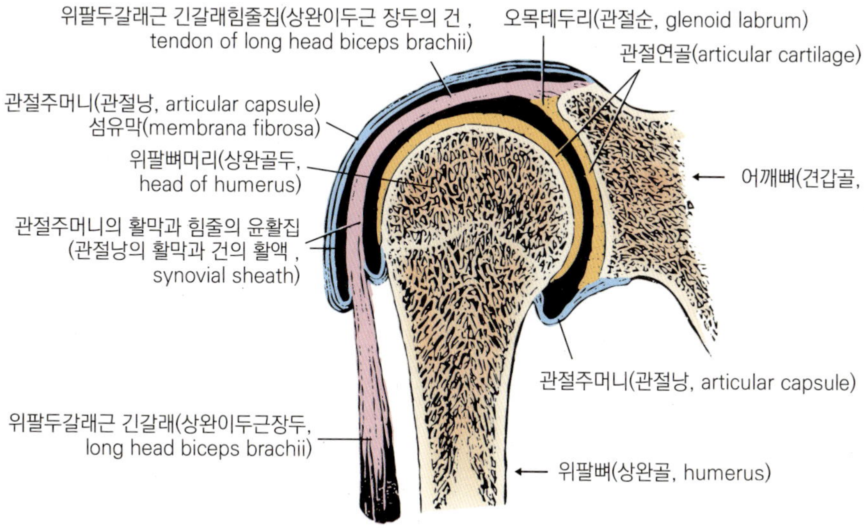

그림 3-14 어깨관절(견관절)의 주변

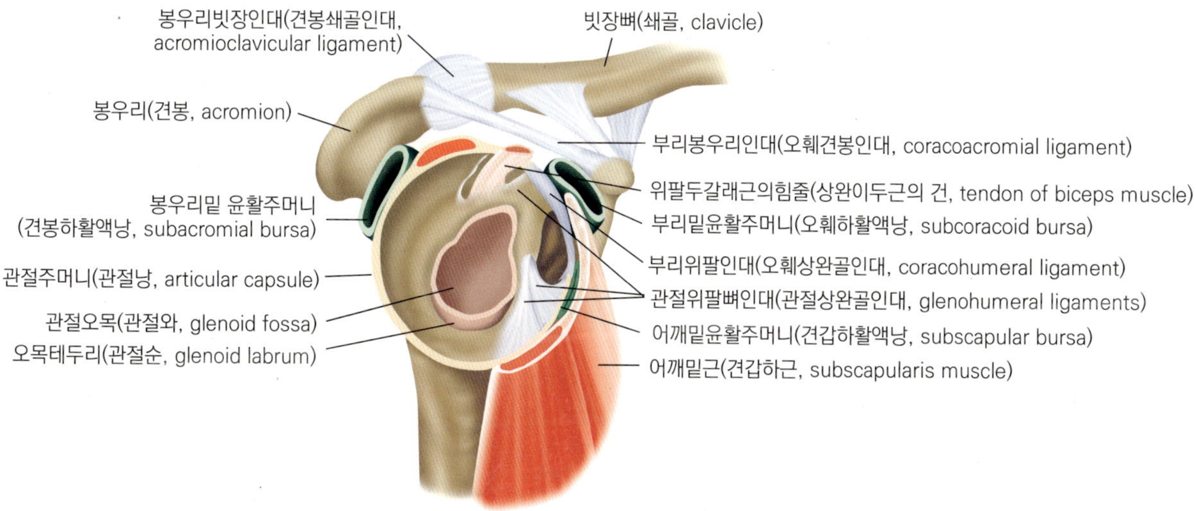

그림 3-15 팔꿉관절(주관절(오른쪽, 전두단면))

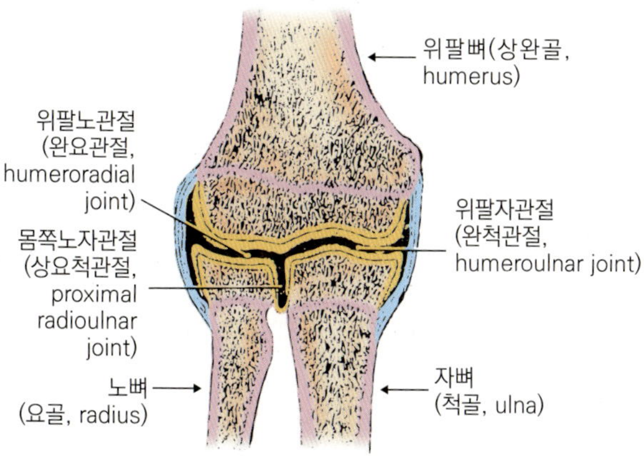

glenoid labrum)로 보강되어 있다. 또한 어깨관절의 위면은 부리돌기와 봉우리를 잇는 부리봉우리인대(오훼견봉인대, coracoacromial ligament), 부리돌기와 위팔뼈 큰결절을 잇는 부리위팔인대(오훼상완인대, coracohumeral ligament), 오목테두리에서 큰결절 사이를 지나는 관절위팔인대(관절상완인대, glenohumeral ligament)로 보강되어 있다.

앞면은 어깨밑근힘줄(견갑하근건, tendon of subscapular muscle)과 위팔두갈래근(상완이두

그림 3-16 팔꿉관절(주관절)의 구성(오른쪽, 앞면)

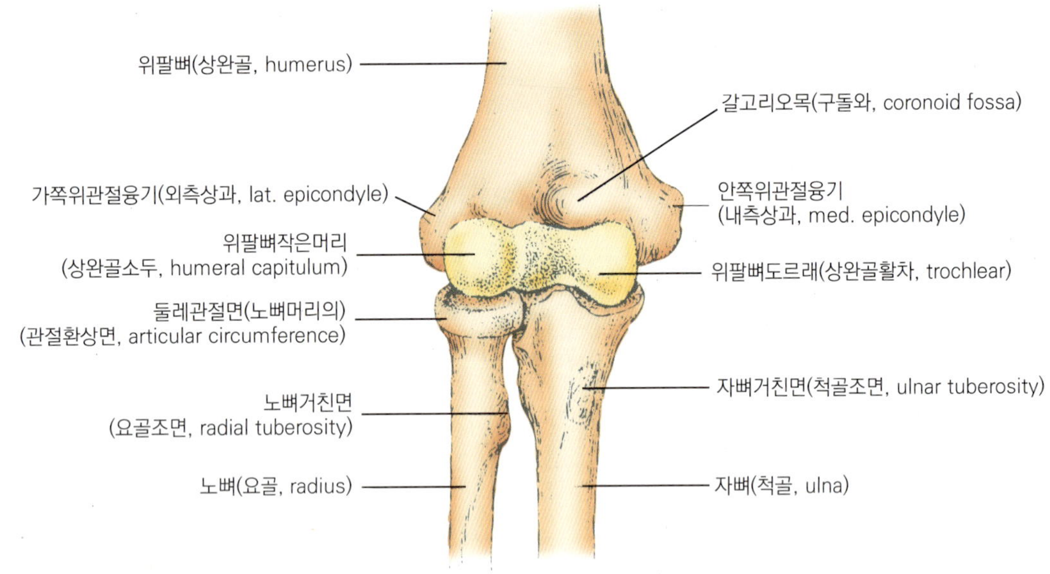

그림 3-12 팔꿉관절(주관절)

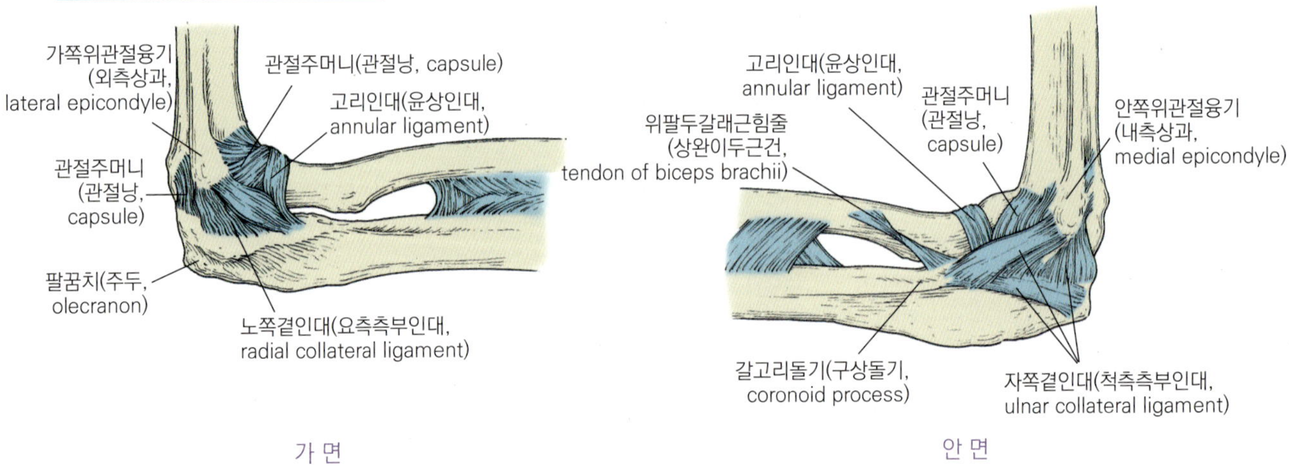

근, biceps brachii)으로 바깥쪽 어깨세모근(삼각근, deltoideus)으로 뒤면은 가시위근(극상근, supraspinatus), 가시아래근(극하근, infraspinatus), 작은원근(소원근, teres minor)의 힘줄(건)로 아래부위는 위팔세갈래근(상완삼두근, triceps brachii)에 의해 보강되어 있다.

관절주머니는 느슨하며 넓고 오목테두리에서 위팔뼈의 해부목, 큰결절, 작은결절 등에 부착한다. 관절주머니의 어깨아래근의 위·아래부위가 가장 약하고 어깨관절의 탈구시에 상하기가 쉽다.

(4) 팔꿉관절(주관절, elbow joint)

팔꿉관절은 위팔뼈 아래끝과 노뼈 및 자뼈 위끝이 만드는 대표적인 복합관절(복관절, compound joint)이다. 이들 관절은 모두 하나의 큰 관절주머니로 싸여 있다.

① 위팔자관절(완척관절, humeroulnar joint)

위팔뼈 도르래(상완골활차, trochlea of humerus)와 자뼈의 도르래패임(활차절흔, trochlear notch) 사이의 경첩관절(hinge joint)이며 팔꿉관절의 주작용인 굽힘·폄운동을 한다.

② 위팔노관절(완요관절, humeroradial joint)

위팔뼈작은머리(상완골 소두, capitulum of humerus)와 노뼈머리(요골두, head of radius) 윗면 사이의 평면관절(gliding joint)이며 팔꿉관절의 굽힘·폄운동과 아래팔의 휘돌림운동에 도움을 준다.

③ 몸쪽노자관절
(상요척관절, proximal radioulnar joint)

노뼈머리의 둘레관절면(관절환상면, articular circumference)과 자뼈의 노뼈패임(요골절흔, radial notch) 사이의 중쇠관절(pivot joint)이며 먼쪽노자관절(하요척관절, distal radioulnar joint)과 더불어 엎침 및 뒤침운동에 관여한다.

그림 3-18 노자인대결합(요척관절)

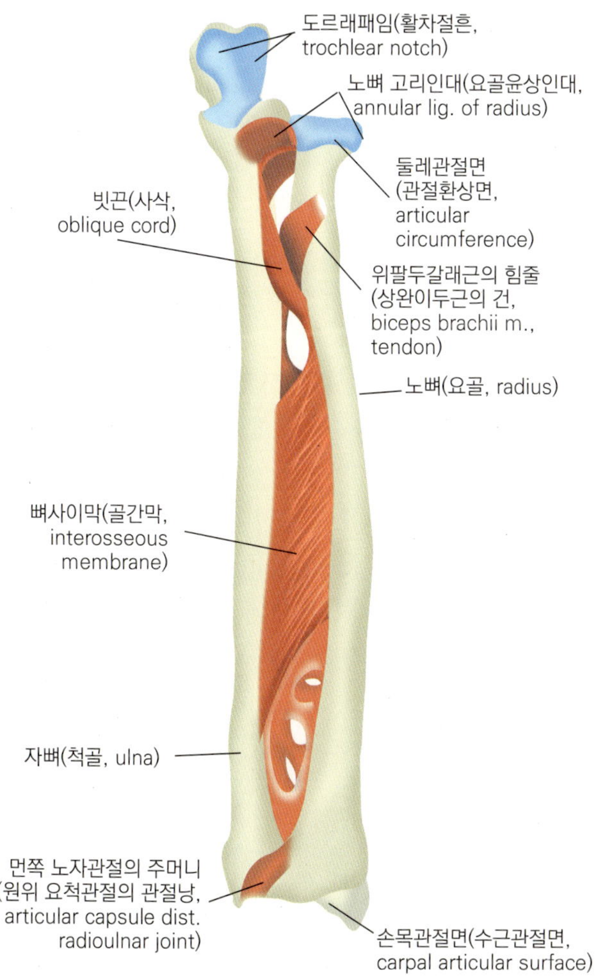

관절을 보강하는 인대는 위팔뼈의 안쪽위관절융기(내측상과)와 자뼈 사이에서 관절주머니의 안쪽부위를 보강하여 심한 모음을 방지하는 자쪽곁인대(척측측부인대, ulnar collateral ligament)와 위팔뼈의 가쪽위관절융기와 노뼈머리띠인대 사이에서 관절주머니의 가쪽부위를 보강하는 노쪽곁인대(요측측부인대, radial collateral ligament) 그리고 노뼈의 둘레관절면을 둘러싸서 노뼈의 탈구를 방지하는 노뼈머리띠인대(요골윤상인대, radial annular ligament)가 있다.

(5) 노자인대결합 (요척관절, radioulnar syndesmosis)

노뼈와 자뼈는 위·아래 양끝에서 관절을 형성하고 그 중간에서 양쪽 뼈몸통은 섬유결합조직으로 구성된 막으로 연결되어 있다. 노자인대결합(요척관절)은 다음의 3종이 있다.

① 몸쪽노자관절
(상요척관절, proximal radioulnar syndesmosis)

몸쪽노자관절은 중쇠관절로 팔꿉관절의 일부이다.

② 중간노자인대결합(중요척인대결합, middle radioulnar syndesmosis)

노뼈몸통과 자뼈몸통이 아래팔의 뼈사이막(골간막, interosseus membrane)으로 연결되는 인대결합이다. 자뼈거친면과 노뼈거친면 사이에 빗끈(사삭, oblique cord)이 연결되어 있다.

③ 먼쪽노자관절
(하요척관절, distal radioulnar joint)

손목부위에서 자뼈머리의 둘레관절면(관절환상면, articular circumference of ulnar)과 노뼈의 자뼈패임(척골절흔, ulnar notch) 사이의 중쇠관절(차축관절, pivot joint)이다. 이들 3종의 노자관절에 의해 아래팔의 엎침·뒤침 운동을 가능케 한다.

그림 3-19 손목의 인대(오른쪽, 손바닥(위)과 손등(아래))

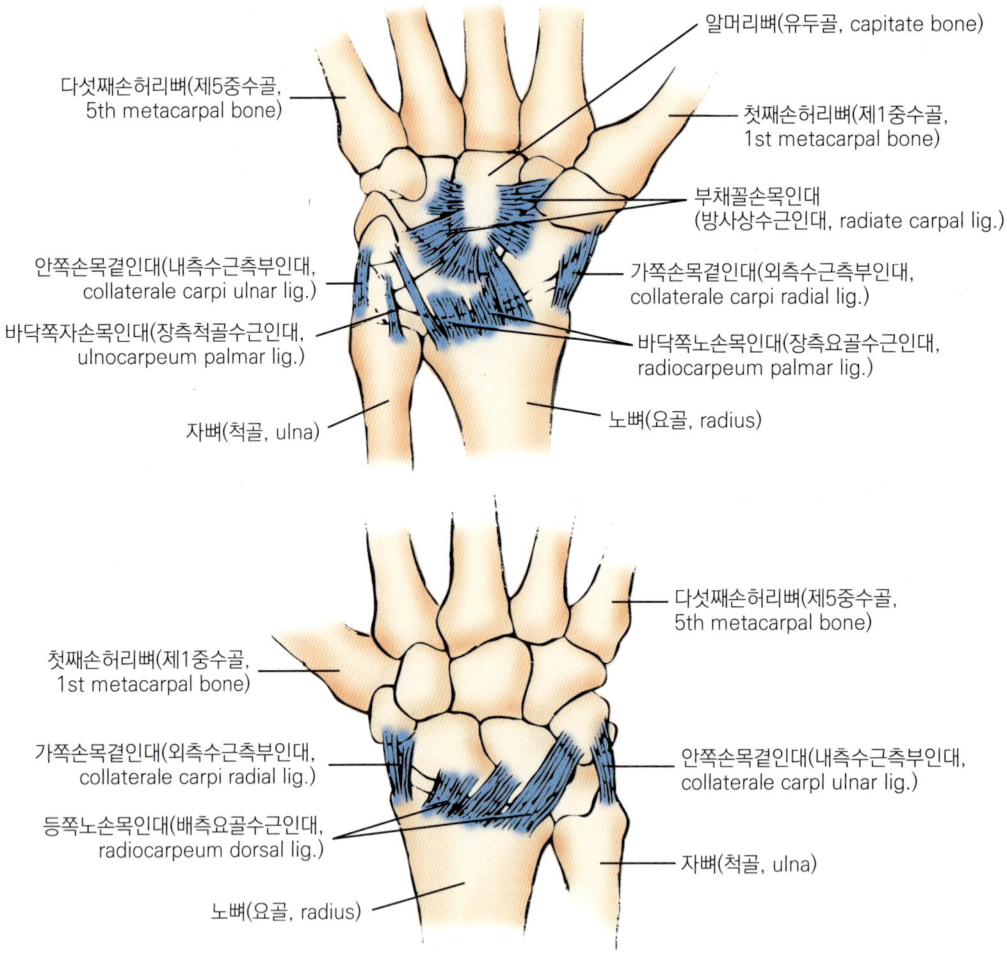

(6) 손목관절(요골손목뼈관절, radiocarpal or wrist joint)

손목관절은 손목부위(수근)관절의 주체가 되는 관절로 노뼈아래끝의 손목관절면(수근관절면, carpal articular surface)과 자뼈쪽으로 이어지는 관절원반(관절원판, articular disk), 몸쪽손목뼈 중 손배뼈(주상골), 반달뼈(월상골), 세모뼈(삼각골)의 관절머리로 구성된 타원관절(과상관절, condyloid joint)이다. 손배뼈와 반달뼈는 노뼈와 관절하고 세모뼈의 일부는 관절원반에 접촉하지만 자뼈의 아래끝부위는 손목부위 관절부와는 직접적으로 관여하지 않는다.

운동은 굽힘(굴곡), 폄(신전), 벌림(외전), 모음(내전)이 가능하며 부속관절 인대는 노뼈의 붓돌기에서 손배뼈와 큰마름모뼈로 내려오는 가쪽손목곁인대(외측수근측부인대, radial carpal collateral lig) 자뼈의 붓돌기에서 세모뼈와 콩알뼈로 내려오는 안쪽손목곁인대(내측수근측부인대, ular carpal collaterale lig) 자뼈와 노뼈의 먼쪽끝과 손목뼈의 몸쪽열의 바닥쪽 및 등쪽면으로 내려오는 바닥쪽(장측) 및 등쪽노손목인대(배측요골수근인대, palmar and dorsal radiocarpal ligament)에 의해 보강된다.

(7) 손목뼈사이관절 (수근간관절, intercarpal joint)

손목뼈사이관절은 8개의 손목뼈사이에 이루어지는 관절로 손목뼈의 몸쪽열과 먼쪽열사이 중앙

그림 3-20 손의 관절

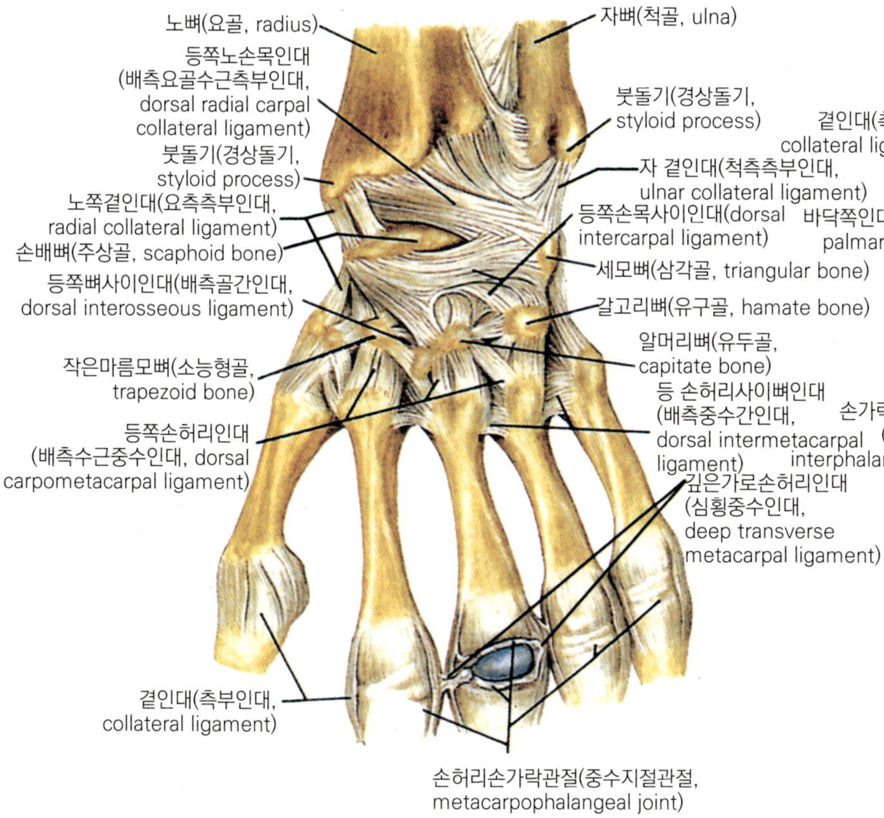

A. 배측면

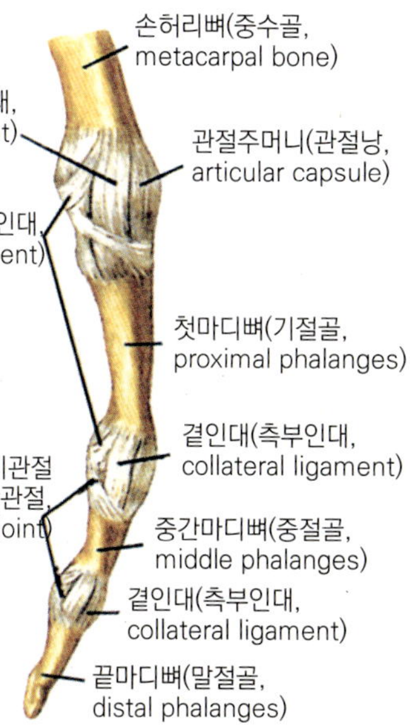

B. 측면

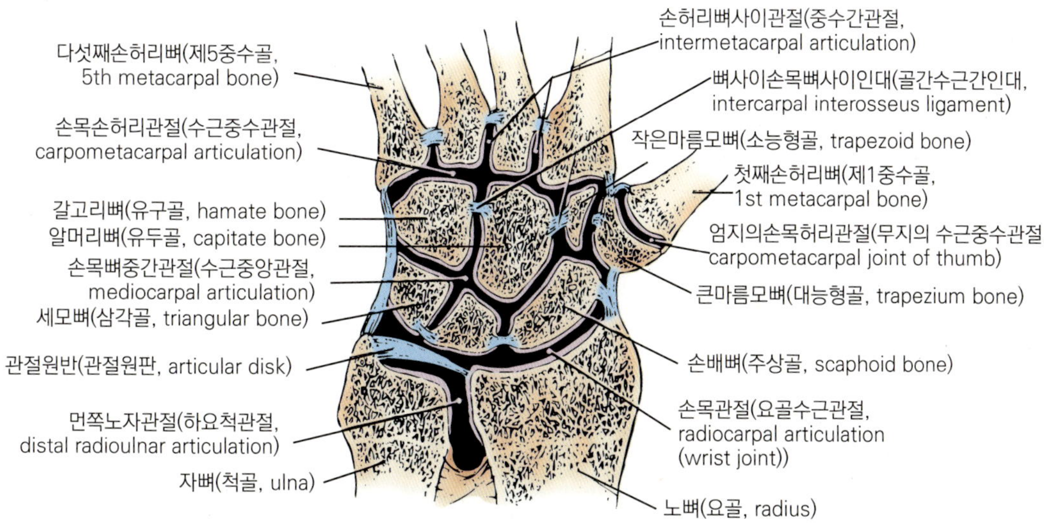

C. 손바닥면 단면

부를 S상으로 횡단하고 있어 손목뼈중간관절(수근중앙관절, midcarpal joint)이라고 하며 평면관절로서 운동은 거의 하지 않으나 어느 정도의 굽힘운동이 가능하다. 보강인대는 손바닥과 손등쪽은 바닥쪽(장측) 및 등쪽인대(배측인대, palmar and dorsal ligament)로 연결되고 뼈 사이에는 뼈사이인대(골간인대, interosseus ligament)가 연결되어 있다.

(8) 손목손허리관절 (수근중수관절, carpometacarpal joint)

손목뼈의 먼쪽열과 둘째~다섯째손허리뼈바닥 사이에 있는 복합관절로 반관절이며 손허리뼈사이관절(중수간관절, intermetacarpal joint)이라고 한다. 또 큰마름모뼈와 첫째손허리뼈가 만드는 엄지손목손허리관절은 안장관절(saddle joint)이며 운동은 모음·벌림과 굽힘·폄운동이 가능하다. 바닥쪽 및 등쪽손목손허리인대(palmar and dorsal carpometacarpal ligament)가 있으며, 특히 깊은가로손허리인대(심횡중수인대, deep transverse metacarpal ligament)가 가로로 연결되어 보강되어 있다.

(9) 손허리손가락관절(중수지절관절, metacarpophalangeal joint)

5개의 손허리뼈머리와 5개의 첫마디뼈바닥(기절골저)사이 절구관절(구상관절, ball & scoket joint)이며 노쪽 및 자쪽에서 관절주머니를 보강하는 곁인대(측부인대, collateral ligament), 관절주머니의 바닥쪽을 보강하는 바닥쪽인대(장측인대, palmar ligament), 가로로 연결된 깊은가로손허리인대(심횡중수인대, deep transverse metacarpal ligament) 가 보강하고 있다.

(10) 손가락뼈사이관절 (지절간관절, interphalangeal joint)

손가락 뼈인 첫마디뼈 중간마디뼈 및 끝마디뼈 사이에 이루어지는 경첩관절로 9개가 있으며 양쪽은 곁인대(측부인대, collateral ligament)로 보강되며 굽힘과 폄운동만이 가능하다.

첫마디(기절골)와 중간마디뼈(중절골) 사이의 관절을 몸쪽손가락뼈관절(근위지절관절, proximal interphalangeal joint), 중간마디뼈와 끝마디뼈(말절골) 사이의 관절을 먼쪽손가락뼈관절(distal interphalangeal joint)이라 한다.

그림 3-21 엉치엉덩관절(전면)

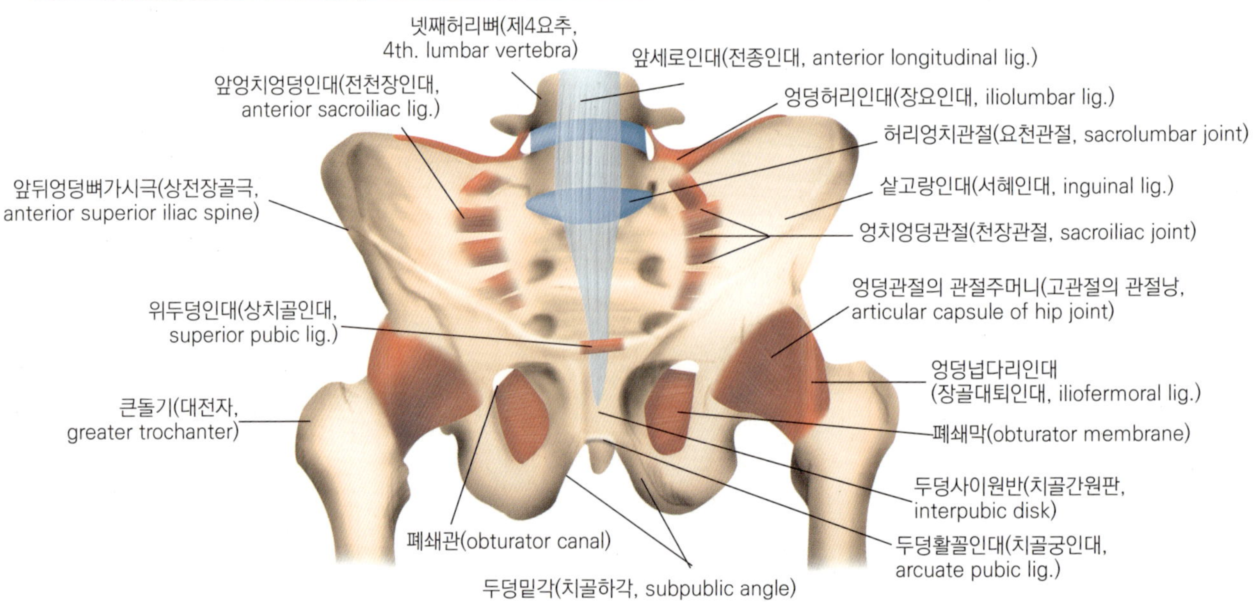

그림 3-22 엉치엉덩관절(뒷면)

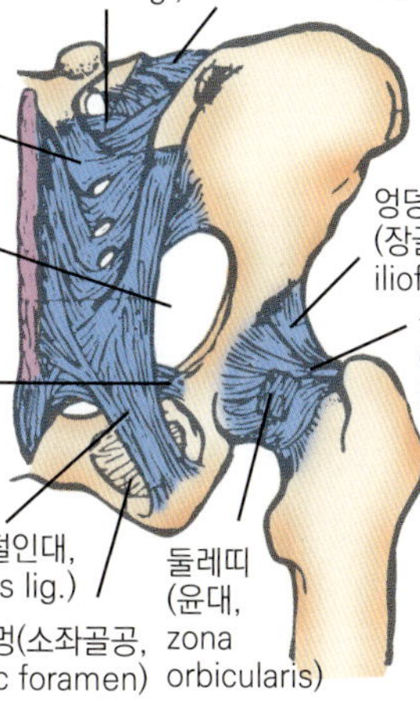

그림 3-23 두덩결합(치골결합(전두단면))

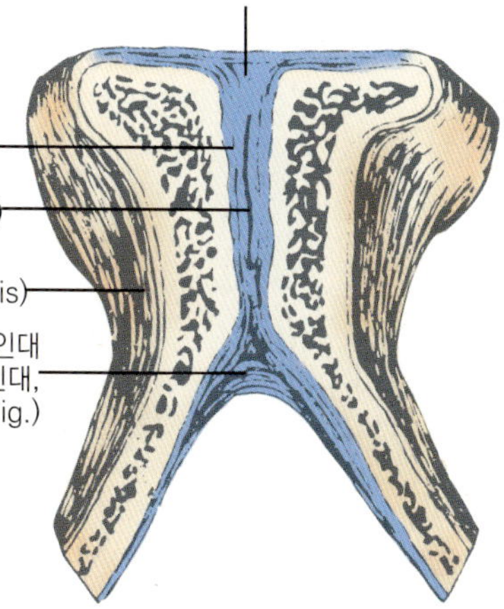

그림 3-24 엉덩관절(오른쪽전두단면)

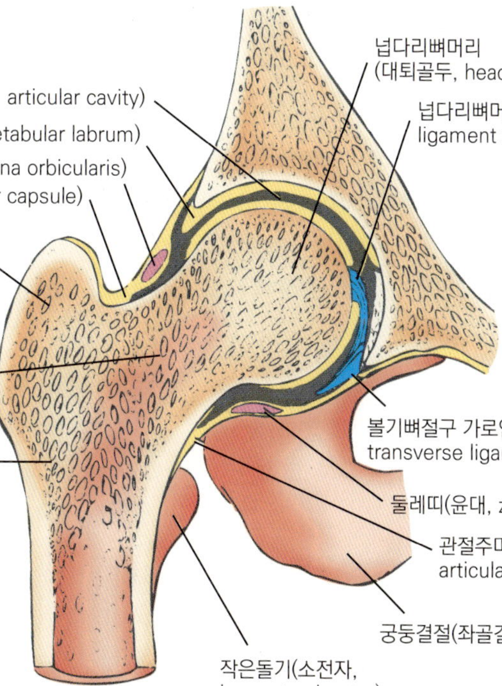

6) 다리(하지)의 관절

(1) 엉치엉덩관절(천장관절, sacroiliac joint)

골반 뒤벽을 이루는 엉치엉덩관절은 엉치뼈의 귀모양면(이상면, auricular surface)과 엉덩뼈의 귀모양면이 만드는 평면관절로 운동성이 거의 없는 반관절이다. 몸의 무게를 지탱하는 강력한 장치가 된다.

보강인대는 관절주머니 앞면을 덮고 있는 앞엉치엉덩인대(전천장인대, anterior sacroiliac

그림 3-25 오른쪽엉덩관절의 뒷쪽인대

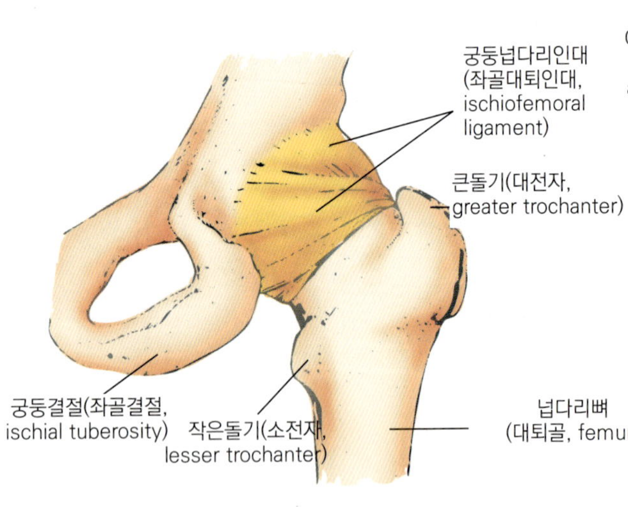

그림 3-26 오른쪽엉덩관절의 앞쪽인대

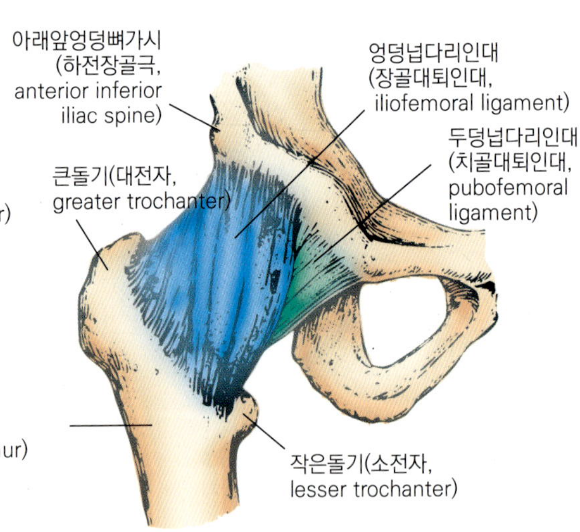

ligament), 엉치뼈의 뒤면과 엉덩뼈의 볼기근육 뒤부위를 잇는 뒤엉치엉덩인대(후천장인대, posterior sacroiliac ligament)가 있으며 간접적으로 관여하는 엉덩허리인대(장요인대, iliolumbar ligament), 큰·작은궁둥구멍(대·소좌골공)을 이루는 엉치결절인대(천결절인대, sacrotuberous ligament)와 엉치가시인대(천극인대, sacrospinous ligament) 그리고 뼈사이엉치엉덩인대(골간천장인대, interosseous sacroiliac ligament)가 있다.

큰궁둥구멍으로는 위·아래볼기신경과 궁둥신경 및 동·정맥이 지나가고 작은 궁둥구멍으로는 음부신경과 속음부동·정맥이 지나간다.

(2) 두덩결합(치골결합, pubic symphysis)

왼·오른 두덩뼈가 앞면 정중면에서 섬유연골성 두덩사이원반(치골간원판, interpubic disk)에 의해 이루어진 반관절이다. 여자는 임신기간 중 relaxin이라는 호르몬에 의해 골반인대들이 느슨해진다.

위모서리에는 위두덩인대(상치골인대, superior pubic ligament), 아래모서리에는 두덩활꼴인대(치골궁인대, arcuate pubic ligament)로 보강되어 있다.

(3) 엉덩관절(고관절, hip joint)

엉덩관절은 볼기뼈절구(관골구, acetabulum)와 넙다리뼈머리(대퇴골두, head of femur) 사이에 형성되는 절구관절(구상관절, ball and socket joint)이다. 볼기뼈절구의 주위에는 섬유연골로 된 고리모양의 절구테두리(관절순, acetebular labrum)가 있어 관절공간을 깊게 만든다. 엉덩관절은 견고하고 운동범위가 넓어 굽힘 125°, 폄 10°, 벌림 45°, 모음 10°, 휘둘림 45°, 안쪽·가쪽회전 45° 운동이 가능하다.

관절주머니는 볼기뼈절구의 둘레와 절구테두리에서 시작하며 두껍고 견고하다.

궁둥넙다리인대(좌골대퇴인대, ischiofemoral ligament)와 두덩넙다리인대(치골대퇴인대, pubofemoral ligament)는 관절주머니를 뒤쪽과 아래쪽에서, 가장 강인한 Y자형의 엉덩넙다리인대(장골대퇴인대, iliofemoral ligament)는 관절주머니의 앞면을 보강하고 있다.

관절공간속에서 넙다리뼈머리와 볼기뼈절구를 잇는 넙다리뼈머리인대(대퇴골두인대, ligament of head of femur)가 있어 혈관과 신경을 유도하는 기능을 한다. 관절주머니 내면에 있는 둘레띠(윤대, zona orbicularis)는 볼기뼈절구의 위

그림 3-27 **무릎관절(슬관절(우측))**

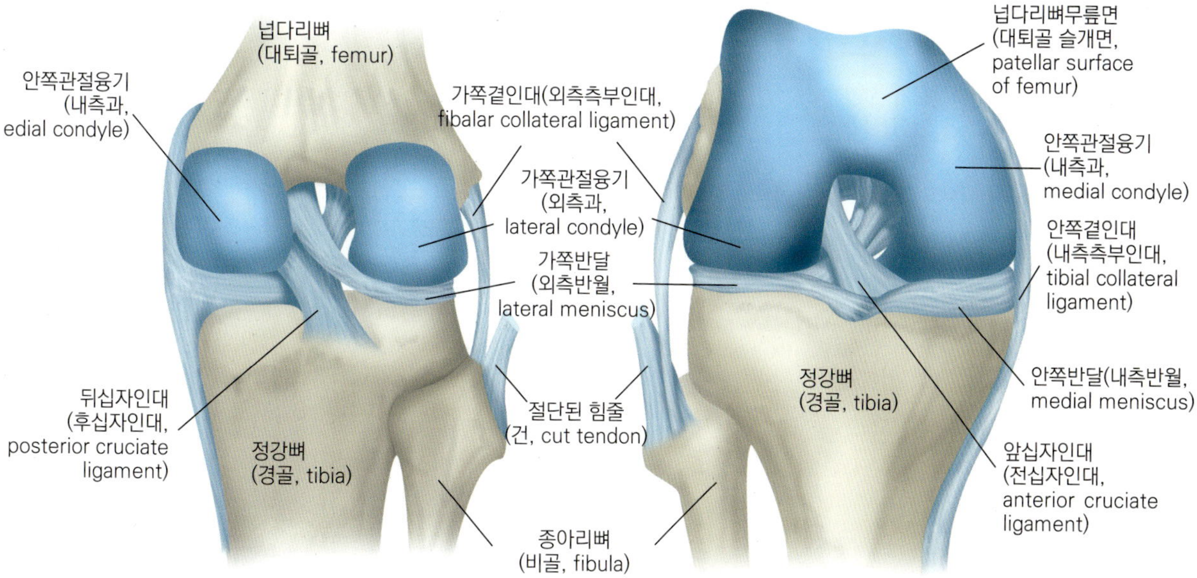

그림 3-28 **무릎관절 반달(슬관절 반월)**

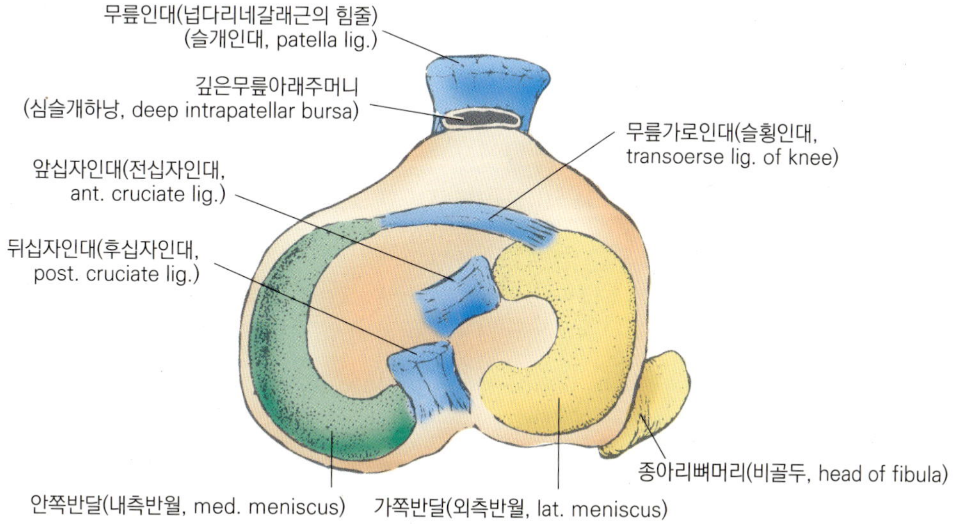

면에서 시작하여 2분되어 넙다리뼈목을 감싸서 엉덩관절주머니의 지나친 신장을 억제하고 있다.

(4) 무릎관절(슬관절, knee joint)

무릎관절은 넙다리뼈 먼쪽끝의 안쪽·가쪽관절융기(내·외측과, med.·lat. condyle)와 정강뼈 위끝의 안쪽·가쪽관절융기 사이에 형성되는 경첩관절과 넙다리뼈 아래끝의 무릎면과 무릎뼈 사이에 형성되는 평면관절로 인체 중 최대의 복합관절을 이룬다. 무릎관절에 종아리뼈는 전혀 관계가 없다.

관절반달(articular meniscus) 넓적다리의 아래끝부위와 정강뼈위끝의 관절면이 서로 고르지 않기 때문에 두 뼈 사이에 섬유연골로 된 안·가쪽

그림 3-29 무릎관절(시상단면)

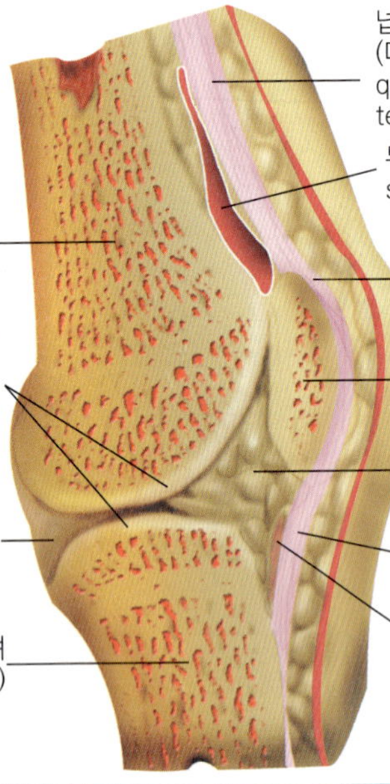

그림 3-30 경비관절

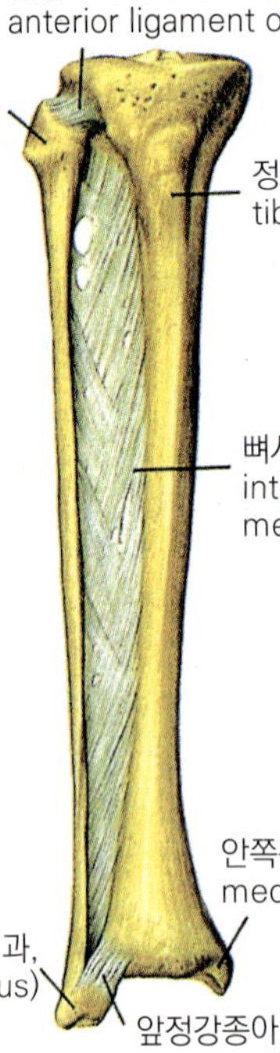

반달이 있다. 안쪽반달(내측반월, medial meniscus)은 크고 폭도 넓으며 반달형(C형)이며 정강뼈의 안쪽관절융기 위면을 덮으며 가쪽반달(외측반월, lateral meniscus)은 보다 작고 둥근형(O형)으로 정강뼈의 가쪽관절융기의 위면에 붙어 각각 관절면의 모서리를 보호하고 있다.

십자인대와 관절반달 주위에 지방조직이 들어 있는 윤활주름(활막주름, synovial fold)이 있어 충격을 흡수하여 관절을 보호하고 안·가쪽반달 사이의 전방에 무릎가로인대(슬횡인대, transverse ligament of knee)로 연결되어 있다.

십자인대 중 앞십자인대(전십자인대, anterior cruciate ligament)는 정강뼈의 융기사이융기 앞쪽에서 넙다리뼈 가쪽관절융기에 부착하여 넙다리뼈에 대하여 정강뼈가 앞쪽으로 벗어나지 못하게 하고 뒤십자인대(후십자인대, posterior cruciate ligament)는 반대로 사이융기 뒤쪽에서 넙다리뼈 안쪽관절융기 앞쪽에 부착하여 넙다리뼈에 대하여 정강뼈가 뒤쪽으로 벗어나지 못하고 하고 있다.

무릎인대(슬개인대, patellar ligament)는 무릎뼈 아래끝과 정강뼈거친면사이에 걸쳐 있는 강인한 인대로 넙다리네갈래근힘줄이 연장된 부분이다. 관절 양쪽에 있는 곁인대 중 안쪽곁인대(내측측부인대, Tibial collateral ligament)는 넙다리뼈 안쪽위관절융기에서 정강뼈 안쪽관절융기를 연결하고, 가쪽곁인대(외측측부인대, fibular collateral ligament)는 넙다리뼈 가쪽위관절융기 종아리뼈머리를 연결하고 있다.

빗오금인대(사슬와인대, oblique popliteal ligament)는 넙다리뼈의 가쪽위관절융기를 정강뼈안쪽관절융기 가쪽위에 연결해 준다.

윤활액막과 윤활주머니(synovial membrane and bursa), 무릎관절주머니 주변에는 몇 개의 윤활주머니(활액낭, synovial bursa)가 있는데 무릎뼈 위로 약 5cm에 이르는 무릎위주머니(슬개상낭, supra-patellar bursa)은 넙다리네갈래근 아래쪽에서 무릎관절공간과 연락하고 관절에 염증이 있을 때 삼출액이 위주머니까지 이르고 이

그림 3-31 발목관절(거퇴관절)

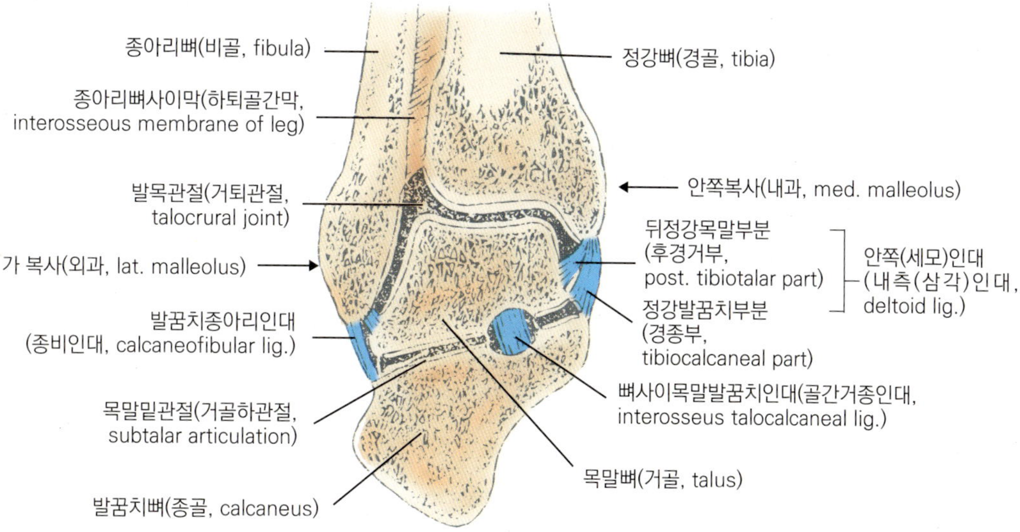

그림 3-21 발의 관절(오른쪽) 가쪽면

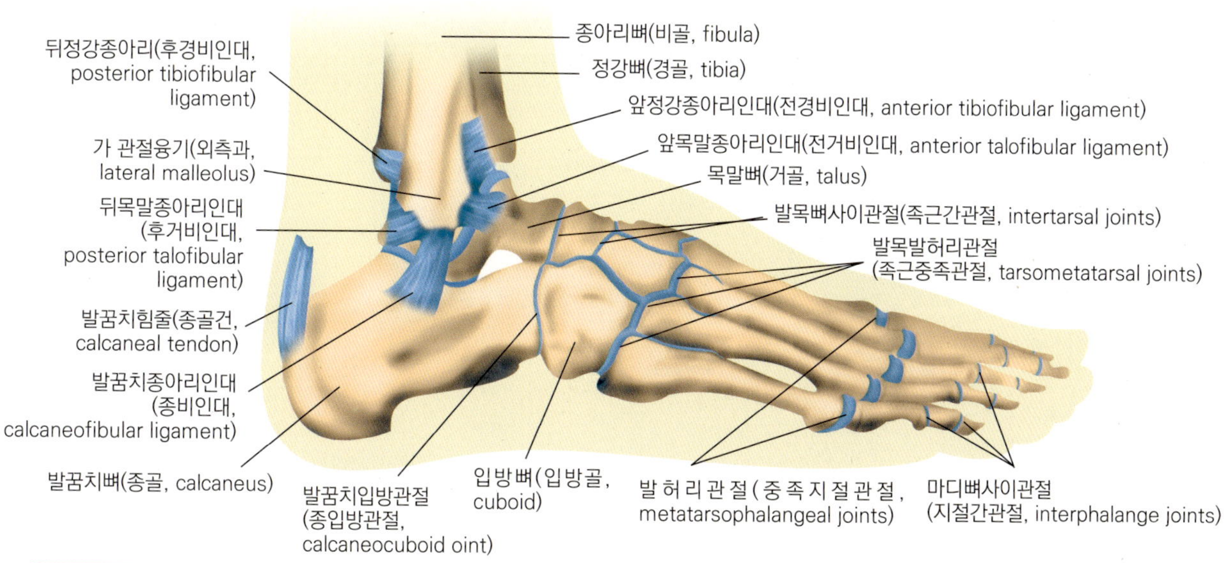

때 무릎뼈가 뜨게 된다.

무릎앞피부밑주머니(슬개전피하낭, prepatellar bursa)는 무릎뼈와 피부앞쪽 근막사이에 있고 깊은무릎아래주머니(심슬개하낭, deep infrapatellar bursa)는 무릎인대와 정강뼈 사이에 있으며 피부밑주머니(피하활액낭, subcutaneal bursa)는 무릎인대와 피부 사이에 있다. 특히 무릎앞피부밑주머니와 피부밑주머니에 종종 염증을 일으킨다.

(5) 정강종아리관절(경비관절)

정강뼈(경골, tibia)와 종아리뼈(비골, fibula)는 상·중·하 3곳에서 관절을 이룬다. 위끝에서는 정강뼈의 가쪽관절융기(외측과)와 종아리뼈머리(비골두, head of fibula)가 만나 몸쪽정강종아리관절(근위경비관절, proximal tibiofibular

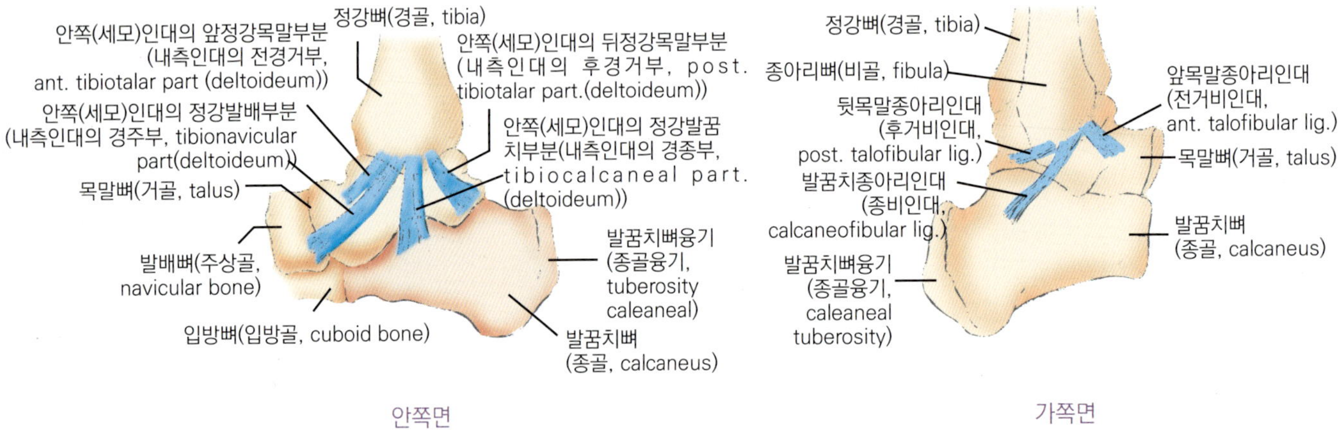

그림 3-33 **발목(족근) 부위의 인대**

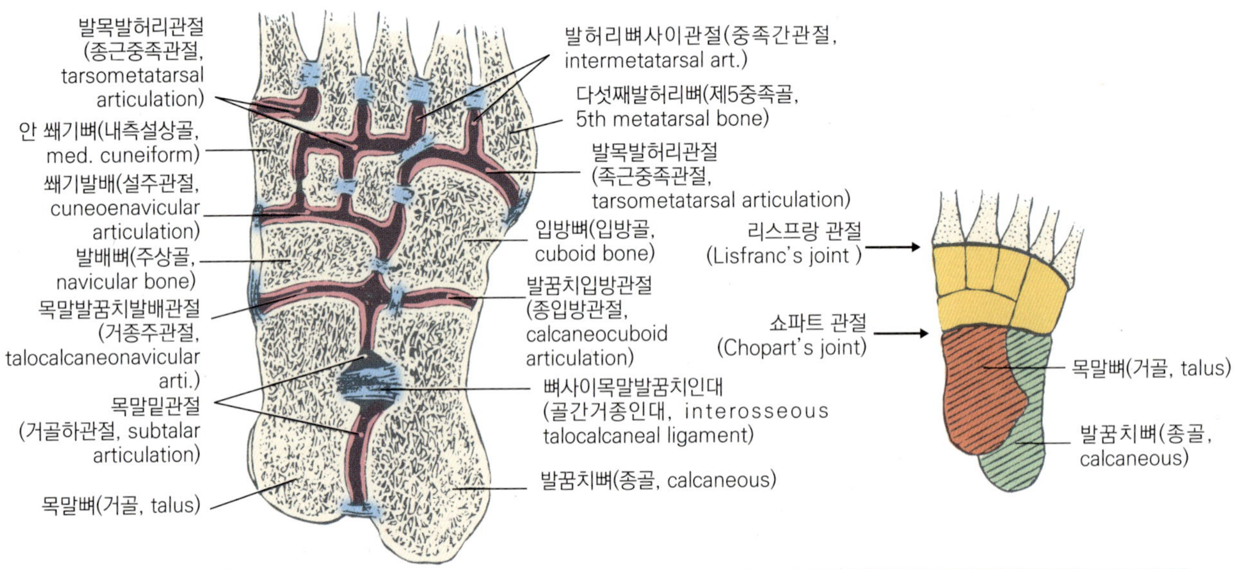

그림 3-34 **발목부위(족근부)의 관절(오른쪽, 수평단면)**

joint)을 이루며 앞·뒤 종아리뼈머리인대(전·후 비골두인대, anterior, posterior ligament of fibular head)가 보강하고 있다.

중간부에는 정강뼈몸통과 종아리뼈몸통사이는 뼈사이막(골간막, interosseous membrane)이 인대결합을 하고 있다.

아래끝에서는 정강뼈의 종아리뼈패임(비골차절흔, fibular notch)과 종아리뼈의 삼각거친면 사이에 먼쪽정강종아리관절(원위경비관저, distal tibiofibular joint)을 이루는데 이 관절은 관절강이 없는 정강종아리인대결합(경비인대결합, tibiofibular syndesmosis)이다.

(6) 발목관절 (거퇴관절, talocrural(ankle) joint)

발목관절은 정강뼈의 안쪽복사와 종아리뼈의 가쪽복사가 형성하는 안·가쪽복사관절면(내·외과 관절면, med.·lat. malleolar articular surface)과 정강뼈 아래끝의 아래관절면의 3면이 연결하는 경첩관절로 발의 등쪽굽힘과 발바닥굽힘 운동이 가능하며 체중을 모두 받기 때문에 염좌나 탈구가 자주 일어난다.

관절주머니는 뒤면이 얇고 가쪽면은 두껍게 되어 있다. 발목관절은 체중을 지탱하는데 약간 불안하여 염좌나 탈구가 쉽게 발생한다.

보강인대로서 관절의 안쪽은 세모인대(삼각인대, deltoid ligament)가 있어서 정강뼈의 안쪽복사와 목발뼈, 발꿈치뼈, 발배뼈를 연결하고 가쪽에는 종아리뼈의 가쪽복사와 발목뼈를 연결하는 3개의 인대가 있다.

즉 종아리뼈의 가쪽복사에서 목말뼈앞면 사이에 앞목말종아리인대(전거비인대, anterior talofibular ligament), 종아리뼈의 가쪽복사에서 목말뼈뒤 사이에 뒤목말종아리인대(후거비인대, posterior talofibular ligament), 종아리뼈 가쪽복사 첨단에서 뒤방향으로 비스듬히 발꿈치뼈에 이어지는 발꿈치종아리종인대(종비인대, calcaneofibular ligament)가 있다.

(7) 발목사이관절(intertarsal joint)

발목사이관절은 7개의 발목뼈사이에 이루어지는 관절들이다. 목말밑관절(거골하관, subtalar joint)은 목말뼈의 아래면과 발꿈치뼈위면 사이에 타원관절이며 관절주머니는 얇고 느슨하다. 목말발꿈치발배관절(거종주관절, talocalcaneonavicular joint)은 목말뼈, 발꿈치뼈, 발배뼈의 3

그림 3-33 발의 관절(아랫면)

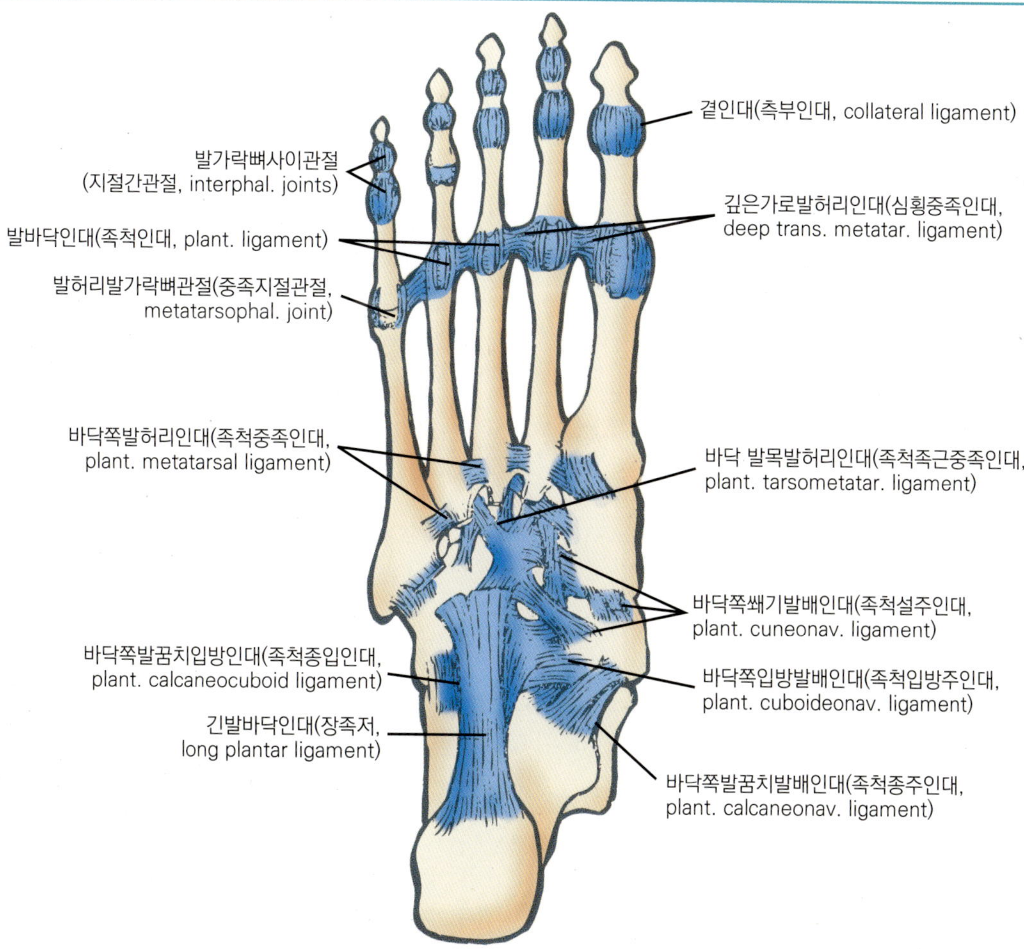

개의 뼈 사이에 이루어지는 복합관절이다. 독립된 관절주머니를 가지고 있다.

발꿈치입방관절(종입방관절, calcaneocuboid joint)은 발꿈치뼈의 앞면과 입방뼈의 뒤관절 사이에 이루어지는 불안전한 안장관절이다. 쐐기발배관절(설주관절, cuneonavicular joint)은 제 1·2·3 쐐기뼈와 발배뼈 사이의 복합관절로서 모두 반관절이다.

쐐기입방관절(설입방관절, cuneocuboid joint)은 제3쐐기뼈와 입방뼈 사이의 관절이다. 목말발꿈치발배관절(거종주관절(목말뼈와 발배뼈))과 발꿈치입방관절(종입방관절(발꿈치뼈와 입방뼈))은 가로 방향으로 거의 일직선상의 관절이며 이를 가로발목관절(횡족근관절, transverse tarsal joint) 일명 쇼파트관절(쇼파트관절, Chopart's joint)이라 부르기도 하며 발목뼈를 앞뒤 양부로 나누기도 한다.

발바닥의 긴발바닥인대(장족저인대, long plantar ligament)는 발꿈치뼈밑면에서 입방뼈 및 제2~5발허리뼈 바닥부위 사이에 있는 강인한 인대로 세로발활을 앞뒤방향에서 연결하고 있다.

(8) 발목발허리관절(족근중족관절, tarsometatarsal joint)

먼쪽 발목뼈와 발허리뼈바닥 사이의 관절이며 일명 리스프랑관절(Lisfranc's joint)이라고도 하며 쇼파트관절과 함께 외과적으로 부상시 절단부위로 중요하게 이용된다.

(9) 발허리발가락뼈관절(중족지절관절, metatarsophalangeal joint)

5개의 발허리뼈머리와 5개의 첫마디뼈바닥 사이 절구관절이며 왼·오른 양쪽곁인대(측부인대, collateral ligament), 발바닥인대(족척인대, plantar ligament)와 발허리뼈머리 사이를 결합하는 깊은가로발허리인대(심횡중족인대, deep transverse metatarsal ligament)로 보강된다.

(10) 발가락뼈사이관절(지절간관절, interphalangeal joint)

3개의 발가락뼈(지절골(엄지는 2개)) 사이에 이루어지는 경첩관절로 굽힘과 폄이 가능하며 관절의 양쪽에는 곁인대(측부인대, collateral ligament)로 보강되어 있다.

Chapter 4

근육계통
(Muscular system)

제4장 근육계통(Muscular system)

근육은 인체내에서 운동을 감당하는 조직으로서 수축성을 특징으로 하는 기관이기 때문에 수축과 이완에 알맞은 가늘고 긴 근육섬유(muscle fiber(근육세포, muscle cell))가 주역을 맡고 있다.

체중의 약 40~50%를 차지하며 뼈대나 피부에 부착하여 몸의 형태를 유지하고 관강성장기, 혈관, 도관의 벽을 구성하기도 한다. 근육은 수축성에 따라 맘대로근육(voluntary muscle)인 뼈대근육(골격근, skeletal muscle)과 제대로근육(involuntary muscle)인 민무늬근(평활근, smooth muscle) 및 심장근(심근, cardiac muscle)으로 나눌 수 있다.

1 뼈대근육의 일반 구조

뼈대근육은 많은 근육섬유가 결합조직에 둘러싸여 근육다발(근속, muscle fasciculus)을 만들고 다시 여러 근육다발을 싸서 방추형의 근육(근, muscle)이 되어 근막(fascia)으로 싸여 있다. 힘줄(건, tendon)은 근육을 뼈, 근막 및 피부 등에 부착시키며, 어떤 근육은 인대(ligament)에 의해 뼈에 부착되어 있다.

부착힘줄 가운데 몸쪽끝(근위단, proximal end)을 이는곳(기시, origin), 먼쪽끝(원위단,

뼈대근육
- 힘살(근복, belly) - 이는곳과 닿는곳 사이 : 수축과 이완으로 운동 일으킴
- 힘줄 또는 널힘줄 (tendon or aponeurosis)
  - 이는곳(기시, origin) - 몸쪽끝, 갈래 : 수축시 고정점
  - 닿는곳(정지, insertion) - 먼쪽끝, 근육꼬리 : 수축시 운동점

그림 4-1 골격근의 구성

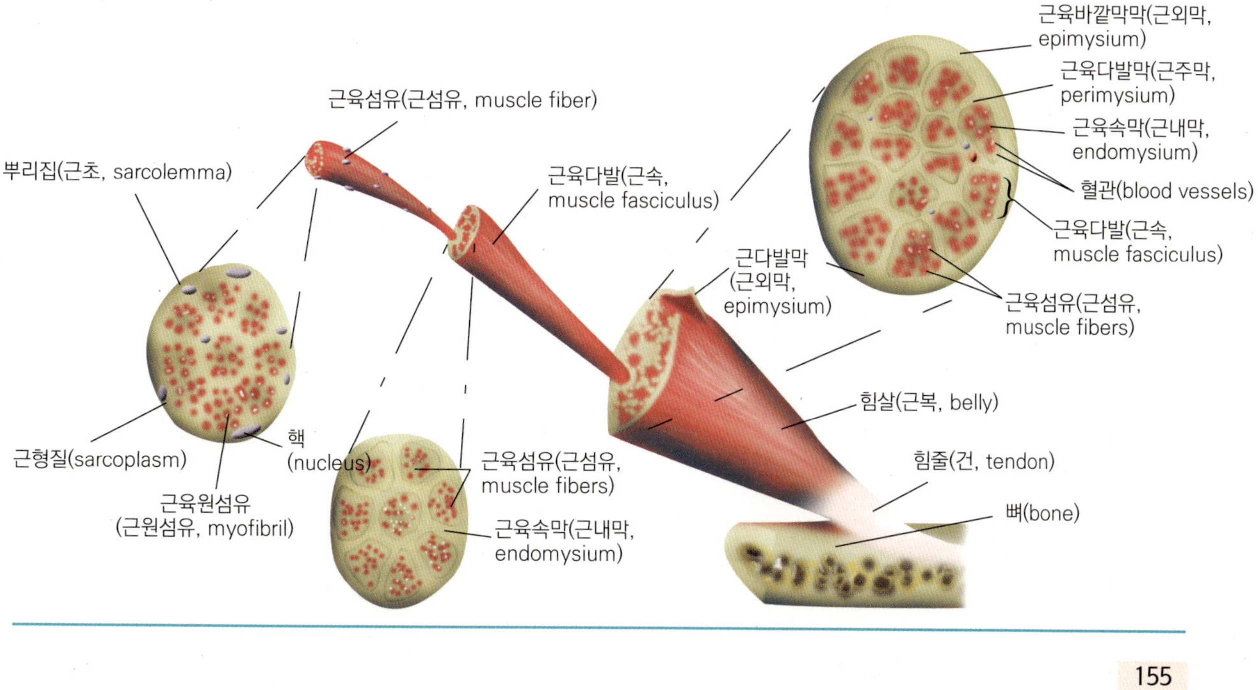

그림 4-2 이는곳, 힘살, 닿는곳

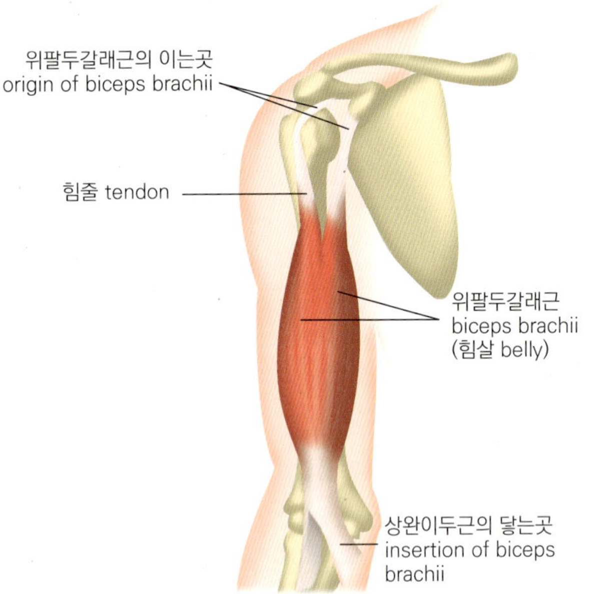

distal end)을 닿는곳(정지, insertion)이라 하며 이는 곳과 닿는 곳 사이의 비대한 중간부를 힘살(근복, belly)이라고 한다.

뼈대근육은 결합조직에 의하여 겹겹이 싸여 있는데 단일의 근육섬유(근육세포)를 싸고 있는 막을 근육섬유막(근내막, endomysium)이라고 하며 여러개의 근육섬유가 한 다발을 이룬 것을 근육다발(근속, muscle fasciculus)이라고 한다.

근육다발은 근육다발막(근주막, perimysium)에 의하여 덮혀 있고 여러 근육다발로 이루어진 하나의 근육은 근육바깥막(근외막, epimysium)에 의하여 근육전체가 싸여 있다.

2 뼈대근육의 형태

뼈대근육은 근육섬유와 힘줄의 결합상태에 따라 갈래의 수 또는 부위에서 이는(기시)근육에 따라 다음과 같이 나눈다.

중앙과 양끝에 힘줄이 있는 방추근육(방추상근, fusiform muscle), 새날개의 깃털모양인 깃근육(우상근, bipennate muscle), 깃털의 반쪽과 같은 반깃근육(반우상근, unipennate muscle), 갈래의 수에 따라 두갈래근(이두근, biceps muscle), 세갈래근(삼두근, triceps muscle), 네갈래근(사두근, quadriceps muscle), 그리고 이는곳이 톱니모양을 하는 톱니근육(거근, serrated

그림 4-3 기시, 근복, 정지

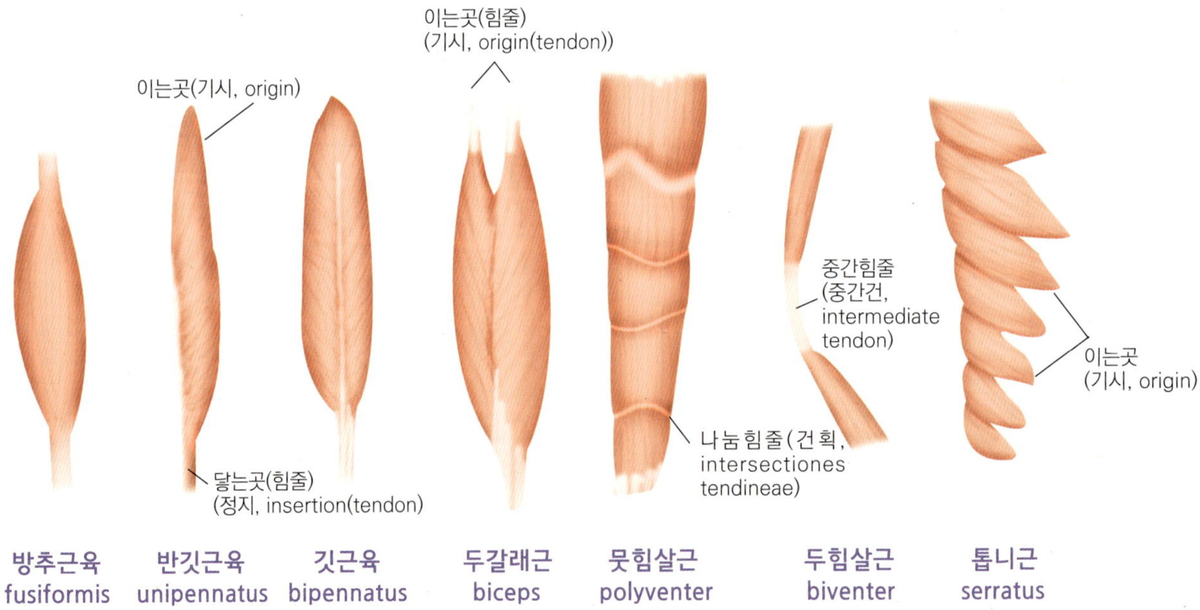

muscle), 둘 또는 수개의 힘살로 구분될 때 두힘살근(이복근, biventer muscle) 또는 뭇힘살근(다복근, polyventer muscle)이라고 한다.

3 근육의 신경지배

모든 근육에는 운동신경이 분포하여 뇌와 척수의 흥분을 전달한다. 이와 같이 근육에 운동신경이 분포하는 것을 신경지배(innervation)라고 한다. 모든 신경은 운동을 맡는 운동신경(motor nerve)과 감각을 맡는 감각신경(sensory nerve) 및 근육의 긴장도를 유지하는 자율신경(autonomic nerve)이 있다. 뼈대근육은 뇌신경과 척수신경으로 된 말초신경(peripheral nerve)의 지배를 받는다. 말초신경계통은 중추신경계통의 명령을 받으며 민무늬근과 심장근은 자율신경계통의 지배를 받는다. 근육과 신경의 종말부는 독특한 구조를 하고 있다.

운동신경(motor nerve)의 종말은 운동신경 섬유가 근육섬유에 닿으면 여러 갈래로 분지하여 수많은 근육섬유를 지배하는 운동종말판(motor end plate)이라는 구조를 가진 종말장치로서 그치게 된다.

감각신경(sensory nerve)의 종말은 단순한 신경섬유로 되어 있는 자유종말(free ending)과 여러 가지 종말망울(종구, end bulbs)로 그치는 경우가 있다. 특히 근육바깥막에 나타나는 신경근육방추(신경근방추, neuromuscular spindle)는 고등척추동물에만 볼 수 있는 종말장치이다. 자율신경(autonomic nerve)의 종말은 근육의 긴장에 관여하는 자유종말로서 그친다.

4 뼈대근육의 작용

근육의 역할은 주로 운동이며 근육 자체는 어떤 운동을 하더라도 수축이 있을 뿐이며 근육의 작용은 수축의 결과 일어나는 관절의 운동에 따라 굽힘, 폄, 모음, 벌림, 엎침, 뒤침운동 등이 이루어진다. 이때 작용하는 근육들은 다음과 같다.

주동근(agonistic) : 운동시 직접 주역을 하는 근육
보조근(assisted) : 주동근을 도와 작용하는 근육
협력근(synergist) : 같은 운동을 위하여 여러 개의 근육이 서로 돕는 근육
길항근(antagonist) : 서로 반대작용을 하는 근육
굽힘근(굴근, flexor) : 굽힘(flexion)에 관여
폄근(신근, extensor) : 폄(신전, extension)에 관여
모음근(내전근, adductors)
: 모음(내전, adduction)에 관여
벌림근(외전근, abductor)
: 벌림(외전, abduction)에 관여
엎침근(회내근, pronators)
: 엎침(회내, pronation)에 관여
뒤침근(회외근, supinator)
: 뒤침(회외, supination)에 관여
조임근(괄약근, sphincter)
: 수축, 폐쇄(closure)에 관여
확대근(산대근, dilator) : 확대(dilatation)에 관여
올림근(거근, elevator) : 올림(거상, raise)에 관여

5 뼈대근육의 명칭

뼈대근육의 명칭은 모양, 위치, 이는 곳과 닿는 곳, 방향, 작용, 갈래·힘살 등에 의하여 나눈다.

모양 : 어깨세모근(삼각근, deltoid), 등세모근(승모근, trapezius), 원근(teres), 올림근(거근, levators)

위치 : 관자근(측두근, temporalis), 가슴근육(흉근, pectoralis), 갈비사이근(늑간근, intercostal muscle), 위팔근(상완근, brachialis)

이는 곳, 닿는 곳 : 목빗근(흉쇄유돌근, sternocleidomastoid ; 복장뼈·빗장뼈→꼭지돌기), 복장목뿔근(흉골설골근, sternohyoideus ; 복장뼈→목뿔뼈), 부리위팔근(오훼완근, coracobrachialis ; 부리돌기→위팔뼈)

방향 : 배곧은근(복직근, rectus abdominis), 배가로근(복횡근, transverseus abdominis), 배빗근(복사근, obliquus abdominis ; 속·바깥)

작용 : 굽힘근(굴근, flexor), 폄근(신근, extensor), 벌림근(외전근, abductor), 모음근(내전근, adductor)

갈래·힘살 : 위팔두갈래근(상완이두근, biceps brachii), 위팔세갈래근(상완삼두근, triceps brachii), 넙다리두갈래근(대퇴이두근, biceps femoris)

⑥ 뼈대근육의 부속기관

근육의 운동인 수축과 이완의 기능을 돕기 위한 몇가지 부속기관(accessory organ)은 다음과 같다.

근막(fascia)

근육의 표면이나 근육무리의 전체를 싸는 결합조직막으로 3종이 있다.

피부밑근막(피하근막, subcutaneous fascia)

피부밑 전체를 싸고 있으면서 피부가 아래층에 대해서 윤활하게 하는 근막(음경근막, 음핵근막)

깊은근막(심근막, deep fascia)

근육 사이로 깊숙이 뻗어 근육바깥과 밀착되어 근육을 받치고 있는 근막

근육사이중격(근간중격, intermuscular septum)

피부밑 근막과 뼈 사이에 걸쳐 있으며, 작용이 서로 다른 근육들을 경계짓는 근막

힘줄(건, tendon)

갈래(근두)와, 근육꼬리(근미)는 힘줄(tendon)로 되어 있으며 뼈막에 부착한다. 폭이 넓은 널힘줄(건막, aponeurosis)을 이루는 경우도 있다.

힘줄집(건초, tendon sheath)

하나 또는 몇 개의 힘줄을 감싸서 보호하는 주머니 모양의 막장치이다. 내외 두층으로 바깥층은 섬유집(섬유초, fibrous sheath)이고 안층은 윤활집(활액초, synovial sheath)이며 그 사이에 윤활액(활액, synovia)이 있어 뼈와 마찰하는 힘줄의 움직임을 원활하게 하는 작용을 한다.

윤활주머니(활액낭, synovial bursa)

근육 또는 힘줄이 뼈 위끝을 지날 때 그 사이에서 마찰을 적게 하여 근육 또는 힘줄의 작용을 원활하게 하기 위한 작은 주머니 모양의 막장치이다. 부위에 따라 피부밑주머니(피하활액낭), 근육밑주머니(근하활액낭), 힘줄밑주머니(건하활액낭), 무릎위주머니(슬개상낭) 등이 있다.

도르래(활차, trochlea)

힘줄이 주행방향을 급히 바꿀 때 힘줄을 그 위치에 고정시키고 그 속에서 운동을 원활하게 하기

그림 4-4 윤활집(활액초)의 모형도

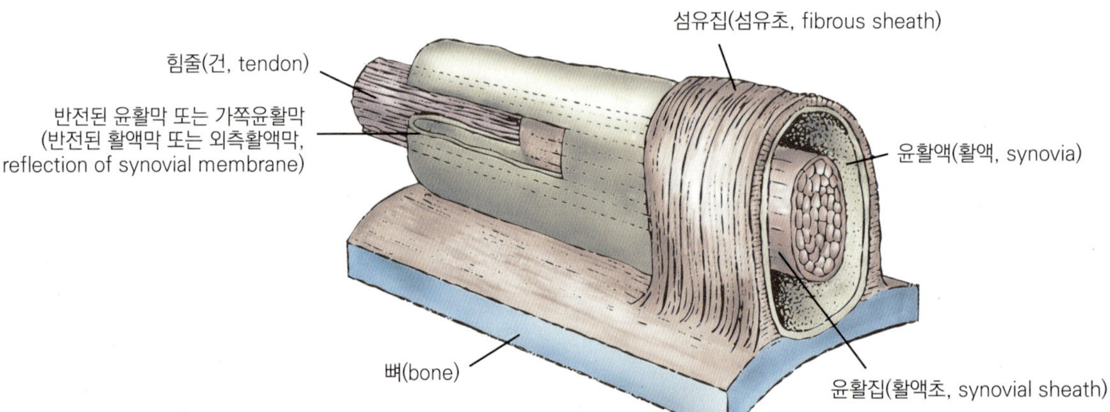

그림 4-5 근육앞면

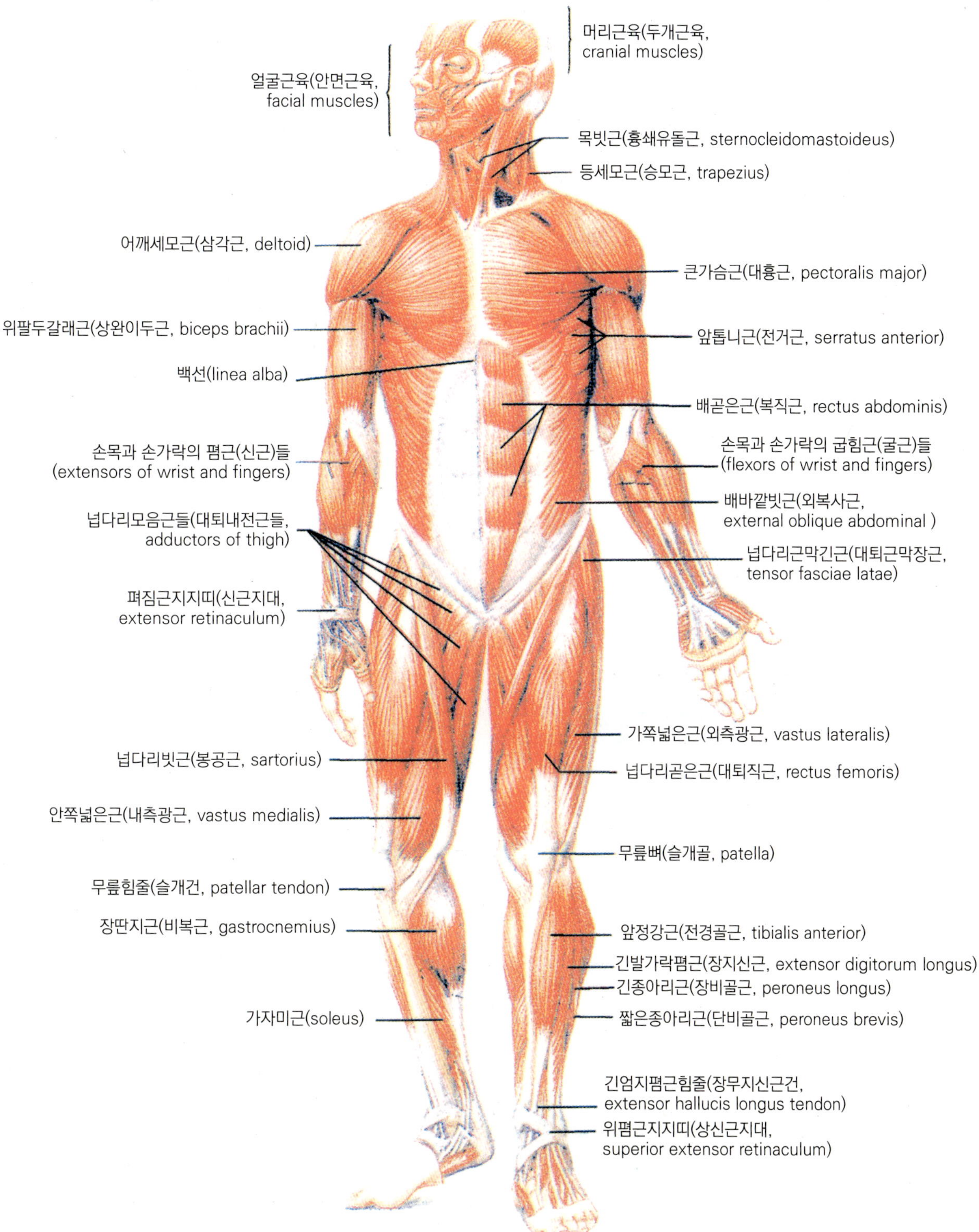
머리근육(두개근육,
cranial muscles)
얼굴근육(안면근육,
facial muscles)
목빗근(흉쇄유돌근, sternocleidomastoideus)
등세모근(승모근, trapezius)
어깨세모근(삼각근, deltoid)
큰가슴근(대흉근, pectoralis major)
위팔두갈래근(상완이두근, biceps brachii)
앞톱니근(전거근, serratus anterior)
백선(linea alba)
배곧은근(복직근, rectus abdominis)
손목과 손가락의 펌근(신근)들
(extensors of wrist and fingers)
손목과 손가락의 굽힘근(굴근)들
(flexors of wrist and fingers)
넙다리모음근들(대퇴내전근들,
adductors of thigh)
배바깥빗근(외복사근,
external oblique abdominal)
넙다리근막긴근(대퇴근막장근,
tensor fasciae latae)
펴짐근지지띠(신근지대,
extensor retinaculum)
가쪽넓은근(외측광근, vastus lateralis)
넙다리빗근(봉공근, sartorius)
넙다리곧은근(대퇴직근, rectus femoris)
안쪽넓은근(내측광근, vastus medialis)
무릎뼈(슬개골, patella)
무릎힘줄(슬개건, patellar tendon)
장딴지근(비복근, gastrocnemius)
앞정강근(전경골근, tibialis anterior)
긴발가락폄근(장지신근, extensor digitorum longus)
긴종아리근(장비골근, peroneus longus)
가자미근(soleus)
짧은종아리근(단비골근, peroneus brevis)
긴엄지폄근힘줄(장무지신근건,
extensor hallucis longus tendon)
위폄근지지띠(상신근지대,
superior extensor retinaculum)

그림 4-6 근육뒷면

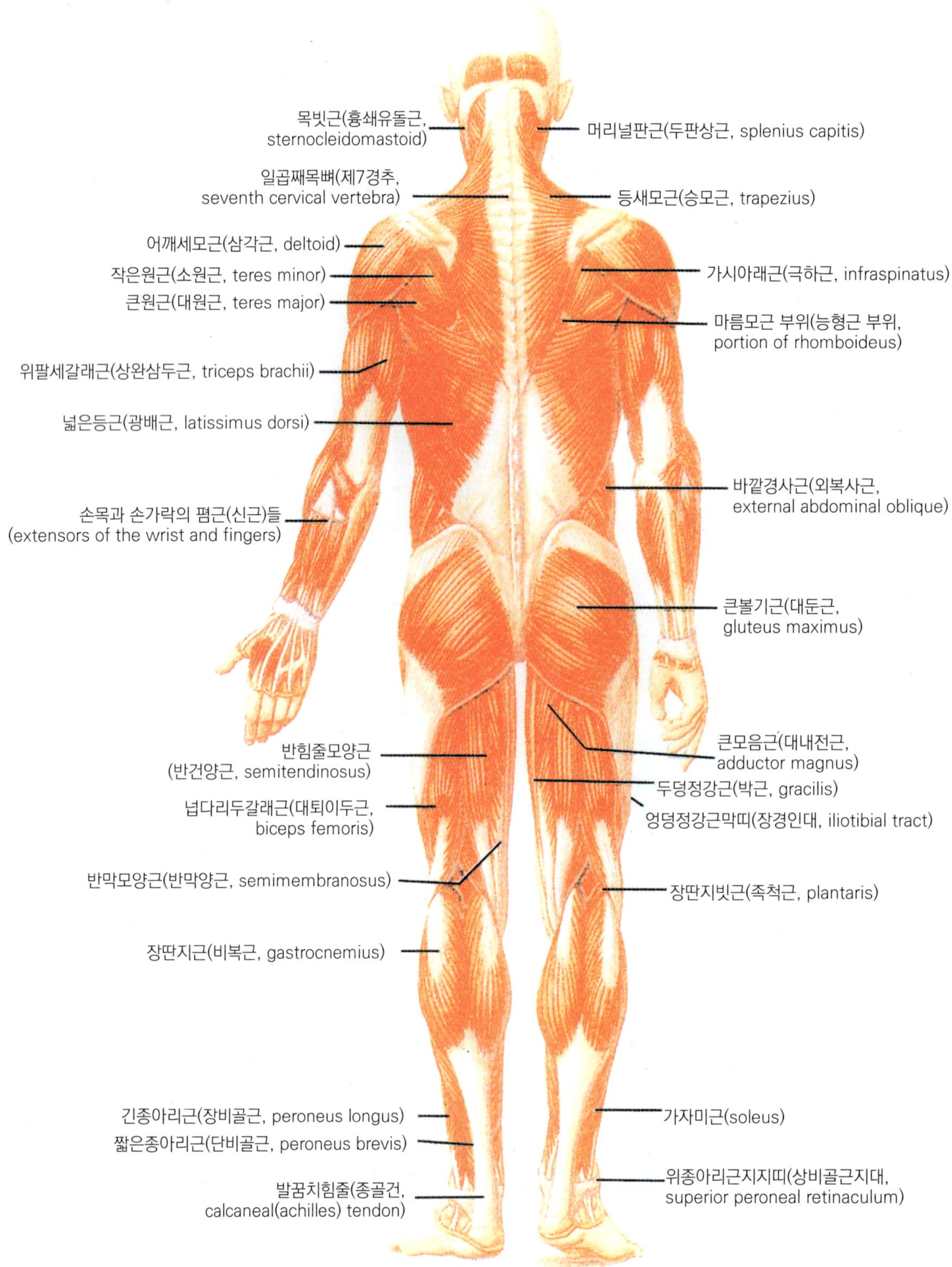

목빗근(흉쇄유돌근,
sternocleidomastoid)
머리널판근(두판상근, splenius capitis)
일곱째목뼈(제7경추,
seventh cervical vertebra)
등세모근(승모근, trapezius)
어깨세모근(삼각근, deltoid)
작은원근(소원근, teres minor)
가시아래근(극하근, infraspinatus)
큰원근(대원근, teres major)
마름모근 부위(능형근 부위,
portion of rhomboideus)
위팔세갈래근(상완삼두근, triceps brachii)
넓은등근(광배근, latissimus dorsi)
바깥경사근(외복사근,
external abdominal oblique)
손목과 손가락의 폄근(신근)들
(extensors of the wrist and fingers)
큰볼기근(대둔근,
gluteus maximus)
반힘줄모양근
(반건양근, semitendinosus)
큰모음근(대내전근,
adductor magnus)
두덩정강근(박근, gracilis)
넙다리두갈래근(대퇴이두근,
biceps femoris)
엉덩정강근막띠(장경인대, iliotibial tract)
반막모양근(반막양근, semimembranosus)
장딴지빗근(족척근, plantaris)
장딴지근(비복근, gastrocnemius)
긴종아리근(장비골근, peroneus longus)
가자미근(soleus)
짧은종아리근(단비골근, peroneus brevis)
발꿈치힘줄(종골건,
calcaneal(achilles) tendon)
위종아리근지지띠(상비골근지대,
superior peroneal retinaculum)

위한 뼈의 작은 융기 또는 연골장치이다(예 : 안구의 위빗근).

종자뼈(종자골, sesamoid bone)

힘줄이나 인대 속에 있는 작은 뼈이며 힘줄속에 묻혀있는 상태에서 관절에 접하며 힘줄과 뼈의 마찰을 줄이는데 유용하며 인체내 최대 종자뼈는 무릎뼈(슬개골)이다.

7 머리와 얼굴의 근육 (Muscle of the head and face)

머리의 근육은 얕은층인 얼굴근육(안면근, facial muscles)과 깊은층인 씹기근육(저작근, muscles of mastication)으로 나눈다.

1) 얼굴근육(안면근, facial muscles)

얼굴근육(facial muscle)은 얼굴과 머리피부에 존재하며 머리뼈에서 기시하여 피부에 부착하므로 피부근(피근, cutaneous muscle)이라고도 하며 특히 입주위에 발달되어 있다.

수축하면 얼굴의 일정 부위의 피부가 당겨져서 감정을 표현하므로 표정근육(표정근, muscles of expression)이라고도 한다. 모두 얼굴신경의 지배를 받는다.

2) 머리덮개근(두개표근, muscles of scalp)

(1) 뒤통수이마근(후두전두근, occipitofrontalis)

이마힘살과 뒤통수힘살이 머리덮개널힘줄(모상건막, galea aponeurotica)에 의해 연결되어 머리피부를 움직이는 근육이다. 이마뼈에서 기시하

그림 4-7 얼굴근육(안면근)의 이는곳과 주행

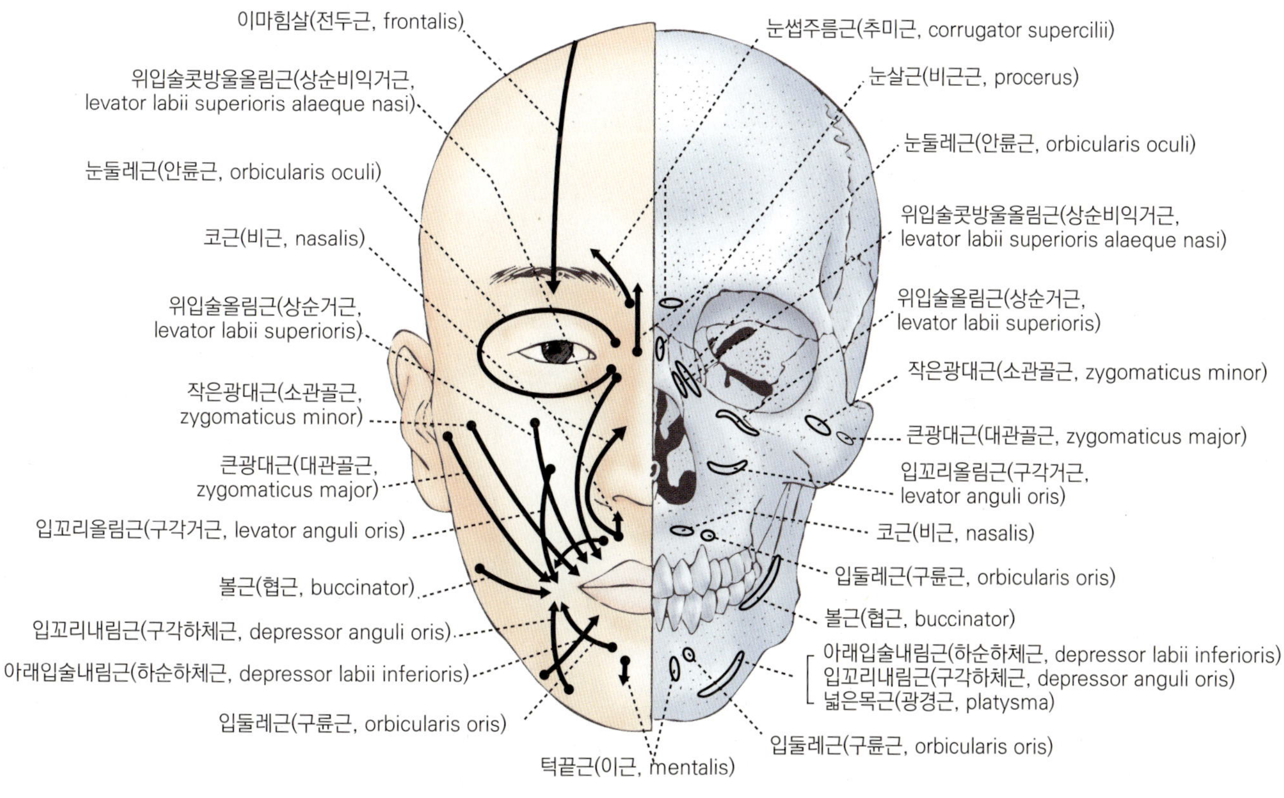

그림 4-8 **얼굴근육(안면근)**

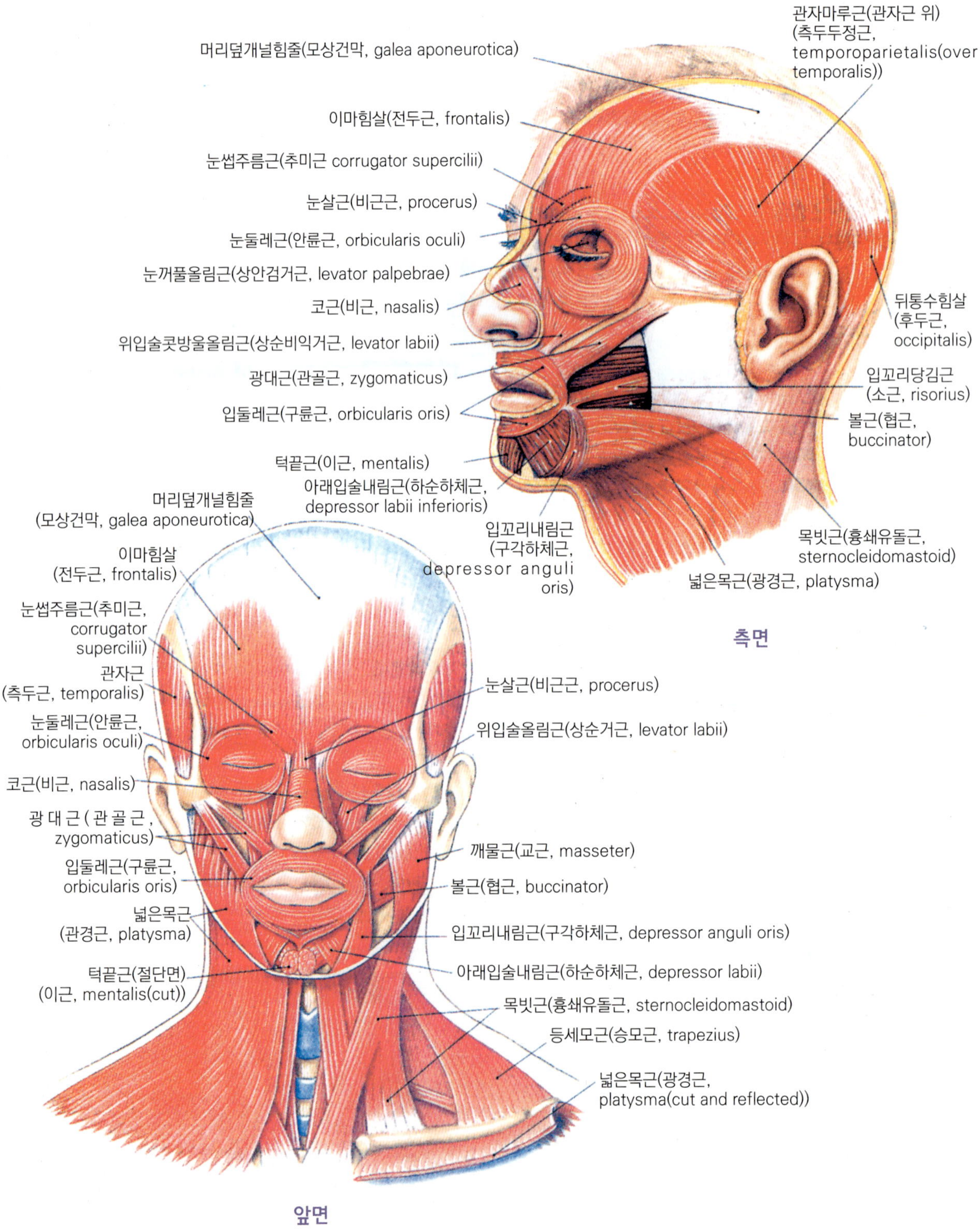

는 이마힘살(전두근, frontalis(frontal belly))은 머리덮개널힘줄(모상건막)에서 미부까지 연결되어 있으며 이마에 주름을 만든다. 뒤통수뼈(후두골)에서 기시하는 뒤통수힘살(후두근, occipitalis(occipital belly))은 맨위목덜미선에서 머리덮개널힘줄에 붙어 있으며 머리덮개널힘줄을 뒤쪽으로 당겨 이마에 주름을 없앤다.

(2) 관자마루근(측두두정근, temporoparietalis muscle)

위귀바퀴근에서 기시하여 머리덮개널힘줄에 정지하며 머리덮개널힘줄을 옆으로 당긴다.

3) 눈의 근육(안부의 근, muscle of eye)

(1) 눈둘레근(안륜근, orbicularis oculi m.)

눈꺼풀(안검)을 닫는 유일한 근육이며 눈꺼풀을 둥글게 싸는 근육으로 안쪽 눈확모서리와 안쪽 눈꺼풀에서 기시하며, 눈확의 피부에 정지하고 눈꺼풀을 가볍게 감는데 관여하는 눈꺼풀부분(안검부, palpebral part), 눈꺼풀을 꼭 감게하는 눈확부분(안와부, orbital part), 눈물주머니 주위에 있는 눈물주머니부분(누낭부, lacrimal part)로 구성되어 있다. 마비시 눈꺼풀을 닫을 수 없어 먼지에 의해 염증이 일어나 토끼 눈처럼 빨갛게 되므로 토끼눈(red eye)이라 한다.

(2) 눈썹주름근(추미근, corrugator supercilii muscle)

이마뼈코부위에서 기시하며 눈썹의 안쪽 1/2 피부에 정지하고, 눈썹을 속아래쪽으로 당기고 왼·오른 미간에 주름을 만든다.

표 4-1 얼굴근육(muscles of face)

근육명	잇는 곳(기시)	닿는 곳(정지)	지배신경	작 용
이마힘살(복)(전두근, frontalis) 뒤통수힘살(복)(후두근, occipitalis)	미간 또는 이마 피부 맨위목덜미선	머리덮개널힘줄 머리덮개널힘줄	얼굴신경 얼굴신경	이마에 주름만듬 이마주름 없앤다
관자마루근(측두두정근, temporoparietalis)	위귓바퀴근(상이개근)	머리덮개널힘줄	얼굴신경	머리덮개널힘줄을 옆으로 당김
눈둘레근(안륜근, orbicularis oculi)	안 눈확모서리안쪽 눈꺼풀인대	가쪽눈확모서리의 피부·눈꺼풀	얼굴신경	눈을 감는 운동, 눈물 흐르게
눈섭주름근(추미근, corrugator supercilii)	이마뼈코부위	눈썹의 안 1/2 피부	얼굴신경	눈섭을 속아래쪽으로 당기고 왼·오른 미간에 주름만듬
큰광대근(대관골근, zygomaticus major)	광대활(관골궁)	입꼬리	얼굴신경	입꼬리를 위로 당겨 미소지음
작은광대근(소관골근, zygomaticus minor)	광대뼈의 앞면	위입술가쪽부위	얼굴신경	위입술을 위로당겨 부정적 미소(비웃는 미소)
입꼬리내림근(구각하체근, depressor anguli oris)	턱뼈아래모서리	입꼬리	얼굴신경	입꼬리를 밑으로 당겨 슬픈표정
입꼬리당김근(소근, risorius)	깨물근막(교근근막)	입꼬리	얼굴신경	입꼬리를 가쪽으로 당겨 볼에 보조개 형성
위입술콧방울올림근(상순비익거근, levator labii superior alaeque nasi)	위턱뼈의 이마돌기	위입술·콧방울	얼굴신경	위입술을 위로 당겨 코구멍을 넓히고 코에 주름 만듬
입둘레근(구륜근, orbicularis oris)	입꼬리근(입술피부)	입주위피부	얼굴신경	입을 닫고 휘파람 촛불을 끌때의 작용
볼근(협근, buccinator)	위·아래턱뼈의 이틀돌기 뒤부위	입꼬리	얼굴신경	입압속 음식물을 치아쪽으로 보내며 trumpet을 불 때 공기를 내보내는 작용

4) 코의 근육(비부의 근, muscles of nose)

비부 주위에는 눈살근(비근근, procerus muscle), 코근(비근, nasalis muscle), 코중격내림근(비중격하체근, depressor septum)이 있으며 그 중에서 코근은 코등으로 가는 가로부분(횡부, transverse part of nasalis)과 콧방울로 가는 방울부분(익부, alar part of nasalis)이 있으며 콧구멍을 넓이는데는 코근의 방울부분과 코중격내림근육이, 좁이는 데는 코근의 가로부분이 관여한다.

5) 입의 근육(muscles of mouth)

입 주위에 근육들로 입을 열고 닫는데 관여한다.

(1) 입을 여는데 관여하는 근육

큰광대근(대관골근, zygomaticus major) : 광대활에서 기시하여 위입술부터 입꼬리부위에 걸친 피부에 정지하며 입꼬리 위로 당겨 미소 짓는 모습을 한다.

작은광대근(소관골근, zygomaticus minor) : 광대뼈의 앞면에서 기시하여 위입술 가쪽부위에 정지하며 위입술을 바깥위쪽으로 끌어당겨 비웃는 미소를 짓게 한다.

입꼬리내림근(구각하체근, depressor anguli oris) : 아래턱뼈 아래모서리에서 기시하여 입꼬리부위에 정지하며 입꼬리를 밑으로 당겨 슬픈 표정을 짓게 한다.

입꼬리당김근(소근, risorius) : 얕은층으로 깨물근근막의 표층에서 기시하여 입꼬리 피부에 정지하는 근육으로 입꼬리를 가쪽으로 당겨서 보조개를 만든다.

위입술콧방울올림근(상순비익거근, levator labii superior alaeque nasi) : 위턱이마돌기에서 기시하여 위입술, 콧방울에 정지하며 위입술을 위로 당겨 코구멍을 넓히고 코등에 주름을 만든다.

(2) 입을 다무는데 관여하는 근육

입둘레근(구륜근, orbicularis oris) : 입 주위를 싸고 있는 근육으로 입꼬리근에서 기시하여 입주위 피부에 정지하며 안쪽의 근육은 입을 가볍게 닫고 가쪽의 근육은 강하게 닫는다. 휘파람 또는 촛불을 끌 때 입술을 앞으로 내민다.

볼근(협근, buccinator) : 위·아래턱뼈의 이틀돌기뒤부위에서 기시하여 입꼬리에 정지하며 입꼬리를 가쪽으로 당겨 트럼펫(trumpet)을 불 때 공기를 내보내는 작용과 입안속 음식물을 치아쪽으로 보내는 작용을 한다.

6) 씹기근육(masticatory muscles)

(1) 씹기근육(저작근, muscles of mastication)

턱관절을 움직여 입을 열고 닫는 일을 하는 근육으로서 광대활(관골궁)과 관자뼈(측두골) 및 나비뼈(접형골)에서 기시하여 아래턱뼈에 정지하는 4쌍의 근육이며 지배신경은 모두 삼차신경의 셋째가지 아래턱신경(하악신경, mandibular nerve)이다.

(2) 깨물근(교근, masseter muscles)

광대활에서 기시하여 턱뼈각의 가쪽면에 정지하며 인체에서 가장 강한 근육에 속한다.

곡예사가 밧줄을 끄는 것은 깨물근의 힘이다. 오랜 투병간에 뺨이 야위는 것은 깨물근 앞에 있는 지방조직의 감소 때문이다.

(3) 관자근(측두근, temporalis muscles)

관자뼈 관자오목에서 기시하여 아래턱뼈의 근육돌기에 정지하는데 깨물근과 함께 수축하면 아래턱을 강력하게 닫히게 된다.

(4) 안쪽날개근(내측익돌근, pterygoideus medialis)

깨물근과 나란히 달리는 4각형의 두꺼운 근육으로 나비뼈의 날개돌기 안쪽면에서 기시하여 턱뼈각의 안쪽에 정지하며 깨물근, 관자근과 더불어 위·아래턱뼈를 합치는 역할을 한다.

표 4-2 씹기근육(저작근, muscles of mastication)

근육명	잇는 곳(기시)	닿는 곳(정지)	지배신경	작 용
깨물근(교근, masseter)	광대활(관골궁)	턱뼈각의 가쪽면	아래턱신경	아래턱뼈를 위로 당긴다.
관자근(측두근, temporalis)	관자오목(측두와)	턱뼈의 근육돌기	아래턱신경	아래턱뼈를 위로 당긴다.
안쪽날개근(내측익돌근, pterygoideus medialis)	나비뼈의 날개돌기 (익상돌기)	턱뼈각의 안쪽면	아래턱신경	아래턱뼈를 위로 당긴다.
가쪽날개근(외측익돌근, pterygoideus lateralis)	날개돌기 가쪽면 큰날개아래면	턱뼈목 앞쪽	아래턱신경	아래턱뼈를 앞아래쪽으로 당긴다.

그림 4-9 씹기근육(저작근)

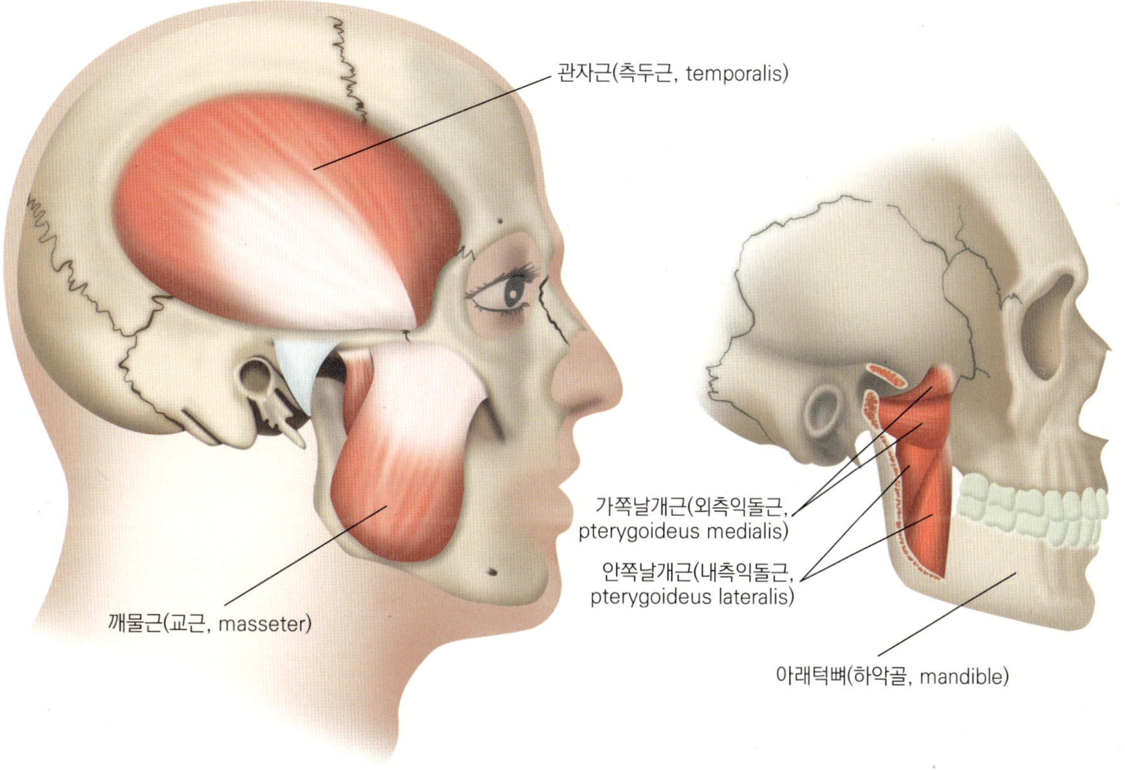

(5) 가쪽날개근(외측익돌근, pterygoideus lateralis)

나비뼈의 날개돌기 가쪽면에서 기시하여 아래턱뼈의 턱뼈목에 정지하며 양쪽근육이 동시에 작용하면 아래턱뼈를 앞아래쪽으로 당기고 각각 한쪽이 작용하면 아래턱뼈를 옆으로 왔다 갔다 하게 한다.

8 목의 근육

목의근육(경부의 근, Muscles of neck)은 얕은목근육(천경부근), 앞목근육(전경부근), 가쪽목근육(외측경부근), 뒤목근육(후경부근)으로 구분한다.

표 4-3 목의 근육(경부의 근, muscle of neck)

근육명	잇는 곳(기시)	닿는 곳(정지)	지배신경	작 용
얕은목근과 가쪽목근(천경근과 외측경근) 넓은목근(광경근, platysma)	둘째갈비연골과 봉우리선상(견봉선상)	아래턱뼈	얼굴신경	목에 주름, 얼굴의 표정변화 앞목부위의 피부긴장
목빗근(흉쇄유돌근, sternocleido mastoid) - 복장갈래(흉골두) - 빗장갈래(쇄골두)	복장뼈자루의 앞면위 빗장뼈의 안쪽 1/3, 앞면	꼭지돌기 가쪽면 뒤통수뼈의 목덜미선	더부신경 목신경	양쪽이 작용하면 얼굴을 위로 한쪽이 작용하면 얼굴을 반대로
목뿔위근육(설골상근, suprahyoid muscles) 두힘살근(악이복근, digastricus) - 앞힘살(전복) - 뒤힘살(후복)	아래턱몸통의 안면 꼭지돌기의 안쪽	중간힘줄	아래턱신경 얼굴신경	목뿔뼈와 혀를 위로 당기고 아래턱뼈를 밑으로 당긴다.
턱목뿔근(악설골근, mylohyoideus)	아래턱뼈의 턱목뿔근선	목뿔뼈	아래턱신경	목뿔뼈와 혀를 끌어 올린다.
붓목뿔근(경돌설골근, stylohyoideus)	붓돌기	목뿔뼈	얼굴신경	목뿔뼈를 뒤쪽으로 당긴다. 동시에 혀를 밀어올린다.
턱끝목뿔근(이설골근, geniohyoid muscles)	아래턱뼈 턱끝가시	목뿔뼈	혀밑신경	목뿔뼈를 위로 당기고 혀를 앞으로 당긴다.
묵뿔아래근육(설골하근, infrahyoid muscle) 복장목뿔근(흉골설골근, sternohyoideus)	복장뼈 자루 및 빗장뼈의 복장뼈 끝	목뿔뼈아래 모서리	혀밑신경	목뿔뼈 및 혀를 밑으로 내린다.
어깨목뿔근(견갑설골근, omohyoideus)	어깨뼈 위모서리	목뿔뼈아래 모서리	혀밑신경	목뿔뼈를 뒤방향으로 당긴다.
복장방패근(흉골갑상근, sternothyroideus)	복장뼈자루 뒤면	방패연골	혀밑신경	방패연골과 후두를 밑으로 당긴다.
방패목뿔근(갑상설골근, thyrohyoideus)	방패연골	목뿔뼈큰뿔	혀밑신경	목뿔뼈를 아래로 당기고 방패연골을 위로 올리거나 내린다.

1) 얕은목근육(천경부근, superficial cervical muscle)

(1) 넓은목근(광경근, platysma)

앞목부위로부터 가쪽목부위에 걸쳐서 피부밑으로 얇게 넓게 퍼져 있는 넓은목근은 둘째갈비연골과 봉우리를 잇는 선상에서 기시하여 아래턱뼈에 정지하는데 지배신경은 얼굴신경이며 목에 주름을 잡고 입꼬리를 아래쪽으로 당겨 슬픈 표정을 짓게 하며 앞목부위의 피부를 긴장시키는데 유용하다.

(2) 목빗근(sternocleidomastoideus)

목빗근(흉쇄유돌근)은 가쪽목부위근에 속하며 목빗근의 복장갈래(흉골두, sternal head)는 복장뼈자루의 앞면 위쪽에서 기시하여 꼭지돌기(유양돌기)의 가쪽면에 정지하고 빗장갈래(쇄골두, clavicular head)는 빗장뼈 안쪽 1/3의 위모서리와 앞면에서 기시하여 뒤통수뼈의 목덜미선(상항선)에 정지하는 강대한 근육이다.

머리를 옆으로 돌리는데 중요한 근육이며 양쪽이 동시에 작용하면 머리가 앞아래쪽으로 수그러지고 한쪽만이 작용하면 얼굴은 반대쪽 위쪽을 향한다. 목빗근의 지배신경은 더부신경(부신경)과 목신경(경신경)이다.

2) 앞목근육(전경근, anterior cervical muscle)

이곳에 있는 근육무리는 목뿔뼈와 관계를 갖고 입을 열거나 삼키는작용에 관여하고 있다. 목뿔뼈를 중심으로 입안바닥으로 향하는 4쌍의 근육을 목뿔위근육(설골상근군), 복장뼈부위로 향하는 4쌍의 근육을 목뿔아래근육(설골하근군)이라고 한다.

그림 4-10 목의 근육

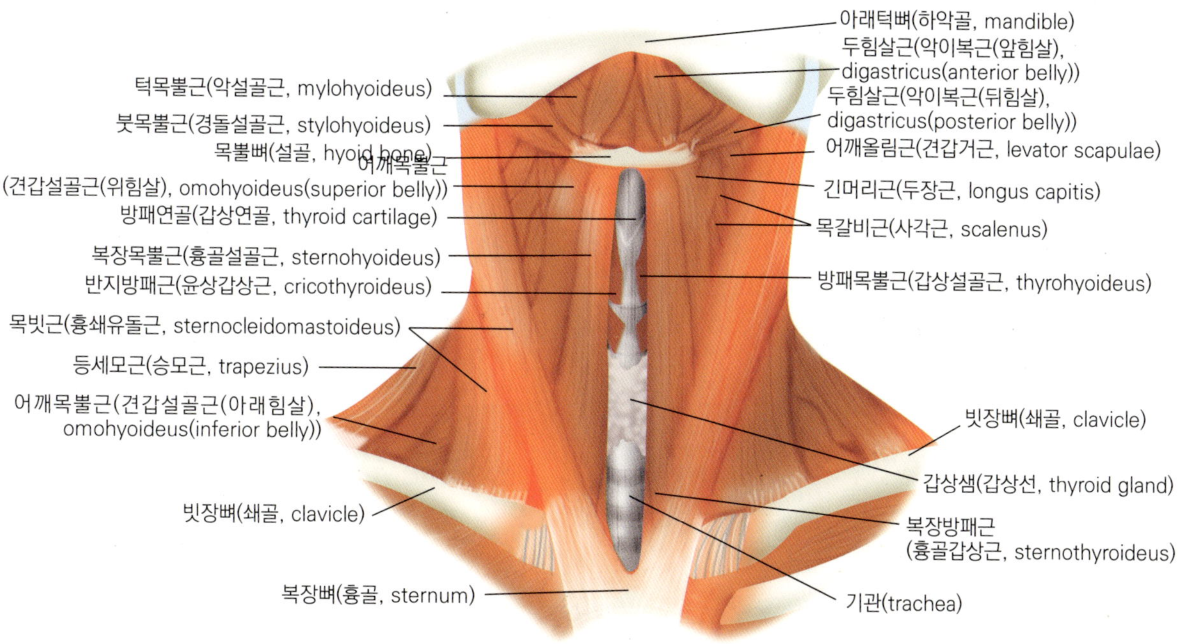

(1) 목뿔위근육(설골상근, suprahyoid muscles)

목뿔뼈 윗쪽에 있으면서 목뿔뼈와 혀를 움직여 입을 열거나 음식물을 삼킬 때 또는 소리를 낼 때 아래턱을 아래로 당기거나 목뿔뼈 및 혀를 위로 끌어올리는 작용을 한다.

목뿔위근육무리에 속하는 근육은 4쌍으로 두힘살근(악이복근, digastricus), 턱목뿔근(악설골근, mylohyoideus), 붓목뿔근(경돌설골근, stylohyoideus) 및 턱끝목뿔근(이설골근, geniohyoideus)이다.

(2) 목뿔아래근육(설골하근근, infrahyoid muscles)

목뿔아래부위에 위치하며 목뿔뼈와 방패연골, 복장뼈 및 어깨뼈사이에 걸쳐 있는 4쌍의 작은 근육이며 이들은 음식물을 삼킬 때 또는 소리를 낼 때에 목뿔뼈 및 후두를 끌어내리고 목뿔위근육을 도우며 목과 머리를 구부리게 한다.

목뿔아래근육무리에 속하는 근육은 복장목뿔근(흉골설골근, sternohyoideus), 어깨목뿔근(견갑설골근, omohyoideus), 복장방패근(흉골갑상근, sternothyroideus) 및 방패목뿔근(갑상설골근, thyro-hyoideus)이다.

3) 뒤목근육 (posterior cervical muscle)

목뼈가로돌기에서 기시하고 갈비뼈에 정지하는 목갈비근(사각근, scalene)과 목뼈의 앞면에 있고 목뼈를 왼·오른 또는 앞쪽으로 굽히는 앞척추근으로 구분된다.

(1) 목갈비근(사각근, scalenus)

앞·중간·뒤쪽목갈비근(전·중·후사각근, scalenus anterior, medius, posterior)의 3쌍이 있으며 목뼈의 가로돌기에서 기시하며 앞·중간목갈비근은 첫째갈비뼈에 뒤목갈비근은 둘째갈비뼈에 정지한다. 목갈비근은 갈비뼈를 올릴 때나 목을 옆으

그림 4-11 목뿔위근(설골상근) 및 목뿔아래근(설골하근)

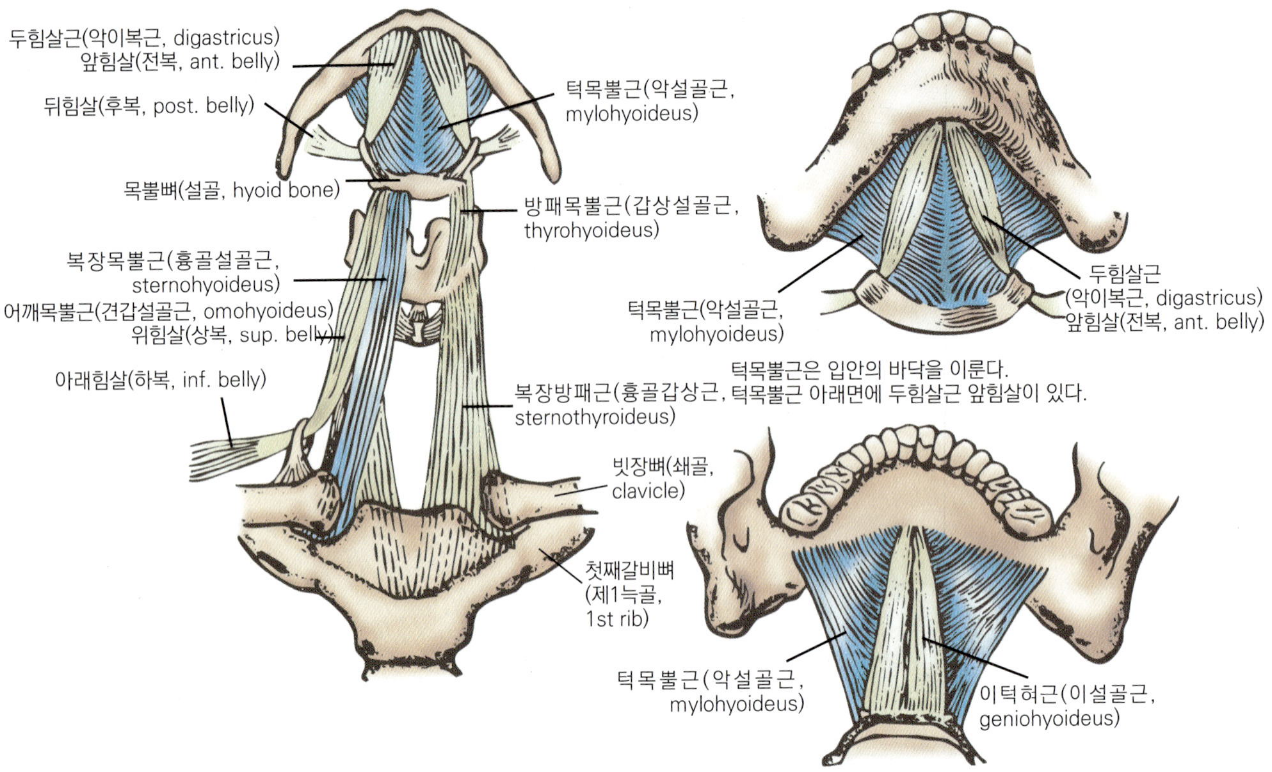

턱목뿔근의 위면에 작은 이턱혀근이 있다.

그림 4-12 목갈비근(사각근)

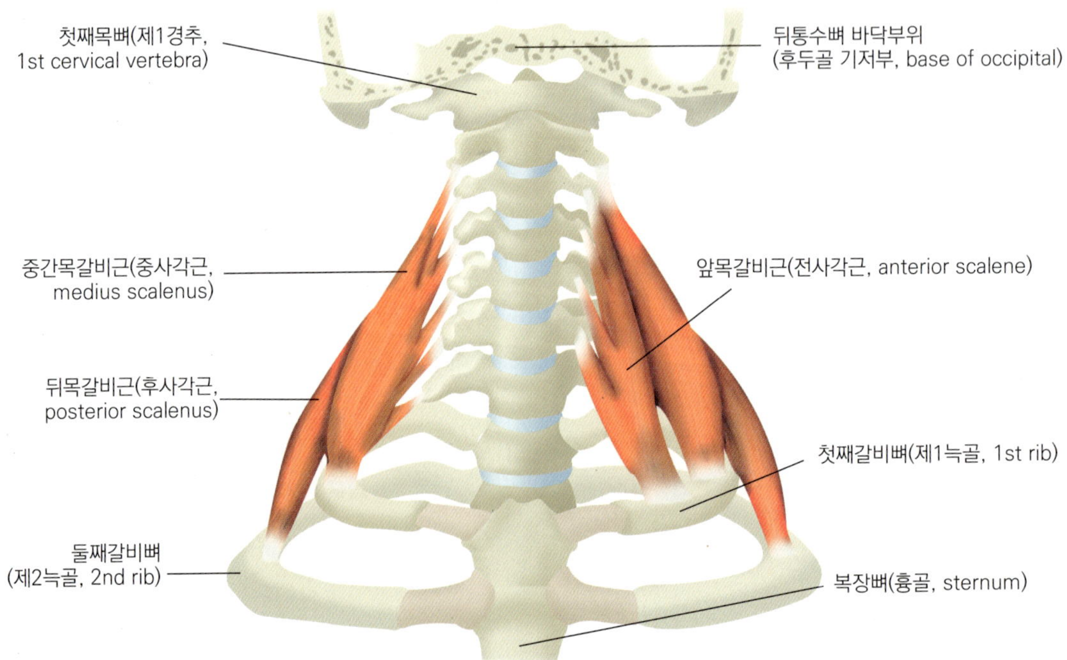

로 기울일 때 관여한다. 이 근육들에 염증이 일어나면 이것들이 압박되어 팔에 염증이 오며 더욱 심하게 되면 손가락의 운동장애, 팔의 순환장애가 일어나는데 이를 앞목갈비근 증후군이라 한다.

(2) 앞척추근육(전추골근, anterior vertebral muscle)

앞척추근육무리는 목뼈의 앞쪽에 있는 긴목근(경장근, longus colli), 긴머리근(두장근, longus capitis), 앞머리곧은근(전두직근, rectus capitis anterior) 및 가쪽머리곧은근(외측두직근, rectus capitis lateralis) 등 4개의 근육으로 구성되어 있다.

4) 목부위의 근막(cervical fascia)

목근막은 부위에 따라 두께의 차이가 있으며 3엽으로 구별되지만 각 엽이 접착 또는 연결되어있다.

(1) 얕은층(천엽, superficial fascia)

얕은목 혹은 피부밑근막이라고도 하며 넓은목근 밑에 퍼져 있는 얇은 근막이다. 위로는 목뿔뼈, 밑으로는 빗장뼈과 복장뼈위모서리에 퍼져 있다.

(2) 깊은층(심엽, pretracheal fascia)

기관앞층 혹은 중간목근막으로 목뿔뼈, 복장뼈, 빗장뼈에 퍼져 있는 근막이며 목뿔뼈아래근육무리를 싸고 있으며 그 연결은 목부위내장(갑상샘, 기관, 인·후두, 식도)을 덮고 있다.

(3) 척주앞층(추전엽, prevertebral fascia)

깊은 목근막이라고도 하며 척주 앞면을 넓게 덮는 근막이다. 가슴안에서 상행하여 인두수축근 및 식도 사이에 있으며 목부위 또는 머리바닥까지 이르는 근막이다.

9 가슴근육 (Muscles of the thorax)

가슴의 근육은 가슴우리의 가쪽벽과 앞벽에 있는 근육무리이며 얕은가슴근(큰가슴근, 작은가슴근, 앞톱니근, 빗장밑근), 깊은가슴근(갈비사이근), 가로막으로 구분된다.

표 4-4 뒤목뼈(posterior cervical muscle)

근육명	잇는 곳(기시)	닿는 곳(정지)	지배신경	작 용
앞목갈비근(전사각근, anterior scalenus)	셋째~여섯째목뼈 가로돌기	첫째 갈비뼈	목신경	1) 갈비뼈를 위로 당겨 가슴안을 넓힌다.
중간목갈비근(중사각근, medius scalenus)	모든 목뼈의 가로돌기	첫째 갈비뼈	목신경	2) 목뼈를 앞으로 굽힌다.
뒤목갈비근(후사각근, posterior scalenus)	넷째~여섯째목뼈 가로돌기	둘째 갈비뼈	목신경	3) 한쪽만 작용시 목을 가쪽으로 굴곡시킨다.
긴목근(경장근, longus colli)	첫째목뼈~셋째등뼈 척추몸통과 가로돌기	첫째~넷째목뼈의 몸통과 다섯째~여섯째 목뼈의 가로돌기	목신경	목을 굽힌다.
긴머리근(두장근, longus capitis)	셋째~여섯째목뼈 가로돌기	뒤통수뼈의 바닥부위	목신경	머리를 굽힌다.
앞머리곧은근(전두직근, rectus capitis anterior)	고리뼈의 가쪽	큰구멍의 앞쪽	뒤통수밑 신경	머리를 굽힌다.
가쪽머리곧은근(외측두직근, rectus capitis lateral)	고리뼈의 가로돌기	뒤통수뼈 관절융기의 가쪽	뒤통수밑 신경	머리를 가쪽으로 굽힌다.

1) 얕은가슴근(천흉근, superficial thoracic muscles)

가슴근의 얕은층을 이루며 팔을 가슴벽에 결합시키는 근육이며 본래 팔의근에 속한다. 가슴우리의 앞벽에서 기시하고 위팔뼈, 빗장뼈, 어깨뼈에 정지하고 지배신경은 팔신경얼기 근육가지이며 팔운동에 관여한다. 얕은가슴근은 가슴벽과 팔을 잇는 근육이다.

(1) 큰가슴근(대흉근, pectoralis major)

큰가슴근의 전체적인 모양은 부채꼴이고 앞가슴벽 피부밑에 있으며 빗장뼈, 복장뼈 및 갈비뼈(제1 - 6) 일부 배곧은근집에서 기시하며 위팔뼈의 큰결절능선에 정지한다. 지배신경은 팔신경얼기에서 나오는 안·바깥가슴신경이다.

큰가슴근을 빗장부분(쇄골부, clavicular part), 복장갈비부분(흉늑부, sternocostal part), 배부분(복부, abdominal part)로 구분한다.

작용은 위팔의 모음(내전, adduction), 안쪽회전(내측회전, medial rotation)이며 위팔을 고정하면 복장뼈와 갈비뼈를 올려 들숨근(흡기근)으로 중요하다.

그림 4-13 가슴부위(흉부)의 얕은가슴근(천흉근)

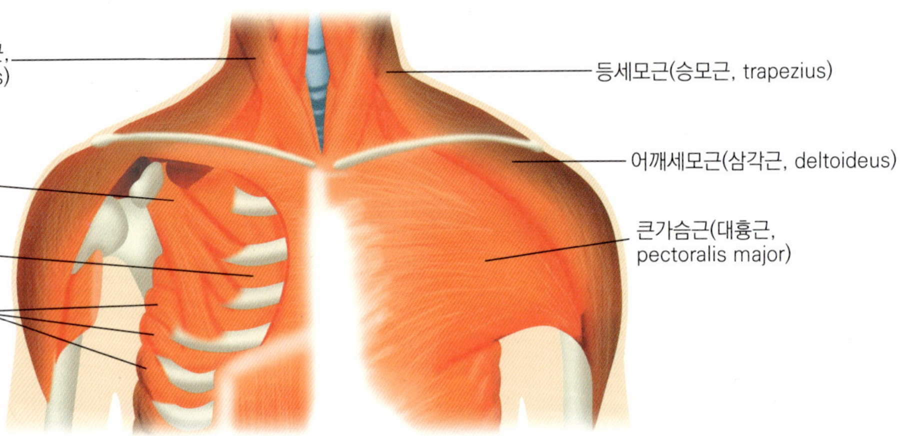

표 4-5 얕은가슴근(천흉근, superficial thoracic muscle(가슴벽과 팔을 잇는 근))

근육명	잇는 곳(기시)	닿는 곳(정지)	지배신경	작 용
큰가슴근(대흉근, pectoralis major)	빗장부분…빗장뼈의 복장끝 복장부분…빗장뼈의 가쪽면 갈비부분…첫째~여섯째갈비연골 배부분…배곧은근집	위팔뼈의 큰결절능선	안쪽·가쪽 가슴근신경	위팔의 모음, 안쪽회전, 위팔을 교정하면 복장뼈와 갈비뼈를 올려 흡기운동
작은가슴근(소흉근, pectoralis minor)	셋째~다섯째 갈비뼈	부리돌기	앞가슴신경	어깨뼈를 앞아래쪽으로 당김 빗장뼈를 고정하면 갈비뼈가 올라 흡기를 돕는다.
앞톱니근(전거근, serratus anterior)	첫째~여덟째 갈비뼈 가쪽면	어깨뼈의 안쪽모서리	긴가슴신경	어깨뼈를 가슴우리쪽으로 당기고 흡기에 관여
빗장밑근(쇄골하근, subclavius)	첫째갈비뼈위모서리	빗장 밑 모서리	빗장밑신경	빗장뼈를 밑으로 당긴다.

(2) 작은가슴근(소흉근, pectoralis minor)

큰가슴근 밑에 있는 근육이며 셋째~다섯째갈비뼈에서 기시하며 어깨뼈의 부리돌기에 정지한다. 지배신경은 앞가슴신경이며 어깨뼈를 앞아래쪽으로 당기는 작용을 하고 빗장뼈를 고정하면 갈비뼈가 올라가 가슴우리를 넓혀 들숨(흡기)에 관여한다.

(3) 앞톱니근(전거근, serratus anterior)

가슴벽의 가쪽에 있는 근육으로 첫째~여덟째갈비뼈의 가쪽면에서 기시하여 어깨뼈 안쪽모서리에 정지한다.

그림 4-14 큰가슴근(대흉근), 작은가슴근(소흉근)

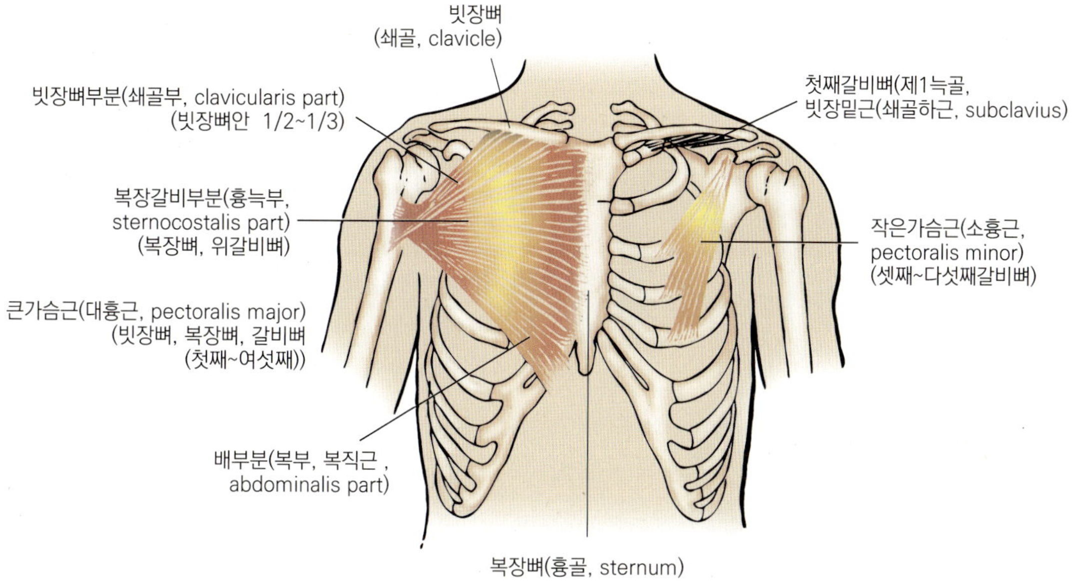

그림 4-15 앞톱니근(전거근)

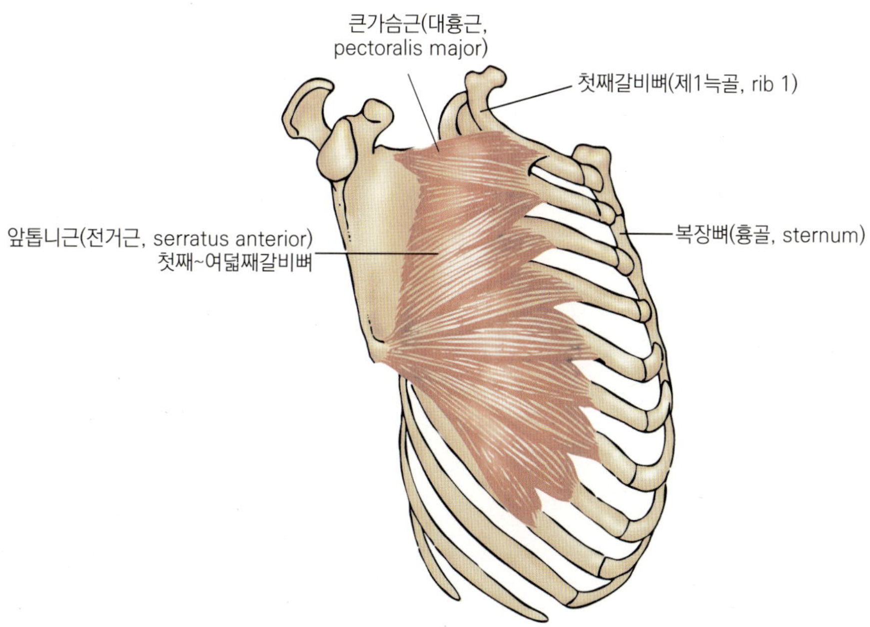

지배신경은 긴가슴신경이며 어깨뼈를 가슴우리 쪽으로 끌어당기고 호흡근(갈비뼈올림)으로서도 중요하다.

(4) 빗장밑근(쇄골하근, subclavius)

매우 작은 근으로 첫째갈비뼈 위모서리에서 기시하여 빗장뼈의 아래모서리에 정지한다. 지배신경은 빗장밑신경이며 빗장뼈를 밑으로 당긴다.

2) 깊은가슴근육(심흉근, deep thoracic muscles)

가슴우리에 붙어 있는 왼·오른 11쌍의 갈비사이근(inter costal space)를 메우는 고유 근육으로서 갈비뼈의 운동에 관계하며 가슴안의 용적을 증감시켜 호흡운동에 중요한 근육이다. 지배신경은 갈비올림근을 제외한 모든 근육은 갈비사이신경(늑간신경, intercostal nerve)이다.

(1) 바깥갈비사이근(외늑간근, external intercostales)

첫째~열한번째 갈비뼈의 아래모서리에서 기시하여 비스듬이 뒤에서 앞으로 갈비뼈의 위모서리에 정지한다. 갈비뼈를 끌어올려서 가슴우리용적을 크게 함으로써 들숨운동에 관여한다.

(2) 갈비올림근(늑골거근, levatores costarum)

척추 양쪽에 12쌍이 있으며 일곱째목뼈와 첫째~열한번째 등뼈가로돌기 아래가쪽에서 기시하여 갈비뼈 가쪽면에 정지한다. 신경은 유일하게 척수신경의 지배를 받으며 바깥갈비사이근을 도와 들숨운동에 관여한다.

(3) 속갈비사이근(내늑간근, internal intercostal muscle)

갈비뼈위모서리에서 기시하여 비스듬히 앞에서 뒤로 갈비뼈아래모서리에 정지한다. 갈비뼈를 아래쪽으로 끌어내려 가슴우리를 좁힘으로써 날숨(호기)운동에 관여한다.

(4) 가슴가로근(흉횡근, transversus thoracis)

복장뼈몸통의 칼돌기에서 기시하여 둘째~여섯째갈비연골에 정지한다. 갈비뼈를 아래로 당겨 가슴안을 좁히므로 날숨운동에 관여한다.

(5) 갈비밑근(늑하근, subcostalis)

아래갈비뼈의 갈비뼈각 속면에서 기시하여 1~3개 건너뛴 갈비뼈 속면에 정지한다. 속갈비사이근을 도와 날숨운동에 관여한다.

그림 4-16 갈비사이근(늑간근)과 갈비사이막(늑간막)

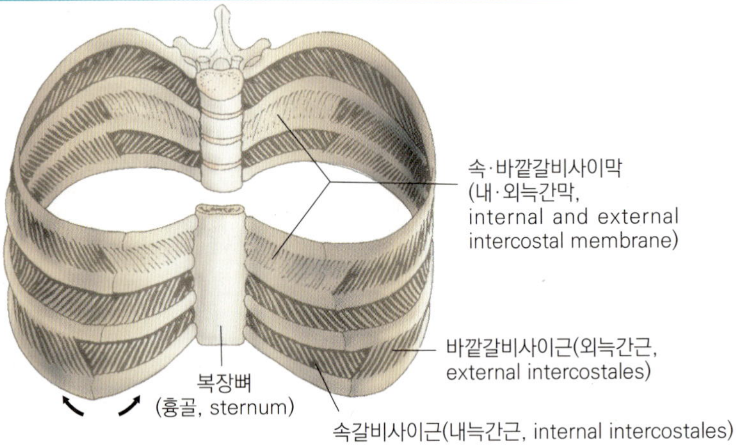

그림 4-17 갈비사이공간(늑간극) 내용물

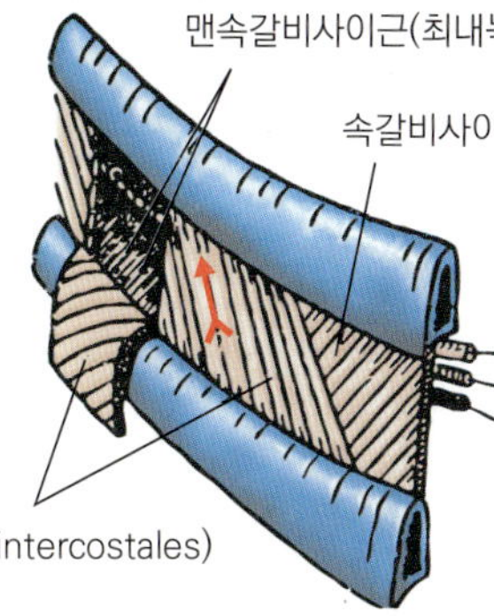

표 4-6 깊은가슴근(심흉근, deep thoracic muscles)

근육명	잇는 곳(기시)	닿는 곳(정지)	지배신경	작 용
바깥갈비사이근(외늑간근, external intercostales)	첫째~열한번째 갈비아래모서리	갈비뼈 위 모서리	갈비사이신경	가슴안을 넓히고 흡기운동
갈비올림근(늑골거근, levatore costarum)	일곱째 목뼈 첫째~열한번째 등뼈가로돌기	갈비뼈 바깥면	척수신경	바깥갈비사이근을 도와 흡기운동
속갈비사이근(내늑간근, internal intercostales)	갈비뼈위모서리	갈비아래모서리	갈비사이신경	가슴안을 좁히고 호기운동
가슴가로근(흉횡근, transversus thoracic)	칼돌기	둘째~여섯째 갈비연골	갈비사이신경	갈비뼈를 아래로 당겨 가슴안을 좁히고 호기운동
갈비밑근(늑하근, subcostalis)	아래갈비의 갈비뼈각 속면	첫째~셋째 아래 갈비뼈의 안면	갈비사이신경	속갈비사이근을 도와 호기운동
가로막(횡격막, diaphragm)	복장뼈부분, 갈비뼈부분 허리부분	중심널힘줄	가로막신경	수축에 의한 가슴안을 넓혀 흡기운동 이완에 가슴안을 좁혀 호기운동

3) 가로막(횡격막, diaphragm)

가로막(횡격막, diaphragm)은 가슴안과 배안을 경계짓는 판상의 뼈대근이며 중앙부에 힘줄막 모양의 중심널힘줄(중심건, central tendon)이 있다. 기시부는 복장부분(흉골부, sternal part), 갈비부분(늑골부, costal part) 및 허리부분(요부, lumbar part)이며 중심널힘줄에 정지한다.

지배신경은 가로막신경(횡격신경, phrenic nerve)이며 가로막은 전체적으로 원개(dome)상이며 가슴안으로 부풀어 있지만 수축하면 원개가 낮아져서 가슴안이 넓어지고(들숨시) 이완되면 원개가 올라가서 가슴안이 좁아진다(날숨시).

가로막은 갈비사이근과 함께 주요한 호흡근이다. 가로막에 의한 호흡을 복식호흡(abdominal respiration), 갈비사이근에 의한 호흡을 흉식호흡(thoracic respiration)이라고 하며 이 두 근육이 조절되어 인체내에서의 평상적 호흡이 일어난다. 또 가로막은 배부위근과 함께 배압력에도 관여한다.

가로막에는 가슴안에서 배안으로 통하는 3개의 구멍이 뚫려 있다.

그림 4-18 가로막(횡격막(아래면))

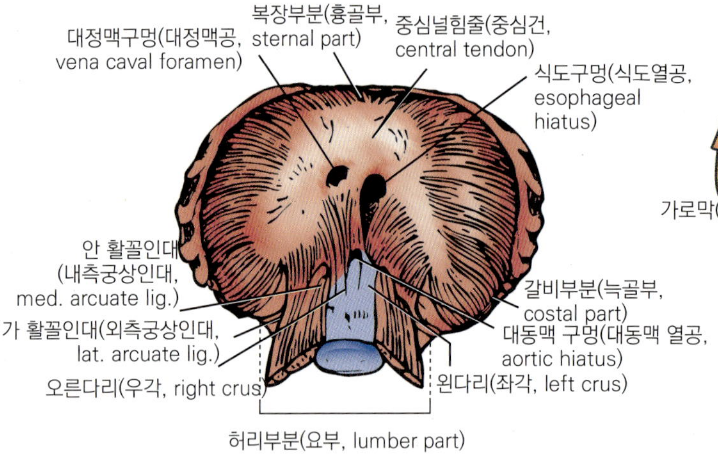

그림 4-19 가로막(횡격막)을 관통하는 기관의 위치

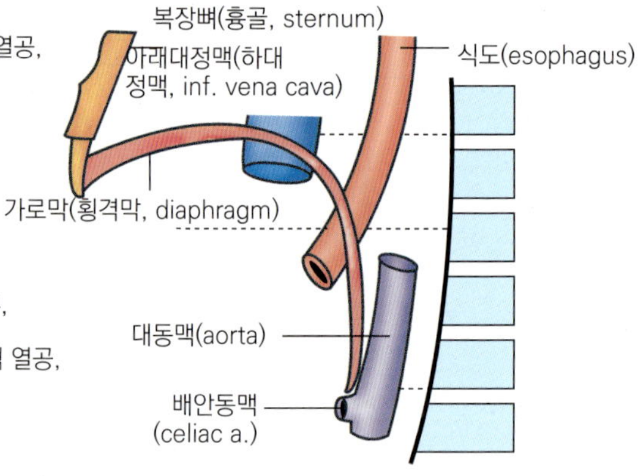

대동맥구멍(대동맥열공, aortic hiatus)은 허리부위의 왼·오른다리 사이 열두번째등뼈 높이에 있으며 내림대동맥, 홀정맥, 가슴관, 교감신경줄기가 통과한다.

식도구멍(식도열공, esophageal hiatus)은 대동맥구멍의 앞위쪽에 위치하며 열번째등뼈높이에 있으며 식도, 왼·오른미주신경이 통과한다.

대정맥구멍(대정맥공, vena caval foramen)은 여덟번째등뼈높이로 가장 위쪽에 있으며 아래대정맥, 오른가로막신경이 통과한다.

10 배근육 (Muscles of abdomen)

배근육은 갈비뼈활 및 열두번째갈비뼈 아래면과 골반 위면 사이에서 배안(복강, abdominal cavity)을 싸고 있는 근육이며 앞배근육, 옆구리배근육, 뒤배근육으로 구분한다.

배벽이 있는 근육무리로서 가로막과 같이 배압력 상승 작용과 배뇨, 배변, 구토 및 여성의 분만에 중요한 근육들이다.

그림 4-20 배의 근육

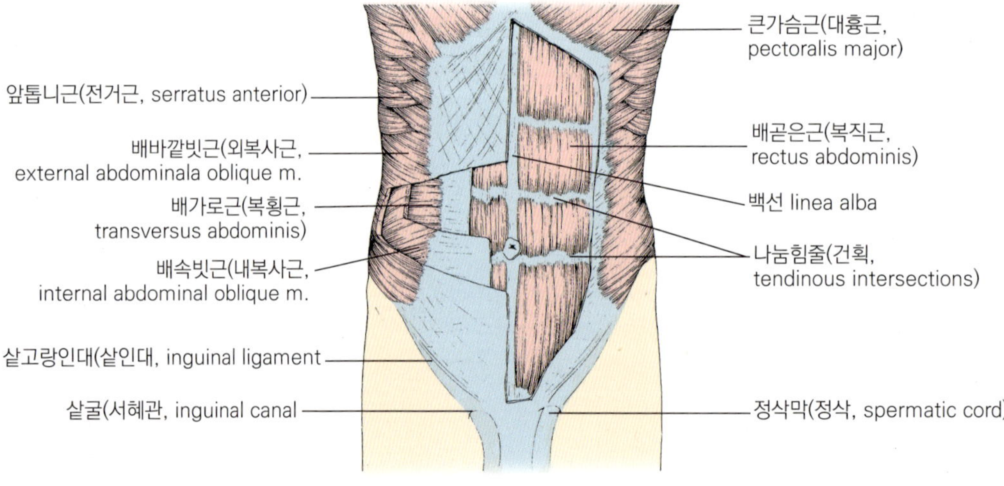

1) 앞배근육(전복근, anterior abdominal muscles)

앞배근육은 정중선의 양쪽을 세로로 달리는 폭이 좁은 근육무리이며 배곧은근과 배세모근으로 되어 있다.

(1) 배곧은근(복직근, rectus abdominis)

정중선 양쪽을 세로로 달리는 한쌍의 정사변형의 판모양근으로 칼돌기와 다섯째~일곱째갈비뼈연골 앞면에서 기시하여 두덩결합부 양쪽에 정지한다.

갈비사이신경의 지배를 받으며 척추를 앞굽힘할 때 작용하지만 가슴우리를 아래로 당기고 골반을 위로 당겨 배압력을 상승시키고 배벽을 긴장시키며 보조호흡근으로도 작용한다.

힘살에는 3~4개의 나눔힘줄(건획, tendinous intersections)이 있으며 나눔힘줄은 배곧은근집의 앞층에 고착되어 있다.

배곧은근은 그 뒤면 아래끝부위를 제외하고 모두 배곧은근집(복직근초, rectus sheath)에 싸여 있다. 왼·오른쪽의 배곧은근집은 정중선상에서 만나며 이곳을 백선(linea alba)이라고 하며 백선은 근육이 없는 부위로 임상적으로 배부위의 정중절개 때에 적용된다.

(2) 배세모근(추체근, pyramidalis)

작은 삼각형의 근육으로 배곧은근집 속에 덮혀 있고 두덩뼈위가지에서 기시하여 백선 아래부위에 정지한다. 갈비사이신경의 지배를 받으며 백선을 긴장시키고 배곧은근의 작용을 돕는다.

2) 옆구리배근육(측복근, lateral abdominal muscles)

배벽 가쪽부에 있고 배바깥빗근, 배속빗근 및 배가로근 등의 3층의 넓은 근육으로 이루어져 있다.

(1) 배바깥빗근(외복사근, obliquus externus abdominis)

여섯째~열두번째갈비뼈에서 기시하여 배벽의 뒤위쪽에서 앞아래쪽으로 달리며 백선과 샅고랑인대에서 정지하고 널힘줄이 되어 배곧은근집에 이행된다.

지배신경은 여덟~열두번째갈비사이 신경이지만 아래쪽의 일부는 엉덩아래배신경도 분포한다. 배벽을 긴장시켜 배압력을 상승시키고 척주의 굽힘과 회전에 관여한다.

(2) 배속빗근(내복사근, obliquus internus abdominis)

배바깥빗근 바로 밑에 있으며 기시 및 정지근섬유의 주행이 바깥배빗근과 대체로 교차하고 있으며 샅고랑인대, 엉덩뼈능선에서 기시하여 앞아래쪽에서 뒤아래쪽으로 비스듬이 달려 열번째~열두번째갈비뼈와 백선, 두덩뼈에 정지한다.

지배신경은 여덟째~열두번째갈비사이신경, 엉덩아래배신경 및 엉덩샅고랑신경이며 배압력을 상승시키고 척주의 굽힘과 갈비뼈를 밑으로 당긴다.

(3) 배가로근(transversus abdominis)

배가로근(복횡근)은 옆구리부위의 맨안쪽을 가로로달리는 근육이며 일곱째~열두번째갈비연골, 엉덩뼈능선, 샅고랑인대에서 기시하여 백선에 정지한다.

지배신경은 여덟째~열두번째갈비사이신경, 엉덩아래배신경, 엉덩샅고랑신경이며 배압력을 상승시키고 갈비뼈를 밑으로 당긴다. 또 배속·바깥빗근을 돕는다.

3) 뒤배근육(posterior abdominal muscle)

뒤배근육(후복근)은 배부위의 뒤벽을 구성하는 근육으로 허리네모근, 큰·작은허리근 및 엉덩근이며, 허리네모근을 제외한 나머지 근육은 다리의 근육에 기술하였다.

그림 4-21 배바깥빗근(외복사근)

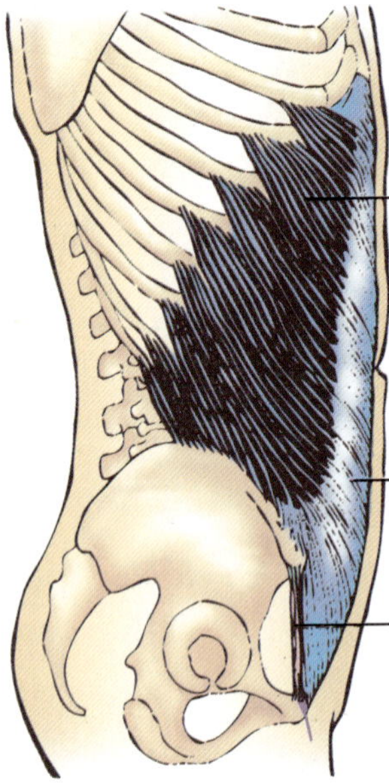

그림 4-22 배속빗근(내복사근)

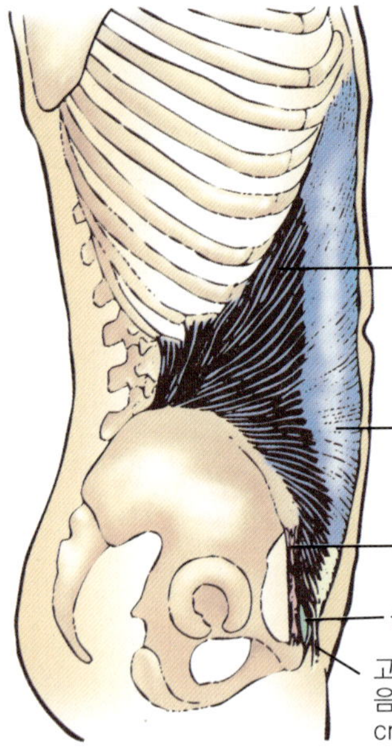

표 4-7 배의 근육(복부의 근, muscle of abdomen)

근육명	잇는 곳(기시)	닿는 곳(정지)	지배신경	작 용
배곧은근(복직근, rectus abdominis)	칼돌기 다섯째~일곱째허리	두덩뼈결합부	갈비사이신경	척추의 앞굽힘, 배압력상승 배벽의 긴장, 보조호흡, 골반인상
배세모근(추체근, pyramidalis)	두덩뼈위가지	백선아래부위	갈비사이신경	백선을 긴장, 배곧은근의 작용을 도움
배바깥빗근(외복사근, externus abdominis)	여섯째~ 열두번째갈비뼈	백선 샅고랑인대	갈비사이신경	배압력상승, 척주굽힘과 회전
배속빗근(내복사근, internus abdominis)	샅고랑인대 엉덩뼈능선, 등허리근막	열번째~ 열두번째갈비뼈 백선, 두덩뼈	갈비사이신경 엉덩아랫배신경 엉덩샅굴신경	배압력상승, 척주의 굽힘 갈비뼈를 밑으로 당긴다.
배가로근(복횡근, transversus abdominis)	일곱째~열두번째허리 엉덩뼈능선, 샅고랑인대	백선	갈비사이신경	배압력상승, 갈비뼈를 밑으로 당긴다. 속·바깥배빗근을 돕는다.
허리네모근(요방형근, quadratus lumborum)	엉덩뼈능선	열두번째갈비뼈 첫째~넷째 허리뼈가로돌기	갈비밑신경 첫째~셋째허리신경	허리뼈의 옆굽힘, 열두번째 갈비뼈를 밑으로 당겨 깊은 호기에 관여

(1) 허리네모근(요방형근, quadratus lumborum)

엉덩뼈능선에서 기시하여 열두번째갈비뼈와 첫째~넷째허리뼈가로돌기에 정지하며 갈비밑신경과 첫째~셋째허리신경의 지배를 받아 허리뼈의 옆굽힘과 열두번째갈비뼈를 밑으로 당겨 깊은날숨근으로 작용한다. 척주가 고정되면 볼기를 끌어당기기도 한다.

그림 4-23 배가로근(복횡근)

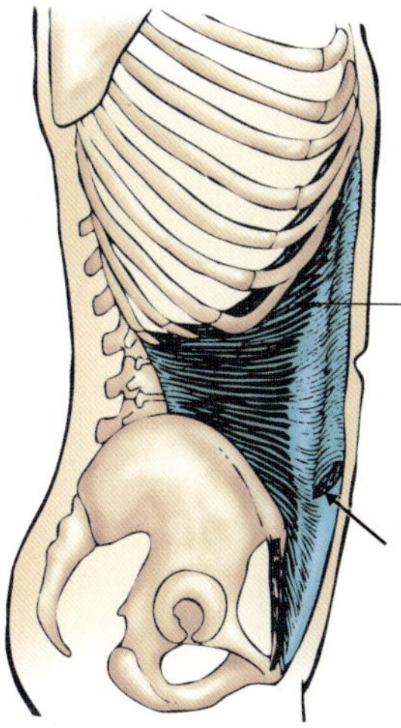

그림 4-24 허리네모근(요방형근)

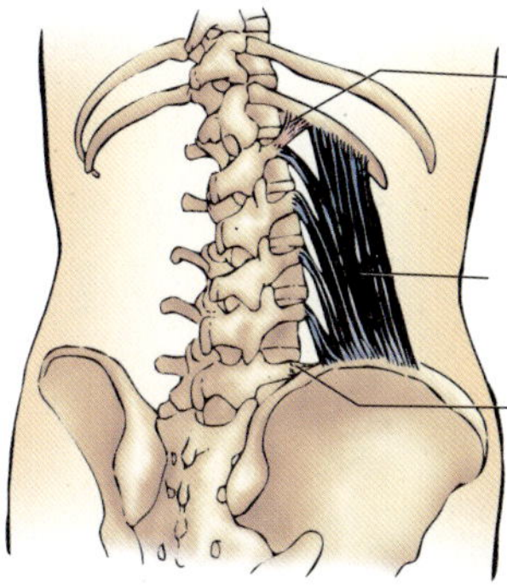

11 복부근막(Abdominal fascia)

1) 얕은배근막(천복근막, superficial fascia)

피부밑에 있는 근막으로서 배꼽보다 아래쪽에서 보다 발달되어 있으며 겉층의 근막은 지방층(camper's fascia)으로 두께가 몇 cm인 경우도 있다. 지방층 아래 섬유층(scarpa's fascia)은 배바깥빗근과 배곧은근집의 겉면을 덮고 위쪽은 얕은가슴근막으로 아래쪽은 넙다리근막(대퇴근막)으로 이행한다.

2) 배가로근막(복횡근막, transveralis fascia)

배안 속면의 전역을 덮는 근막이며 배막과 접착하고 가로막의 아래면까지 이른다. 가로근근막과 가슴속근막으로 구분된다. 가로근근막은 배안 속벽과 배막 사이에 개재하여 이들을 접착시키고 가슴속근막을 가슴안쪽벽과 가슴막 사이에 개재하여 이것을 접착시키는 역할을 한다. 이들 근막은 모두가 창호지와 같은 얇은 근막이다.

12 등근육(Muscles of the back)

등근육(배부근)은 등 즉 목의 후면에서 꼬리뼈에 걸쳐 몸통의 뒷부분에 넓게 그리고 깊게 분포하는 근육무리로 팔근육으로서 작용하는 얕은등근육무리와 고유 등근육인 깊은등근육무리로 구분된다.

1) 얕은등근육(천배근, superficial back muscles)

등의 뼈대에서 기시하여 어깨뼈, 빗장뼈 및 위팔뼈에 정지한다. 본래 팔근육으로 척주와 팔을 잇는 근육이다.

(1) 등세모근(승모근, trapezius)

목과 등의 표면을 덮고 있는 삼각형의 근육이지만 양쪽을 합치면 마름모꼴로 관찰된다. 뒤통수뼈(바깥뒤통뼈융기) 목덜미인대(항인대), 목뼈, 가슴뼈의 가시돌기에시 기시하여 어깨뼈가시, 봉우리 및 빗장뼈 가쪽끝에 정지한다.

더부신경과 목신경의 지배를 받으며 어깨뼈을 올리기도 하고 내리기도 하며 머리를 뒤로 굽히고 가슴을 펴기도 하고 어깨를 움츠리는 작용을 한다.

(2) 넓은등근(광배근, latissimus dorsi)

일곱째~열두번째등뼈와 허리뼈가시돌기, 엉치뼈, 등허리근막(흉요근막) 및 엉덩뼈능선(장골능)에서 기시하여 위팔뼈 위부위 작은결절능선(소결절능)에 정지한다. 신경은 가슴등신경이며 주작용은 위팔의 모음이다. 또한 위팔을 뒤안쪽으로 당기며 수영 중 자유형 크롤수영법은 넓은등근의 활약이다.

(3) 어깨올림근(견갑거근, levator scapulae)

첫째~넷째목뼈의 가로돌기에서 기시하여 어깨뼈 위각에 정지한다. 목의 뒤가쪽부위에서 등세모근에 덮혀 있으며 등쪽어깨신경(견갑배신경)의 지배를 받는다. 어깨뼈를 위로 당기고 회전시킨다.

(4) 작은마름모근(소능형근, rhomboideus minor)

여섯째~일곱째목뼈가시돌기와 목덜미인대에서 기시하여 어깨뼈가시 위쪽의 어깨뼈 안쪽모서리에 정지한다. 지배신경은 등쪽어깨신경(견갑배신경)이며 어깨뼈를 안위쪽으로 끌어당기는 작용을 한다.

(5) 큰마름모근(대능형근, rhomboideus major)

첫째~넷째등뼈가시돌기에서 기시하여 어깨뼈 안쪽모서리에 정지한다. 큰·작은마름모근의 지배신경은 등쪽어깨신경이며 어깨뼈를 안위쪽으로 당기는 작용을 한다.

2) 깊은등근육(심배근, deep back muscles)

깊은등근육은 등쪽 깊은 곳에 있는 근육으로 골반과 머리뼈 사이에 있으며 얕·깊은무리으로 구분된다.

그림 4-25 등의 근육(배부의 근육)

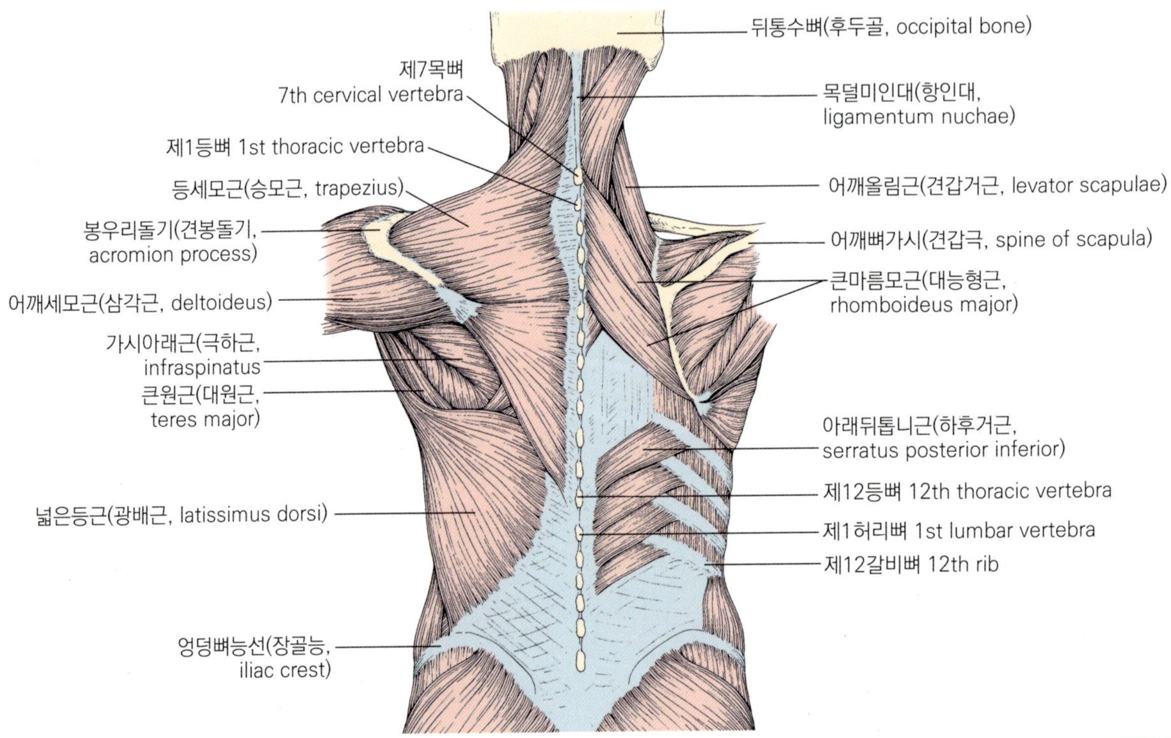

그림 4-26 마름모근(능형근)과 어깨올림근(견갑거근)

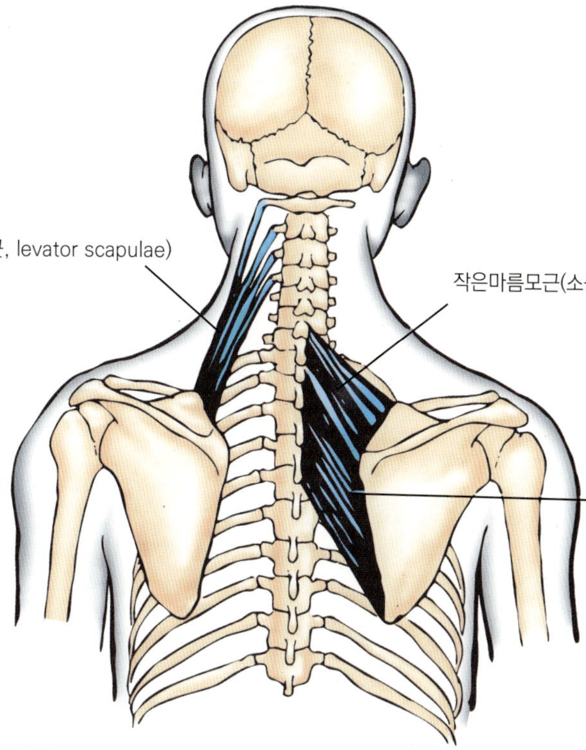

표 4-8 얕은등근육(천배근, superficial back muscles(척주와 팔을 잇는 근육))

근육명	잇는 곳(기시)	닿는 곳(정지)	지배신경	작 용
등세모근 (승모근, trapezius)	뒤통수뼈위목덜미선, 목덜미인대, 등뼈가시돌기	어깨뼈가시, 봉우리, 빗장뼈가쪽 1/3	더부신경, 목신경 (부신경, 경신경)	어깨뼈를 올리기도 하고 내리기도 함, 가슴펴기, 머리를 뒤로 굽히고 어깨를 움츠리는 작용
넓은등근(광배근, latissimus dirsi)	허리뼈가시돌기, 엉치뼈등허리근막, 엉덩뼈능선, 일곱째~열두번째등뼈	작은결절능선	가슴등신경 (흉배신경)	위팔의 모음, 위팔을 뒤안쪽으로 당김
어깨올림근(견갑거근, levator scapulae)	첫째~넷째목뼈가로돌기	어깨뼈위각	어깨뼈올림신경 (견갑거신경)	어깨뼈를 위로 당기고 회전
작은 마름모근(소능형골, rhomboideus minor)	여섯째~일곱째목뼈가시	어깨뼈안 모서리	등 어깨신경 (견갑배신경)	어깨뼈를 안위쪽으로 끌어당긴다.
큰마름모근(대능형골, rhomboideus major)	첫째~넷째등뼈가시			

(1) 얕은무리(천군, superficial group)

널판근과 척주세움근으로 구성된다.

① 널판근(판상근, splenius)

널판근은 머리널판근과 목널판근으로 나뉜다.

머리널판근(두판상근, splenius capitis) : 목덜미인대, 일곱째목뼈와 첫째~셋째등뼈의 가시돌기에서 기시하여 목덜미의 중간층을 비스듬이 위쪽으로 주행하여 뒤통수뼈의 위목덜미선과 꼭지돌기에 정지한다. 지배신경은 척수신경 뒤가지이며 한쪽이 수축하면 머리목부위가 그쪽으로 돌리고 이때 반대쪽의 목빗근과 협력하여 일어난다. 양쪽이 동시에 작용하면 머리목부위가 뒤쪽으로 젖혀진다.

목널판근(경판상근, splenius cervice) : 셋째~여섯째등뼈가시돌기에서 기시하여 첫째~셋째목뼈가로돌기에 정지한다. 지배신경과 작용은 머리널판근과 같다.

② 척주세움근(척추기립근, erector spinae)

척주세움근은 엉덩갈비근(장늑근), 가장긴근(최장근) 및 가시근(극근)으로 나뉜다.

그림 4-27 등근육(배부의 근)

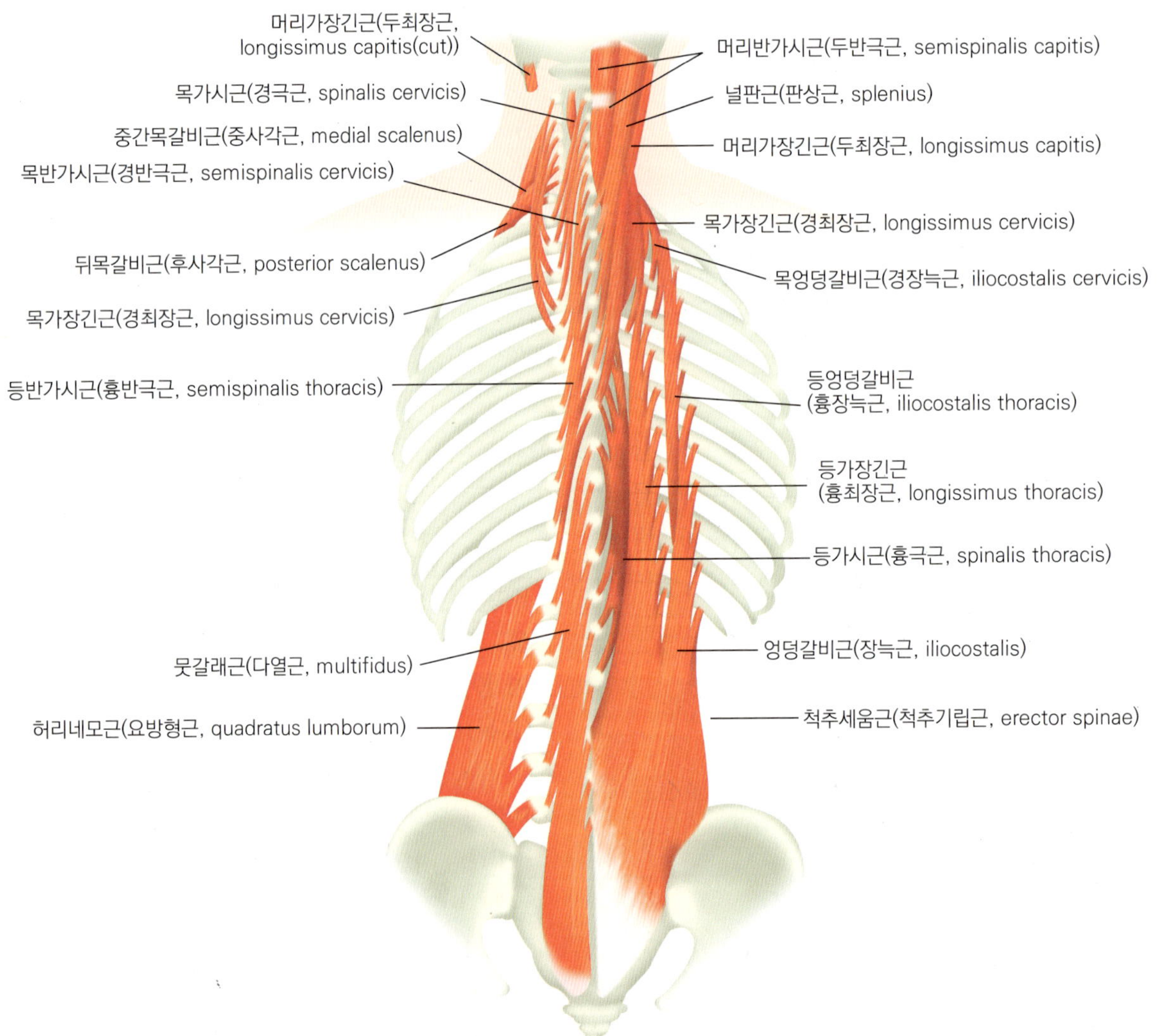

엉덩갈비근(장늑근, iliocostalis) : 가장 가쪽에 있는 근육으로 위치에 따라 3개의 근으로 나뉜다.

- 목엉덩갈비근(경장늑근, iliocostalis cervicis) : 첫째~여섯째갈비뼈각에서 기시하여 넷째~여섯째목뼈의 가로돌기에 정지한다.
- 등엉덩갈비근(흉장늑근, iliocostalis thoracis) : 일곱째~열두번째갈비뼈각에서 기시하여 첫째~일곱째갈비뼈각에 정지한다.
- 허리엉덩갈비근(요장늑근, iliocostalis lumborum) : 엉덩뼈등선에서 기시하여 갓위쪽으로 가서 넷째~열두번째갈비뼈각에 정지한다. 엉덩갈비근의 지배신경은 척수신경 뒤가지이다. 한쪽만 작용하면 몸을 그쪽으로 회전시키고 양쪽이 동시에 작용하면 척주를 펴지게하고 갈비뼈를 아래쪽으로 당긴다.

가장긴근(최장근, longissimus) : 척주세움근 중에서 가장 큰 근육으로 중간에 위치하며 3개의 근육으로 나눈다.

- 머리가장긴근(두최장근, longissimus capitis) : 셋째~일곱째목뼈와 첫째~셋째등뼈 가로돌기에서 기시하여 꼭지돌기에 정지한다.
- 목가장긴근(경최장근, longissimus cervicis) : 첫째~넷째등뼈 가로돌기에서 기시하여 둘째~여섯째목뼈가로돌기에 정지한다.
- 등가장긴근(흉최장근, longissimus thoracis) : 첫째~다섯째허리뼈의 가시돌기 및 엉치뼈뒤면과 엉덩뼈능선에서 기시하여 첫째~열두번째등뼈가로돌기에서 정지한다. 가장긴근의 지배신경은 척수신경의 뒤가지이며 척주를 펴지게 하고 한쪽이 작용하면 그쪽으로 회전하고 갈비뼈를 아래쪽으로 당긴다.

가시근(극근, spinalis) : 가시근은 깊은층에 있는 근육으로 잇는 곳에 따라 3개의 근육으로 나뉜다.

- 머리가시근(두극근, spinalis capitis) : 목뼈와 등뼈가시돌기에서 기시하여 반가시근에 정지한다.
- 목가시근(경극근, spinalis cervicis) : 둘째~여섯째목뼈가시돌기에서 기시하여 둘째~넷째목뼈가시돌기에 정지한다.
- 등가시근(흉극근, spinalis thoracis) : 둘째허리뼈에서 열째등뼈까지의 가시돌기에서 기시하여 열한번째~둘째등뼈가시돌기에 정지한다.

가시근의 지배신경은 척수신경의 뒤가지이며 이들 근육은 주로 척주를 펴지게하며 한쪽만 작용하면 그 쪽으로 몸이 돌려진다.

(2) 깊은무리군(심군, deep group)

깊은무리는 널판근과 척주세움근 밑에 있는 작은 근육으로서 반가시근, 뭇갈래근, 돌림근, 가시사이근 및 가로돌기근으로 구성되어 있다.

① 반가시근(반극근, semispinalis)

가슴부위에서 시작하여 머리부위에 이르는 얇은 3개의 근육으로 구분된다.

- 머리반가시근(두반극근, semispinalis capitis) : 넷째~여섯째목뼈가로돌기에서 기시하여 뒤통수뼈 바깥에 정지한다.
- 목반가시근(경반극근, semispinalis cervicis) : 첫째~여섯째등뼈가로돌기에서 기시하여 둘째~다섯째목뼈가시돌기에 정지한다.
- 등반가시근(흉반극근, semispinalis thoracis) : 다섯째~열번째등뼈가로돌기에서 기시하여 여섯째목뼈~여섯째등뼈사이 가시돌기에 정지한다.

반가시근(반극근)은 척수신경 뒤가지의 지배를 받으며 한쪽만 작용하면 척주를 그 쪽으로 돌려지고 양쪽이 작용하면 척주가 펴지게 된다.

② 뭇갈래근(다열근, multifidus)

허리부위에 발달되어 있으며 엉치뼈뒤면과 허리뼈(꼭지돌기와 덧돌기), 등뼈의 가로돌기 및 넷째~일곱째목뼈 가로돌기에서 기시하여 둘째목뼈~다섯째등뼈의 가시돌기에 정지하고 있다. 지배신경과 작용은 반가시근과 같다.

표 4-9 등근육(배부의 심근, deep dorsal muscles(얕은무리근육))

근육명	잇는 곳(기시)	닿는 곳(정지)	지배신경	작 용
얕은무리(천군, superficial group) 머리널판근(두판상근, splenius capitis)	목덜미인대, 일곱째목뼈, 첫째~셋째등뼈가시	뒤통수뼈의 위목덜미선 꼭지돌기	척수신경의 뒤가지	한쪽이 작용하면 머리목부위를 그쪽으로 돌리고 양쪽이 작용하면 머리목부위가 뒤쪽으로 젖혀진다.
목널판근(경판상근, s. cervice)	셋째~여섯째등뼈가시	첫째~셋째목뼈 가로돌기		
척추세움근(척추기립근, erector spinae) 목엉덩갈비근(경장늑근, iliocostalis cervicis)	첫째~여섯째갈비뼈각	넷째~여섯째목뼈 가로돌기	척수신경의 뒤가지	한쪽만 작용하면 몸을 그쪽으로 회전시키고 양쪽이 작용하면 척주를 펴지게 하고 갈비뼈를 뒤쪽으로 당긴다.
등엉덩갈비근(흉장늑근, i. thoracis)	일곱째~열두번째 갈비뼈각	첫째~일곱째갈비뼈각		
허리엉덩갈비근(요장늑근, i. lumborum)	엉덩뼈능선	넷째~열두번째갈비뼈각		
머리가장긴근(두최장근, longissimus capitis)	셋째~일곱째목뼈와 첫째~셋째등뼈가로돌기	꼭지돌기	척수신경의 뒤가지	척주를 펴지게 하고 한쪽이 작용하면 그쪽으로 회전하고 갈비뼈를 뒤쪽으로 당긴다.
목가장긴근(경최장근, i. cervicis)	첫째~넷째등뼈 가로돌기	둘째~여섯째목뼈 가로돌기		
등가장긴근(흉최장근, i. thoracis)	첫째~다섯째 허리뼈가시돌기, 엉덩뼈능선	첫째~둘째등뼈 가로돌기		
머리가시근(두극근, spinalis capitis)	목뼈와 등뼈의 가시돌기	반가시근	척수신경의 뒤가지	척주의 폄
목가시근(경극근, s. cervicis)	둘째~여섯째 목뼈가시돌기	둘째~넷째목뼈 가시돌기		
등가시근(흉극근, s. thoracis)	둘째허리뼈가시돌기 열번째~열두번째 등뼈가시돌기	열한번째~둘째등뼈 가시돌기		

③ 돌림근(회선근, rotatores)

모든 척추의 가로돌기에서 기시하여 바로 위끝에 있는 척추뼈의 척추뼈고리에 정지한다. 지배신경은 척수신경 뒤가지이며 작용은 척주의 돌림운동에 관여한다.

④ 가시사이근육(극간근, interspinales)

짧은 근육으로 목부위에서 발달이 좋으며 척추의 가시돌기 사이에 짝지어져 있고 지배신경은 척수신경 뒤가지이며 작용은 척주의 펴짐운동과 목을 뒤로 돌리는데 도움을 준다.

⑤ 가로돌기사이근육(횡돌간근, intertransversarii)

주로 목뼈에서 위·아래가로돌기사이를 연결하는 근육으로 신경은 척수신경 뒤가지이며 작용은 목을 굽히거나 또는 뒤로 젖히는 운동을 돕는다.

3) 뒤통수밑근육 (후두하근, suboccipitales)

뒤통수밑부위의 가장 깊은부위인 뒤통수뼈로부터 둘째목뼈에 걸쳐 있는 작은 4쌍의 근육이다.

표 4-10 등의근육(배부의 심근, deep dorsal muscles(깊은무리근육))

근육명	잇는 곳(기시)	닿는 곳(정지)	지배신경	작 용
머리반가시근(두반극근, semispinalis capitis)	넷째~여섯째 목뼈가로돌기	뒤통수뼈 바깥면	척수신경뒤가지	한쪽만 작용하면 그쪽으로 몸을 양쪽을 작용하면 척주를 펴지게 한다.
목반가시근(경반극근, s. cervicis)	첫째~여섯째 등뼈가로돌기	둘째~다섯째목뼈 가시돌기		
등반가시근 (흉반극근, s. thoracis)	다섯째~열째 등뼈가로돌기	여섯째목뼈~여섯째등뼈 사이가시돌기		
뭇갈래근 (다열근, multifidus)	허리뼈(꼭지돌기, 덧돌기) 등뼈의 가로돌기, 넷째~일곱째목뼈가로돌기	둘째목뼈~다섯째 허리뼈가시돌기		
돌림근 (회선근, rotatores)	모든 척추의 가로돌기	척추뼈고리		
가로돌기사이근육(횡돌간근, intertransversarii)	목뼈, 등뼈의 가로돌기	위·아래 목덜미선		

(1) 큰뒤머리곧은근(대후두직근, rectus capitis posterior major)

중쇠뼈의 가시돌기에서 기시하여 뒤통수뼈(아래목덜미선)가쪽에 정지한다.

(2) 작은뒤머리곧은근(소후두직근, rectus capitis posterior minor)

고리뼈의뒤결절에서 기시하여 뒤통수뼈 아래목덜미선에 정지한다.

그림 4-28 뒤통수밑근육(후두하근(깊은목덜미근))

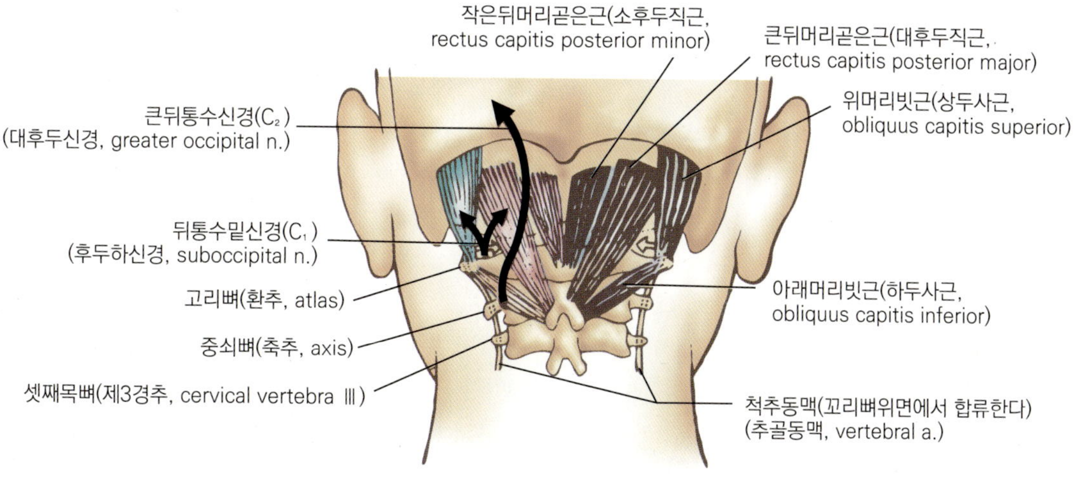

표 4-11 뒤통수 밑근육(후두하근, suboccipital muscles)

근육명	잇는 곳(기시)	닿는 곳(정지)	지배신경	작 용
큰뒤머리곧은근(대후두직근, r.c. posterior major)	중쇠뼈가시돌기	뒤통수뼈위목덜미선	뒤통수밑 신경	폄, 가쪽으로 굽힘
아래머리빗근 (하두사근, o. capitis inf.)		고리뼈가로돌기		회전(자기쪽으로)
작은뒤머리곧은근(소후두직근, r.c. posterior minor)	고리뒤통수결절	뒤통수뼈아래 목덜미선가		폄
위머리 빗근 (상두사근, o. capitis. sup)	고리뼈가로돌기			

(3) 위머리빗근(상두사근, obliquus capitis superior)

고리뼈의 가로돌기에서 기시하여 뒤통수뼈 아래목덜미선 가쪽에 정지한다.

(4) 아래머리빗근(하두사근, obliquus capitis inferior)

중쇠뼈의 가시돌기에서 기시하여 고리뼈 가로돌기에 정지한다. 뒤통수밑근육의 신경지배는 뒤통수밑신경의 뒤가지이며 작용은 고리뒤통수관절과 고리뼈관절에서 머리의 굽힘, 폄 및 회전운동에 관여한다.

13 팔근육(상지근, Muscles of the upper limb)

팔의 근육은 팔의 운동에 관여하고 있는 근육무리로서 그 중 가슴부위의 얕은근과 등부위의 얕은근은 설명하였다. 나머지 어깨뼈부위의 근육, 위팔의 근육, 아래팔의 근육 및 손의 근육으로 구분한다.

1) 어깨뼈부위의 근육(견갑부의 근, muscles of shoulder)

어깨뼈부위의 근육은 빗장뼈와 어깨뼈 주변에서 기시하여 위팔뼈에 정지하는 근육들로서 어깨관절 운동에 관여한다.

(1) 어깨세모근(삼각근, deltoideus)

빗장뼈의 가쪽부위, 어깨뼈가시, 봉우리에서 기시하여 위팔뼈의 어깨세모근거친면(삼각근조면)에 정지한다. 겨드랑신경(액와신경)의 지배를 받으며 위팔의 벌림과 속가쪽 회전에 깊이 관여한다.

(2) 가시위근(극상근, supraspinatus)

어깨뼈의 가시위오목(극상와)의 안쪽에서 기시하여 위팔뼈 큰결절에 정지한다. 어깨위신경(견갑상신경)의 지배를 받으며 위팔의 벌림에 관여한다.

(3) 가시아래근(극하근, infraspinatus)

가시아래오목안쪽에서 기시하여 위팔뼈의 큰결절에 정지한다. 어깨위신경의 지배를 받으며 작은원근과 협동하여 위팔뼈의 모음과 바깥회전 그리고 뒤로 당긴다.

(4) 작은원근(소원근, teres minor)

어깨뼈의 가쪽모서리에서 기시하여 위팔뼈 큰결절에 정지한다. 겨드랑신경 지배를 받으며 가시아래근과 협동하여 위팔의 모음과 바깥회전에 관여한다.

(5) 큰원근(대원근, teres major)

어깨뼈 아래각의 뒤면에서 기시하여 위팔뼈 작은결절능선(소결절능)에서 정지한다. 어깨아래신경의 지배를 받으며 어깨밑근(견갑하근)과 협동하여 위팔의 모음과 안쪽회전에 관여한다.

(6) 어깨밑근(견갑하근, subscapularis)

어깨뼈의 어깨뼈밑오목에서 기시하여 위팔뼈작은결절(상완골소결절) 아래쪽에 정지한다. 어깨아래신경의 지배를 받으며 큰원근과 협동하여 위팔의 모음과 안쪽회전에 관여한다.

그림 4-29 어깨뼈부위의 근육(견갑부의 근)

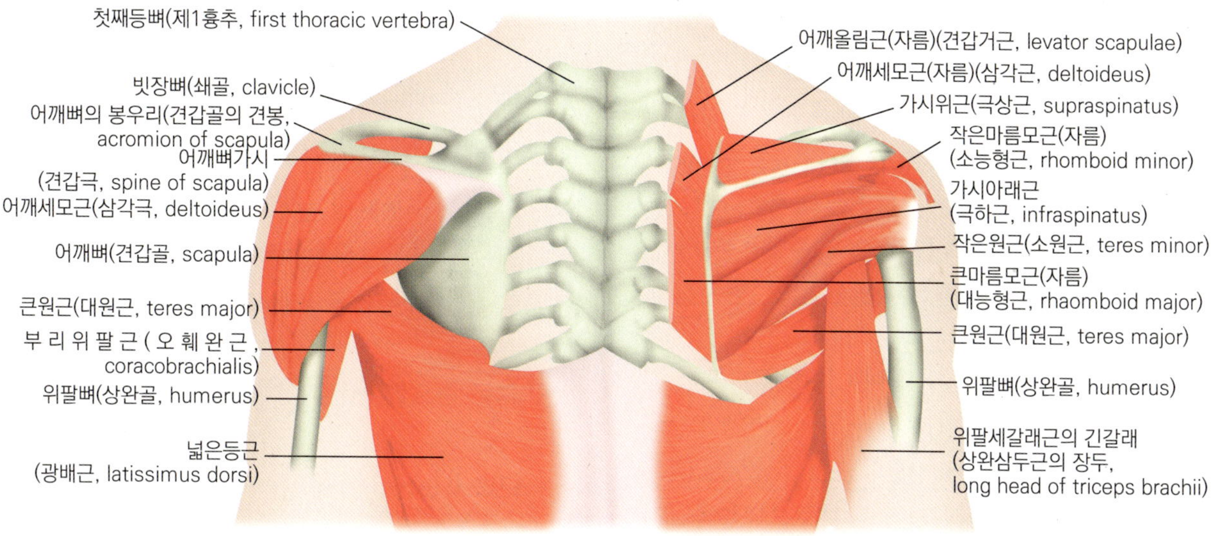

표 4-12 어깨뼈부위의 근육(견갑부의 근, muscles of the shoulder(위팔을 움직이는 근))

근육명	잇는 곳(기시)	닿는 곳(정지)	지배신경	작 용
어깨세모근 (삼각근, deltoideus)	빗장뼈가 부분 어깨뼈가시, 봉우리	어깨세모근 거친면	겨드랑신경	위팔의 벌림, 안·바깥회전
가시위근(극상근, supraspinatus)	어깨뼈의 가시위오목 안쪽	위팔뼈 큰결절	어깨위신경	위팔의 벌림
가시아래근 (극하근, infraspinatus)	어깨뼈의 가시아래오목 안쪽	위팔뼈 큰결절	어깨위신경	위팔의 모음과 바깥회전
작은원근 (소원근, teres minor)	어깨뼈 가쪽 모서리	위팔뼈 큰결절	겨드랑신경	위팔의 모음과 바깥회전
큰원근 (대원근, teres major)	어깨뼈아래각의 등쪽면	위팔뼈 작은결절	어깨밑신경	위팔의 모음과 안쪽회전
어깨밑근(견갑하근, subscapularis)	어깨뼈 아래 오목	위팔뼈 작은결절	어깨밑신경	위팔의 모음과 안쪽회전

2) 위팔의 근육(상완의 근, muscles of the arm)

위팔의 근육은 팔굽관절에 대한 앞면의 굽힘근육과 뒤면의 펴짐근육으로 구분된다.

(1) 굽힘근육무리(굴근군, flexors group)

위팔의 앞면에 있으면서 팔굽관절을 굽히는 3개의 근육이 있다.

① 위팔두갈래근(상완이두근, biceps brachii)

위팔두갈래근은 어깨뼈에서 기시하여 노뼈 위쪽에 정지하는 근육으로 긴갈래와 짧은갈래가 있다.

긴갈래(장두, long head)는 어깨뼈의 관절위결절에서 짧은갈래(단두, short head)는 부리돌기에서 각각 기시하며 노뼈거친면에 정지한다.

근육피부신경의 지배를 받으며 주작용은 아래팔의 굽힘이지만 긴갈래는 위팔의 벌림, 짧은갈래는 위팔의 모음에 관여한다.

② 부리위팔근(오훼완근, coracobrachialis)

어깨뼈의 부리돌기에서 기시하여 위팔뼈몸통 안쪽 중앙에 정지한다. 근육피부신경의 지배를 받으며 작용은 위팔의 모음과 굽힘에 관여한다.

③ 위팔근(상완근, brachialis)

위팔뼈몸통 앞면 아래부위에서 기시하여 자뼈거친면에 정지한다. 근육피부신경의 지배를 받으며 아래팔의 굽힘에 관여한다.

(2) 펴짐근육무리(신근군, extensor)

위팔의 뒤면에 있으면서 팔굽관절을 펴지게하는 2개의 근육이 있다.

① 위팔세갈래근(상완삼두근, triceps brachii)

위팔뼈 뒤면에서 기시하여 자뼈 위끝의 팔꿈치머리에 정지하는 근육으로 긴갈래, 안쪽갈래 및 가쪽갈래가 있다.

그림 4-30 위팔의 근육(상완의 근)

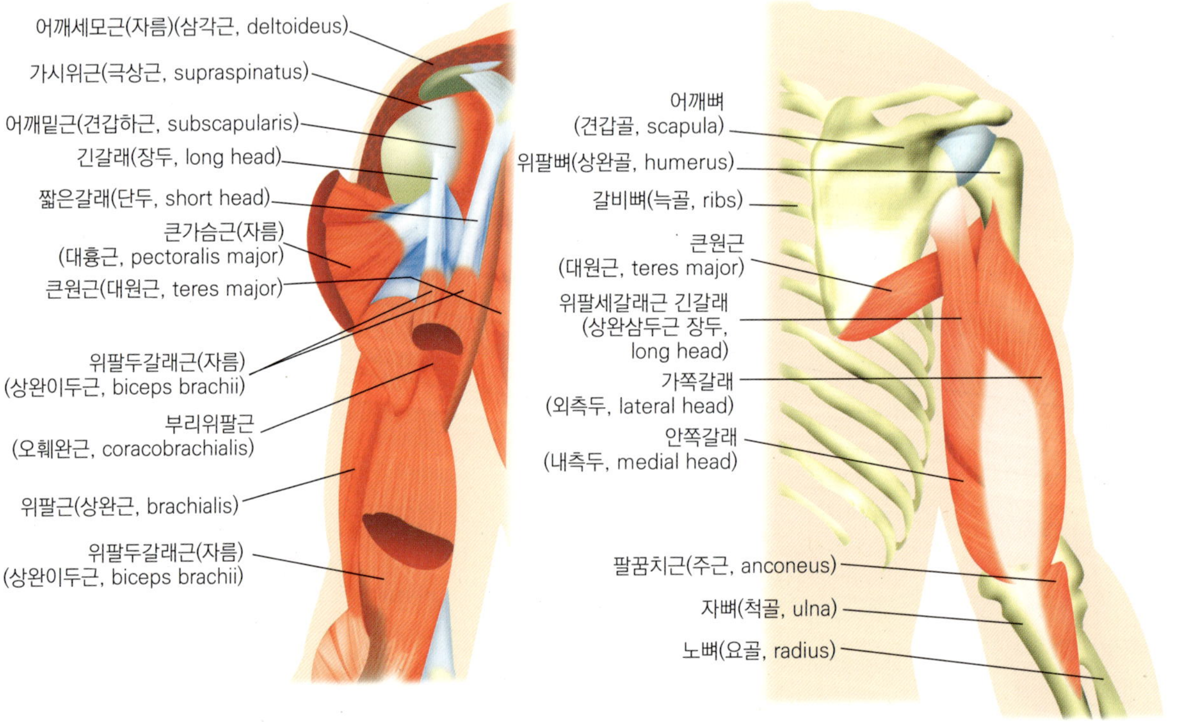

긴갈래(장두, long head)는 어깨뼈의 관절밑결절에서 기시하며 안쪽갈래(내측두, medial head)는 위팔뼈 뒤면 안쪽에서, 가쪽두갈래(외측두, lateral head)는 위팔뼈 뒤면 가쪽에서 각각 기시하여 자뼈 팔꿈치머리에 정지한다.

노신경의 지배를 받으며 아래팔의 폄에 관여한다.

② 팔꿈치근(주근, anconeus)

팔꿈치근육은 위팔뼈 가쪽위관절융기 뒤면에서 기시하여 자뼈팔꿈치머리가쪽에 정지한다. 노신경의 지배를 받으며 아래팔의 펴짐에 관여하고 위팔세갈래근의 보조역할을 한다.

3) 아래팔의 근육(전완의 근, muscles of the forearm)

아래팔에 있는 근육은 모두 19개로 앞면에 있는 굽힘근육무리가 8개, 뒤면에 있는 펴짐근육무리(신근군)가 11로 구성되며 아래팔근막(전완근막, antebrachial fascia)으로 싸여 있다.

(1) 아래팔의 굽힘근(전완의 굴근, flexors of forearm)

아래팔의 굽힘근육무리는 얕은무리(superficial group)와 깊은무리(deep group)로 구성된다.

① 얕은무리(천군, superficial group)

얕은근육무리에는 5개의 근육이 있으며 배열은 안쪽에서 가쪽으로 자쪽손목굽힘근(척측수근굴근, flexor carpi ulnaris), 긴손바닥근(장장근, palmaris longus), 노쪽손목굽힘근(요측수근굴근, flexor carpi radialis) 및 원엎침근(원회내근, pronator teres)으로 되어 있고 이들 근 밑에는 얕은손가락굽힘근(천지굴근, flexor digitorum superficialis)이 있다.

위의 근육들은 모두 위팔의 안쪽위관절융기에서 기시하고 자쪽손목굽힘근을 제외한 나머지 근육들은 모두 정중신경의 지배를 받는다.

작용은 공통적으로 아래팔의 굽힘이며 자쪽손목굽힘근, 손바닥근 및 노쪽손목굽힘근은 손목의 굽힘에 관여하며 자쪽손목굽힘근은 손의 모음에,

표 4-13 위팔의 근육(상완의 근, muscles of the arm(아래팔을 움직이는 근))

근육명	잇는 곳(기시)	닿는 곳(정지)	지배신경	작 용
굽힘근육무리(굴근군, flexors) 위팔두갈래근 (상완이두근, biceps brachii) - 긴갈래(장두) - 짧은갈래(단두)	어깨뼈관절위결절 부리돌기	노뼈거친면	근육피부신경	아래팔의 굽힘 긴갈래…위팔의 벌림 짧은갈래…위팔의 모음
부리위팔근 (오훼완근, coracobrachialis)	부리돌기	위팔뼈몸통안 중앙	근육피부신경	위팔의 모음과 굽힘
위팔근 (상완근, brachialis)	위팔뼈몸통앞면	자뼈거친면	근육피부신경	아래팔의 굽힘
펴짐근육무리(신근군, extensors) 위팔뼈세갈래근 (상완삼두근, triceps brachii) - 긴갈래(장두) - 안 갈래(내측두) - 가 갈래(외측두)	어깨뼈관절밑결절 위팔뼈뒤면안 위팔뼈뒤면가	자뼈팔꿈치머리	노신경	아래팔의 폄
팔꿈치근 (주근, anconeus)	위팔뼈가 위관절융기	자뼈팔꿈치머리	노신경	아래팔의 폄 위팔세갈래근 보조

그림 4-31 아래팔의 굽힘근(전완의 굴근)

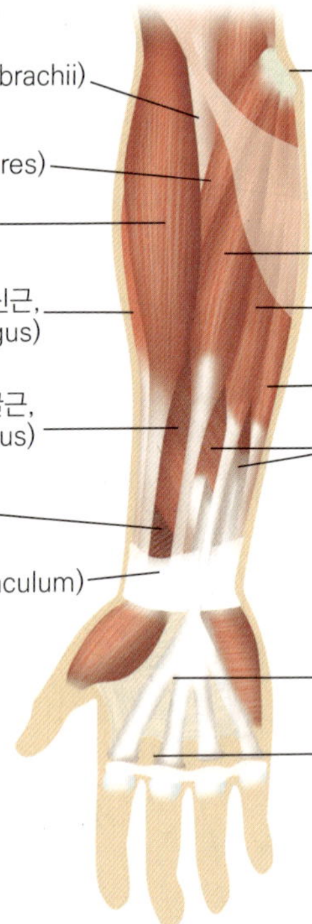

얕은근육무리(천군근)

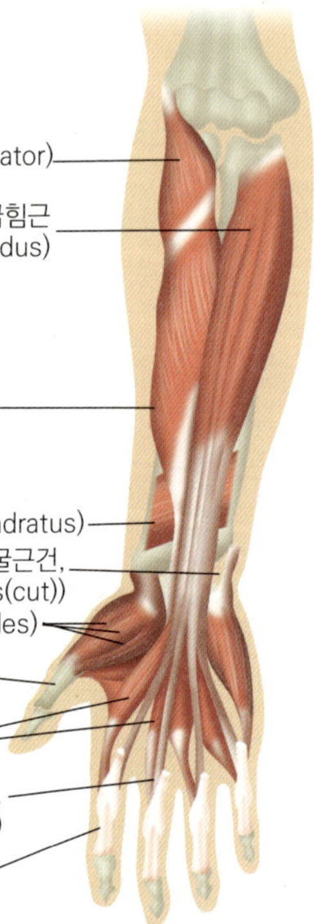

깊은근육무리(심근군)

노쪽손목굽힘근은 벌림에, 그리고 원엎침근은 엎침운동에 관여한다.

얕은손가락굽힘근은 손목을 굽힘과 동시에 둘째~다섯째손가락의 중간마디뼈를 굽힌다.

② 깊은무리(심군, deep group)

깊은근육무리에는 3개의 근육이 있으며 깊은손가락굽힘근(심지굴근, flexor digitorum profundus)은 자뼈 앞면과 아래팔뼈사이막에서 기시하여 둘째~다섯째손가락 끝마디뼈 바닥에 정지하며 노쪽은 정중신경, 자쪽은 자신경의 지배를 받는다.

긴엄지굽힘근(장무지굴근, flexor pollicis longus)은 노뼈 앞면과 뼈사이막에서 기시하여 엄지의 끝마디뼈바닥에 정지한다.

네모엎침근(방형회내근, pronator quadratus)은 자뼈의 아래끝 앞면에서 기시하여 노뼈아래끝 앞면에 정지한다. 긴엄지굽힘근과 네모엎침근은 정중신경의 지배를 받으며 깊은손가락굽힘근은 둘째~다섯째손가락의 굽힘에, 긴엄지굽힘근은 엄지를 굽히는데 네모엎침근은 아래팔의 엎침운동에 각각 작용한다.

(2) 아래팔의 폄근(전완의 신근, extensors of forearm)

아래팔의 폄근은 주로 위팔뼈의 아래끝에 가쪽위관절융기 및 아래팔의 뒤쪽에 있으며 얕은무리와 깊은무리로 구성된다.

① 얕은무리(천군, superficial group)

얕은근육무리의 배열은 가쪽으로부터 위팔노근

표 4-14 아래팔의 굽힘근(전완의 굴근, flexor muscles of forearm)

근육명	잇는 곳(기시)	닿는 곳(정지)	지배신경	작 용
얕은무리 (천군, superficial group) 자 손목굽힘근(척측수근굴, flexor carpi ulnaris)	안쪽위관절융기 팔꿈치머리	콩알뼈, 갈고리뼈 다섯째 손허리뼈바닥	자신경	손목의 굽힘, 모음
손바닥근 (장장근, palmaris longus)	안쪽위관절융기	손바닥널힘줄	정중신경 아래팔의 엎침	손목의 굽힘
노쪽손목굽힘근 (요측수근굴근, flexor carpi radialis)	안쪽위관절융기	둘째, 셋째 손허리뼈 바닥	정중신경	손목의 굽힘, 아래팔의 굽힘, 벌림
원엎침근 (원회내근, pronator teres)	위팔갈래-안쪽위관절융기 자갈래-갈고리돌기	노뼈중앙부의 가쪽면	정중신경	아래팔의 엎침
얕은손가락굽힘근(천지굴근, flexor digitorum superficialis)	안쪽의 관절융기 갈고리돌기	둘째~다섯째 손가락 중간 마디뼈바닥	정중신경	둘째~다섯째 손가락의 굽힘, 손목과 아래팔의 굽힘 보조
깊은무리 (심군, deep group) 깊은손가락굽힘근(심지굴근, flexor digitorum profundus)	자뼈의 앞면 아래팔뼈사이막	둘째~다섯째 손가락 끝마디 뼈바닥	정중신경(노쪽) 척골신경(자쪽)	둘째~다섯째 손가락 마디뼈의 굽힘 손목의 굽힘보조
긴엄지굽힘근(장무지굴근, flexor pollicis longus)	노뼈앞면 아래팔의 뼈사이막 자뼈의 갈고리돌기	엄지 끝마디뼈 바닥	정중신경	엄지 끝마디뼈 굽힘
네모엎침근(방형회내근, pronator quadratus)	자뼈의 아래끝 앞면	노뼈아래끝앞면	정중신경	아래팔의 엎침

(완요골근, brachioradialis), 긴노쪽손목폄근(장요측수근신근, extensor carpi radialis longus), 짧은노쪽손목폄근(단요측수근신근, extensor carpi radialis brevis), 손가락폄근(지신근, extensor digitorum), 새끼폄근(소지신근, extensor digiti minimi) 및 자쪽손목폄근(척측수근신근, extensor carpi ulnaris)이며 모두 위팔뼈의 가쪽위관절융기에서 기시한다.

위팔노근을 제외한 나머지는 손허리뼈나 손가락뼈에 정지하고 모두가 노신경의 지배를 받는다. 위팔노근은 폄근무리에 속하면서 유일하게 아래팔의 굽힘에 관여하고 나머지 근육들은 대체로 손목의 폄과 손가락의 폄에 관여하고 있다.

단, 긴·짧은노쪽손목폄근은 손목의 폄외에 벌림에 관여하고 자쪽손목폄근은 모음에 관여한다.

② 깊은무리(심군, deep group)

깊은근무리의 배열은 가쪽부터 손뒤침근(회외근, supinator), 긴엄지벌림근(장무지외전근, abductor pollicis longus), 짧은엄지폄근(단무지신근, extensor pollicis brevis), 긴엄지폄근(extensor pollicis longus) 및 집게폄근(시지신근, extensor indicis)으로 구성되어 있다.

손뒤침근은 위팔의 가쪽위관절융기와 자뼈의 손뒤침근능선(회외근능)에서 기시하여 노뼈 위끝 가쪽면에 정지한다.

긴엄지벌림근은 노뼈과 자뼈의 가쪽면에서 기시하여 첫째손허리뼈 바닥에 정지하고, 짧은엄지폄근은 자뼈뒤면에서 기시하여 엄지첫마디뼈바닥에 정지하며 긴엄지폄근은 자뼈뒤면에서 기시하여 엄지 끝마디뼈바닥에 정지한다. 집게폄근은 자뼈의 뒤면에서 기시하여 둘째손가락의 첫째마디에 정지하며 지배신경은 모두가 노신경이다.

작용은 아래팔의 뒤침과 엄지의 벌림 및 폄 그리고 둘째손가락 첫째마디뼈의 폄에 작용한다.

그림 4-32 아래팔의 폄근(전완의 신근)

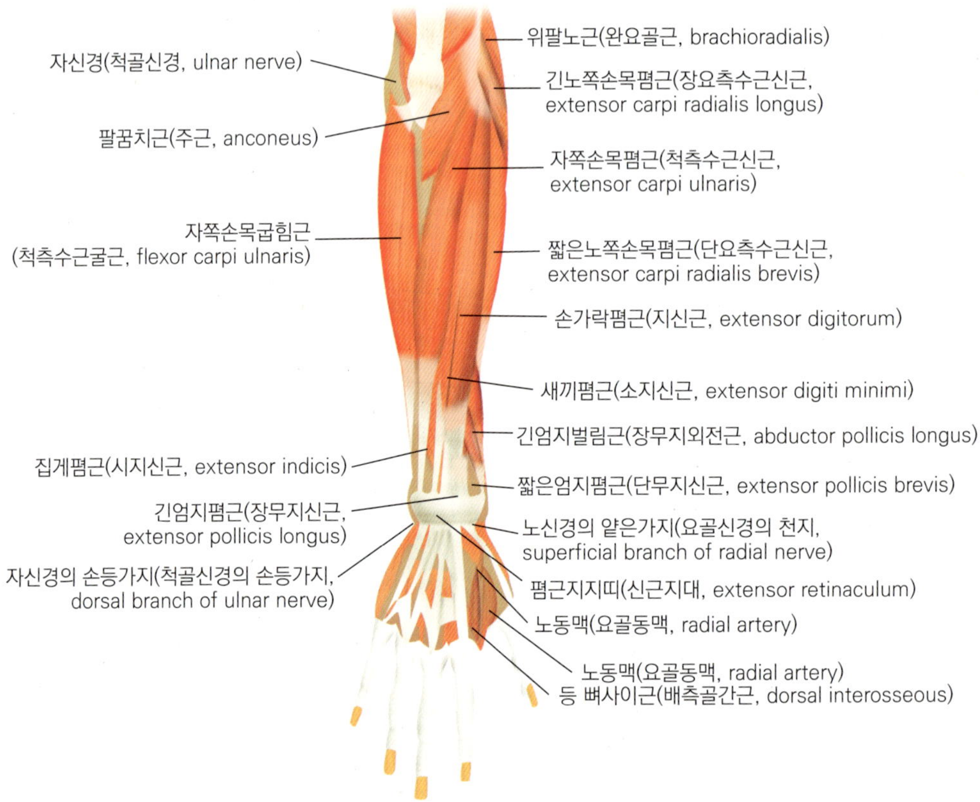

그림 4-33 뒤침(회외)과 엎침운동(회내운동)

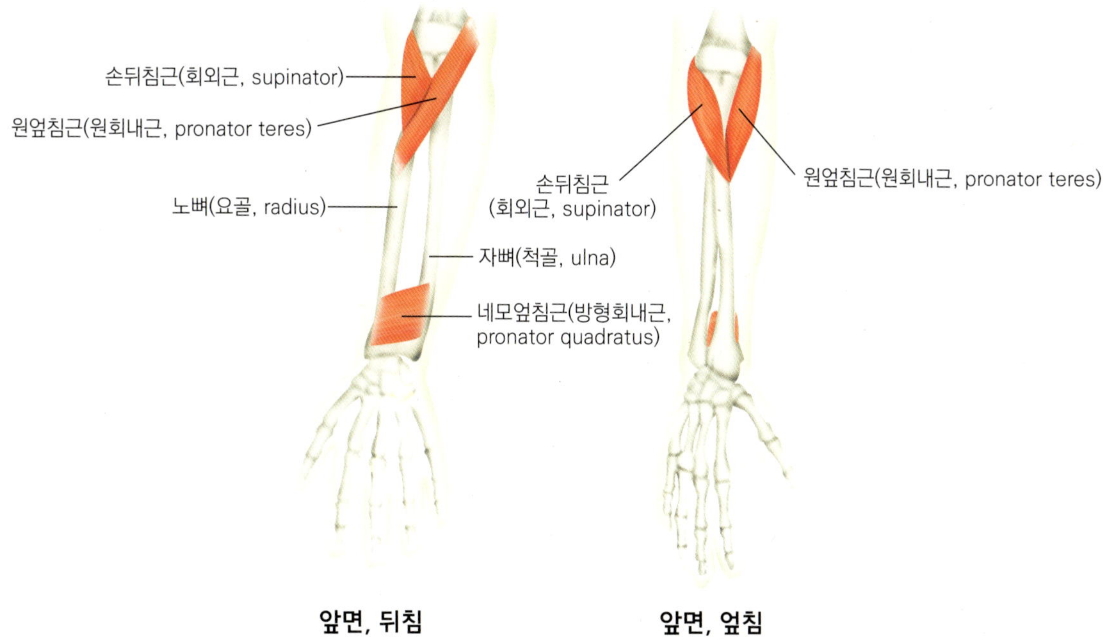

표 4-15 아래팔의 폄근(전완의 신근, extensor of forearm)

근육명	잇는 곳(기시)	닿는 곳(정지)	지배신경	작 용
얕은무리(천군, superficial group) 위팔노근 (완요골근, brachioradialis)	가쪽위관절융기	노뼈붓돌기	노신경	아래팔의 굽힘
긴노 손목폄근(장요측수근신근, extensor carpi radialis longus)	가쪽위관절융기	둘째손허리뼈바닥	노신경	손목의 폄과 벌림
짧은노 손목폄근(단요측수근신근, extensor carpi radialis brevis)	가쪽위관절융기	둘째~셋째손허리뼈바닥	노신경	손목의 폄과 벌림
손가락폄근 (지신근, extensor digitorum)	가쪽위관절융기	둘째~다섯째손허리뼈와 마디뼈	노신경	둘째~다섯째 손가락 폄
새끼폄근(소지신근, extensor digiti minimi)	가쪽위관절융기	다섯째 첫마디뼈	노신경	다섯째 손가락의 폄
자 손목폄근(척측수근신근, extensor carpi ulnaris)	가쪽위관절융기	다섯째 손허리뼈 바닥	노신경	손목의 폄과 모음
깊은무리(심군, deep group) 손뒤침근(회외근, supinator)	가쪽위관절융기 뒤침근능선	노뼈위끝 가쪽면	노신경	아래팔의 뒤침
긴엄지 벌림근(장무지외전근, abductor pollicis longus)	노뼈와 자뼈의 가쪽면	첫째손허리뼈바닥	노신경	엄지와 손목의 벌림
짧은엄지폄근(단무지신근, extensor pollicis brevis)	노뼈뒤면	엄지 첫마디뼈 바닥	노신경	엄지첫마디뼈의 폄
긴엄지폄근(장무지신근, extensor pollicis longus)	자뼈뒤면	엄지 끝마디뼈 바닥	노신경	엄지끝마디뼈의 폄
집게폄근 (시지신근, extensor indicis)	자뼈뒤면	둘째 손가락 폄근 힘줄	노신경	둘째손가락 첫마디뼈의 폄

4) 손의 근육(muscles of the hand)

손등에는 등쪽뼈사이근과 폄근이 있으며 손바닥에는 여러 개의 작은 근육들이 손목, 손 및 손가락의 섬세한 운동에 관여하며 위치에 따라 엄지두덩근, 새끼손가락두덩근 및 중간근으로 나누어진다.

그림 4-34 손의 근

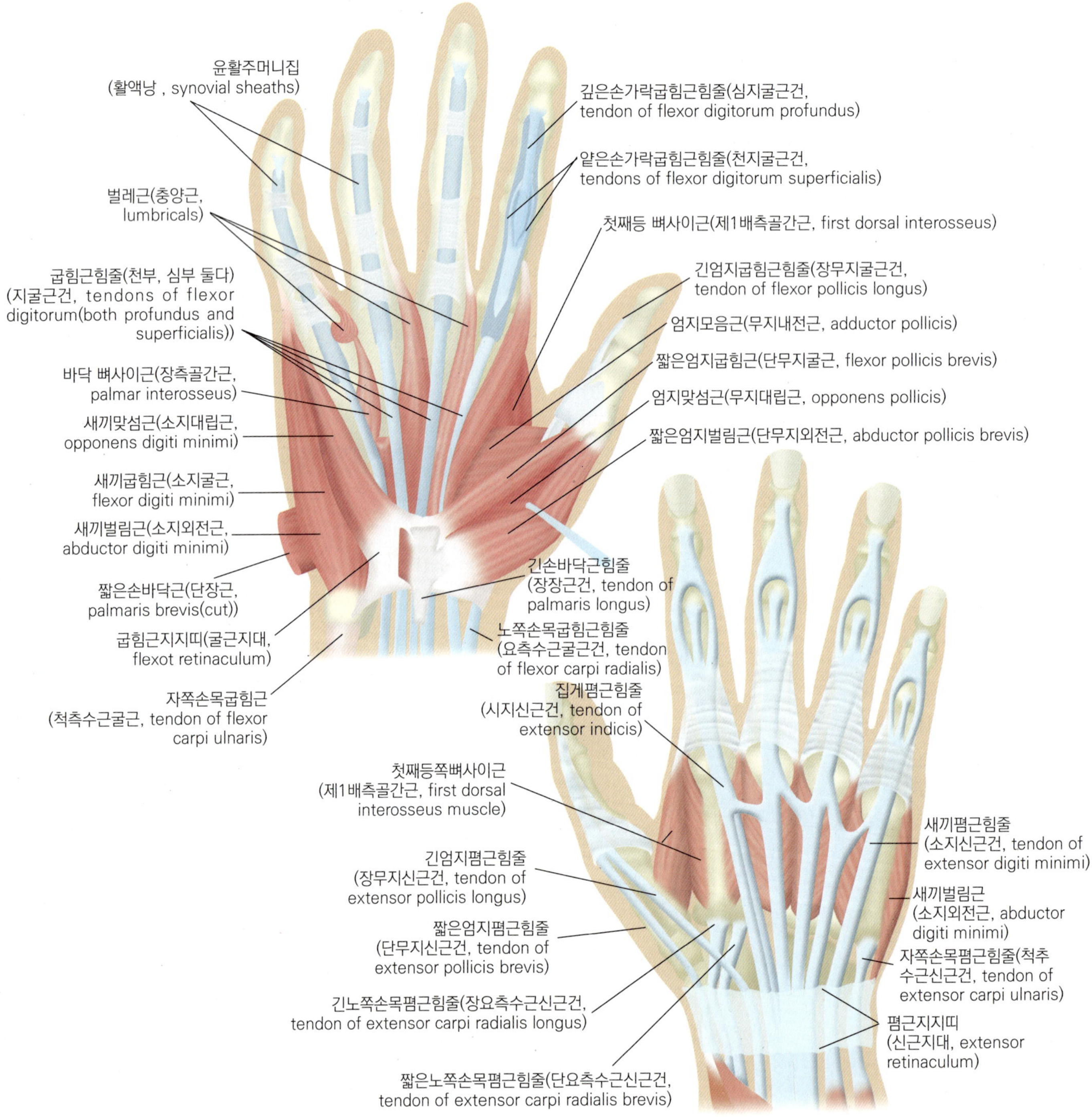

(1) 엄지두덩근(무지구근, thenar muscles)

엄지쪽 팽대부에 있는 근육으로 얕은층으로부터 깊은층에 걸쳐서 짧은엄지벌림근(단무지외전근, abductor pollicis brevis), 짧은엄지굽힘근(단무지굴근, flexor pollicis brevis), 엄지맞섬근(무지대립근)opponens pollicis 및 엄지모음근(무지내전근, adductor pollicis) 등 4개의 근육이 있다.

엄지두덩근의 지배신경은 엄지모음근의 자신경을 제외한 나머지 근육들은 정중신경의 지배를 받는다. 엄지두덩근의 작용은 엄지의 벌림, 굽힘 및 모음에 관여하며 엄지맞섬근은 엄지를 새끼손가락쪽으로 당긴다.

(2) 새끼두덩근(소지구근, hypothenar muscles)

새끼손가락쪽 팽대부에 있는 근육으로 얕은층으로부터 깊은층에 걸쳐서 새끼벌림근(소지외전근, abductor digiti minimi), 짧은새끼굽힘근(단소지굴근, flexor digiti minimi brevis) 및 새끼맞섬근(소지대립근, opponens digiti minimi) 등 3개의 근육이 있다.

새끼두덩근의 지배신경은 자신경이며 작용은 새끼손가락의 벌림, 굽힘에 관여하며 새끼맞섬근은 새끼손가락을 엄지쪽으로 당기므로서 엄지맞섬근과 협력하여 물건을 잡는데 작용한다.

(3) 중간근육(중간근, midpalmar muscles)

중간근육은 벌레근(충양근, lumbricales), 바닥쪽뼈사이근(장측골간근, palmar interossei) 및 등쪽뼈사이근(배측골간근, dorsal interossei) 등 3종의 근육으로 구성되어 있다.

벌레근은 4개가 있으며 깊은손가락굽힘근의 힘줄에서 기시하여 둘째~다섯째 첫마디뼈의 바닥에 정지한다. 첫째·둘째벌레근은 정중신경, 셋째·넷째벌레근은 자신경의 지배를 받으며 작용은 둘째~다섯째손가락의 첫마디뼈의 굽힘과 중간마디뼈 및 끝마디뼈의 폄에 관여한다.

바닥쪽뼈사이근은 3개가 있으며 둘째손허리뼈의 안쪽과 넷째·다섯째손허리뼈의 가쪽에서 기시하여 둘째손가락 첫마디뼈의 안쪽과 넷째·다섯째손가락의 첫마디뼈의 가쪽에 정지한다.

등쪽뼈사이근은 첫째~다섯째 손허리뼈가 마주보는 면에서 기시하여 둘째·셋째손가락 첫마디뼈

그림 4-35 등 (배측)·바닥 뼈사이근(장측골간근(오른쪽 등면))

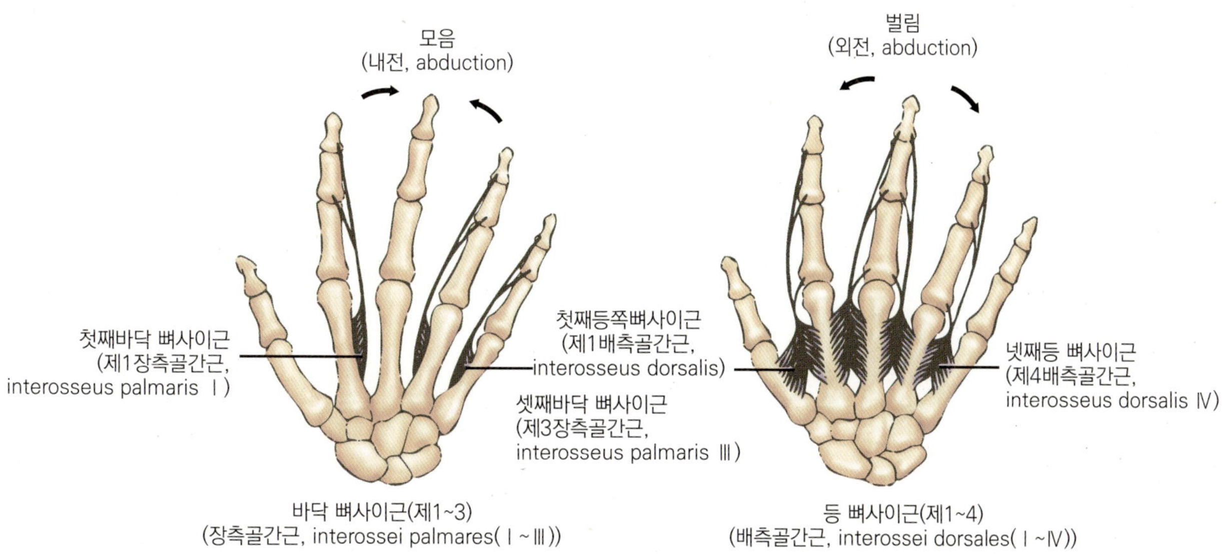

의 가쪽과 셋째·넷째손가락 첫마디뼈의 안쪽에 정지한다. 첫째·둘째벌레근은 정중신경, 셋째·넷째 벌레근은 자신경의 지배를 받으며 바닥쪽뼈사이근과 등쪽뼈사이근은 자신경의 지배를 받는다.

바닥쪽뼈사이근과 등쪽뼈사이근의 작용은 첫마디뼈의 굽힘과 중간마디 및 끝마디뼈의 폄에 관여하고 그림 4-35과 같이 바닥쪽뼈사이근은 셋째손가락을 축으로 하여 둘째·넷째·다섯째손가락의 모음에 관여하고 등쪽뼈사이근은 셋째손가락을 축으로 하여 둘째~넷째손가락의 벌림에 관여한다.

표 4-16 손의 근(muscles of the hand)

근육명	있는 곳(기시)	닿는 곳(정지)	지배신경	작 용
엄지두덩근 (무지구근, thenar muscle) 짧은엄지벌림근(단무지외전근, abductor pollicis brevis)	손배뼈 굽힘근지지띠	엄지 첫마디뼈 바닥	정중신경	엄지를 벌림, 굽힘, 모음에 관여
짧은엄지굽힘근(단무지굴근, flexor pollicis brevis)	큰·작은마름뼈 굽힘근지지띠	엄지 첫마디뼈 바닥	정중신경 자신경	엄지의 첫마디뼈 굽힘
엄지맞섬근(무지대립근, opponens pollicis)	큰마름뼈	첫째 손허리뼈 가쪽면	정중신경	엄지를 새끼쪽으로 당긴다.
엄지모음근 (무지내전근, aductor pollicis)	빗갈래…둘째, 셋째손허리뼈바닥, 알머리뼈 가로갈래…셋째손허리뼈	엄지 첫마디뼈 바닥	자신경	엄지의 모음 굽힘
새끼두덩근(소지구근, hypothenar muscle) 새끼벌림근(소지외전근, abductor digiti minimi)	콩알뼈 굽힘근지지띠	새끼 첫마디뼈 안쪽	자신경	새끼의 벌림, 굽힘
짧은새끼굽힘근(단소지굴근, flexor digiti minimi brevis)	갈고리뼈 갈고리 굽힘근지지띠	새끼 첫마디뼈 안쪽	자신경	새끼의 굽힘
새끼맞섬근(소지대립근, opponens digiti minimi)	갈고리뼈 갈고리 굽힘근지지띠	다섯째 손허리뼈 안쪽 모서리	자신경	새끼를 엄지쪽으로 당겨 붙이는 작용
중간근 (midpalmar muscle) 벌레근 (충양근, lumbricales)	깊은손가락 굽힘근의 힘줄	둘째~다섯째 첫마디뼈 바닥	첫째, 둘째 벌래근 - 정중신경 셋째, 넷째 벌레근 - 자신경	둘째~다섯째손가락의 첫마디뼈의굽힘. 중간마디 및 끝마디뼈의 폄
바닥 뼈사이근(장측골간근, interossei palmares)	둘째 손허리뼈의 안 넷째, 다섯째 손허리뼈의 가쪽	둘째 첫마디뼈의 안쪽 넷째, 다섯째 첫마디뼈 가쪽	자신경	첫마디뼈의 굽힘과 중간마디 끝마디뼈의 폄. 셋째손가락을 축으로 하여 모음
등 뼈사이근(베측골간근, interossei dorsales)	첫째~다섯째 손허리뼈가 마주보는 면	첫째는 두번째 손가락 첫마디뼈바닥의 가쪽 둘째, 셋째는 셋째 손가락 첫마디뼈 바닥의 양쪽 넷째는 넷째 손가락 첫마디뼈 바닥 안쪽	자신경	첫마디뼈의 굽힘과 중간마디 및 끝마디뼈의 폄. 셋째 손가락을 축으로 하여 벌림

14 다리근육(하지근, Muscles of the lower limb)

다리의 근육은 다리의 운동에 관여하고 체중을 안전하게 유지하기에 적합한 근육으로 잘 발달되어 있으며 위치에 따라 골반(벽)의 근육, 넙다리근육, 종아리근육 및 발의 근육으로 구분한다.

1) 골반(벽)의 근육 (muscles of the pelvic region)

골반의 근육은 다리이음뼈근육(하지대근)으로 넓적다리의 운동을 주관하며 위치에 따라 골반안의 곁벽을 이루는 엉덩부위의 근육과 볼기를 이루는 볼기근육으로 구분한다.

(1) 엉덩근육(장골근, muscles of the iliac region)

골반안의 곁벽을 이루는 근육으로 엉덩허리근(장요근, iliopsoas)은 엉덩뼈오목속에 있으며 3개로 되어 있다.

① 엉덩근(장골근, iliacus)

엉덩뼈오목 및 엉덩뼈능선에서 기시하여 넙다리뼈의 작은돌기에 정지한다.

② 큰허리근(대요근, psoas major)

열두번째등뼈~넷째허리뼈몸통 및 척추사이원반에서 기시하여 작은돌기에 정지한다.

③ 작은허리근(소요근, psoas minor)

열두번째등뼈~첫째허리뼈몸통 앞면에서 기시하여 엉덩근에 정지한다. 엉덩근과 큰허리근은 넙다리신경의 지배를 받으며 작은허리근은 허리신경의 지배를 받는다. 작용은 엉덩근과 큰허리근은 넓적다리의 굽힘(엉덩관절의 굽힘)과 가쪽회전에 관여하며 작은허리근은 허리뼈의 굽힘에 관여한다.

(2) 볼기근육(둔부근, muscles of the gluteal region)

볼기를 이루는 근육들로서 엉덩관절의 운동을 돕고 운동시 몸의 균형을 유지하고 체중을 받치는 역할을 한다.

그림 4-36 속볼기뼈근(내관골근)

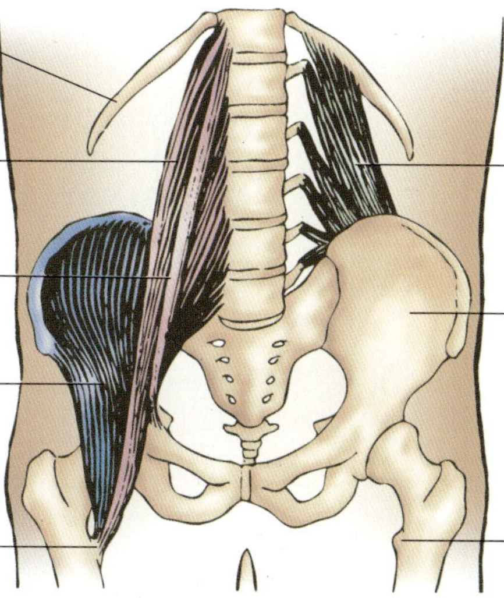

① 큰볼기근(대둔근, gluteus maximus)

골반의 가쪽 표면에 있는 마름모의 두꺼운 근육으로 뒤볼기근선, 엉치뼈 및 꼬리뼈뒤면에서 기시하여 넙다리뼈의 볼기거친면에 정지한다.

아래볼기신경의 지배를 받으며 넓적다리폄의 주동근육이며 사람이 서 있을 때 양자가 균형을 유지하면서 수축하여 허리가 비틀리는 것을 막아주며 앉을 때 궁둥뼈결절에 대한 쿠션역할도 한다.

② 중간볼기근(중둔근, gluteus medius)

대부분 큰볼기근에 덮혀 있는 삼각형의 근육이며 엉덩뼈의 볼기근면에서 기시하여 큰돌기의 가쪽면에 정지한다.

③ 작은볼기근(소둔근, gluteus minimus)

중간볼기근에 덮혀 있는 삼각형의 근육이며 엉덩뼈의 볼기근면에서 기시하여 큰돌기의 가쪽면에 정지한다. 중간볼기근과 작은볼기근은 위볼기신경의 지배를 받고 두 근육이 협력하여 넓적다리를 벌려준다.

④ 궁둥구멍근(이상근, piriformis)

피라밋모양(추체상)의 근육으로 엉치뼈 앞면에서 기시하여 중간볼기근 아래모서리를 따라 큰돌

표 4-17 속볼기뼈근(내관골근, muscles of the iliac region(장골부의 근))

근육명	잇는 곳(기시)	닿는 곳(정지)	지배신경	작 용
엉덩허리근(장요근, iliopsoas) 엉덩근(장골근, iliacus)	엉덩오목, 엉덩능선	작은돌기	넙다리신경	넓적다리의 굽힘, 가쪽회전
큰허리근 (대요근, psoas major)	열두번째등뼈-넷째허리뼈 척추사이원반	작은돌기	넙다리신경	넓적다리의 굽힘, 가쪽회전
작은허리근 (소요근, psoas minor)	열두번째등뼈-첫째허리뼈	엉덩근막	허리신경	허리뼈의 굽힘

그림 4-37 바깥볼기뼈근(외관골근)

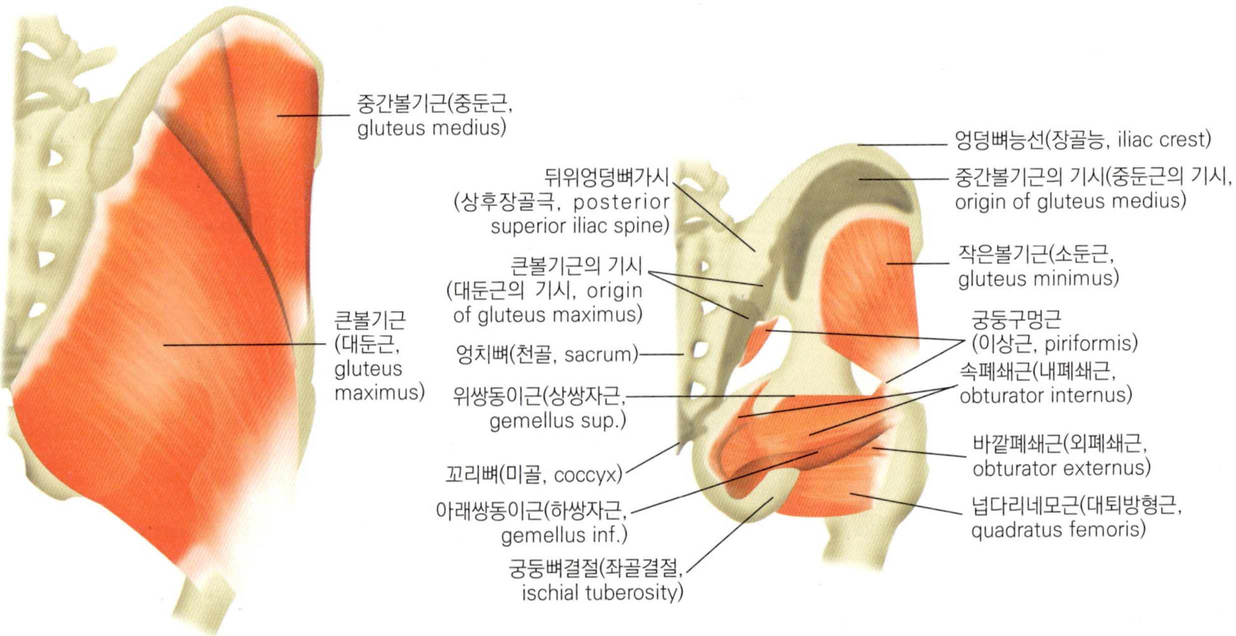

기에 정지한다. 엉치신경(천골신경)의 지배를 받으며 작용은 넓적다리의 가쪽회전과 넓적다리의 벌림과 약간의 폄에도 관여한다.

⑤ 넙다리근막긴근(대퇴근막장근, tensor fasciae latae)

넓적다리의 가장 가쪽에 있는 사각형의 근육으로 엉덩뼈능선(장골능)의 앞모서리에서 기시하여 엉덩정강띠(장경인대)에 정지한다. 위볼기신경의 지배를 받으며 넙다리의 굽힘과 안쪽회전 역할을 한다.

그밖에 넓적다리의 가쪽회전에 관여하는 몇 개의 근육 즉 넙다리네모근(대퇴방형근, quadratus femoris), 속·바깥폐쇄근(내·외폐쇄근, internal ·external obturator), 위·아래쌍동이근(상·하쌍자근, superior·inferior gemellus) 등이 있다.

2) 넙다리근육(muscles of the thigh)

넙다리근육(대퇴근)은 엉덩관절과 무릎관절의 운동에 관여하는 앞넙다리근, 안쪽넙다리근 및 뒤넙다리근으로 구분한다.

(1) 앞넙다리근육(전대퇴근, anterior femoral muscles)

펴짐근무리(extensors)인 앞넙다리근은 넓적다리의 앞면에서 넓적다리의 굽힘과 종아리의 폄에 관여하는 근육들로서 넙다리신경의 지배를 받으며 보행시 없어서는 안될 중요한 근육으로 넙다리빗근(봉곤근)과 넙다리네갈래근(대퇴사두근)으로 구성된다.

① 넙다리빗근(봉공근, sartorius)

인체에서 제일 긴 근육으로 앞위엉덩뼈가시에

표 4-18 바깥볼기근(외관골근, muscles of the gluteal region(볼기의 근))

근육명	잇는 곳(기시)	닿는 곳(정지)	지배신경	작 용
큰볼기근(대둔근, gluteus maximus)	뒤볼기근선, 엉치뼈 및 꼬리뼈뒤	볼기거친면	아래볼기신경	넙다리의 폄 넙다리의 모음, 가쪽회전
중간볼기근(중둔근, gluteus medius) 작은볼기근(소둔근, gluteus minimus)	엉덩뼈 볼기근면	큰돌기	위볼기신경	넙다리의 벌림 넙다리의 안쪽회전
궁둥구멍근(이상근, piriformi)	엉치뼈 앞면	큰돌기	엉치신경	넙다리의 가쪽회전 넙다리의 벌림
넙다리근막긴장근(대퇴근막장근, tensor fasciae latae)	엉덩뼈능선 앞모서리	엉덩정강띠	위볼기신경	넙다리 굽힘 넙다리의 안 회전
넙다리네모근(대퇴방형근, quadratus femoris)	궁둥뼈결절	큰돌기 돌기사이능선	엉치신경	넙다리의 가쪽회전
속폐쇄근(내폐쇄근, obturator int.)	폐쇄구멍안쪽면	큰돌기 안쪽면	엉치신경	넙다리의 가쪽회전
바깥폐쇄근(외폐쇄근, obturator ext.)	폐쇄구멍바깥면	큰돌기	폐쇄신경	넙다리의 가쪽회전
위쌍동이근(상쌍자근, gemellus sup.)	궁둥뼈가시 바깥면	큰돌기 안쪽면	엉치신경	넙다리의 가쪽회전
아래쌍동이근(하쌍자근, gemellus inf.)	궁둥뼈결절	큰돌기 안쪽면	엉치신경	넙다리의 가쪽회전

서 기시하여 넓적다리의 앞면을 비스듬히 아래안쪽으로 달려 정강뼈거친면 안쪽에 정지한다. 작용은 넓적다리의 굽힘과 종아리의 굽힘에 관여한다.

② 넙다리네갈래근(대퇴사두근, quadriceps femoris)

넓적다리의 앞면에서 양쪽면에 걸쳐서 아래로 달리는 근육으로 넙다리곧은근, 가쪽, 중간, 안쪽 넓은근 등 4개의 근육이 합쳐진 근육으로 4개의 갈래(두, head)를 가지고 엉덩뼈에서 기시하여 아래끝부위가 무릎관절 앞면에서 합쳐져서 무릎인대가 되어 정강뼈거친면에 정지한다.

넙다리곧은근(대퇴직근, rectus femoris)은 아래앞엉덩뼈가시와 볼기뼈절구의 위모서리에서 기시하여 넓적다리 앞면 중앙부를 지나고, 가쪽넓은근(외측광근, vastus lateralis)은 큰돌기, 넙다리뼈 거친선(대퇴골조선)에서 기시하고 중간넓은근(중간광근, vastus intermedius)은 넙다리뼈 앞면에 기시한다.

안쪽넓은근(내측광근, vastus medialis)은 돌기사잇선과 넙다리뼈 거친선에서 기시하여 각각 무릎인대(슬개인대, patellar ligament)가 되어 정강뼈거친면에 정지하며 모두 넙다리신경의 지배를 받고 넙다리곧은근은 넙다리의 굽힘과 종아리의 폄을 제외하고는 모두가 종아리의 폄에 관여한다.

(2) 안쪽넙다리근육(내측대퇴근, medial femoral-muscles(모음근 adductors))

두덩뼈에서 기시하여 바깥아래쪽으로 내려가서 넙다리뼈의 거친선에 부착하는 근육으로 두덩근, 긴

그림 4-38 앞넙다리근(전대퇴근), 모음근(내전근)

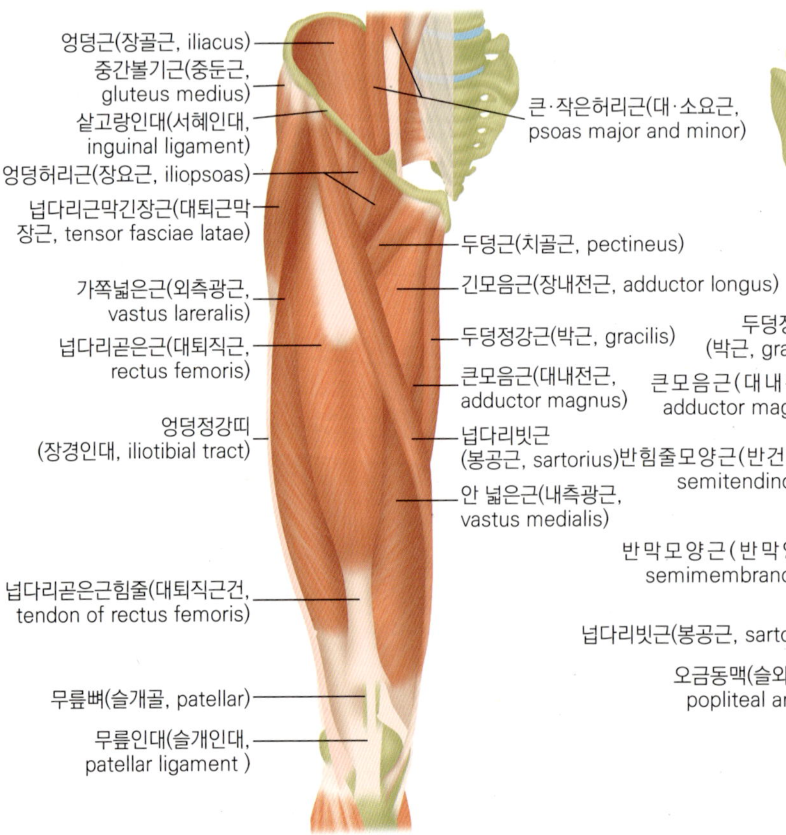

그림 4-39 뒤넙다리근(후대퇴근)

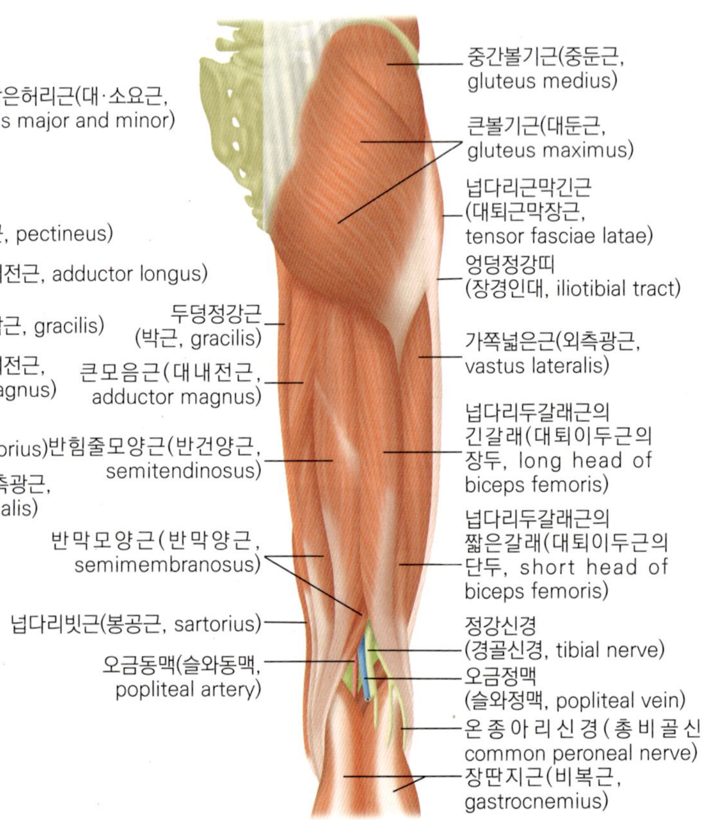

표 4-19 앞넙다리근(전대퇴근, anterior femoral muscles(폄근육무리 extensors))

근육명	잇는 곳(기시)	닿는 곳(정지)	지배신경	작 용
넙다리 빗근 (봉곤근, sartorius)	앞위엉덩뼈가시	정강뼈 거친면 안쪽	넙다리신경	넙적다리의 굽힘과 종아리의 굽힘
넙다리네갈래근 (대퇴사두근, quadriceps femoris) 넙다리곧은근 (대퇴직근, rectus lateralis)	앞아래엉덩뼈가시 볼기뼈절구의 위모서리	넙다리 앞면	넙다리신경	넓적다리의 굽힘 종아리의 폄
가쪽넓은근 (외측광근, vastus lateralis)	큰돌기 넙다리뼈 거친선	정강뼈 거친면	넙다리신경	종아리의 폄
중간넓은근(중간광근, vastus intermedius)	넙다리뼈 앞면	정강뼈 거친면	넙다리신경	종아리의 폄
안쪽넓은근 (내측광근, vastus medialis)	돌기사이선 넙다리뼈 거친선	정강뼈 거친면	넙다리신경	종아리의 폄

모음근, 짧은모음근, 큰모음근 및 두덩정강근이 있으며 두덩근의 넙다리신경과 폐쇄신경을 제외한 나머지 근육들의 지배신경은 모두가 폐쇄신경이다.

두덩근(치골근, pectineus)은 두덩뼈에서 기시하여 넙다리뼈의 두덩근선에 정지하며 넓적다리의 모음, 굽힘 및 안쪽회전한다.

긴모음(장내전근, adductor longus)은 두덩결합의 앞면에서 기시하여 넙다리뼈 거친선에 정지하며 넓적다리뼈의 모음, 굽힘 및 안쪽회전한다.

짧은모음(단내전근, adductor brevis)은 두덩뼈아래가지에서 기시하여 넙다리뼈 거친선에 정지하며 넓적다리의 모음과 굽힘이다.

큰모음근(대내전근, adductor magnus)은 가장 강인한 모음근으로 궁둥뼈결절, 궁둥뼈아래가지에서 기시하여 넙다리뼈 거친선에 정지하며 작용은 넓적다리의 모음이며 위부위는 넓적다리의 굽힘, 아래부위는 넓적다리의 폄과 안쪽회전이다.

두덩정강근(박근, gracilis)은 두덩뼈아래가지 아래모서리에서 기시하여 정강뼈거친면에 정지하고 넓적다리의 모음에 관여한다.

표 4-20 안쪽넙다리근(내측대퇴근, medial femoral muscle(모음근 adductors))

근육명	잇는 곳(기시)	닿는 곳(정지)	지배신경	작 용
두덩근 (치골근, pectineus)	두덩뼈	두덩근선	넙다리신경 폐쇄신경	넓적다리의 모음, 굽힘 및 안쪽회전
긴모음근(장내전근, adductor longus)	두덩결합 앞면	넙다리뼈거친선	폐쇄신경	넓적다리의 모음, 굽힘 및 안쪽회전
짧은모음근(단내전근, adductor brevis)	두덩뼈아래가지	넙다리뼈거친선	폐쇄신경	넓적다리의 모음, 굽힘
큰모음근(대내전근, adductor magnus)	궁둥결절 궁둥뼈아래가지	넙다리뼈거친선	폐쇄신경	넓적다리의 모음, 굽힘 폄, 안쪽회전
두덩정강근 (박근, gracilis)	두덩뼈아래가지 아래모서리	넙다리뼈거친선	폐쇄신경	넓적다리의 모음

(3) 뒤넙다리근육(후대퇴근, posterior femoral-muscles(굽힘근무리 flexors))

넓적다리의 뒤쪽에 있는 근육무리이며 일명 Hamstring muscle이라고도 하며 넙다리두갈래근, 반힘줄모양근 및 반막모양근으로 구성되며 넓적다리의 폄과 종아리의 굽힘에 관여하며 지배신경은 궁둥신경(좌골신경, sciatic nerve)이다.

넙다리두갈래근(대퇴이두근, biceps femoris)은 넓적다리의 뒤가쪽에 있으며 긴갈래(장두, long head)는 궁둥결절에서, 짧은갈래(단두, star head)는 넙다리뼈거친선에서 기시하여 종아리뼈에 정지한다.

궁둥신경의 지배를 받으며 넓적다리의 폄, 종아리의 굽힘 종아리의 가쪽회전에 관여한다.

반힘줄모양근(반건양근, semitendinosus)과 반막모양근(반막양근, semimembranosus)는 궁둥결절에서 기시하여 정강거친면에 정지하며 궁둥신경의 지배를 받는다. 작용은 넓적다리(엉덩관절)의 폄과 넓적다리의 모음, 종아기(무릎관절)의 굽힘과 종아리의 안쪽회전에 관여한다.

3) 종아리근육(하퇴근, muscles of the leg)

종아리근은 앞면의 앞종아리근(폄근무리), 뒤면의 뒤종아리근(굽힘근무리), 가쪽의 가쪽종아리근으로 구분한다.

(1) 앞종아리근육(전하퇴근, anterior crural muscles)

앞종아리근육은 정강뼈와 종아리뼈에서 기시하여 종아리의 가쪽을 이루는 근육으로 앞정강근(전경골근), 긴발가락폄근(장지신근), 긴엄지폄근(장무지신근), 셋째종아리근 4개근으로 구성된다. 모두 깊은종아리신경(심비골신경, deep personeal nerve)의 지배를 받으며 작용은 발등굽힘(배굴, dorsiflexion)이다.

앞정강근(전경골근, tibialis anterior)은 정강뼈의 가쪽과, 정강뼈몸통 가쪽윗면 2/3에서 기시하여 안쪽쐐기뼈, 첫째발허리뼈 바닥에 정지하고 발등굽힘과 안쪽번짐에 관여한다.

긴발가락폄근(장지신근, extensor digitorum longus)은 종아리뼈앞면, 정강뼈의 가쪽모서리에서 기시하여 둘째~다섯째발가락의 중간 및 끝마디뼈에 정지하고 발등굽힘과 둘째~다섯째발가락의 폄에 관여한다.

긴엄지폄근(장무지신근, extensor hallucis longus)은 종아리뼈앞면 중앙부 안쪽면에서 기시하여 엄지의 끝마디뼈 바닥에 정지하며 발등굽힘과 엄지의 폄에 관여한다.

셋째종아리근(제3비골근, peroneus tertius)은 종아리아래부위앞면에서 기시하여 다섯째발허리뼈바닥에 정지하고 발등굽힘과 가쪽번짐 및 벌림을 한다.

표 4-21 뒤넙다리근(후대퇴근, posterior femoral muscles(좁힘근육무리 flexors))

근육명	잇는 곳(기시)	닿는 곳(정지)	지배신경	작 용
넙다리두갈래근(대퇴이두근, biceps femori's)	긴갈래 : 궁둥결절 짧은갈래 : 넙다리뼈 거친선	종아리뼈 머리	궁둥신경	넓적다리의 폄, 종아리의 굽힘, 가쪽회전
반힘줄모양근 (반건양근, semitendinosus) 반막모양근(반막양근, semimembranosus)	궁둥결절	정강뼈 거친면	궁둥신경	넓적다리의 폄 및 모음, 종아리의 굽힘 및 안쪽회전

그림 4-40 앞종아리근(전하퇴근(폄근무리))

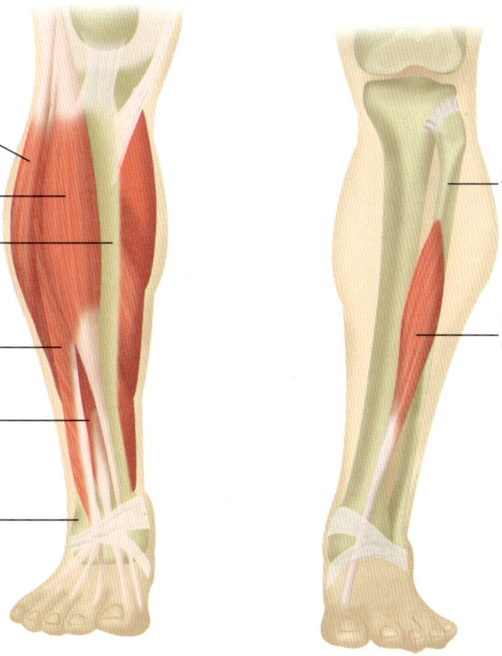

표 4-22 앞종아리근(전하퇴근, anterior crural muscles(폄근무리 extensors))

근육명	잇는 곳(기시)	닿는 곳(정지)	지배신경	작 용
앞정강근 (전경골근, tibialis anterior)	종아리뼈 사이막 정강뼈 몸통 가쪽윗면	안쪽 쐐기뼈 첫째 발허리뼈 바닥	깊은종아리신경	발의 등굽힘과 안 번짐
긴발가락폄근(장지신근, extensor digitorum longus)	종아리뼈 앞면 정강뼈 종아리뼈 사이막	둘째~다섯째 발가락의 중간 및 마디뼈	깊은종아리신경	발의 등굽힘과 둘째~다섯째 발가락 폄
긴엄지폄근(장무지신근, extensor hallucis longus)	종아리뼈 앞면 종아리뼈 사이막	엄지끝마디뼈 바닥	깊은종아리신경	발의 등굽힘과 엄지의 폄
셋째종아리근 (제3비골근, peroneus tertius)	종아리뼈 아래부위 앞면	다섯째 발허리뼈 바닥	깊은종아리신경	발의 등굽힘과 가 번짐 및 벌림

(2) 뒤종아리근육(후하퇴근, posterior crural muscle)

뒤종아리근육은 종아리의 뒤쪽에 있는 근육으로 굽힘근육무리에 속하며 얕은 및 깊은무리로 구분되고 모두 정강신경의 지배를 받는다. 전체적인 작용은 발바닥굽힘(족척굴곡, planter flexion)이며 종아리를 형성하는 근육이다.

① 얕은무리(천군, superficial group)

얕은무리근육은 장딴지근, 가자미근 및 발바닥근으로 구성된다. 장딴지근(비복근, gastrocnemius)의 안쪽갈래는 넙다리뼈의 안쪽위관절융기에서, 가쪽갈래는 넙다리뼈의 가쪽위관절융기에서 각각 기시하여 발꿈치뼈융기에 정지한다.

가자미근(soleus)은 정강뼈위반부위, 종아리뼈 안쪽모서리에서 기시하여 발꿈치뼈융기에 정지한다. 장딴지근과 가자미근을 합하여 종아리세갈래근(하퇴삼두근, triceps surae)이라고 한다.

종아리세갈래근은 보행시 발뒤꿈치를 올리는 작용으로 발끝으로 서는 자세를 취하면 힘살이 수축한다. 종아리세갈래근의 작용은 발바닥굽힘, 무릎관절의 굽힘, 발을 고정하면 넓적다리 및 종아리를 뒤쪽으로 당긴다.

장딴지빗근(족척근, plantaris)은 넙다리뼈의 가쪽위관절융기에서 기시하여 발꿈치뼈융기에 정지하고 종아리세갈래근의 작용을 돕는다.

② 깊은무리(심군, deep group)

깊은무리에는 오금근, 긴발가락굽힘근, 긴엄지굽힘근 및 뒤정강근으로 구성된다. 깊은무리 모두는 굽힘근에 속하며 정강신경의 지배를 받는다.

오금근(슬와근, popliteus)은 넙다리뼈의 가쪽위관절융기에서 기시하여 정강뒷면에 정지하며

그림 4-41 뒤종아리근육(후하퇴근)

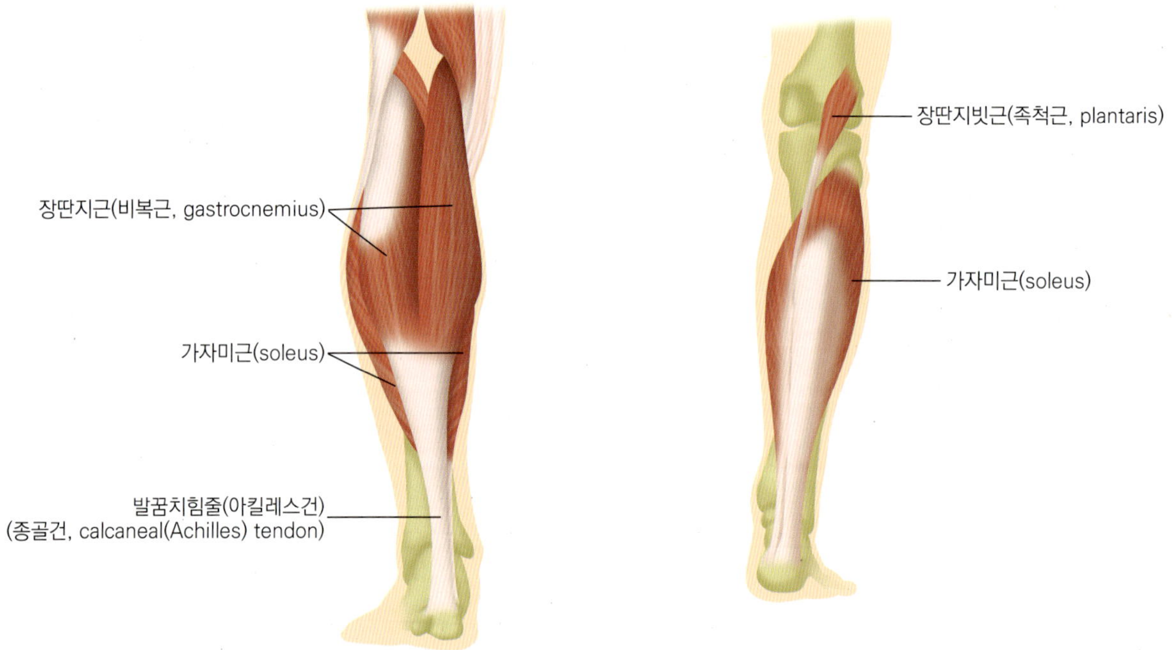

표 4-23 뒤종아리근육(후하퇴근, posterior crural muscle(얕은근육무리))

근육명	잇는 곳(기시)	닿는 곳(정지)	지배신경	작 용
종아리세갈래근 (하퇴삼두근, triceps surae) 장딴지근 (비복근, gastrocnemius)	안쪽갈래…안쪽위관절융기 가쪽갈래…가쪽위관절융기	발꿈치뼈융기	정강신경	발바닥굽힘 무릎관절의 굽힘 발을 고정하면 넓적다리 및 종아리를 뒤쪽으로 당김
가자미근 (soleus)	정강뼈위반부 종아리뼈안쪽면			
장딴지빗근 (족척근, plantaris)	넙다리뼈 가쪽위관절융기	발꿈치뼈융기	정강신경	종아리 세갈래근의 작용을 돕는다.

종아리의 굽힘과 종아리의 가쪽회전에 관여한다.

긴발가락굽힘근(장지굴근, flexor digitorum longus)은 정강뒤면에서 기시하여 둘째~다섯째 발가락 끝마디뼈에 정지하며 둘째~다섯째발가락 끝마디뼈의 굽힘에 관여한다.

긴엄지굽힘근(장무지굴근, flexor hallucis longus)은 종아리뼈몸통아래부위 2/3에서 기시하여 엄지 끝마디뼈에 정지하고 엄지끝마디뼈의 굽힘에 관여한다.

뒤정강근(후경골근, tibialis posterior)은 정강뼈와 종아리뼈의 뒤면에서 기시하여 발배뼈, 안쪽~중간쐐기뼈, 입방뼈, 둘째~셋째발허리뼈바닥에 정지하고 발바닥굽힘과 안쪽번짐에 작용한다.

그림 4-42 뒤종아리근육(굽힘근육무리)

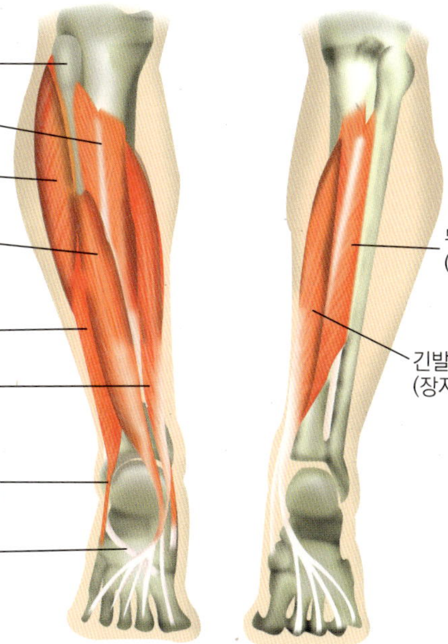

표 4-24 뒤종아리근육 posterior crural muscle(굽힘근육무리)

근육명	잇는 곳(기시)	닿는 곳(정지)	지배신경	작 용
오금근 (슬와근, popliteus)	넙다리가쪽위관절융기	정강뼈뒤면	정강신경	종아리의 굽힘, 종아리의 안쪽회전
긴발가락굽힘근(장지굴근, flexor digitorum longus)	정강뼈뒤면	둘째~다섯째 끝마디뼈	정강신경	둘째~다섯째끝마디뼈의 굽힘
긴엄지굽힘근(장무지굴근, flexor hallucis longus)	종아리뼈몸통아래부위 2/3	엄지끝마디뼈	정강신경	엄지 끝마디뼈의 굽힘
뒤정강근(후경골근, tibialis posterior)	정강뼈와 종아리뼈뒤면	발배뼈, 안쪽·중간 쐐기뼈, 입방뼈 둘째~셋째 발허리뼈바닥	정강신경	발바닥굽힘과 안 번짐

(3) 가쪽종아리근육(외측하퇴근, lateral crural muscle)

종아리의 가쪽에 있는 2개의 근육, 즉 긴종아리근과 짧은종아리근으로 구성된다.

긴종아리근(장비골근, peroneus longus)은 종아리뼈몸통 위부위 가쪽면과 종아리뼈머리에서 기시하여 안쪽쐐기뼈, 첫째발허리뼈바닥에 정지한다.

짧은종아리근(단비골근, peroneus brevis)은 종아리뼈가쪽면에서 기시하여 긴종아리뼈근의 밑을 따라 내림하여 종아리뼈 가쪽복사의 뒤를 지나 다섯째발허리뼈바닥에 정지한다. 모두 얕은종아리신경의 지배를 받으며 발바닥굽힘과 가쪽번짐에 관여한다.

그림 4-43 가쪽종아리근육(외측하퇴근)

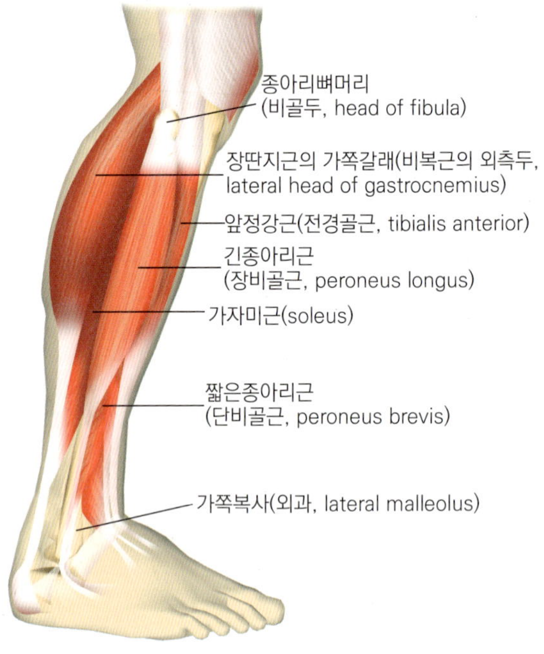

4) 발의 근(muscles of foot)

발의 근은 발등근육무리와 발바닥근육무리로 구분되며 발바닥근육무리가 발등근육무리보다 잘 발달되어 있다.

(1) 발등근육(족배근, dorsal muscles of foot)

짧은엄지폄근과 짧은발가락폄근의 2개의 작은 근육으로 형성된다.

짧은엄지폄근(단무지신근, extensor hallucis brevis)은 발꿈치뼈 앞등면 안쪽에서 기시하여 엄지의 첫마디뼈에 정지하며 깊은종아리신경의 지배를 받고 엄지를 펴지게 한다.

표 4-25 가쪽종아리근육(외측하퇴근, lateral crural muscle)

근육명	잇는 곳(기시)	닿는 곳(정지)	지배신경	작 용
긴종아리근(장비골근, peroneus longus)	종아리뼈몸통 위부위 가쪽면, 종아리뼈머리	안쪽쐐기뼈 첫째 발허리뼈 바닥	얕은종아리신경	발바닥 굽힘 발의 가쪽번짐
짧은 종아리근(단비골근, peroneus brevis)	종아리뼈 가쪽면	다섯째 발허리뼈 바닥	얕은종아리신경	발바닥 굽힘 발의 가쪽번짐

표 4-26 발등근육(족배근, dorsal muscles of foot)

근육명	잇는 곳(기시)	닿는 곳(정지)	지배신경	작 용
짧은엄지폄근(단무지신근, extensor hallucis brevis)	발꿈치앞등 안쪽	엄지의 첫마디뼈	깊은종아리	엄지의 폄
짧은발가락폄근(단지신근, extensor digitorum brevis)	발꿈치뼈앞등 안쪽	첫재~넷째 발가락의 끝마디뼈	깊은종아리	둘째~다섯째 발가락의 폄

짧은발가락폄근(단지신근, extensor digitorum brevis)은 발꿈치뼈 앞등면에서 기시하여 4개의 힘살이 나뉘어 첫째~넷째발가락의 첫마디뼈에 정지한다. 깊은종아리신경의 지배를 받으며 둘째~다섯째발가락을 펴지게 한다.

(2) 발바닥근육(족저근, plantar muscles of foot)

발바닥의 근육으로 위치에 따라 안쪽발바닥근(엄지두덩근), 가쪽발바닥근(새끼두덩근) 및 발허리발발바닥근(종족근)으로 구성된다.

① 안쪽발바닥근(엄지두덩근)(내측족저근, medial plantar muscles)

엄지쪽에 있는 근육으로 엄지벌림근(무지외전근, abductor hallucis)은 발꿈치융기의 안쪽에서 기시하여 발바닥의 안쪽모서리를 따라 첫째발허리뼈머리의 아래안쪽에 정지한다. 안쪽발바닥신경의 지배를 받고 엄지의 벌림에 관여한다.

짧은엄지굽힘근(단무지굴근, flexor hallucis brevis)은 안쪽쐐기뼈에서 기시하여 엄지벌림근 앞에서 2개의 힘살로 나뉘어 첫째발허리뼈머리의 안쪽과 가쪽에 정지한다. 안쪽발바닥신경의 지배를 받으며 엄지첫마디뼈의 굽힘에 관여한다.

엄지모음근(무지내전근, adductor hallucis)은 2개의 기시부, 즉 빗갈래와 가로갈래가있다. 빗갈래(사두, oblique head)는 둘째~넷째발허리뼈바닥에 기시하고, 가로갈래(횡두, transverse head)는 셋째~다섯째발허리뼈머리에서 기시하여 빗갈래와 같이 첫째발허리뼈머리의 가쪽에 정지한다.

가쪽발바닥신경의 지배를 받으며 엄지의 모음에 관여한다.

그림 4-44 발바닥근육(후족저근)

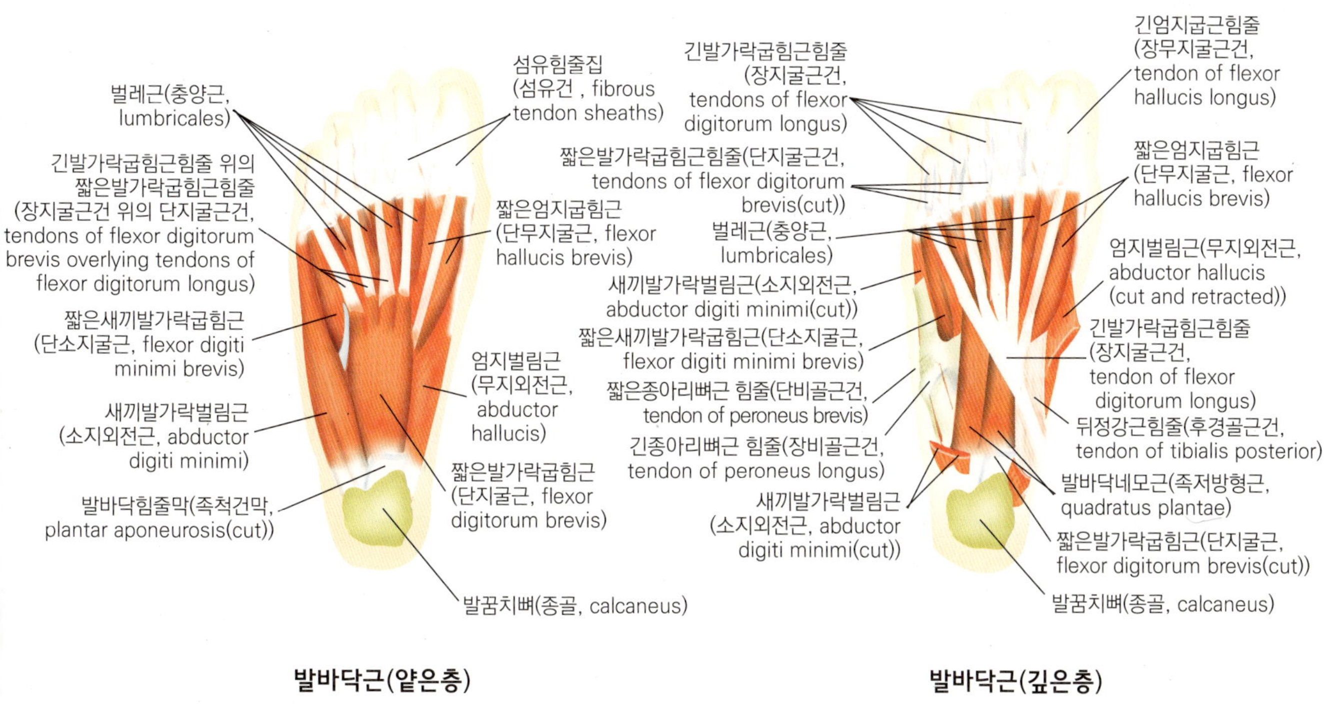

그림 4-45 짧은엄지폄근(단무지신근), 짧은발가락폄근(단지신근)

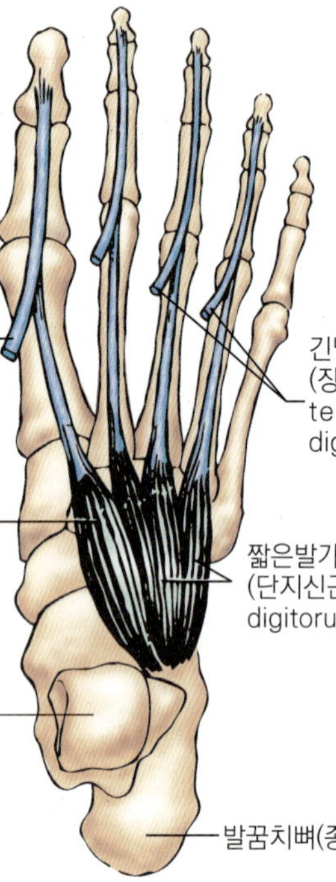

그림 4-46 엄지벌림근(무지외전근), 새끼발가락벌림근(소지외전근)

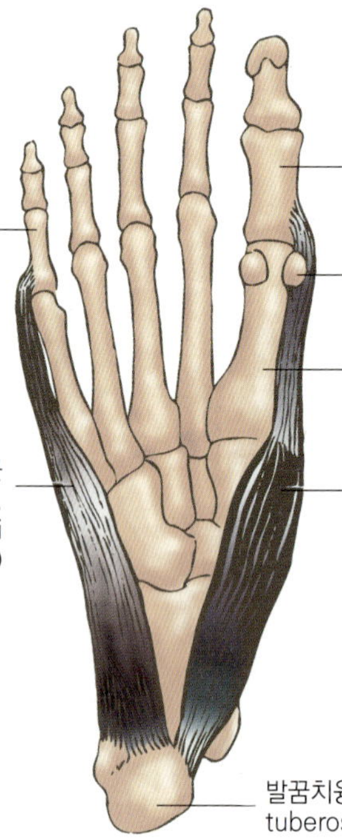

표 4-27 안쪽발바닥근육(내측족저근, medial plantar muscles(엄지두덩근))

근육명	잇는 곳(기시)	닿는 곳(정지)	지배신경	작 용
엄지벌림근(무지외전근, adductor hallucis)	발꿈치융기 안쪽	첫째발허리뼈 아래안쪽	안쪽발바닥신경	엄지의 벌림
짧은엄지굽힘근(단무지굴근, flexor hallucis brevis	안쪽쐐기뼈 입방뼈 바닥면	첫째 발허리뼈 머리의 안쪽과 가쪽	안쪽발바닥신경	엄지 첫마디뼈의 굽힘
엄지모음근(무지내전근, adductor hallucis)	빗갈래…둘째~넷째 발허리뼈바닥 가로갈래…셋째~다섯째 발허리	첫째 발허리뼈 머리의 가쪽	안쪽발바닥신경	엄지의 모음

② 가쪽바닥근(새끼발가락두덩근)
(외측족저근, lateral plantar muscles)

새끼발가락쪽에 있는 근육으로 새끼발가락벌림근(소지외전근, abductor digiti minimi)은 발꿈치뼈융기에서 기시하여 다섯째첫마디뼈의 바닥부위에 정지하며 가쪽발바닥신경의 지배를 받으며 새끼발가락의 벌림과 굽힘에 관여한다.

짧은새끼발가락굽힘근(단소지굴근, flexor digiti minimi brevis)은 다섯째발허리뼈바닥에서 기시하여 다섯째첫마디뼈바닥에 정지하며 가쪽발바닥신경의 지배를 받으며 새끼손가락의 굽힘에 관여한다.

③ 중간발바닥근(central plantar muscles)

중간발바닥근(중족저근)은 속 및 바깥발바닥근 사이에 있는 근육으로 5개가 있으며 짧은발가락굽힘근(단지굴근, flexor digitorum brevis)은 발꿈치융기 아래면에서 기시하여 둘째~다섯째발가락의 중간마디뼈바닥에 정지하며 안쪽발바닥신

그림 4-47 짧은엄지굽힘근(단무지굴근), 엄지모음근(무지내전근)

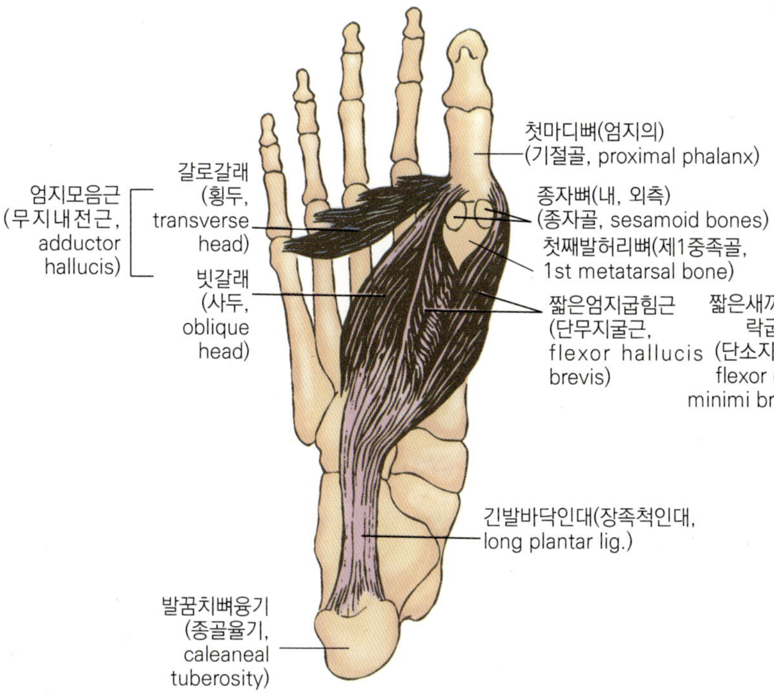

그림 4-48 짧은새끼발가락굽힘근(단소지굴근), 짧은발가락굽힘근(단지굴근)

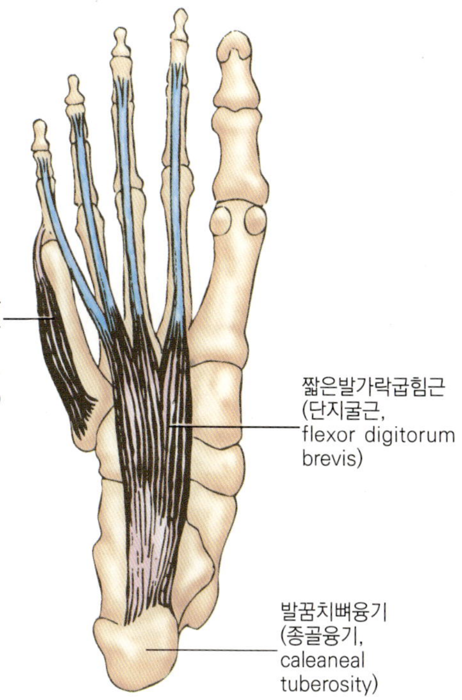

표 4-28 가쪽발바닥근육(외측족저근, lateral plantar muscles(엄지두덩근))

근육명	잇는 곳(기시)	닿는 곳(정지)	지배신경	작 용
새끼발가락벌림근(소지외전근, abductor digiti minimi)	발꿈치뼈융기	다섯째 첫마디뼈의 바닥	가쪽발바닥신경	새끼발가락의 벌림과 굽힘
짧은새끼발가락굽힘근(단소지굴근, flexor digiti minimi brevis)	다섯째발허리뼈바닥	다섯째 첫마디뼈의 바닥	가쪽발바닥신경	새끼발가락의 굽힘

경의 지배를 받고 둘째~다섯째발가락을 굽힌다.

발바닥네모근(족척방형근, quadratus plantae)은 발꿈치뼈융기 속·가쪽면에서 기시하여 긴발가락굽힘근의 등쪽에 정지하며 왼쪽발가락신경의 지배를 받고 긴발가락굽힘근의 작용을 돕는다.

벌레근(충양근, lumbricales)은 둘째~다섯째발가락의 긴발가락굽힘근힘줄에서 기시하여 둘째~다섯째발가락의 첫마디뼈부위에 정지하며 제1은 안쪽발바닥신경, 제2~4는 가쪽발바닥신경의 지배를 받으며 둘째~다섯째발가락 첫마디뼈의 굽힘과 중간마디뼈 및 끝마디뼈의 폄에 관여한다.

발바닥뼈사이근(족저골간근, interossei plantares)은 셋째~다섯째발허리뼈 안쪽모서리에서 기시하여 셋째~다섯째발가락첫마디뼈 바닥부위의 안쪽에 정지하며 가쪽발바닥신경의 지배를 받고 둘째발가락을 중심으로 셋째~다섯째발가락을 모인다. 등쪽뼈사이근(배측골간근, interossei dorsales)은 첫째~다섯째발허리뼈의 대향면에서 기시하며 제1은 둘째첫마디뼈의 안쪽, 제2~4는 첫마디뼈바닥부위가쪽에 각각 정지하며 가쪽발바닥신경의 지배를 받으며 둘째발가락을 중심으로 벌림에 관여한다.

그림 4-49 발바닥네모근(족척방형근), 벌레근(충양근)

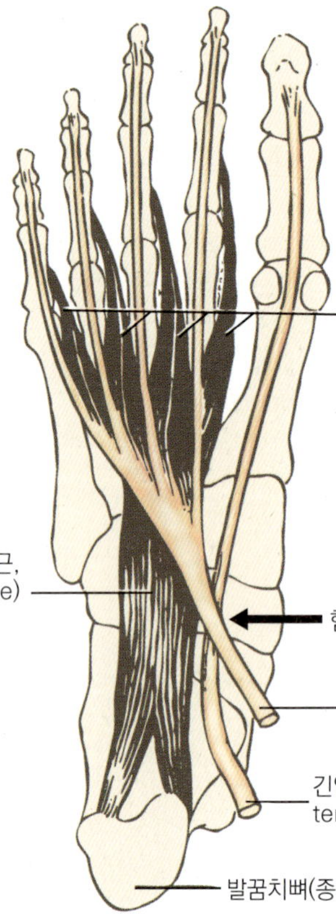

표 4-29 중간발바닥근(중족저근, central plantar muscles)

근육명	잇는 곳(기시)	닿는 곳(정지)	지배신경	작 용
짧은발가락굽힘근(단지굴근, flexor digitorum brevis)	발꿈치뼈 융기 아래면	둘째~다섯째 중간마디뼈 바닥	안쪽발바닥신경	둘째~다섯째 발가락 굽힘
발바닥네모근(족척방형근, quadratus plantae)	발꿈치뼈융기 속·가쪽면	긴발가락굽힘근의 등쪽	가쪽발바닥신경	긴발가락굽힘근의 작용을 돕는다.
벌레근 (충양근, lumbricales)	둘째~다섯째 발가락의 긴발가락 굽힘근 힘줄	둘째~다섯째 발가락의 첫마디뼈부위	제1은 안쪽발바닥신경 제2~4는 가쪽발바닥신경	둘째~다섯째 발가락 첫마디뼈의 굽힘 중간마디뼈 및 끝마디뼈 폄
발바닥뼈사이근(족저골간근, interossei plantares)	셋째~다섯째 발허리뼈 안쪽모서리	셋째~다섯째 발가락 첫마디뼈 바닥 안쪽	가쪽발바닥신경	둘째발가락을 중심으로 셋재~다섯째 발가락을 모음
등 뼈사이근(배측골간근, dorsales interossei)	첫째~다섯째발허리뼈의 대향면	둘째첫마디뼈바닥안쪽. 둘째~넷째는 첫마디뼈바닥가쪽	가쪽발바닥신경	둘째 발가락을 중심으로 벌림

Chapter 5

신경계통
(Nernous system)

제5장 신경계통(Nernous system)

I 신경계의 조직과 구성

인체는 수 많은 세포와 조직으로 구성된 복잡한 유기체라고 할 수 있다. 이들이 정상적인 생명활동을 영위하기 위해서는 인체의 각 조직이나 기관들이 질서를 유지해야 하며 내외의 변화에 대하여 적절하게 연락하고 통제하면서 조절해 나가야 하는데 그 기능을 신경계통이 담당하고 있다.

신경계통은 전신에 그물망과 같이 분포하면서 체내 및 체외의 여러 자극(stimulus)을 수용기(receptor)에서 수용하여 수입(afferent)으로 중추에 보낸다. 중추에서는 이를 통합 분석하여 자극에 대한 흥분을 수출(efferent)로 효과기(effector)인 근육(muscle)이나 샘(gland)에 전달하여 체외로는 외부의 환경변화에 적응(adaptation)할 수 있도록 반응을 나타내고 체내로는 체내 각 기관에 일사분란하게 신체가 활동해 갈 수 있도록 조절하는 역할을 한다. 신경계통의 일반적인 기능은 감각·운동·통합이다.

1 신경계통의 구분 (Division of the nervous system)

신경계통은 편의상 중추신경계통(central nervous system(CNS))과 말초신경계통(peripheral nervous system(PNS))으로 구분한다.

그림 5-1 신경계의 기능을 표시한 모형도

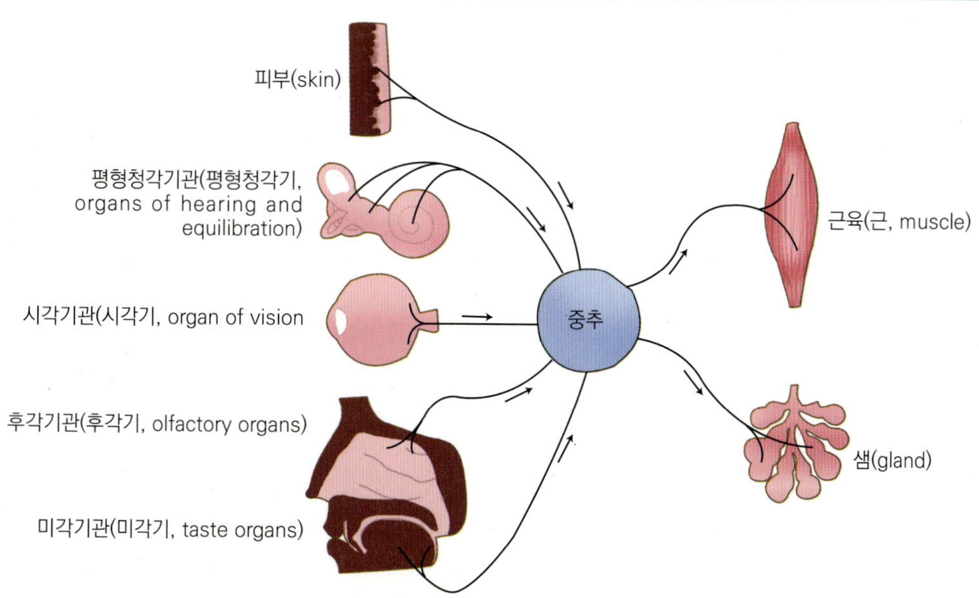

1) 중추신경계통 (central nervous system)

고도로 발달된 조직으로서 뇌(brain)와 척수(spinal cord)로 구분하며 중추신경계통은 말초신경으로부터 들어오는 감각을 받고 감각에 대한 반응을 일으킬 수 있도록 통합·분석·조절중추의 역할을 한다.

뇌(brain)와 척수(spinal cord)는 하나로 연결되어 있으며 뇌는 머리뼈공간 속에 있고 척수는 척주관속에서 공통으로 세 겹의 뇌척수막(수막, meninges)에 싸여서 보호되고 있다.

2) 말초신경계통 (peripheral nervous system)

말초신경계통은 중추신경계에서 말초부위로 말초에서 중추신경계통에 이르는 신경으로 뇌신경(cranial nerves)과 척수신경(spinal nerves)으로 구성된 뇌척수신경계통(craniospinal nervous system)과 교감신경(sympathetic nerves)과 부교감신경(parasym-pathetic nerves)으로 구성된 자율신경계통(autonomic nervous system)으로 대별한다.

(1) 뇌척수신경계통 (craniospinal nervous system)

뇌신경(cranial nerve)은 뇌바닥에서 기시하는 12쌍의 신경이며 작용은 각 신경에 따라 감각신경·운동신경 그리고 혼합신경으로 구분된다. 분포영역은 주로 머리와 목(두경부) 부위이지만 미주신경만은 내림하여 가슴안(흉강)과 배안(복강)에까지 분포한다.

척수신경(spinal nerve)은 척수 양쪽에서 기시하는 앞뒤뿌리(ventral dorsal root)가 척추사이구멍(추간공)에서 합쳐진 것이며 31쌍이 있다. 앞뿌리섬유(전근섬유)는 운동성이며 뒤뿌리섬유(후근섬유)는 감각성으로 모두 혼합신경이다. 분포영역은 주로 목 이하의 몸통과 팔·다리에 분포한다.

(2) 자율신경계통(autonomic nerves system)

자율신경(autonomic nerves)인 교감신경계통(sympathetic nervous system)은 척추뼈 양쪽에 독립된 교감신경과 신경절을 만들고 있지만 부교감신경계통(parasympathetic nervous system)은 주로 뇌신경속에 섞여 있으며, 특히 미주신경내에 그 대부분이 포함되어 있다.

자율신경계통의 분포영역은 주로 속장기 기관이나 혈관·샘(gland)에 분포하며 소화, 흡수, 순환, 호흡, 분비, 배설 및 생식작용에 대하여 의지와 관계없이 무의식적 조절을 지배하고 있다.

2 신경계통의 구성 (Organization of the nervous system)

신경계통을 구성하는 신경조직은 신경세포(신경원, nerve cell)와 신경아교세포(neuroglial cells)로 구성된다. 신경세포는 신경계통의 구조 및 기능의 단위가 되며 신경원(neuron)이라고 불려진다.

1) 신경세포(신경원, neuron)

신경세포는 신경세포체(nerve cell body)와 가지돌기(dendrite)와 축삭(axon)으로 구성된 신경돌기(nerve process)로 구성된다. 신경세포는 물리적, 화학적 자극에 반응하는 흥분성과 이를 다른 조직에 전달하는 전도성을 지닌 기능적 단위이다.

(1) 신경세포체(nerve cell body)

신경세포체란 돌기와 구별할 때에만 사용하는 명칭이며 보통 신경세포로 부른다. 핵과 세포질을 갖고 있으며 크기는 대소 여러 가지(직경 4~145 ㎛)이나 대체로 일반 세포에 비해 다소 큰 편이다.

핵(nucleus)은 소포상(vesicular)이며 밝게 염색되고 핵소체(nucleolus)가 뚜렷하다.

그림 5-2 신경세포의 구조

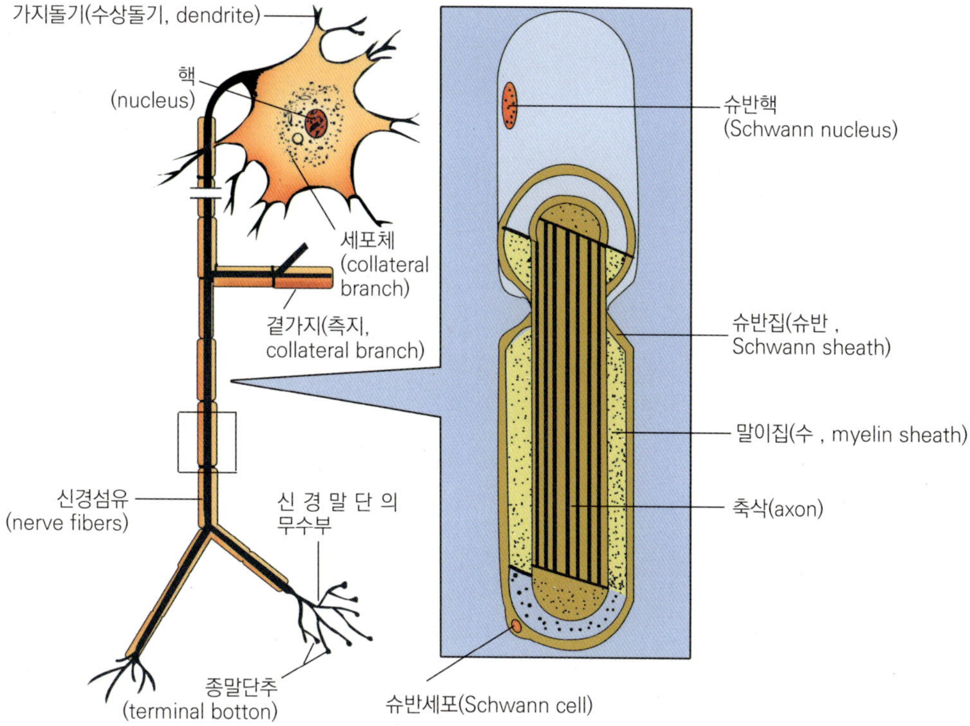

세포질내에는 미토콘드리아(mitochondria), 골지체(Golgi body), 중심체(centrosome), 신경원 섬유(neurofibril), 니슬소체(Nissle's body), 멜라닌(melanin), 작은 지방덩이, 글리코겐, 철 등이 있다.

(2) 신경돌기(nerve process)

신경돌기는 신경섬유(nerve fibers)로 구성되며, 종류에는 가지돌기(수상돌기, dendrite)와 축삭(axon)의 두 종류가 있다.

① 가지돌기(수상돌기, dendrite)

가지돌기는 세포체의 세포질로부터 뻗어나온 여러 개의 가느다란 돌기로서 밖으로 부터의 자극을 들심성으로 세포체에 전달한다. 축삭은 세포에의 흥분을 가까운 다음 신경세포에 전달하거나 멀리 떨어진 효과기에 전달하는 돌기이며, 이러한 이유에서 그 길이는 1mm에서 1m까지 다양하다.

② 축삭(axon)

축삭의 종류에는 민말이집축삭(무수축삭, unmyelinated axon과 말이집축삭(유수축삭, myelinated axon)이 있는데, 민말이집축삭은 신경섬유가 말이집(수초, myelin sheath)으로 덮여 있지 않은 것이고, 말이집축삭은 신경섬유가 당단백질과 지질로 구성된 말이집에 덮여 있는 것을 말한다.

말이집은 절연체 역할을 하는 것으로 말초신경계통과 일부 중추신경계통에서는 핵과 세포질을 가진 신경집(신경초, neurolemma) 또는 슈반집(슈반초, Schwann's sheath)으로 둘러싸여 있다.

슈반집으로 덮여있는 말이집신경섬유(유수신경섬유, myelinated nerve fiber)의 축삭에는 일정한 간격을 두고 마디를 형성하는데 이 마디를 신경섬유마디 또는 랑비에 결절(nodes of Ranvier)이라 한다.

하나의 신경세포(신경원, neuron)의 신경종말이 다른 신경세포의 가지돌기나 세포체에 접촉하여 자극을 전달하는 부분을 시납스, 또는 연접(synapse)이라고 하며, 이때 생기는 좁은 간격을 시납스간격(synaptic cleft, 약 150~200Å, 15~20㎚)이라고 한다.

하나의 신경세포에서 다른 신경세포로의 흥분전달은 시납스 소포(synaptic vesicles)에 저장되어 있다가 흥분에 의해 시납스 간격대로 방출되는 신경전달물질(neurotransmitter)이 다른 신경세포에 있는 수용기(receptor)에 결합함으로써 이루어진다.

(3) 신경세포의 분류

① 자극전달방향에 의한 분류

a. 들신경세포(구심성 신경원, afferent neuron)

감각신경세포(감각신경원, sensory neuron)로 감각자극을 수용기(receptor)로부터 받아 중추신경(뇌, 척수)으로 전달하며 다음과 같은 종류가 있다.

- **바깥수용기(외수용기, exteroceptor)** : 신체표면으로부터 온각, 냉각, 압각 및 통각을 받는다.
- **속수용기(내수용기, interoceptor)** : 내부장기로부터 압각, 통각, 근육의 펴짐 등의 감각을 받는다.
- **고유수용기(proprioceptor)** : 뼈대근(골격근), 힘줄(건) 및 관절로부터 근육과 힘줄의 펴짐과 관절의 감각을 받는다.
- **특수감각수용기(special sensory receptor)** : 시각, 평형각, 청각, 미각 및 후각의 감각을 받는다.

b. 날신경세포(원심성 신경원, efferent neuron)

운동신경세포(운동신경원, motor neuron)로 자극을 중추신경(뇌, 척수)으로부터 효과기(effector)인 근육이나 샘조직에 전달하며 다음과 같은 종류가 있다.

- **체성운동신경세포(체성운동신경원, somatic motor neuron)** : 수의근육(뼈대)을 지배하는 신경세포로 세포체가 대뇌겉질(대퇴피질)이나 소뇌겉질(소뇌피질)에 있는 상위운동신경세포(상위운동신경원, upper motor neuron)와 세포체가 뇌줄기(뇌간)나 척수에 있는 하위운동신경세포(하위운동신경원, lower motor neuron)가 있다.
- **내장운동신경세포(내장운동신경원, visceral motor neuron)** : 불수의근육(민무늬, 심장)과

그림 5-3 신경원의 종류

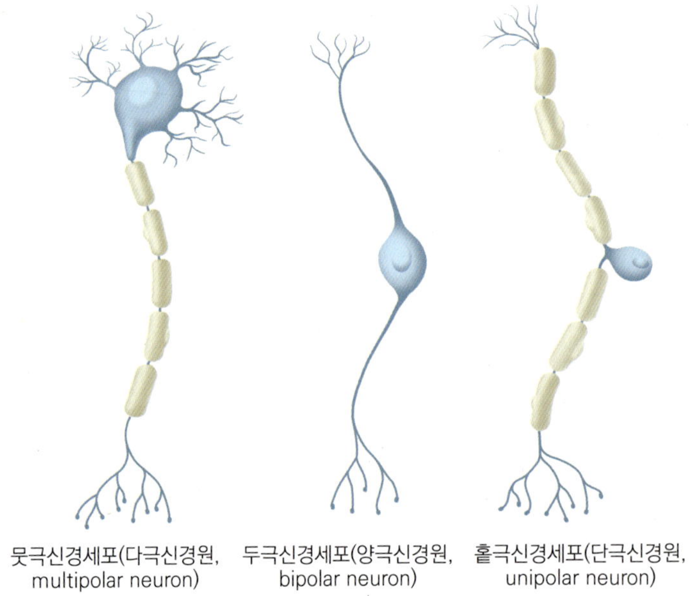

샘(gland)을 지배하는 신경세포로 세포체가 뇌줄기나 척수에 있는 신경절이전신경세포(절전신경원, preganglionic neuron)와 세포체가 자율신경절에 있는 신경절 이후 신경세포(절후신경원, postganglionic neuron)가 있다.

c. 중간신경세포(중간신경원, inter neuron)

자극을 감각신경세포에서 운동신경세포로 전달하는 신경세포로 중추신경계통에만 있는 중간신경세포이다.

② 돌기 수에 따른 분류

a. 홑극신경세포(단극신경원, unipolar neuron)

태생기에는 두극성(양극성)이었으나 발달과정에서 두돌기가 세포체 밖으로 나올 때 합쳐져서 나오다가 축삭과 가지돌기가 갈라져 T자형이 되며 뇌신경과 척수신경의 감각신경절(sensory ganglions)속에 있다.

b. 두극신경세포(양극신경원, bipolar neuron)

세포체를 중심으로 하나의 축삭과 하나의 가지돌기가 반대방향으로 나가며 그 수효가 가장 적다. 주로 안구의 망막, 코점막 후각부위, 속귀(내이)의 안뜰(전정) 및 달팽이신경절(와우신경절)에서 볼 수 있다.

c. 뭇극신경세포(다극신경원, multipolar neuron)

세포체로부터 돌출한 하나의 축삭과 여러개의 가지돌기를 갖는 세포로 뇌와 척수에 있는 대부분의 신경세포가 여기에 속한다. 또한 말초신경계통에서는 운동신경세포와 자율신경절 세포가 여기에 속한다.

2) 신경아교(신경교, neuroglia)

신경아교는 신경조직의 특수화된 버팀세포(지지세포)로 신경아교세포(neuroglial cell)와 신경아교섬유(neuroglial fiber)로 되어 있고 아교섬유(교섬유)는 주로 아교세포(교세포)의 원형질돌

그림 5-4 신경교세포의 종류

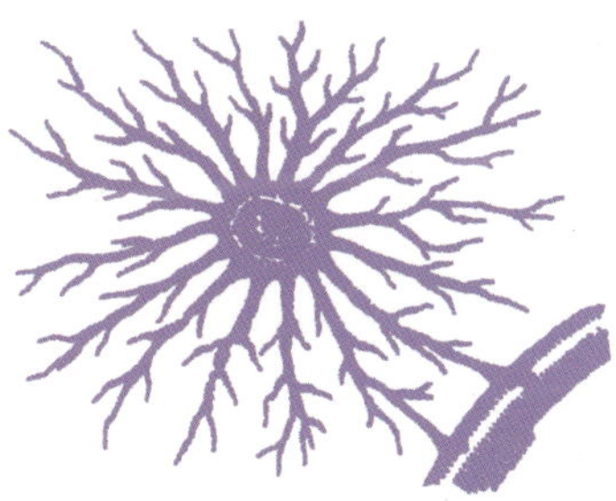

원형질성 별아교세포(원형질성 성상교세포, protoplasmic astrocyte)

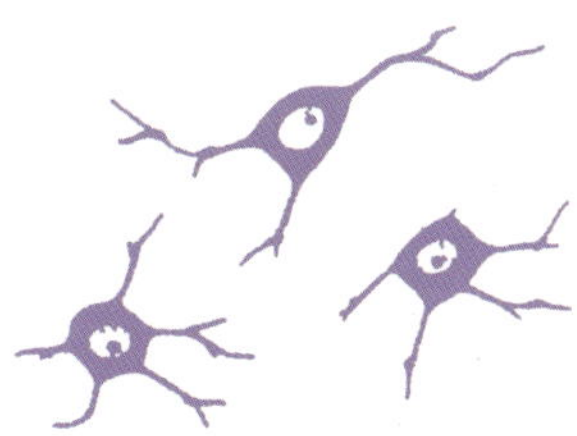

희소돌기아교세포(희돌기교세포, oligodendrocytes)

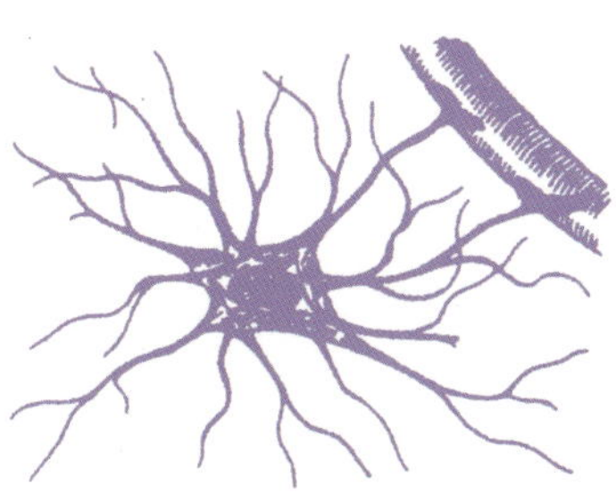

섬유 별아교세포(섬유성 성상교세포, fibrous astrocyte)

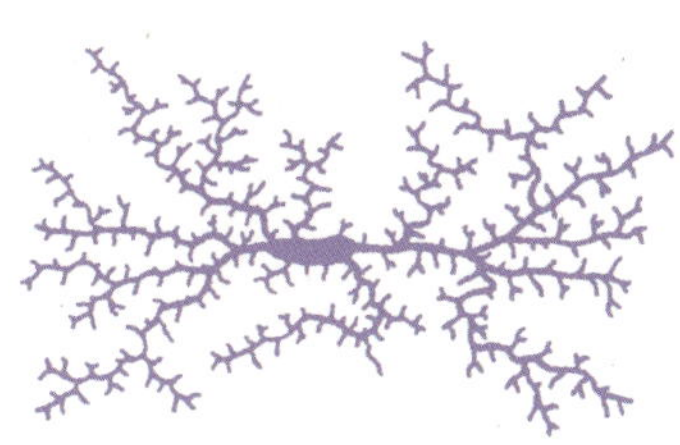

미세아교세포(소교세포, microglia)

그림 5-5 신경세포와 각종 신경아교세포의 상호관계

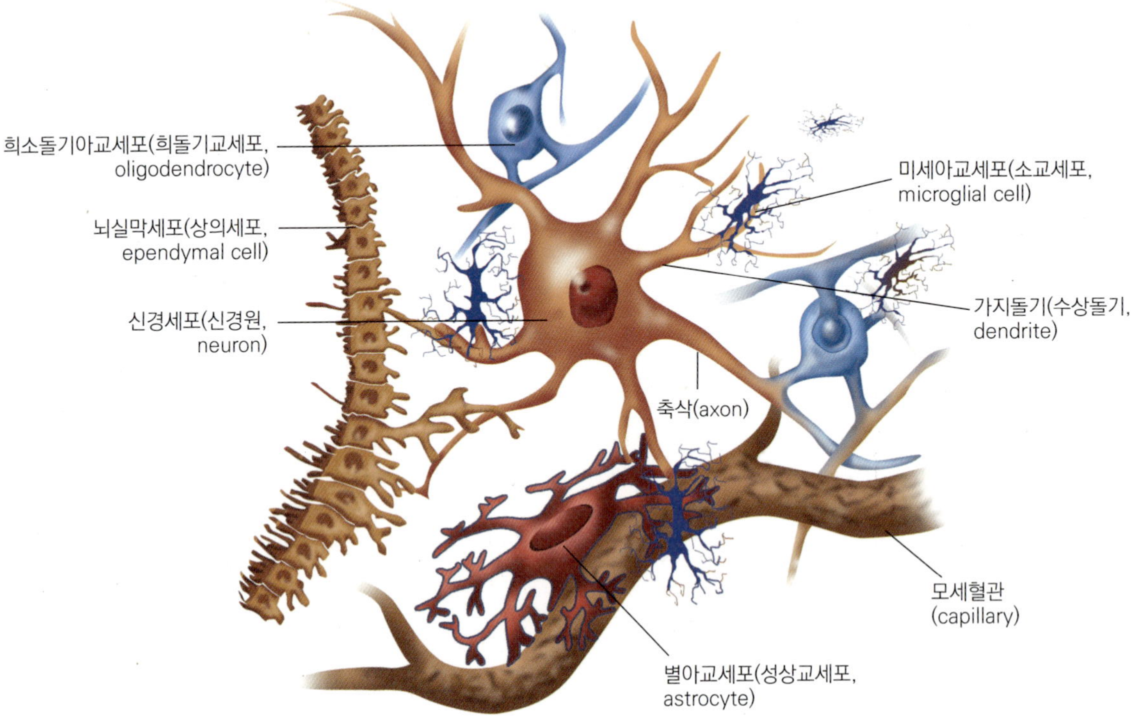

그림 5-6 중추신경계통의 신경발생

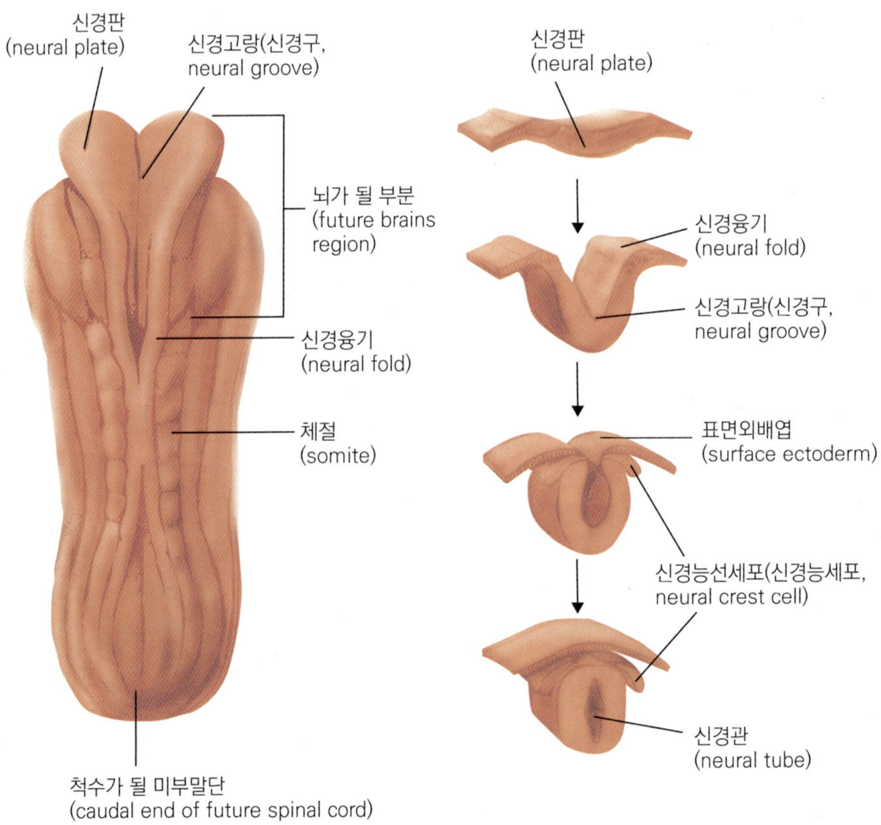

기이다. 발생학적 입장에서 버팀조직(지지조직)이 일반결합조직과 다른점은 외배엽성이면서 미세아교세포(소교세포)는 중배엽에서 기원되었다.

신경아교는 신경세포를 지지해주고 혈관에 연결시켜 신경세포에 영양을 공급하고 노폐물을 제거하며 어떤 것은 방어작용, 보호작용을 맡고 있다. 신경아교는 중추신경속에서 신경세포와 신경섬유사이에 산재성으로 존재하며 말이집(수초)을 형성하는데, 말초신경계통에서는 슈반세포(Schwann cell)와 위성세포(stellate cell) 등이 이에 해당된다.

(1) 별아교세포(성상교세포, astrocyte)

신경아교세포 중 가장 많은 돌기를 내고 있으며 별모양을 하고 있다. 주로 백색질에 있고 섬유성 돌기가 풍부한 섬유별아교세포(섬유성 성상교세포, fibrous astrocyte)의 돌기는 가지가 많지 않으며 가늘고 길다.

한편 회색질에 있고 세포질이 많으며 돌기가 두껍고 가지가 많은 원형질별아교세포(원형질성 성상교세포, protoplasmic astorcyte)가 있다.

이들은 혈관 주위에 발돌기(족돌기, foot process)를 형성하여 모세혈관에 부착하여 모세혈관으로부터 신경세포로 물질을 운반하고 신경세포의 신진대사에 관여하며 또한 신경세포를 지지하고 보호하는 역할도 한다.

(2) 희소돌기아교세포(희돌기교세포, oligodendrocyte)

둥근형의 핵과 분지하지 않는 소수의 돌기를 가지며 반드시 신경세포체나 돌기에 밀착하여 존재한다. 어떤 것들은 신경세포 주위에 무리를 짓고 있거나 뇌나 척수의 신경섬유 사이에 줄을 짓고 있기도 한다. 말초신경의 Schwann세포와 같은 역할을 한다.

(3) 미세아교세포(소교세포, microglia)

미세아교세포는 다른 신경교세포에 비하여 세포체가 작고 작은 돌기가 분지상을 이루고 있다. 미세아교세포는 중추신경계통 안에 산재하며 평상시 정지하고 있으나 세균 혹은 염증이 있거나 퇴화된 뇌조직이 있으면 유주하면서 식균작용을 한다.

그 외에도 신경세포의 지지와 물질의 운반, 파괴, 제거 등 병적대사물질의 청소를 담당하고 있다.

3 뇌 및 척수의 발생

태생 3주 초기 배아(embryo)의 등쪽부위에 있는 외배엽(ectoderm)이 세로로 두꺼워져서 신경판(neural plate)이 되며 이어서 그 양쪽모서리가 높아짐으로써 신경융기(neural fold)가 되고 그 사이가 깊어져 신경고랑(신경구, neural groove)이 된다. 계속 발생이 진행되면서 왼·오른 융기가 안쪽으로 말려 올라가 융합하여 신경관(neural tube)이 된다.

태생 4주경이 되면 신경관이 윗부분이 팽대되어 뇌가 발생하고 아랫부분의 좁은 관에서 척수가 발생한다. 동시에 신경관의 빈 공간에 뇌실(cerebral ventricle)이 된다.

표 5-1 신경관과 그 유래

1차 뇌포	2차 뇌포	성인뇌의 구조물	신경관 속공간
앞뇌(prosencephalon)	끝뇌(종뇌)	대퇴겉질, 바닥핵, 후각뇌	측뇌실
	사이뇌(간뇌)	시상, 시상하부	제3뇌실
중간뇌(mesencephalon)	중간뇌(중뇌)	덮개관(개판), 대뇌다리	중뇌수도
마름뇌(rhombencephalon)	뒤뇌(후뇌)	소뇌, 다리뇌	제4뇌실
	숨뇌(수뇌)	숨뇌(연수)	제4뇌실
척수		척수	중심관

뇌가 형성될 때 1차뇌포(primary brain vesicle)가 앞뇌(prosencephalon), 중간뇌(mesencephalon), 마름뇌(능뇌, rhombencephalon)로 형성되며, 5주경에 앞뇌는 끝뇌(종뇌, telencephalon(왼·오른대뇌반구))와 사이뇌(간뇌, diencephalon)로 분화되고 중간뇌는 그대로 커져서 중간뇌(mesencephalon)가 되며 마름뇌는 뒤뇌(metencephalon(다리뇌와 소뇌)와 숨뇌(연수, myelencephalon)로 분화되어 2차뇌포(secondary brain vesicle)를 형성한다.

Ⅱ 중추신경계통 (Central nervous system)

중추신경계통은 뇌(brain)와 척수(spinal cord)로 나뉘어지며 큰구멍(대후두공)에서 위끝의 머리뼈공간 속에는 뇌가 아래끝의 척주관 속에는 척수가 각각 보호되고 있다.

1 뇌(brain)

뇌는 머리뼈 속에 있는 1,100~1,700g 정도의 무게를 갖는 기관으로서 체중의 1/40밖에 되지 않지만 생명 그 자체이다. 뇌는 3중으로 된 뇌막에 싸여 보호되며 대뇌, 소뇌 및 뇌줄기(뇌간)로 구분된다. 뇌줄기(brain stem)에는 사이뇌, 중간뇌, 다리뇌(교) 및 숨뇌(연수)가 있다.

인체의 모든 기관은 뇌의 통솔아래 정상적인 기능을 수행한다. 즉 뇌에는 운동중추, 감각중추, 언어중추, 시각중추, 청·평형감각중추, 호흡중추, 심장중추, 소화중추, 기억, 사고, 판단 및 감정 등의 고차원적인 정서기능을 총괄하고 있다.

1) 대뇌(cerebrum)

(1) 대뇌반구의 구분 (division of cerebral hemispheres)

대뇌는 뇌 중에서 가장 고위의 중추로 뇌 전체 중량의 80%를 차지하며 중심고랑(중심구, cen-

그림 5-7 중추신경의 발생 모형도

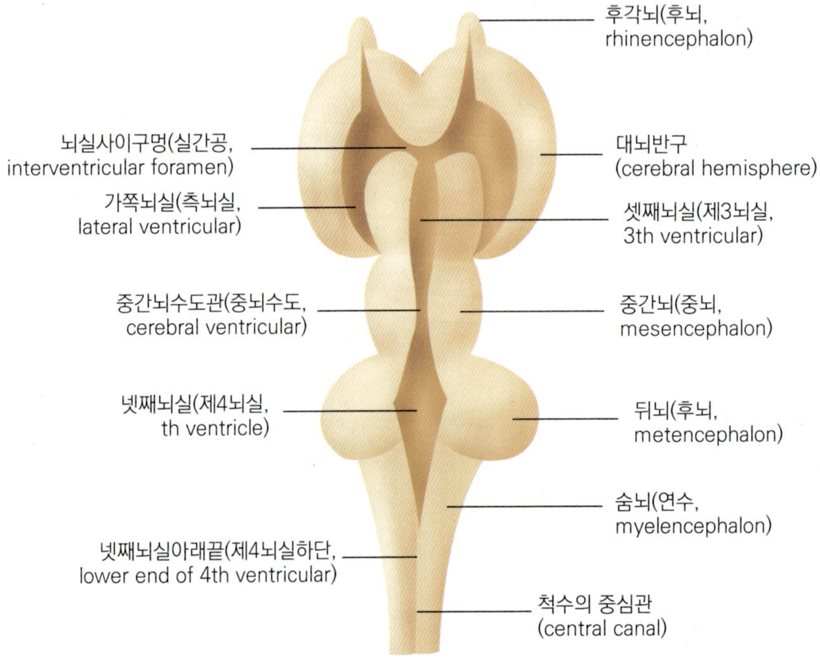

tral sulcus)과 가쪽고랑(외측구, lateral sulcus) 중심으로 양분되는 왼·오른 대뇌반구(cerebral hemispheres)로 구성된다.

안쪽면은 뇌들보(뇌량, corpus callosum)에 의해 연결되어 있다. 뇌들보는 왼·오른대뇌반구를 연결하는 신경섬유속이며 그 아래끝에 뇌활(뇌궁, fornix)이 세로 방향으로 뻗어 있다.

왼·오른대뇌반구의 표면에는 수 많은 고랑, 즉 대뇌고랑(대뇌구, sulcus of cerebrum)과 그 사이의 작은융기(대뇌이랑, gyrus of cerebrum)가 있다. 대표적인 고랑(구, sulcus)은 중심고랑(중심구)과 가쪽고랑(외측구) 및 마루뒤통수고랑(두정후두구)이 있다.

중심고랑(중심구, central sulcus)은 대뇌반구 위면의 중앙부에서 거의 수직으로 내려가며 중심앞이랑(중심전회, precentral gyrus, 일명 운동영역(motor area)과 중심뒤이랑(중심후회, postcentral gyrus), 일명 감각영역(sensory area)의 사이가 되며 이마엽(전두엽)과 마루엽(두정엽)의 경계가 된다.

가쪽고랑(외측구, lateral sulcus)은 대뇌반구의 바닥면에 있는 대뇌가쪽오목(대뇌외측와)에서 시작하여 중심고랑 아래끝쪽으로 비스듬이 위뒤쪽으로 달려 이마엽과 관자엽 그리고 마루엽을 구분한다.

마루뒤통수고랑(두정후두구, parietooccipital sulcus)은 대뇌반구 안쪽면 뒤위부위에서 앞아래쪽으로 가서 마루엽과 뒤통수엽의 경계를 이루고 있다.

① 대뇌겉질(대뇌피질, cerebral cortex)

대뇌겉질은 6층으로 되어 있다.

제1층: 분자층(표재층, molecular layer) : 작은꼴 신경세포가 있다. 그 수는 근소하다.

제2층: 바깥과립층(외과립층, external granular layer) : 제4층과 함께 작은꼴 세포로 이루어지며 그 수가 많다. 감각에 관여하는 층이다.

제3층: 바깥피라밋층(외추체층, external pyramidal layer) : 제5층과 함께 피라밋꼴의 세포집단으로 이루어진다.

그림 5-8 대뇌반구의 구분

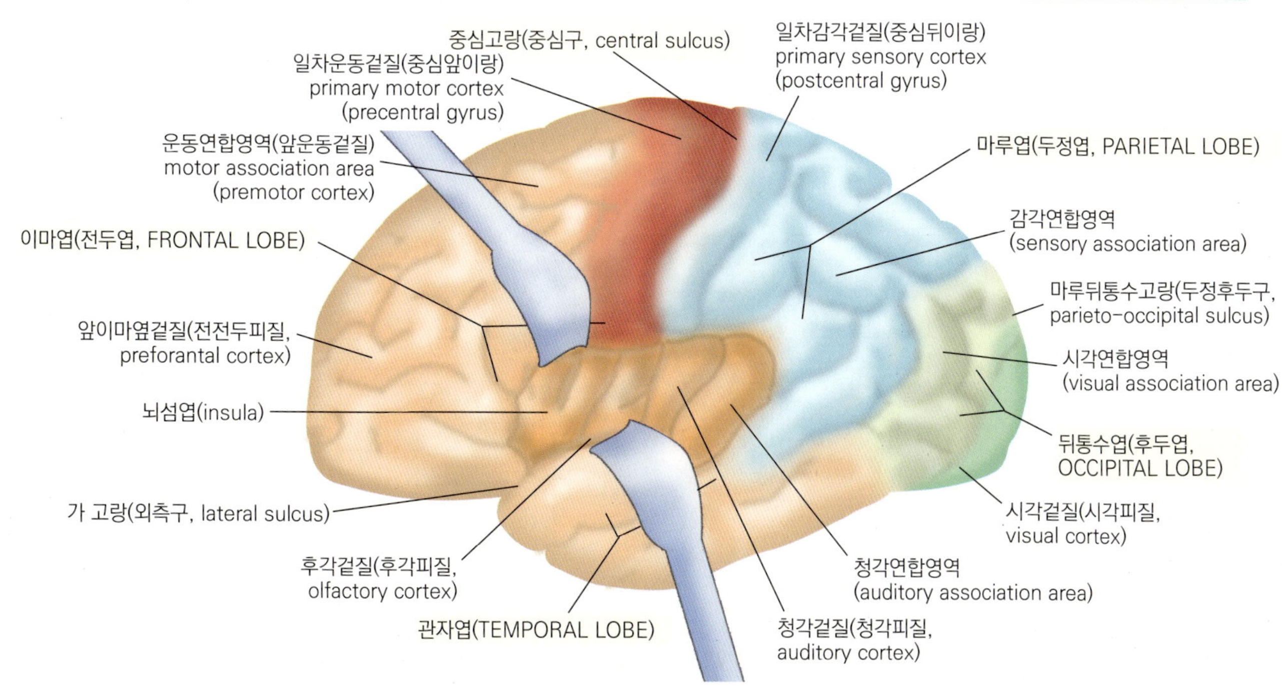

그림 5-9 **대뇌겉질의 세포층**

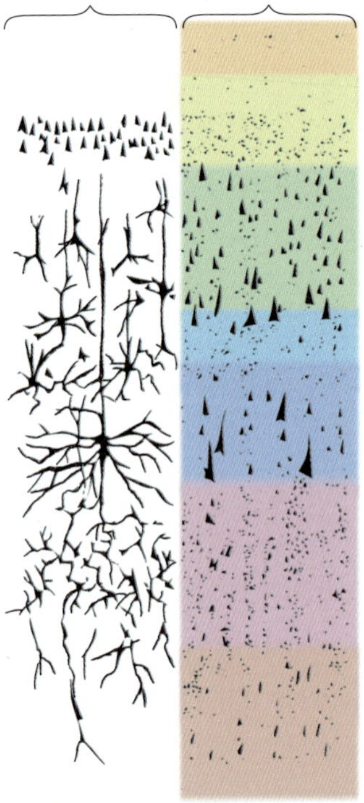

제4층: 속과립층(내과립층, internal granular layer)

제5층: 속피라밋층(내추체층, 신경세포층, internal pyramidal layer) : 제3층에 비하여 피라밋세포가 크다. 운동에 관여하는 층이다.

제6층: 뭇형세포층(다형세포층, polymorpic cells) : 중간형의 세포가 있다.

고등한 동물일수록 대뇌겉질이 광범위하여 새겉질(신피질, neocortex)이라고 한다. 겉질의 두께는 2~5mm정도의 회색질(gray substance)로 성인의 경우 표면적이 2,000~2,500㎠나 되며 신경세포는 무려 140억개나 된다. 대뇌겉질의 신경세포는 모양, 크기 및 분포사항이 겉질부위에 따라 다르기 때문에 브로드만 Brodmann은 대뇌겉질을 52구역으로 나누고 각기 번호를 부가하였다.

② 대뇌속질(대뇌수질, cerebral medulla)

대뇌속질은 백색질(white substace)로 되어 있는데 여기에서는 겉질의 신경세포들과 연결을 갖는 신경섬유가 여러 방향으로 신경로(전도로, tract)를 구성한다.

대뇌속질(대뇌수질)을 구성하는 심경섬유는 연락하는 부위에 따라 다음과 같이 3종류가 있다.

a. 연합섬유(association fibers)

같은 쪽 대뇌반구의 겉질 사이를 잇는 신경섬유로 바로 옆의 이랑(회)과 이랑을 연결하는 짧은연합섬유(단연합섬유, short association fibers)와 좀더 깊은 부위에서 먼거리의 겉질 사이를 연결하는 긴연합섬유(장연합섬유, long association fibers)가 있다.

연합신경로(association tract)는 관자엽(측두엽) 앞쪽으로부터 대뇌섬(도, insula)의 아래를 지나서 이마엽(전두엽) 아래에 연결하는 갈고리섬유다발(구상속, uncinate fasciculus), 같은 쪽 대뇌반구의 각이랑 사이를 연결하는 활꼴섬유(궁상섬유, arcuate fibers), 대뇌반구 가쪽면 가까이에서 이마엽과 뒤통수엽(후두엽)을 연결하는 위세로다발(상종속, superior longitudinal fasciculus), 관자엽과 뒤통수엽을 연결하는 아래세로

그림 5-10 연합신경로의 주행방향

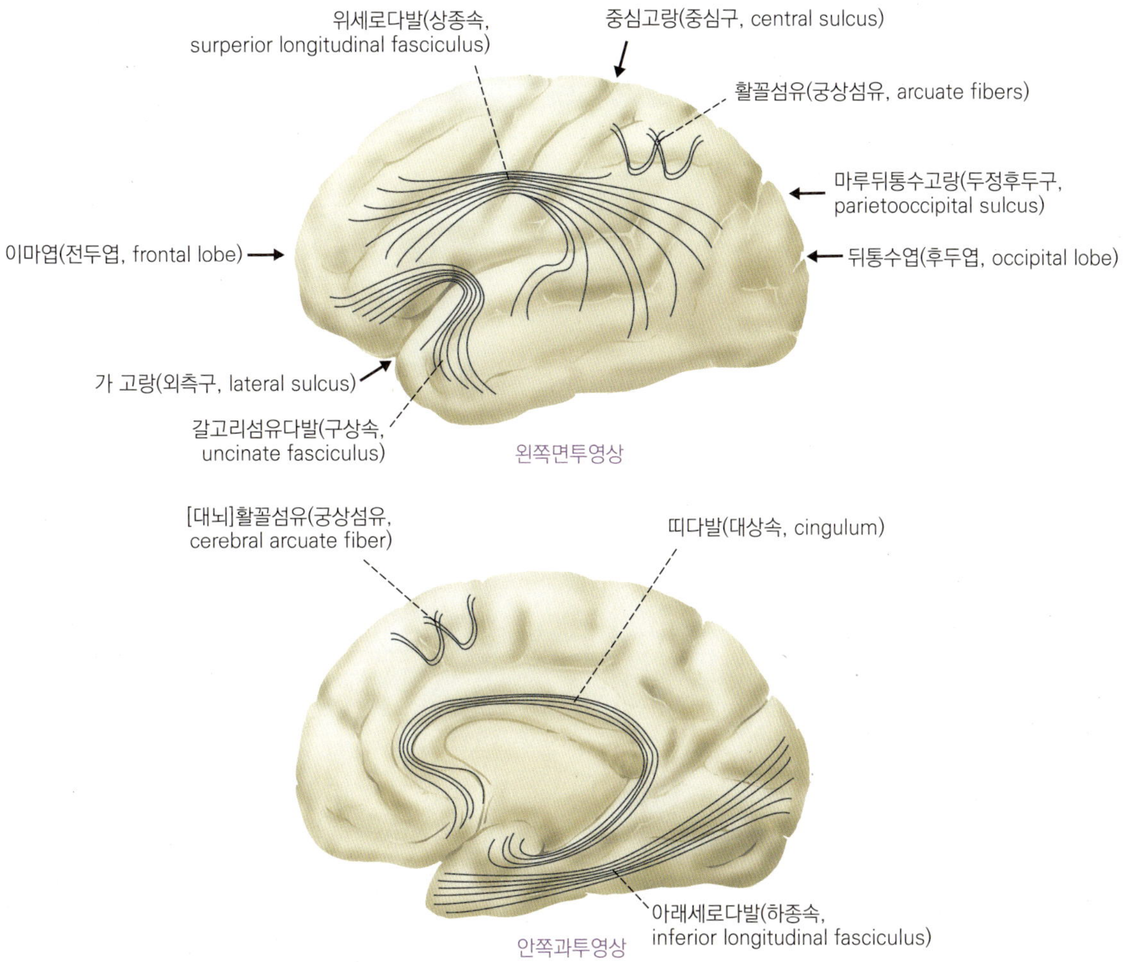

다발(하종속, inferior longitudinal fasciculus), 대뇌반구 안쪽면에서 뇌들보 주변을 따라 이마엽에서 관자엽의 고랑(구, sulcus)까지 연결해주는 띠다발(대상속, cingulum) 등이 있다.

b. 맞교차섬유(교련섬유, commissural fibers)

왼·오른 대뇌반구의 겉질 사이를 잇는 신경섬유로서 대뇌세포틈새(대뇌종열) 바닥에 넓은 띠 모양의 뇌들보(뇌량, corpus callosum)와 후각중추 사이를 연결하는 앞교차연결(전교련, anterior commissural)이 있다.

c. 투사섬유(projection fibers)

대뇌겉질과 하위의 뇌·척수 및 전신 말초를 연결하는 신경섬유로서 투사신경로는 뇌·척수로부터 말초로 향하는 운동성인 내림성과 말초로부터 척수·뇌로 향하는 감각성인 오름성섬유이다.

③ 대뇌겉질의 기능적 영역(functional area)

대뇌겉질은 지·정·의 등 신경계의 최고정신기능이 영위되며 겉질의 기능은 전반에 걸쳐 동일하지 않고 부위에 따라 일정한 기능을 나타낸다.

Brodmann은 대뇌겉질의 기능과 구조를 고려하여 52구역으로 나누어 번호를 표시하였다.

a. 운동중추(cortical motor center)

- 1차운동영역 primary motor area(Brodmann영역4) : 뼈대근의 수의운동을 지배하는 중추, 즉 피라밋로중추(추체로중추, pyramidal center) 의 기시세포가 있는 영역으로서

그림 5-11 대뇌겉질의 기능적 영역

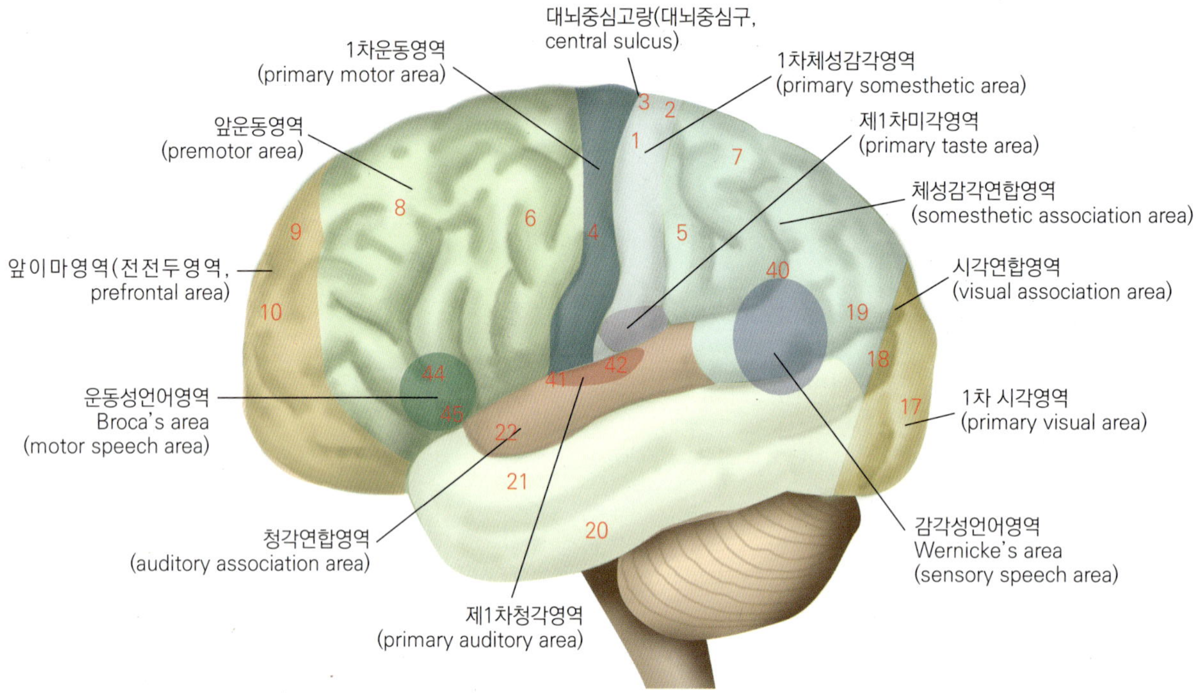

중심앞이랑(중심전회, precentral gyrus)과 그 인접부이다. 이 영역은 베츠거대세포(Betz's cell)와 대형피라밋세포(large pyramidal cell)가 출현하여 섬세한 수의운동이 시작되는 곳이다.

지배영역은 위·아래가 반대이며 위쪽에서 아래쪽으로 발, 다리는 반구 위면에 있고 손은 중간에 있으며 얼굴과 입은 아래면에 있고 섬세한 운동을 하는 손과 입은 그 범위가 상대적으로 넓다. 신체의 왼·오른 지배도 반대이며 왼쪽의 근육운동은 오른쪽 중추의 지배를 받는다. 이는 피라밋로의 신경로에서 교차하기 때문이다.

- **전운동영역 premotor area(Brodmann 영역 6)** : 전운동영역은 중심앞이랑(중심전회) 바로 앞부분을 점유하고 있으며 1차운동영역과 다른점은 Betz거대세포가 없다는 것이며 이들은 밀접한 관계가 있어 전운동영역에서의 흥분은 1차운동영역에 영향을 주면서 상호 협동작용에 도움을 주고 있다. 그외 자연상태에서 무의식적인 운동과 긴장에 관여한다.

b. 감각중추(cortical sensory center)

감각영역은 중심고랑 뒤쪽 중심뒤고랑(중심후구, postercentral gyrus)에 있으며 Brodmann 영역 1, 2, 3을 제1차체성감각영역(primary somatic sensory area), Brodmann영역 5, 7을 제2차감각영역(secondary somatic sensory area)이라고 한다.

이들 감각영역에서는 주로 피부의 일반감각인 온각, 냉각, 촉각 및 압각 등의 감각흥분이 감지되며 그의 근육감각, 근육의 장력 상태 및 공간에서의 팔과 다리의 위치감 등을 주재한다. 지배영역은 운동중추 및 피라밋로 중추의 지배영역과 같이 위·아래관계나 왼·오른관계가 반대가 된다.

c. 청각중추(cortical auditory center)

청각영역(auditory area)은 관자엽(측두엽) 위면 위관자이랑(상측두회, superior temporal gyrus)에 있는 Brodmann 영역 41, 42를 제1차청각영역(primary auditory area)이라고 하며 22영역을 제2차 청각영역(secondary auditory

그림 5-12 신체 각 부위의 운동중추

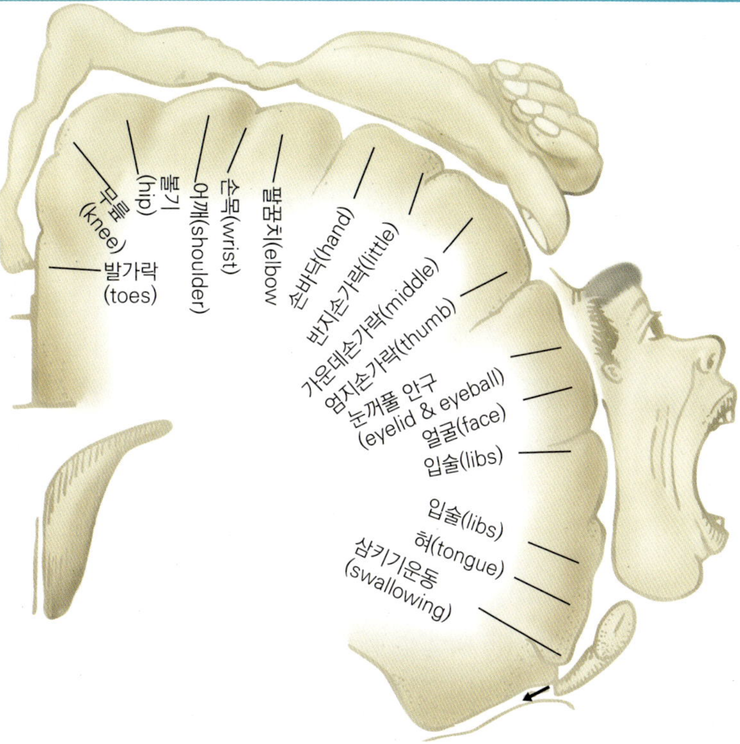

그림 5-13 신체 각 부위의 감각중추

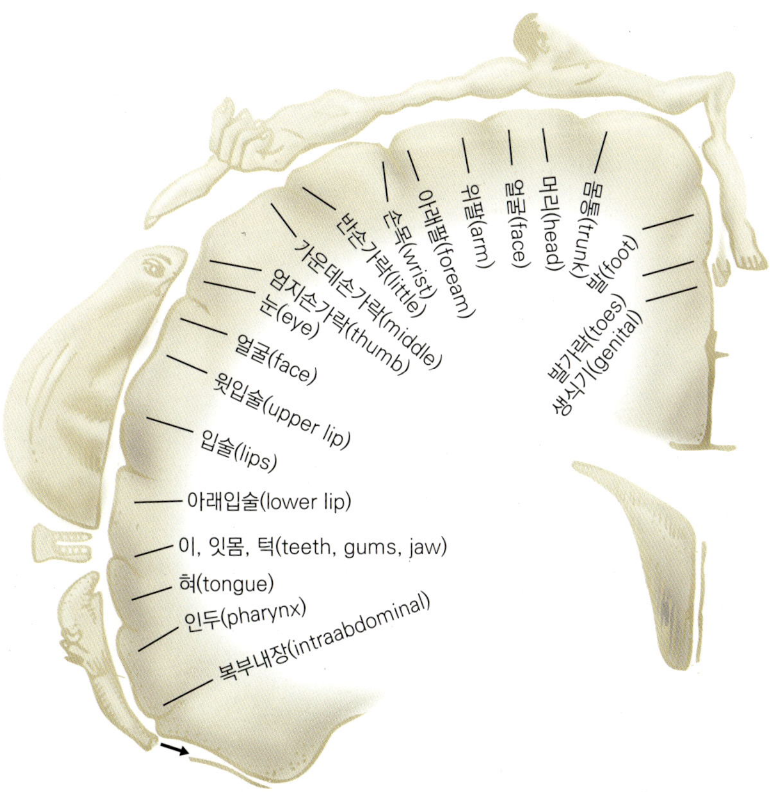

area)이라고 한다. 주로 소리의 고저, 소리의 조율 등을 식별한다.

d. 시각중추(cortical optic center)

시각영역(visual area)은 뒤통수엽 안쪽면 새발톱고랑(조거구, calcarine sulcus)에 있는데 Brodmann 영역 17을 제1차 시각영역, Brodmann 영역 18을 제2차 시각영역, Brodmann 영역 19를 제3차 시각영역이라고 한다.

눈에 빛이라는 자극원에 의해 물체가 비치면 안구의 굴절체를 통과하여 망막에 있는 시각신경을 자극한다. 이어 흥분이 신경로를 거쳐 시각영역에 유발 전압을 일으켜 물체의 색, 크기, 형태, 운동 등을 인지하게 된다.

e. 후각중추(cortical olfactory center)

후각영역(olfactory area)은 관자엽 안쪽면 해마의 일부이며 Brodmann 영역 50이고 후각을 담당한다.

f. 미각중추(cortical gustatory center)

미각영역(taste area)은 마루엽(두정엽) 뒤쪽 중앙고랑 아래부위인 Brodmann 영역 51에 해당되며 미각을 담당한다.

④ 바닥핵(기저핵, basal ganglia)

대뇌반구 속질부에 있는 백색질(white substance)에 신경핵들이 집단을 이루고 있는 회색질 gray substance 덩어리를 바닥핵(basal ganglia)이라 하며, 대뇌에 있을 때 대뇌핵(cerebral nuclei)이라고 한다.

바닥핵에는 꼬리핵(미상핵), 렌즈핵, 담장(대상핵, 전장), 및 편도핵(편도체) 등 4쌍이 있다.

a. 꼬리핵(미상핵, caudate nucleus)

가쪽뇌실(측뇌실)의 바깥쪽벽 굽이(만곡)를 따라가는 긴 핵이며 줄무늬체(선조체)의 표층을 이루는 회색질이다. 앞아래쪽에 비대한 부위가 꼬리핵머리(head of caudate nucleus)이며 가느다란 부위가 꼬리핵꼬리(tail of caudate nucleus)이다.

b. 렌즈핵(Lentiform nucleus)

렌즈형의 핵으로 바깥쪽부위의 조가비핵(피각, putamen)과 안쪽의 창백핵(담창구, globus pallidus)이 합쳐서 양면이 볼록렌즈 모양으로 되어 있다. 조가비핵과 꼬리핵은 내부 구조가 비슷하며 같은 성질의 신경세포로 줄무늬(선조, striation)가 보이므로 준무늬체(선조체, corpus striatum)라고도 한다.

줄무늬체와 창백핵은 피라밋외로계(추체외로계)의 중요한 중추이다. 신경로는 근육긴장을 조절하여 운동을 원활하게 하는 작용이 있다.

그러나 줄무늬체에 이상이 있을시 피라밋외로증후군(extrapyramidal syndrome)이 일어난다. 즉 창백핵이 손상을 받으면 근육의 긴장이 증가하여 몸의 운동이 억제되고(파킨스증), 줄무늬체가 손상을 받으면 근육의 긴장이 풀려 무도병(chorea), 무정위운동증(athetosis), 진전(tremor) 등이 일어난다.

c. 담장(대상핵, 전장, claustrum)

담장은 섬(insula)의 겉질안쪽에서 렌즈핵 사이에 있는 얇고 넓은 회색질이다. 그 기능은 불분명하다.

d. 편도체(편도핵, amygdaloid body)

렌즈핵의 배쪽에서 가쪽뇌실관자부위(측뇌실측두부) 전단에 있는 신경핵 덩이이다. 피라밋로계와 자율기능 그리고 후각신경로에 관계가 있으며 가장자리계통(변연계)의 일부로서 정서, 본능행위, 기억 등에도 관여하고 있다.

⑤ 후각뇌(후뇌, rhinencephalon)

후각뇌는 대뇌반구 중 가장 오래된 구조물로서 대뇌의 바닥에 복잡하게 존재한다. 이들은 후각과 관련이 있을 뿐만 아니라 일부 시상(thalamus)이나 시상하부(hypothalamus)와 관계가 밀접하여 대뇌겉질과 함께 공포감, 격정감, 동기발생 등 감정반응과 관련이 깊으며 기능상 뇌변연계(limbic system)로 분류된다.

그림 5-14 대뇌의 기저핵

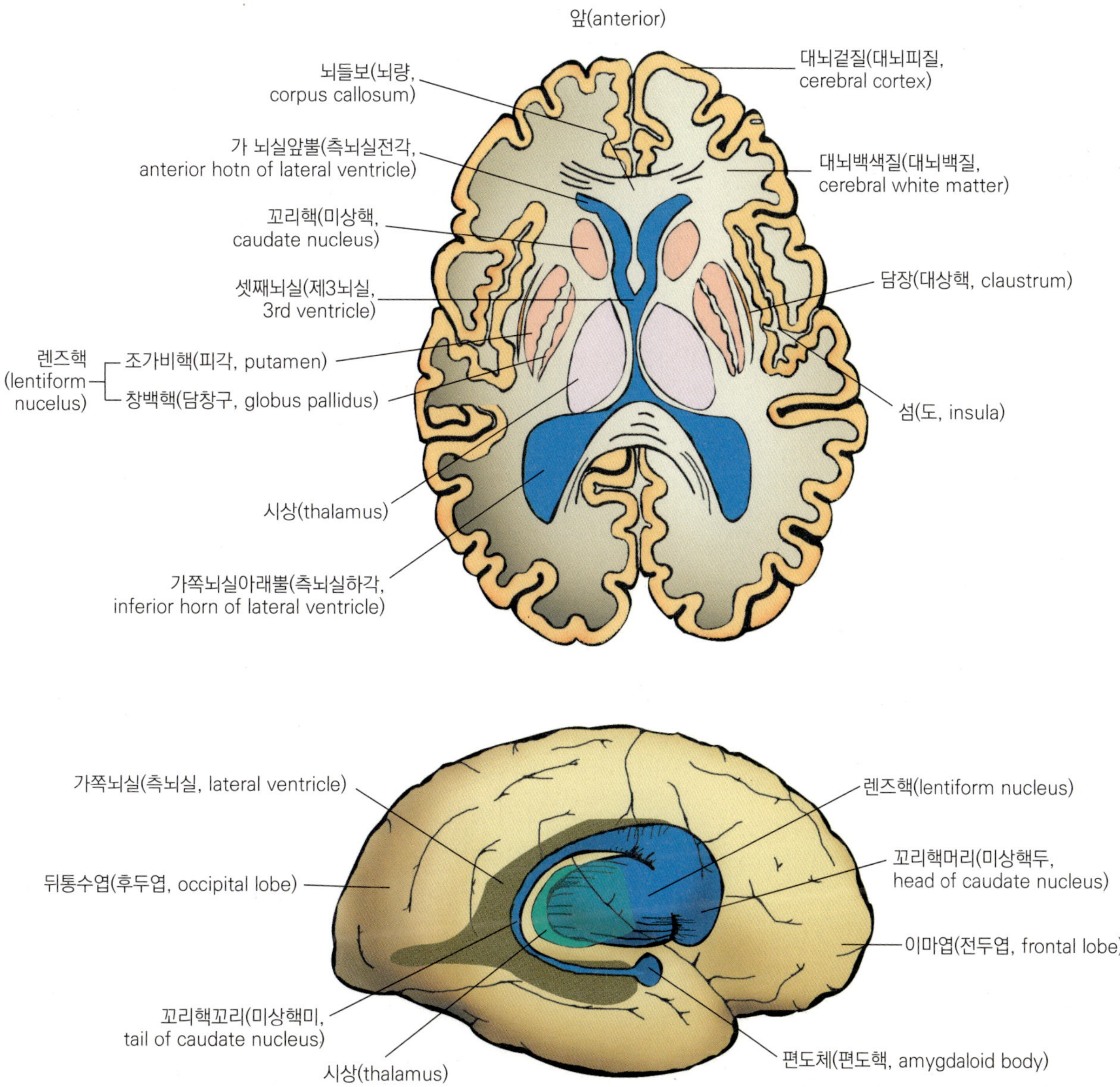

(2) 사이뇌(간뇌, diencephalon)

사이뇌는 대뇌와 중간뇌사이에 있으며 배측을 제외하고 대부분 대뇌반구에 덮여 있다. 중앙의 셋째뇌실을 중심으로 앞에 시상(thalamus)이, 뒤에 시상하부(hypothalamus)가 있고 시상의 뒤안쪽에 시상상부(epithalamus), 시상의 일부인 시상후부(metathalamus)로 구분한다.

① 시상(thalamus)

셋째뇌실(제3뇌실) 양 옆벽에 있으며 사이뇌(간뇌)의 위쪽으로 대뇌겉질(대뇌피질) 바로 아래끝에 있다. 사이뇌를 구성하는 부분 중 가장 크고 많은 신경핵군을 이루면서 시상하부를 포함해서 특수 혹은 일반감각 수용기로부터 여러 가지 형태의 감각자극에 대한 신경로의 중계소가 된다.

그림 5-15 뇌줄기의 구분(정중단면)

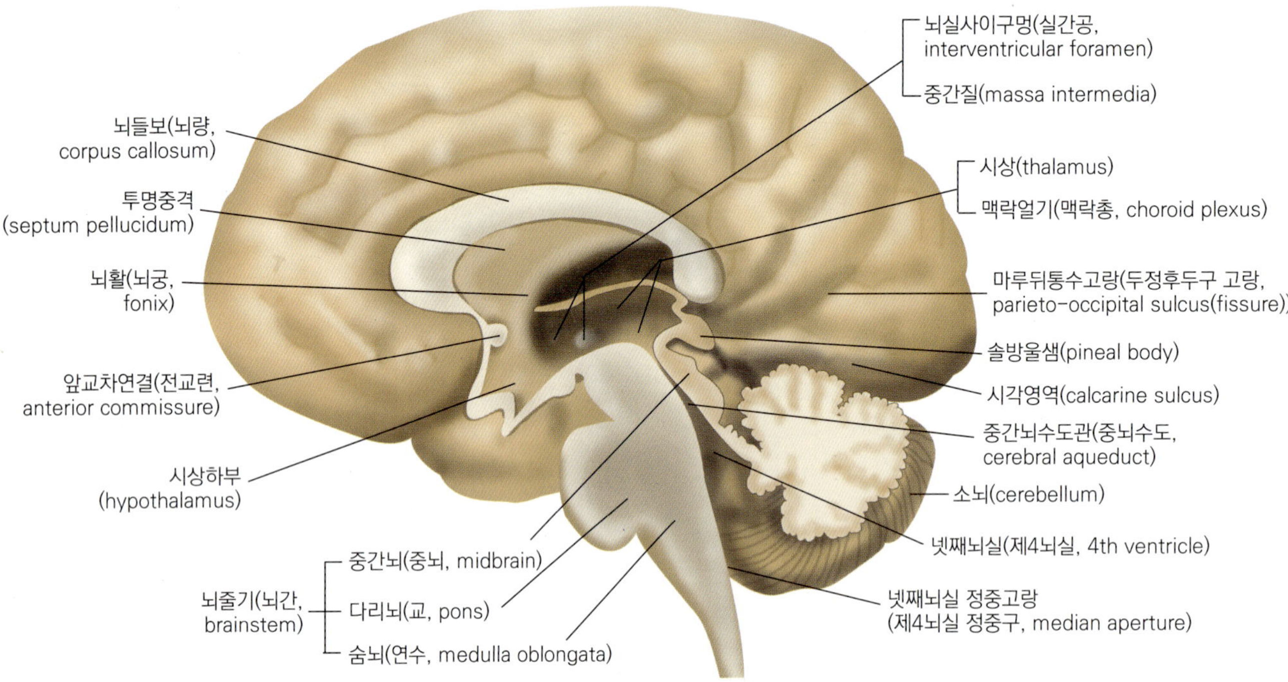

그림 5-16 사이뇌의 전두 단면 모형도

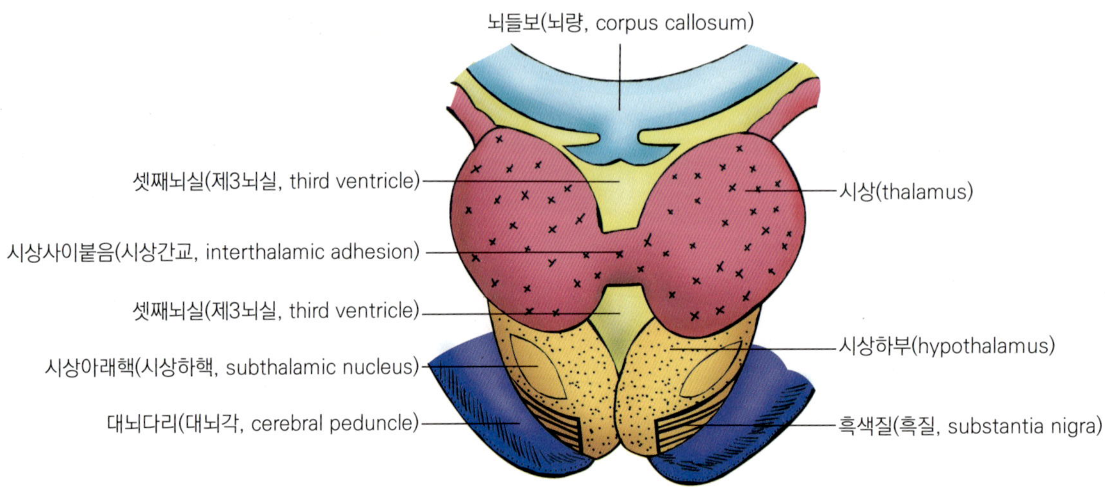

시상은 대뇌, 소뇌, 시상하부로부터 신경섬유를 받으며 시상에서 받은 정보를 대뇌겉질에 전달하는 중계역할을 한다. 시상의 기능은 대뇌겉질과 밀접한 관계가 있으며 대뇌겉질이 발달하지 못한 뇌에서는 감각의 최고 중추이다.

② 시상하부(hypothalamus)

시상하부는 시상아래고랑(시상하구, hypothalamic sulcus) 아래 있으며 셋째뇌실의 바닥을 이루고 4g에 불과한 회색질이지만 자율신경계의 최고중추가 되고 내분비기능의 조절중추로 작용한다.

그림 5-17 시상하부

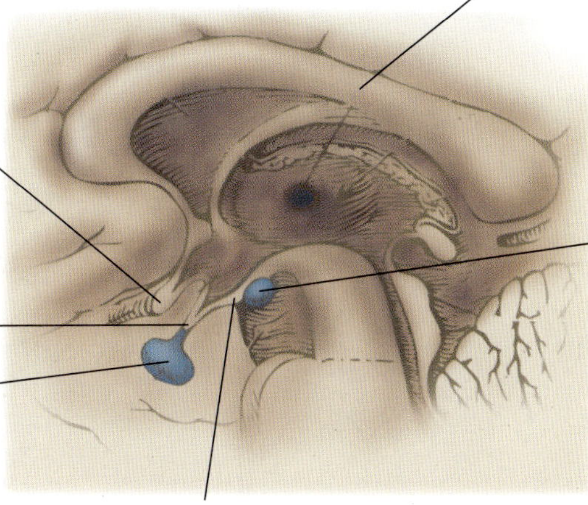

시상하부는 유두체, 깔때기, 회색융기, 뇌하수체 및 시신경교차로 구성되어 있다.

유두체(mamillary body)는 사이뇌 바닥에 있는 한쌍의 융기로서 시상과 중간뇌를 연결하고 후각신경로에 관여한다. 깔때기(누두, infundibulum)는 회색융기와 시신경교차 사이에 있는 깔때기 모양의 오목한 곳이며 뇌하수체에 연결되어 있다. 회색융기(회백융기, gray tubercle)는 유두체의 앞쪽 깔때기의 뒤벽에 있는 회색질의 융기이다. 시각교차(시신경교차, optic chiasma)는 깔때기 앞쪽의 시신경이 교차하여 이루어지며 이는 시각을 전도한다.

③ 시상상부(epithalamus)

셋째뇌실(제3뇌실)의 뒤벽을 이루고 시상의 뒤위 안쪽에 위치하며 솔방울샘, 고삐, 고삐삼각 및 후교련 등으로 되어 있으며 주로 후각에 관여한다.

솔방울샘(송과체, pineal body)는 덮개관(개판, lamina tectum) 위끝에 있으며 성기능(억제)에 관여하는 내분비샘이며 고삐(수강, habenula)는 솔방울샘 아래끝 왼·오른쪽으로 합치는 부분에 있으며 고삐삼각(habenular trigone)은 시상 속 뒤쪽의 삼각부 왼·오른쪽에 있으며 후각에 관여하는 섬유로 구성하고 있다.

④ 시상후부(metathalamus)

뇌줄기(뇌간, brain stem)의 뒤가쪽에 돌출한 안쪽 및 가쪽무릎체(외측슬상체, medial and lateral geniculate bodies)로 구성되며 안쪽무릎체(내측슬상체)는 청각의 일부를 이루고 가쪽무릎체는 시각 영역으로 가는 섬유를 갖고 있다.

⑤ 셋째뇌실(제3뇌실, third ventricle)

사이뇌 속에 있는 뇌실계의 일부로 왼·오른 시상 사이에 끼어 있으며 앞쪽은 뇌실사이구멍(실간공, interventricular foramen)을 통해 가쪽뇌실(측뇌실, lateral ventricle)에 연결되고, 뒤쪽은 중간뇌수도관(cerebral aqueduct)를 거쳐 넷째뇌실 4th ventricle에 연결된다.

2) 뇌줄기(뇌간, brain stem)

(1) 중간뇌(중뇌, medbrain)

중간뇌는 대뇌, 다리뇌(교뇌) 및 소뇌를 연결시키는 길이 약 18mm인 뇌줄기의 좁은 부위이다. 등쪽은 중간뇌덮개(중뇌개), 중앙부는 뒤판(피개), 배쪽은 대뇌다리(대뇌각)로 구별되며 그 속에는 중간뇌수도관이 있다.

그림 5-18 중간뇌단면

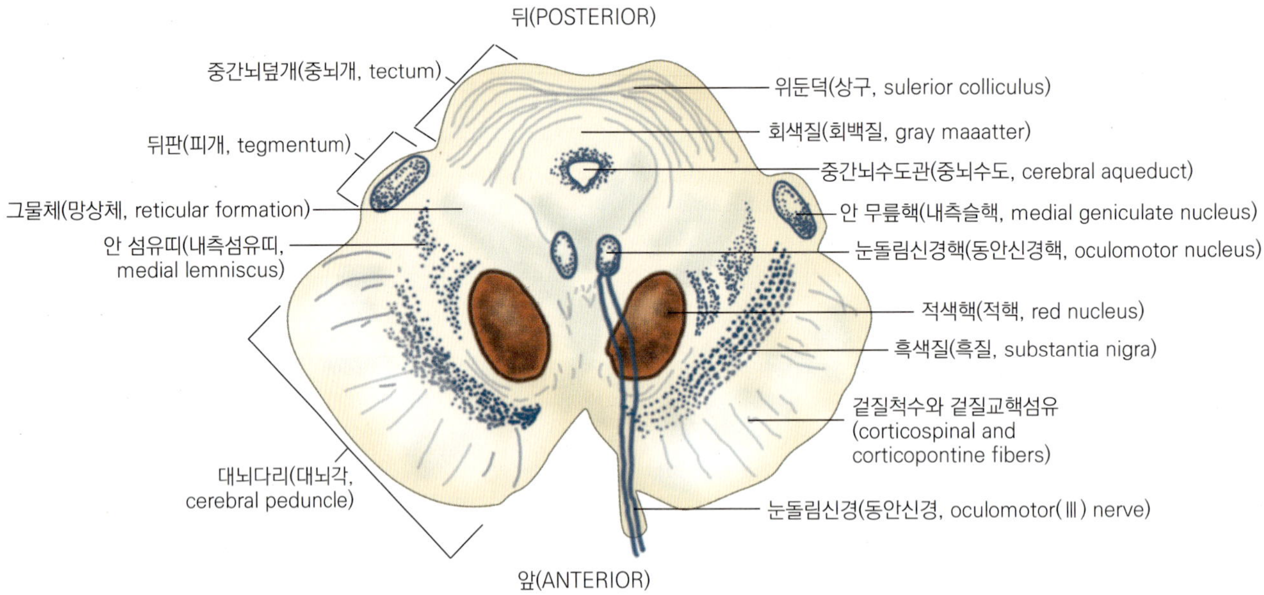

① 중간뇌덮개(중뇌개, tectum)

중간뇌덮개는 한 쌍의 위둔덕과 아래둔덕이 있으며 위둔덕(superior colliculus)은 시각신경로의 중계소로 시각반사, 동공반사, 수정체의 초점조절기능을 갖는다. 아래둔덕(inferior colliculus)은 청각신경로의 중계소로 청각반사를 나타내며 환경에 대한 신체의 정방향반사를 나타나게 한다. 위둔덕과 아래둔덕을 합쳐 네둔덕체(quadrigeminal body)라고 한다.

② 뒤판(피개, tegmentum)

중간뇌의 중심부에 있는 뒤판은 대뇌로 들어가는 들섬유(구심섬유), 즉 감각섬유들이 지나는 곳으로 계란 모양의 적갈색의 회색질로 된 한쌍의 적색핵(red nucleus)과 흑색질(substantia nigra)이 있다.

적색핵은 소뇌에서 소뇌적색핵으로서 흥분을 받아 척수, 시상 그리고 대뇌겉질에 전도한다. 이 부위에는 눈돌림신경핵(동안신경핵), 도르래신경핵(활차신경핵) 및 삼차신경중뇌로핵이 있으며 피라밋외로계(추체외로계) 중에서 중요한 핵에 속한다.

흑색질은 대뇌다리(대뇌각)와 적색핵사이에 있으며 피라밋외로계의 일부이다. 흑색질은 그물층(망상대, zona reticularis)과 치밀층(치밀대, zona compacta)로 나뉘며 그물층은 철이 포함되어 있고 치밀층에는 멜라닌 색소 melanin가 있어 흑색을 띤다.

③ 대뇌다리(대뇌각, cerebral peduncle)

대뇌다리는 중간뇌의 앞 양쪽에 V자형 기둥의 백색질로 속섬유막(내낭, internal capsule)에서 기시하여 다리뇌로 이어지며 대뇌겉질에서 운동명령을 받아 다리뇌 바닥으로 내려보내는 피라밋로(추체로, pyramidal tract)와 겉질다리뇌섬유(피질교핵로, corticopontine tract)로 되어 있다.

④ 중간뇌수도관(중뇌수도, cerebral aqueduct)

중간뇌의 정중면에서 약간 등쪽에 중간뇌수도관이 셋째뇌실(제3뇌실)과 넷째뇌실(제4뇌실)을 잇는 길이 15mm이며 삼각형의 가느다란 관이다.

그림 5-19 중간뇌뒤면

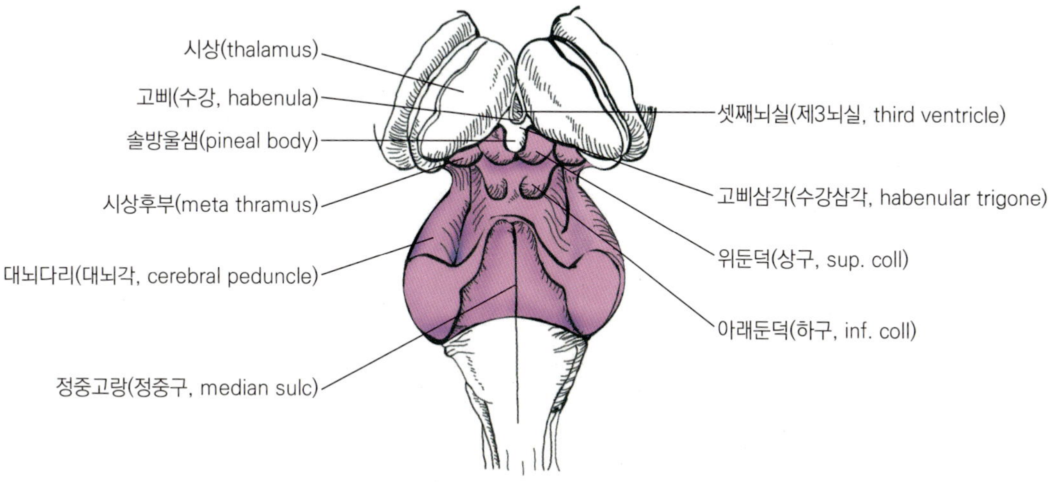

(2) 다리뇌(교, pons)

다리뇌는 중간뇌와 숨뇌(연수) 사이에서 앞으로 불룩 튀어 나온 부분이며 뒤통수뼈바닥부위(후두골저부), 비스듬틀(사대, clivus) 위에 있다. 배쪽의 정중선에 바닥고랑(뇌저구, basilar groove)이 있고 이곳에 뇌바닥동맥(뇌저동맥, basilar artery)이 있다.

양쪽은 부풀어 있으며 여기에는 다량의 회색질, 즉 다리뇌핵(교핵, pontine nucleus)이 있어 대뇌에서 오는 흥분을 반대측 소뇌로 전달한다.

백색질에는 세로로 가는 겉질다리뇌섬유(피질교핵로, corticopontine tract)와 피라밋로(추체로, pyramidal tract)의 신경로가 있다. 겉질다리뇌섬유는 대뇌겉질에서 기시하여 속섬유막(내낭, internal capsule)과 중간뇌의 대뇌다리(cerebral peduncle)를 거쳐 같은 쪽의 다리뇌핵(교핵)에 종지한다.

피라밋로는 대뇌겉질의 운동영역에서 기시한 섬유로서 다발이 되어 세로로 지나가는데, 이 중에서 뇌신경의 운동핵으로 가는 피라밋로 섬유를 겉질핵섬유(피질핵섬유, corticonuclear fibers)라고 하고 척수에 이르는 피라밋로 섬유를 겉질척수섬유(피질척수섬유, corticospinal fibers)라고 한다.

그림 5-20 다리뇌의 횡단면

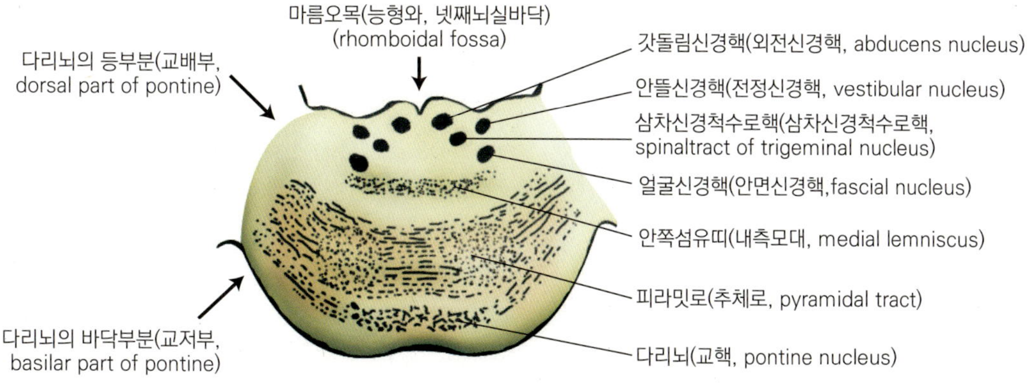

등쪽은 숨뇌의 등쪽과 함께 넷째뇌실의 바닥인 마름오목(능형와, rhomboid fossa)을 이룬다. 마른오목의 회색질부에는 뇌신경 중에서 V, VI, VII, VIII 뇌신경이 기시한다. 또 왼·오른 양쪽은 중간소뇌다리(middle cerebellar peduncle)로서 소뇌에 연결되어 있다.

(3) 숨뇌(연수, medulla oblongata)

숨뇌(myelenceohalon)는 뇌의 가장 아래쪽 부위로 다리뇌(교)와 척수 사이에 있으며 척수와 비슷한 구조를 갖고 있다. 앞면에는 앞정중틈새(전정중열, anterior median fissure)가 있으며 양쪽에는 쌍의 팽대부인 피라밋(추체, pyramid)이 있고, 그 내부에는 뼈대근을 지배하는 운동신경로인 피라밋로(추체로, pyramidal tract)가 아래끝에서 피라밋교차(추체교차, pyramidal decussation)를 이루고 있다. 앞가쪽고랑(전외측구)과 뒤가쪽고랑(후외측구) 사이에 위치감각에 관여하는 세포집단인 올리브핵(olivary nucleus)의 융기부인 올리브(olive)가 있다.

숨뇌의 회색질은 핵과 중추로 구분하며 핵으로는 감각중계핵 외에 IX, X, XI, XII 뇌신경의 기원신경핵(기시핵, nuclei of origin)이 있고 중추로는 생명중추의 기본이 되는 호흡, 심장, 소화(삼킴, 구토, 씹기), 혈관운동 및 눈보호중추가 있다.

한편 그물체(망상체, reticular formation)는 척

그림 5-21 숨뇌(앞면)

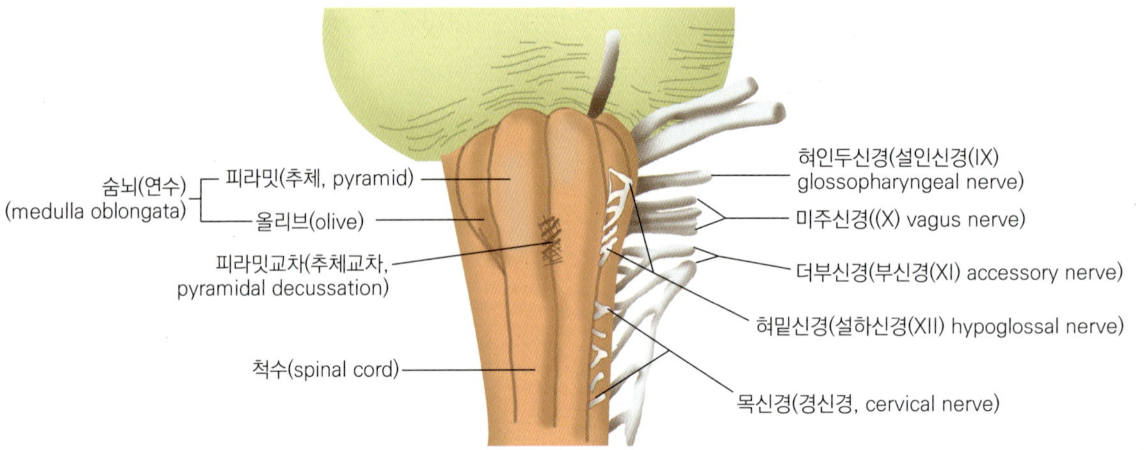

그림 5-22 숨뇌(뒤면)

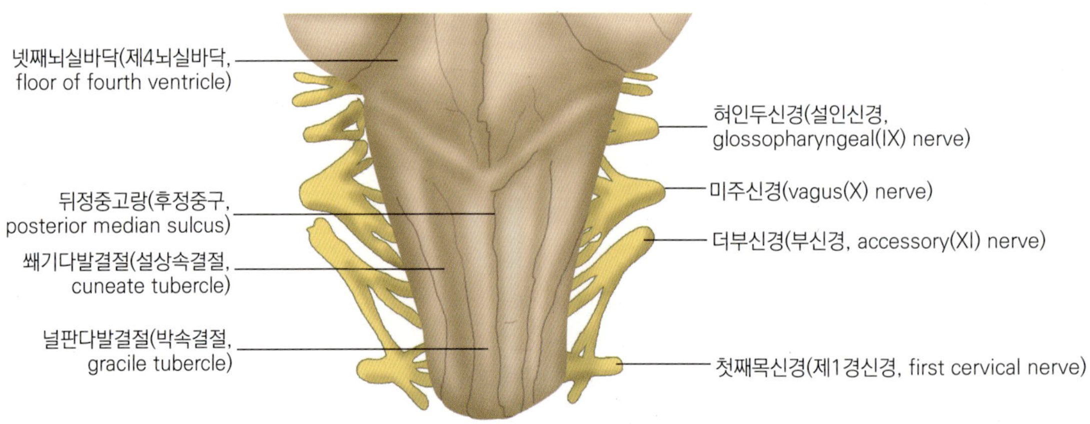

수의 그물체의 계속이며 다리뇌·중간뇌까지 걸쳐 있는 구조이다. 이 그물체는 뇌의 여러 부위로부터 정보를 받아 통합하는 신경세포의 집합체로 숨뇌의 여러 중추들은 그물체 신경세포의 집합이다.

숨뇌의 등면은 넷째뇌실의 바닥, 즉 마름오목(능형와, rhomboid fossa)의 일부가 되어 있다. 여기에는 뒤정중고랑(후정중구, posterior median sulcus)이 있으며 양쪽에는 널판다발(박속, fasciculus gracilis)과 쐐기다발(설상속, fasciculus cuneatus)이 있다. 이들은 척수뒤섬유단(척수후삭)에서 이어지는 신경섬유 속의 팽대부가 된다.

3) 소뇌(cerebellum)

소뇌는 다리뇌와 숨뇌의 뒤쪽에 있으며 뒤머리뼈우묵(후두개와, posterior cranial fossa)에 싸여 있다. 중앙에 소뇌벌레(충부, vermis)가 있고 소뇌벌레의 양쪽은 소뇌반구(cerebellar hemisphere)로 이루어져 있다. 소뇌표면은 가로로 달리는 많은 소뇌고랑(소뇌구, cerebellar fissure)과 소뇌이랑(소뇌회, cerebellar gyrus)이 있는 것이 특징이다. 겉층은 회색질의 겉질(cortex)과 중심부는 백색질인 속질(medulla), 그리고 소뇌핵(cerebellar nucleus)으로 구분된다.

소뇌는 3쌍의 섬유다발로 된 소뇌다리(소뇌각, cerebellar peduncle), 즉 위, 중간 및 아래소뇌각다리(상, 중, 하소뇌각, superior, middle and inferior cerebellar peduncle)에 의해 다리뇌, 숨뇌 및 중간뇌와 연결되고 있다. 아래소뇌다리는 말초로부터 고유감각을 척수와 숨뇌로부터 받아들이고 중간소뇌다리는 반대측의 대뇌운동겉질중추에서 기시하여 다리뇌핵에서 중계된 섬유를 받는다.

위소뇌다리(상소뇌각)는 소뇌겉질에서 기시하는 섬유를 중간뇌(적색핵) 또는 사이뇌로 연결한다. 그러므로 아래·중간뇌다리는 들소뇌로(구심성소뇌로)가 되어 소뇌겉질로 들어간다. 위소뇌다리는 날소뇌로(원심성소뇌로)가 되어 소뇌핵에서 나가고 있다.

깊은 부위의 속은 백색질(white substance)로 구성되지만 내부에는 4쌍의 소뇌핵(cerebellar nucleus), 즉 치아핵(치상핵, dentate muscles), 마개핵(쐐기핵, 전상핵, emboliform nucleus), 둥근핵(구상핵, globose nucleus) 및 꼭지핵(실정핵, fastigial nucleus)이 있다. 이들은 뇌줄기와 소뇌겉질(소뇌피질)사이의 연락을 중계하고 있다.

그림 5-23 소뇌위부위

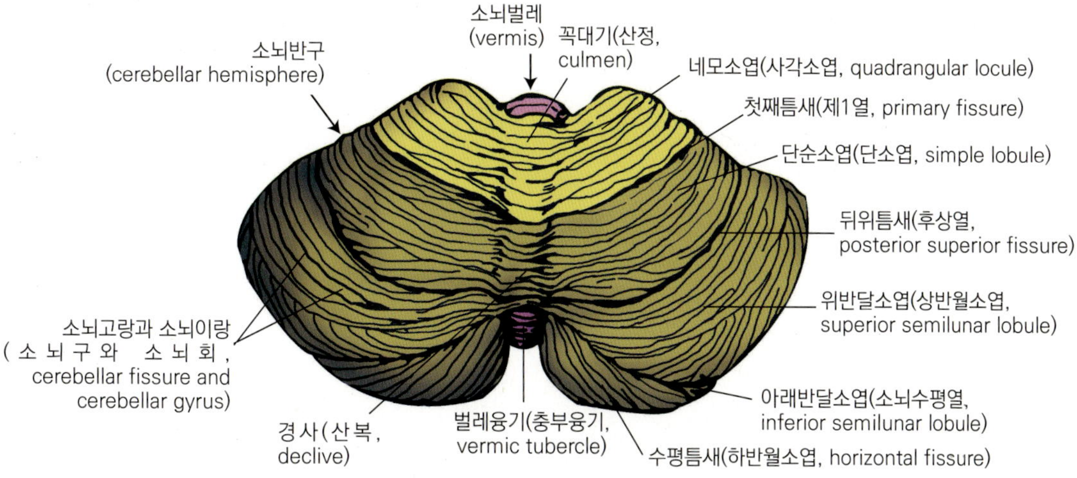

그림 5-24 소뇌횡단도

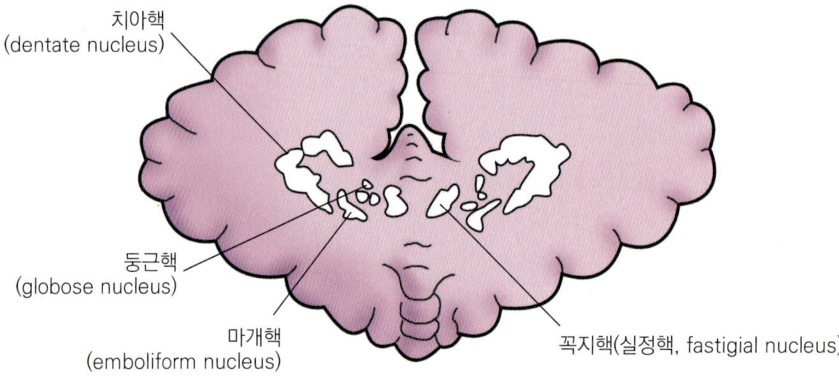

소뇌는 대뇌와 척수 사이에 개재하는 피라밋외로계통중추(추계외로계중추)로서 신체운동의 협조, 평형 또는 근육의 긴장, 무의식적 운동중추가 된다.

2 뇌척수막(수막, meninges)

뇌와 척수를 공통으로 싸는 겉막을 뇌척수막(수막, meinges)이라고 하며 뇌와 척수가 하나로 연결된 것처럼 수막도 뇌를 싸는 부분과 척수를 싸는 부분이 연결되어 있다.

뇌를 싸는 막을 뇌막(meninges encephalon)이라 하고 척수를 싸는 막을 척수막(spinal meninges)이라고 한다.

뇌막은 3겹으로 되어 있으며 가쪽엽을 뇌경질막(뇌경막, dura mater), 중간엽을 뇌거미막(뇌지주막, arachnoid), 안쪽엽을 뇌연질막(뇌연막, pia mater)이라고 한다.

1) 뇌막(meninges encephalon)

(1) 뇌경질막(뇌경막, cranial dura mater)

경질막은 많은 아교섬유다발로 일어진 강인한

그림 5-25 뇌의 뇌척수막(횡단면)

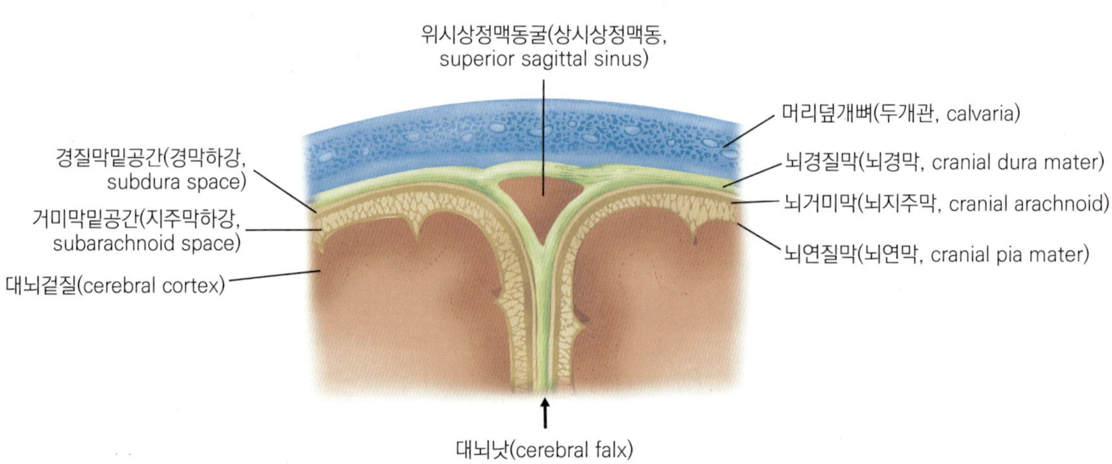

막으로 두 겹으로 나뉜다. 바깥엽은 혈관이 많은 엽이며 골막으로 작용하고 속엽은 중추신경의 겉막이다.

속층과 바깥층 사이에 경질막정맥굴(경막정맥동, venous sinuses of dura mater)이 형성되어 뇌로부터 오는 혈액을 속목정맥(내경정맥)으로 유입시킨다. 경질막으로부터는 격벽이 기시하여 뇌의 여러 부위 사이에 펼쳐져 뇌를 머리뼈공간에 고정시켜 손상을 받지 않도록 한다.

중요한 격벽은 다음과 같다.

① 대뇌낫(대뇌겸, falx cerebrum)

대뇌낫은 벌집뼈(사골)의 볏돌기(계관, crista galli)에서 기시하여 대뇌세로틈새(대뇌종열, longitudinal fissure of cerebrum)에 수직으로 내려가 대뇌반구를 분리하는 경질막속엽(경막내엽)에 속한다. 모양이 옆에서 보면 낫 모양으로 뒤로 이어져 속뒤통수뼈융기에서 끝난다. 위·아래 모서리에 위·아래 시상정맥동굴(상·하시상정맥동)이 있다.

② 소뇌천막(tentorium cerebellum)

대뇌뒤통수엽(대뇌후두엽)과 소뇌 위면사이에 수평으로 끼여 있는 칸막이 막으로 관자뼈몸통(측두골추체)의 위모서리와 가로정맥굴(횡정맥동) 사이를 연결하는 경질막이다.

③ 소뇌낫(소뇌겸, flax cerebellum)

속뒤통수뼈융기 근처의 소뇌천막 아랫면에서 기시하여 왼·오른 소뇌반구 사이를 연결하는 경질막이다.

(2) 뇌거미막(뇌지주막, cranial arachnoid)

거미막은 경질막의 바로 밑에 있는 신경이 드물고 고유혈관이 없는 얇은 중간층 막이다. 뇌거미막은 대뇌낫과 같이 대뇌세로틈새 속에 들어가 대뇌반구의 안쪽면과 뇌들보(뇌량)의 윗부분을 덮고 대뇌바닥의 등쪽까지 이른다.

거미막과 경질막 사이에는 경질막밑공간(경막하강, subdural space)이 있고 거미막과 연질막 사이에는 거미막밑공간(지주막하강, subarachnoid space)이 있다. 거미막밑공간에는 뇌척수액(cerebrospinal fluid(CSF))이 들어있고 넷째 뇌실(제4뇌실)과 교통되고 있다.

뇌에서는 거미막이 손가락 모양의 거미막융모(지주막융모, arachnoid villi)를 형성하여 경질막정맥굴(경막정맥동)로 돌출하여 있고 이것을 통해 뇌척수액이 경질막정맥굴로 흡수된다.

거미막 안쪽면으로부터 다수의 잔기둥(수조, trabecular)가 나와 거미막밑공간을 가로질러서 거미막과 연질막을 연결하고 거미막밑공간속에는 거미막밑수조(지주막하조, subarachnoidal cristerna)의 대부분이 뇌의 앞면에 있다.

(3) 뇌연질막(cranial pia mater)

연질막은 뇌막의 맨안층에서 뇌를 싸는 얇은 섬유결합조직성 막이며 혈관이 풍부한 막으로 뇌 표면의 들쭉날쭉한 곳까지 고루 밀착하여 덮고 있다.

이 막은 대뇌가로틈새(대뇌횡열, transverse fissure of cerebrum)에서 셋째 및 넷째뇌실의 맥락조직을 형성한다. 이들 맥락조직은 맥락얼기(맥락총, choroid plexus)를 형성하여 뇌척수액을 생산한다.

2) 척수막(spinal meninges)

(1) 척수경질막(척수경막, spinal duramater)

척수의 경질막은 뇌의 경질막과는 달리 육안으로 명확하게 구분되는 두겹의 막이다. 바깥엽은 척추관내 표면에 밀착하여 골막을 겸하며 속엽은 일반적으로 척수경질막이라고 한다.

양엽 사이에 경질막바깥공간(경막상강, epidural space)에는 지방 조직과 정맥얼기가 차 있는 간극이며 최근 마취과 영역에서 중요시되고 있다. 척수경질막속공간은 둘째 엉치뼈(제2천추) 높이까지이며 그 아래끝은 가늘어져 척수의 종말끝(종사)을 싸서 꼬리뼈바닥에 부착한다. 위끝은 척수경질막의 속·바깥두겹은 대공 가까이에서 한겹으로 합쳐져서 뇌경질막으로 이행한다.

(2) 척수거미막(척수지주막, spinal arachnoid)

척수거미막에서는 뇌거미막에서 볼 수 있는 수조(조, cisterna)를 만들지 않는다. 척수의 거미막과 아래공간은 임상에서 허리뼈뚫기(요추천자, lumbar puncture)에 이용된다.

허리뼈뚫기부위는 셋째·넷째 허리뼈사이를 택하여 척수 손상을 피해야 한다. 이때 천자 높이의 기준으로 야코비선(Jacoby's line)이 선택된다. Jacob's line은 왼·오른 엉덩뼈능선(장골능)의 최고점을 연결하는 선이 대체로 넷째 허리뼈의 가시돌기(극돌기) 높이가 된다.

(3) 척수연질막(척수연막, spinal piamater)

뇌연질막과 마찬가지로 척수연질막은 척수를 가장 안쪽에서 싸는 얇은 섬유결합성막으로 혈관이 풍부하며 척수실질 앞뒤뿌리 사이에서 21쌍의 치아인대(치상인대, denticulate ligament)가 나

그림 5-26 척수의 뇌척수막(수막)

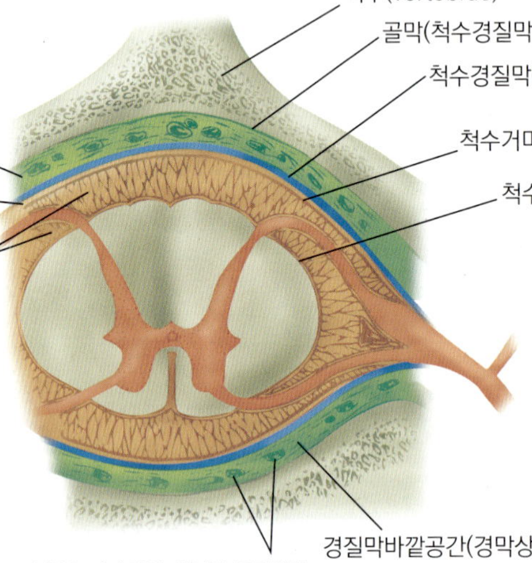

그림 5-27 허리뼈뚫기부위

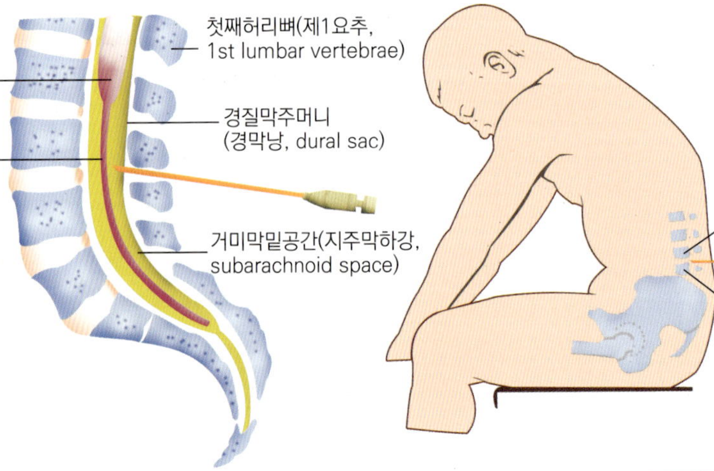

와 경질막과 부착함으로서 척수를 고정하는 역할을 한다.

3) 뇌실(cerebral ventricle)

뇌실은 신경관(neural tube)에서 뇌와 척수가 발생할 때 각 부분의 중심부에 마련된 공간으로 서로 연결되어 있다. 이 공간은 뇌에서 뇌실, 척수에서는 중심관이 연결되어 있으며 그 내부에 뇌척수액이 채워져 있다. 뇌와 척수는 뇌실에서 분비된 뇌척수액에 잠겨 보호되어진다.

(1) 뇌실계의 구분

① 가쪽뇌실(측뇌실, lateral ventricle)

가쪽뇌실은 왼·오른대뇌반구 안에 말편자 모양의 큰 뇌실로 4부로 구분된다. 즉 이마엽속의 앞뿔(전각, anterior horn), 마루엽속의 중심부(center part), 뒤통수엽속의 뒤뿔(후각, posterior horn) 및 관자엽속의 아래뿔(하각, inferior horn)이며 안쪽은 뇌실사이구멍(실간공, interventricular foramen), 즉 몬로구멍(Monro foramen)에 의한 셋째뇌실과 교통하고 있다.

② 셋째뇌실(제3뇌실, third ventricle)

왼·오른쪽뇌실에 이어 세번째의 뇌실이며 양쪽 시상과 시상하부의 사이에 있는 뇌실이다. 셋째뇌실은 앞끝에 있는 뇌실사이구멍을 통해 왼·오른쪽 뇌실로부터 뇌척수액을 받아들이며 셋째뇌실의 맥락얼기에서도 뇌척수액을 만들어낸다. 뒤로는 중간뇌수도관으로 뇌척수액을 내보낸다.

③ 중간뇌수도관(중뇌수도, central aqueduct)

중간뇌에 있는 매우 좁은 관으로 셋째뇌실과 넷째뇌실을 연결하며 동시에 뇌척수액을 내려 보내지만 맥락총이 없어 뇌척수액은 만들어내지 못한다.

④ 넷째뇌실(제4뇌실, fourth ventricle)

넷째뇌실은 다리뇌, 숨뇌의 등면과 소뇌의 아래면으로 둘러싸인 공간이다. 뇌실아래부위의 천장에 맥락얼기가 잇어 뇌척수액이 만들어진다. 넷째뇌실에는 3개의 구멍이 있다. 즉 왼·오른 가쪽 고랑과 중앙 뒤부위의 정중고랑이 있어서 거미막밑공간과 교통한다. 넷째뇌실속에 있는 뇌척수액은 가쪽고랑(외측구, lateral apertures), 즉 루쉬카구멍(foramen of Luschka)과 정중고랑(정중구, median apertures), 즉 마젠디구멍, foramen of Magendie)를 통하여 거미막밑공간으로 들어간다.

그림 5-28 뇌실(투시도)

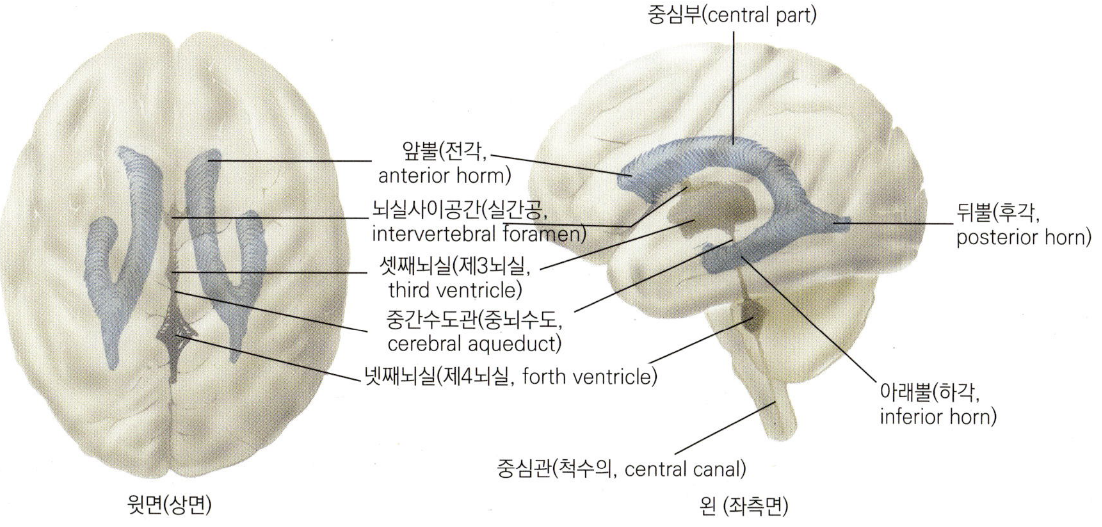

⑤ 척수중심관(central canal of spinal cord)

넷째뇌실의 아래끝에서 척수의 끝까지 뻗은 작은 관으로 척수 중심에 있으며 중심관의 주변은 회색질로 둘러싸여 있다. 중심관에는 맥락얼기가 없어 뇌척수액을 만들지 않는다. 그 최종단은 척수원뿔(척수원추)에서 약간 팽대된 종말뇌실(종실, terminal ventricle)로서 끝난다.

(2) 뇌척수액의 순환

가쪽뇌실(측내실)의 맥락얼기에서 생산된 뇌척수액은 뇌실사이구멍(실간공, interventricular foramen), 즉 몬로구멍(Monro foramen)을 지나 셋째뇌실에 이르며 중간뇌수도관을 지나 넷째뇌실에 모인다. 넷째뇌실에는 거미막밑공간과 교통하는 왼·오른 가쪽고랑과 정중고랑이 있어 뇌척수액이 거미막밑공간(지주막하강)으로 빠져 나온다.

거미막밑공간에 유입된 뇌척수액은 더 이상 나갈 수 없게 되면 역류하여 거미막융모(arachnoid villi)를 통해 위시상정맥굴(superior sagittal sinus)에 들어간 후 여러 경질막정맥굴(sinuses of dura matter)을 거쳐 속목정맥(interior jugular vein)에 유입하게 된다.

(3) 뇌척수액(cerebrospinal fluid, CSF)

뇌척수액은 각 실의 맥락얼기에서 생산되는 무색 투명한 액체로서 영양물질과 노폐물의 운반매체로 작용하며 중추신경계를 충격으로부터 보호하는 작용도 있다.

정상인의 경우 생사속도는 매분당 0.35ml로 하루에 약 500ml 이상 생산된다. 그 중 145ml 정도만 거미막밑공간(120ml)과 뇌실(25ml)에 수용하고 나머지는 순환도중 거미막융모를 통해 위시상정맥동굴에 흡수된다.

그림 5-29 뇌척수액의 순환(청색 : 뇌척수액, 적색 : 혈액)

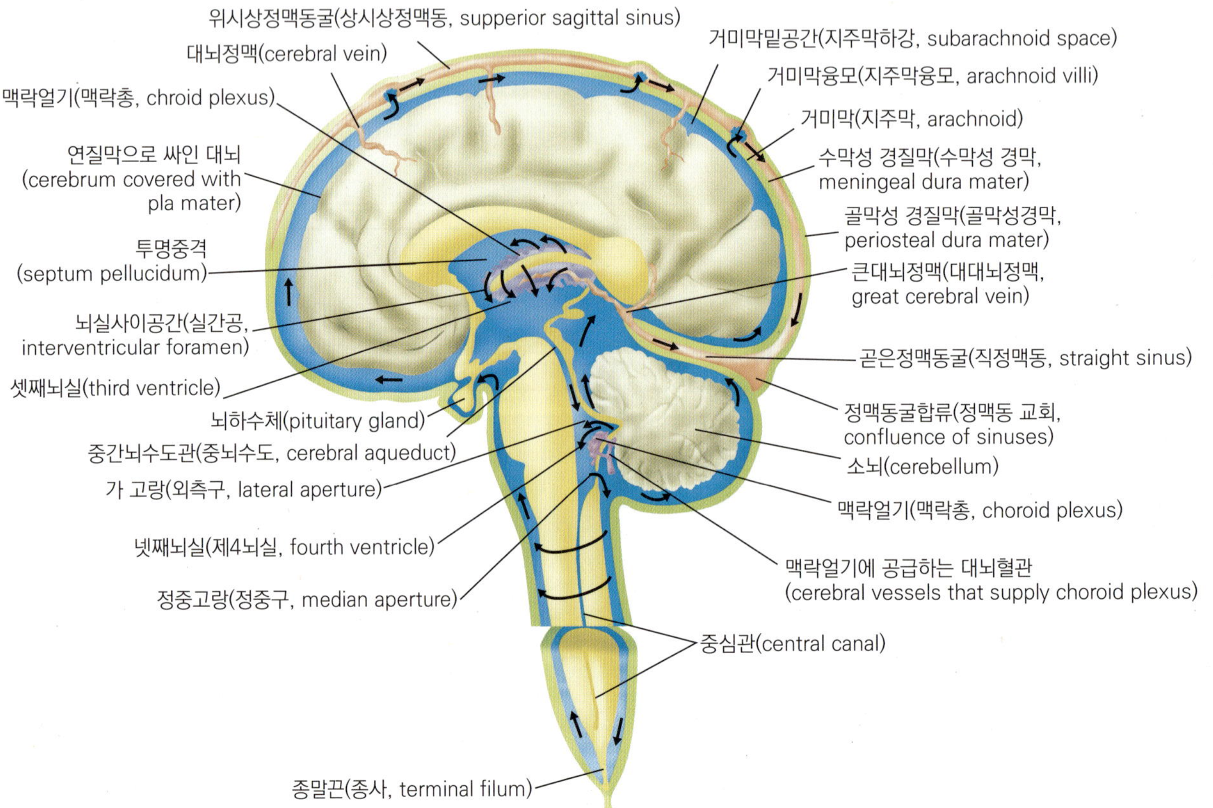

3 척수(spinal cord)

척수는 뇌의 연장이며 척주관(vertebral canal) 속에 보호되어 있다. 위끝은 큰구멍(대후두공, foramen magnum) 높이에서 숨뇌에 연결되고 하단은 첫째~둘째허리뼈(제1~제2요추) 사이에 있는 척수원뿔(척수원추, medullary cone)에서 끝난다.

셋째허리뼈(제3요추) 밑에 있는 엉치뼈(천골)와 꼬리뼈(미골) 부위에는 척수에서 갈라지는 척수신경(spinal nerve)만이 들어 있다.

1) 척수의 구조

척수는 전체 길이가 약 40~45cm이며 지름은 약 1cm, 무게는 약 30g의 원주상의 연한 백색 신경섬유다발이다. 척수원뿔(척수원추)의 끝은 종말끈(종사, terminal filum)으로서 약 20cm나 되며 꼬리뼈 뒤면(미골후면)까지 하행하고 있다. 굵기는 일정하지 않으며 위 아래 두곳이 팽대되어 있다.

목부분의 팽대부를 목팽대(경팽대, cervical enlargement)라 하며 팔(상지)에 신경을 보내고 허리부분의 팽대부를 허리팽대(요팽대, lumbar enlargement)라 하며 다리(하지)에 신경을 보낸다.

팽대부 중 가장 굵은 부분은 여섯째목분절(제6경수절)과 넷째허리분절(제4요수절)이며 팽대부에는 신경세포와 이에 접속하는 신경섬유의 양이 많다.

척수의 바깥표면에는 앞면의 정중부를 세로로 주행하는 앞정중틈새(전정중열, entral or anterior median fissure)와 뒤면의 뒤정중고랑(후정중구, dorsal or posterior median sulcus)이 있다.

그림 5-30 척수의 분절과 척수신경 구분

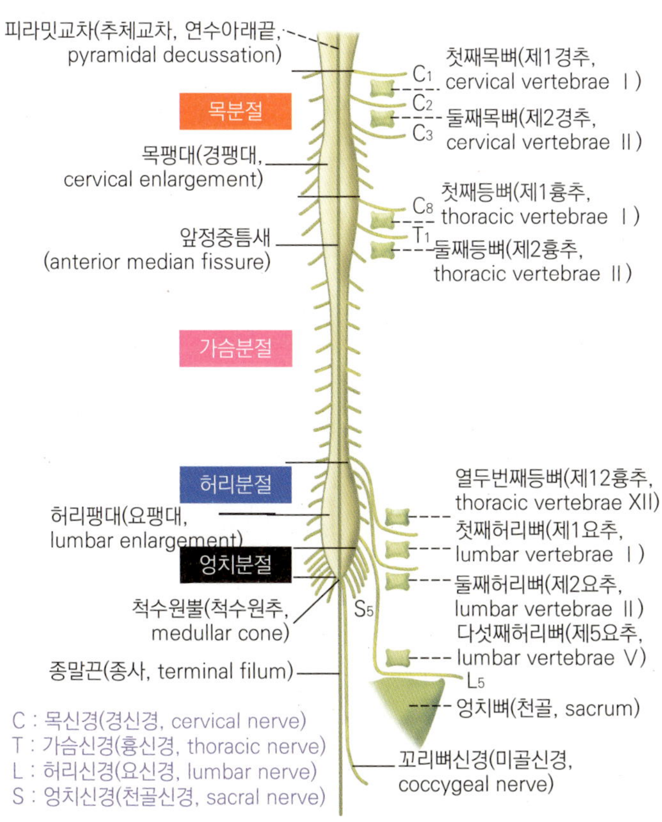

그림 5-31 척수의 분절과 척수신경의 통로

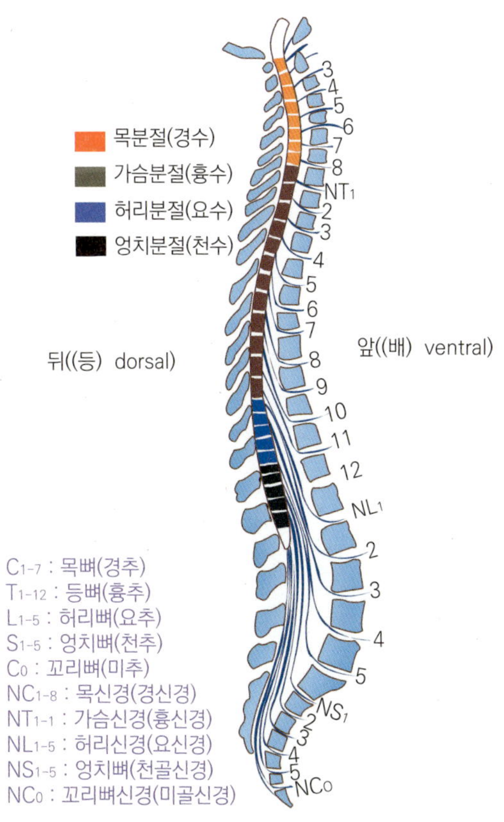

앞정중틈새 양쪽에는 앞가쪽고랑(전외측구, anterior lateral sulcus)이 있으며 앞뿌리(전근, ventral or anterior root)가 기시하고 뒤정중고랑의 양쪽에는 뒤가쪽고랑(후외측구, posterior lateral sulcus)이 있으며 뒤뿌리(후근, dorsal or posterior root)가 기시한다. 앞·뒤뿌리는 척추사이공간(추간공)에서 만나서 하나의 척수신경(spinal nerve)이 된다.

척수신경은 31쌍이지만 이들 신경 중 위쪽의 것은 척주관내를 거의 수평으로 나가고 아래쪽의 것일수록 비스듬히 아래쪽으로 분지하여 각기 정해진 척추사이공간으로 나간다.

척수의 가로단면 중앙에는 중심관이 있으며 중심관 주위에는 H자 모양의 회색질(gray substance)이 있고 그 주위는 백색질(white substance)로 되어 있다. 회색질은 신경세포체의 집단으로 앞끝을 앞뿔 (전각, anterior horn)이라 하며 주로 운동성의 신경세포가 밀집되어 있고 신경세포에서 나오는 섬유는 앞뿌리로서 척수신경내로 들어가서 운동섬유로서 뼈대근육으로 향한다. 뒤끝을 뒤뿔(후각, posterior horn)이라 하며 주로 감각성 신경세포나 여러 가지 중계세포가 밀집하여 피부나 근육, 관절 등으로부터의 감각섬유가 뒤뿌리에 의해서 접속되어 있다.

가쪽에 돌출한 가쪽뿔세포(측각세포, lateral horn cell)는 자율신경성(부교감신경)이며 섬유는 골반내 장기로 향한다.

한편 가슴회색질(흉수회백질)의 가쪽뿔세포는 교감성신경이며 여기에서 나오는 섬유는 앞뿌리를 지나서 척수신경내로 들어간 후에 교통가지로 분지하여 교감신경줄기의 신경절세포에 연결된다.

백색질은 신경섬유로 구성되며 앞정중틈새(전정중열)와 왼·오른 앞뿌리 사이를 앞섬유단(전삭, anterior funiculus), 뒤정중고랑(후정중구)과 왼·오른 뒤뿌리 사이를 뒤섬유단(후삭, posterior funiculus), 위·아래 앞뿌리와 뒤뿌리 사이를 가쪽섬유단(측삭, laterla segment)이라고 한다.

척추분절은 목분절(경수분절, cervical segment), 가슴분절(흉수분절, thoracic segment), 허리분절(요수분절, lumbar segment) 및 엉치분절(천수분절, sacral segment) 등 4부로 구분한다.

목분절은 첫번째목뼈부터 여섯번째등뼈 높이에 있으며, 가슴분절은 일곱째목뼈부터 아홉째등뼈의 가시돌기(극돌기) 부위, 척추분절은 열번째등

그림 5-32 척수의 겉질과 속질구조

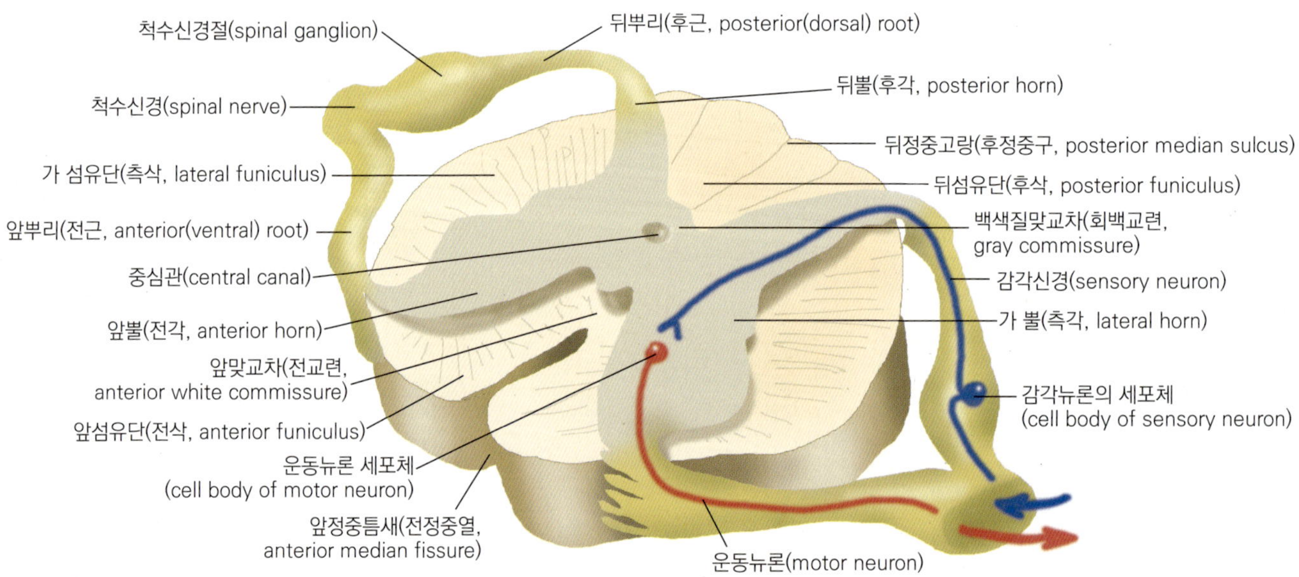

뼈에서 열두번째등뼈 가시돌기 사이(극돌기간)에 있고 엉치분절은 첫째허리뼈에서 둘째허리뼈 가시돌기 높이에 자리잡고 있다.

2) 척수의 중요신경로

중추신경계는 척수와 뇌줄기를 거쳐 대뇌겉질에 정보를 전달하는데 감각로 역할을 하는 오름신경로와 반대로 대뇌겉질에서 발생한 운동반응의 정보를 뇌줄기와 척수를 거쳐 말초부에 전달하는데 운동로 역할을 하는 내림신경로가 있다.

(1) 오름전도로(상행전도로, ascending tract)

① 널판다발(박속, fasciculus gracilis)

몸의 하반신에서 오는 섬세한 압각, 촉각, 진동감각 및 고유감각을 대뇌겉질에 전달하는 3신경세포 연쇄신경로이다.

피부, 근육, 힘줄 및 관절 등에 있는 수용기에서 감지한 흥분이 1차 신경세포를 통하여 척수로 들어가 뒤섬유단(후삭)에 합쳐진 다음 오름하여 숨뇌의 널판다발핵(박속핵, nucleus gracilis)에 있는 2차신경세포와 연접한다.

2차신경세포는 숨뇌에서 반대편으로 건너가 시상으로 오름하여 3차신경세포와 연접한다. 이어서 3차신경세포는 대뇌겉질의 중심뒤이랑에 도달한다.

척수신경절 → 뒤섬유단(후삭) → 숨뇌(연수, 널판다발) → 대뇌겉질(대뇌피질)

② 쐐기다발(설상속, fasciculus cuneatus)

몸의 상반신에서 오는 섬세한 압각, 촉각, 진동감각 및 고유감각을 대뇌겉질에 전달하는 3신경세포 연쇄신경로이다. 널판다발과 다른 점은 1차신경세포가 척수의 쐐기다발(설상속)을 오름하여 숨뇌의 쐐기다발핵(설상속핵, nucleus cuneatus)이 있는 2차신경세포와 연접하는 것 외에는 널판다발과 같다.

척수신경절 → 뒤섬유단 → 숨뇌(쐐기다발핵) → 대뇌겉질

③ 앞척수소뇌로(전척수소뇌로, anterior spinocerebellar tract)

신체하부에 있는 관절이나 힘줄에서 오는 고유감각을 소뇌겉질에 전도하는 교차성신경로로 2신경세포 연쇄신경로이다. 뒤뿔에서 기시한 2차 신

그림 5-33 오름신경로

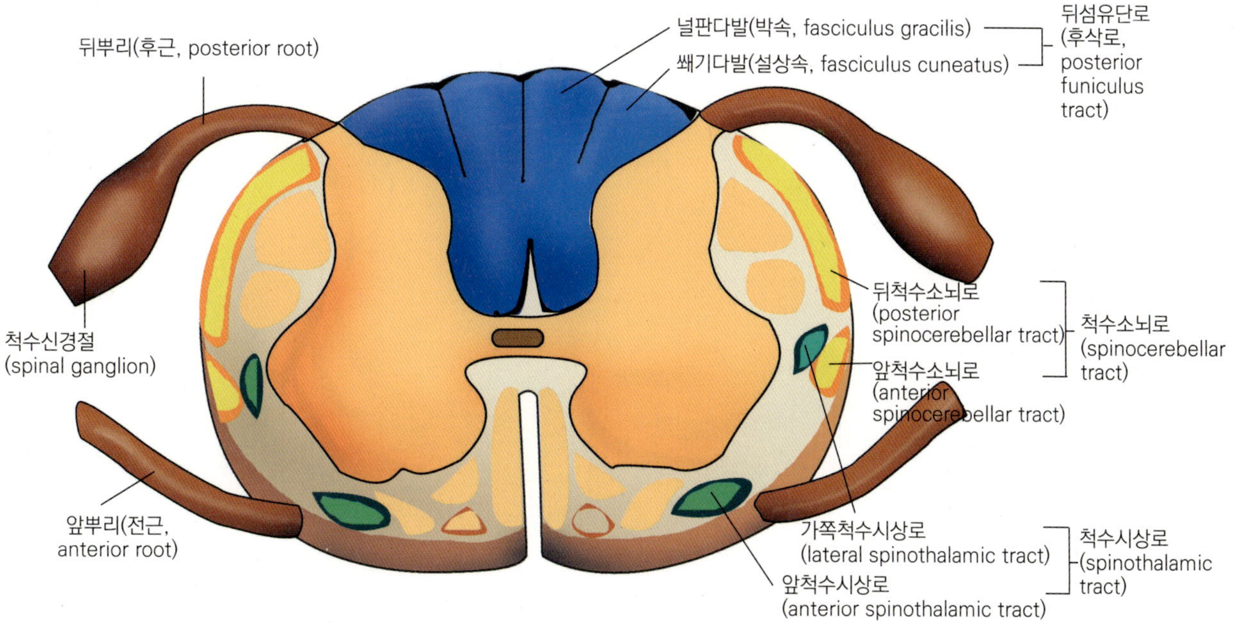

경세포는 반대편으로 넘어가 숨뇌 및 다리뇌를 지나 위소뇌다리(상소뇌각, superior cerebellar peduncle)를 거쳐 소뇌겉질에 도달한다.

뒤뿔(후각) → 가쪽섬유단(측삭) → 위소뇌다리(하소뇌각) → 소뇌(겉질)

④ 뒤척수소뇌로(후척수소뇌로, posterior spinocerebellar tract)

신체아래부위에 있는 뼈대근육으로부터 오는 고유감각을 소뇌겉질에 전도하는 비교차성신경로로 2신경세포 연쇄신경로이다. 흉수핵에서 기시한 2차신경세포는 같은 쪽 가쪽섬유단(측삭)을 지나 아래소뇌다리(하소뇌각, inferior cerebellar peduncle)를 거쳐 소뇌겉질에 도달한다.

흉수핵 → 가쪽섬유원 → 아래소뇌다리(하소뇌각) → 소뇌(겉질)

⑤ 앞척수시상로(전척수시상로, anterior spinothalamic tract)

신체의 모든 부분에서 오는 압각과 촉각을 대뇌겉질에 전도하는 3신경세포 연쇄신경로이다. 후각세포에서 기시한 2차신경세포는 반대편의 앞섬유단(전삭)을 지나 척수속을 오름하여 시상의 배뒤가쪽핵(복후외측핵, ventral posterolateral nucleus)에서 3차신경세포와 연접한 후 대뇌겉질에 도달한다.

뒤뿔(후각) → 앞섬유단(전삭) → 시상 → 대뇌겉질

⑥ 가쪽척수시상로(lateral spinothalamic tract)

신체의 모든 부분에서 오는 통각 및 온도감각을 대뇌겉질에 전달하는 4신경세포 연쇄신경로이다. 척수 뒤뿔에서 기시한 2차신경세포는 바닥에서 3차신경세포와 연접한 후 반대측의 가쪽섬유단으로 건너가 시상의 중계핵인 배뒤가쪽핵에 있는 4차 신경세포와 연접하며 이어서 대뇌겉질에 도달한다.

뒤뿔 → 가쪽섬유단 → 시상 → 대뇌겉질

(2) 내림신경로(하행전도로, descending tract)

대뇌에서 시작하여 수의운동을 주재하는 신경로에는 피라밋로계통(추체로계, pyramidal system)과 피라밋외로계통(추체외로계, extrapyramidal system)이 있다.

그림 5-34 내림신경로

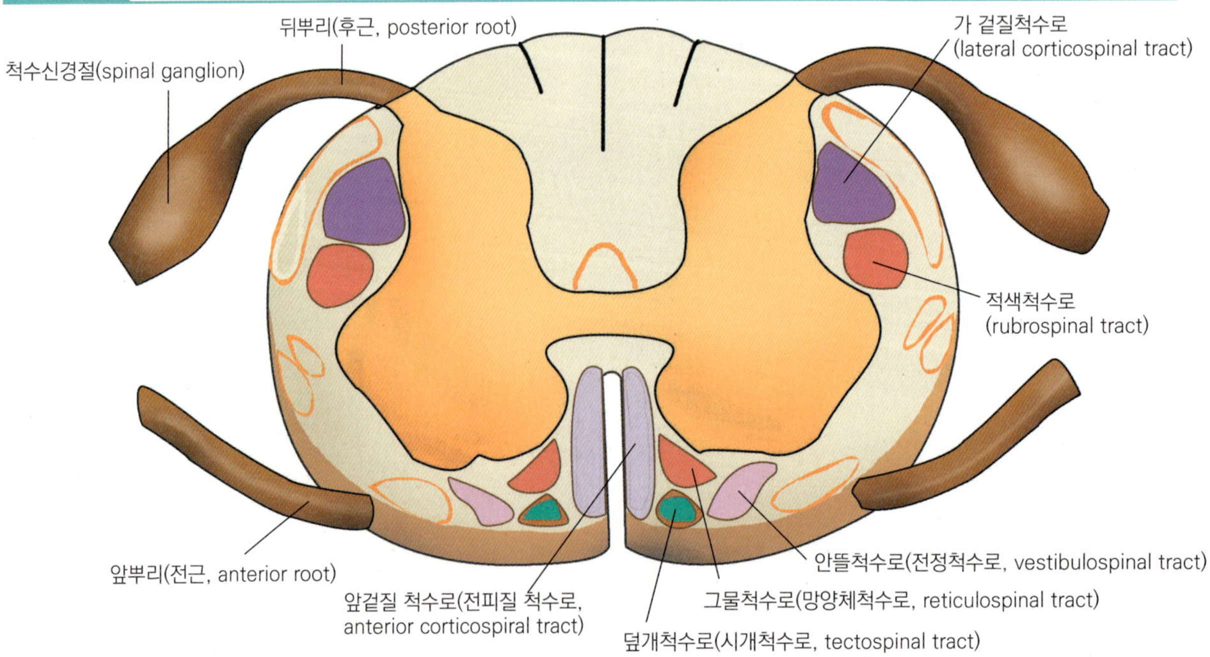

① 피라밋로계통(추체로계, pyramidal system)

피라밋로계통은 한 개 혹은 수개의 근육을 수축시켜 섬세하고 정교한 근육 운동을 하게 하는 신경로이며 더 나아가 전신 뼈대근육(골격근)의 수의운동을 지배하는 신경로이다.

경로는 대뇌겉질의 제1차 체성운동영역인 브로드만 Brodmann 4영역의 피라밋세포(추체세포)와 Betz 세포에서 기시하여 속섬유막(내낭, internal capsule)과 숨뇌의 피라밋을 지나 척수의 피라밋로를 하행하는 모든 섬유를 말하며 경과 중 가쪽겉질척수로(외측피질척수로)와 앞겉질척수로(전피질척수로)가 있다.

- **가쪽겉질척수로(외측피질척수로, lateral corticospinal tract)** : 대뇌겉질의 제1차 체성운동영역으로부터 뼈대근육에 운동명령을 전달하는 신경로로 가쪽섬유단(측삭)에 위치하며 숨뇌까지 내림하여 숨뇌의 아래부분에서 교차하며 이어서 척수수준까지 내려가 앞뿔(전각)에 있는 하행운동신경세포와 연접한 후 뼈대근육에 전도하여 수의운동을 조절한다.
  대뇌겉질 → 가쪽섬유단 → 뒤뿔세포(후각세포) → 앞뿔세포(전각세포)
- **앞겉질척수로(전피질척수로, anterior corti-cospinal tract)** : 앞섬유단(전삭)에 위치하며 상위운동신경세포가 교차하지 않고 척수에서 반대편으로 넘어가서 척수를 하행한다. 앞겉질척수로(전피질척수로)도 가쪽겉질척수로(외측피질척수로)와 같이 운동충격을 대뇌겉질로부터 척수와 척수신경을 통해 여러 뼈대근에 전도하여 수의운동을 조절한다.
  대뇌겉질 → 앞섬유단 → 앞뿔세포

② 피라밋외로계통(추체외로계 extrapyramidal system)

피라밋외로계통은 많은 근육들이 수축하며 동작이 크고 뼈대근육의 수의적 운동을 지속시키기 위해 반사적, 무의식적 근육운동 및 긴장 등에 관여하는 신경로이다.

- 적색척수로(적핵척수로, rubrospinal tract) : 중간뇌의 적색핵(적핵, red nucleus)에서 기시하여 소뇌핵에서 오는 섬유를 받아 뇌줄기에서 반대편으로 넘어가서 척수의 가쪽섬유단(측삭)으로 들어간다.
  적색핵 → 가쪽섬유단 → 앞뿔세포
- **그물척수로(망상체척수로, reticulospinal tract)** : 숨뇌그물체(연수망상체)의 대형세포에서 기시하여 앞섬유단(전삭), 앞뿔(전각)세포에 종지한다. 주로 뼈대근의 긴장성 지배에 억제적으로 관여한다.
  숨뇌의 그물체 → 앞섬유단 → 앞뿔세포
- **안뜰척수로(전정척수로, vestibulospinal tract)** : 뼈대의 긴장과 평형감각에 관여하는 신경로로 안뜰신경(전정신경) 가쪽핵에서 기시하여 같은쪽의 앞뿔세포에 종지한다.
  안뜰신경핵 → 가쪽섬유단, 앞섬유단 → 앞뿔세포

Ⅲ 말초신경계통 (Peripheral nervous system)

중추신경계통은 외부로부터의 자극에 반응하여 정보를 분석하고 이에 반응하여 신체반응을 일으키게 한다. 그러나 이러한 조직적인 활동은 중추신경계통 밖에 있는 신경계통, 즉 말초신경계통이 있음으로써 이루어지는 것이다. 말초신경계통에는 체벽, 피부, 근육 등의 체성감각에 관여하는 체성신경계통(체성신경계, somatic nervous system)과 의지와 관계없이 내장, 혈관 및 샘(선) 등에 분포하면서 상호 길항적으로 적절하게 협조하면서 생명현상을 생리적으로 유지해 나가는 자율신경계통(자율신경계, autonomic nervous system)이 있다.

1 체성신경계통 (somatic nervous system)

체성신경계통은 뇌에서 시작하는 뇌신경(cranial nerve)과 척수에서 시작되는 척수신경(spinal nerve)으로 구분하며 일명 뇌척수신경(craniospinal nerve)이라고 한다. 뇌신경은 12쌍으로 운동신경, 감각신경 및 혼합신경이 있으며 머리뼈의 아래면 뒤통수를 통해 말초의 근육과 샘 및 감수체에 연결된다.

한편 척수신경은 31쌍으로 모두 혼합신경에 속하며 말초신경에서 감각신경과 혼합신경 가지가 감각종말기관에 이른다.

1) 뇌신경(cranial nerves)

뇌신경은 뇌에서 출발하는 말초신경을 말하며 머리뼈를 빠져나와서 주로 머리에 분포되어 운동과 감각을 맡는다. 뇌신경은 12쌍이며 뇌에서 나가는 순서에 따라 앞에서부터 로마숫자로 표시하여(Ⅰ~Ⅻ)분류한다.

그림 5-35 뇌신경과 척수신경(앞면)

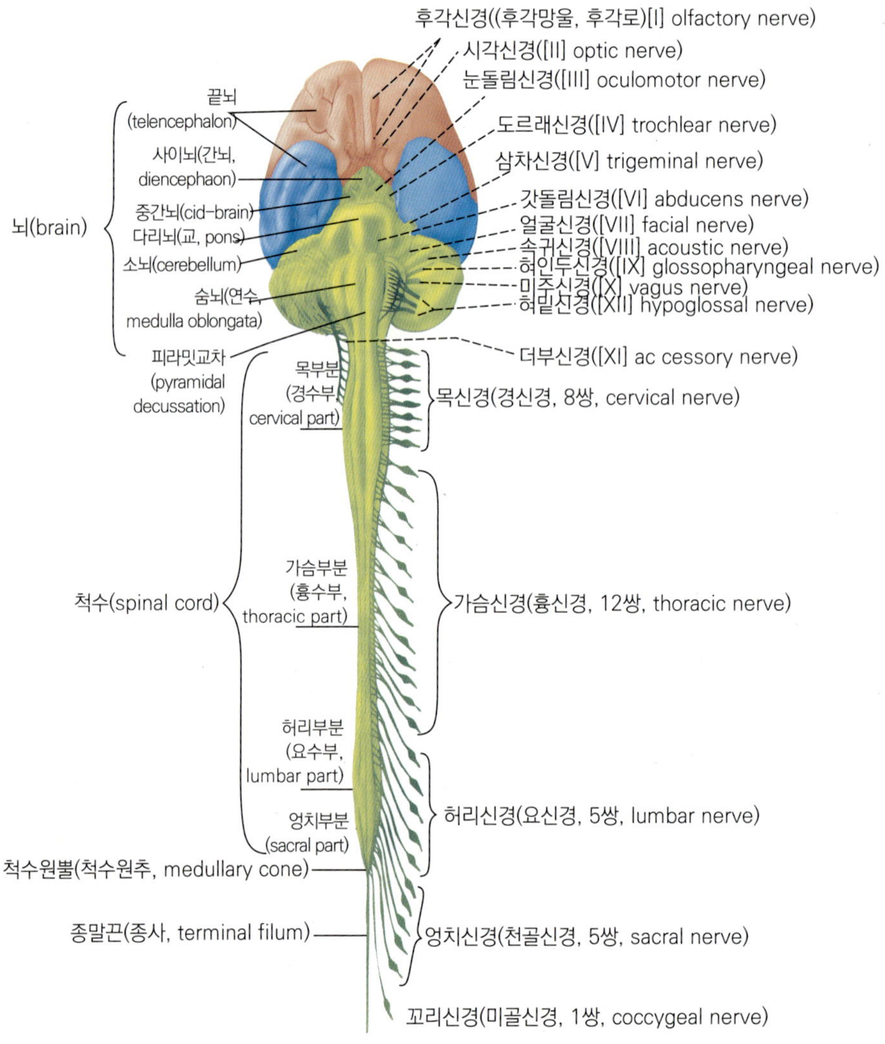

12쌍의 뇌신경을 기능별로 구분하면 제Ⅰ, Ⅱ, Ⅷ 뇌신경은 감각신경(sensory nerve), 제Ⅲ, Ⅳ, Ⅵ, Ⅺ, Ⅻ 뇌신경은 운동신경(motor nerve), 제Ⅴ, Ⅶ, Ⅸ, Ⅹ 뇌신경은 혼합신경(mixed nerve)에 속한다.

(1) 후각신경(후신경, olfactory nerve, 제Ⅰ뇌신경)

후각을 전달하는 감각신경으로 코안(비강) 윗부위의 후각점막(후점막)에 있는 후각세포(후세포, olfactory cells)에서 시작되며 20개 정도의 신경섬유다발이 벌집체판(사판)에 있는 작은구멍(소공)을 관통하여 후각망울(후구, olfactory bulb)에 들어가며 뇌신경 가운데 가장 짧은 뇌신경이다.

(2) 시각신경(시신경, optic nerve, 제Ⅱ뇌 신경)

시각을 전달하는 감각신경이며 망막의 신경절세포에서 기시하는 신경섬유다발로 눈확속(안와내)의 시신경관을 지나서 머리뼈공간속으로 들어가 시신경교차(optic chiasma)를 이룬 다음 시각로(시삭, optic tract)가 되어 사이뇌(간뇌)의 가쪽무릎체(외측슬상체, lateral genicul body) 및 중간뇌덮개(중뇌개)의 위둔덕(상구)에 그리고 뇌실질인 뒤통수엽(후두엽)의 시각영역에 이른다.

(3) 눈돌림신경(동안신경, oculomotor nerve, 제Ⅲ뇌신경)

중간뇌의 대뇌다리(대뇌각) 안쪽에 기시하는 운동신경이며 위눈확틈새(상안와열)를 지나 안구근육 중에서 위곧은근(상직근), 아래곧은근(하직근), 안쪽곧은근(내측근), 아래빗근(하사근) 등 네개의 근육과 눈꺼풀올림근(상안검거근) 운동을 조절한다.

또한 눈돌림신경부핵(동안신경부핵)에서 나온 부교감성섬유가 있으며 섬모체(모양체) 신경절을 거쳐 안구 내부의 동공조임근(동공괄약근, sphincter pupillae muscle)과 섬모체근(모양체근, ciliary muscle)에 분포한다.

(4) 도르래신경(trochlear nerve, 제Ⅳ뇌신경)

뇌의 등면에서 나오는 단 하나의 뇌신경으로 중간뇌덮개(중뇌개)의 아래둔덕 바로 뒤쪽에서 뇌밖으로 나와서 뇌바닥부위로 달리며 위눈확틈새(상안와열)를 지나 위빗근(상사근)을 지배하고 뇌신경 중 가장 작은 신경이다.

그림 5-36 후각신경(제1뇌신경)

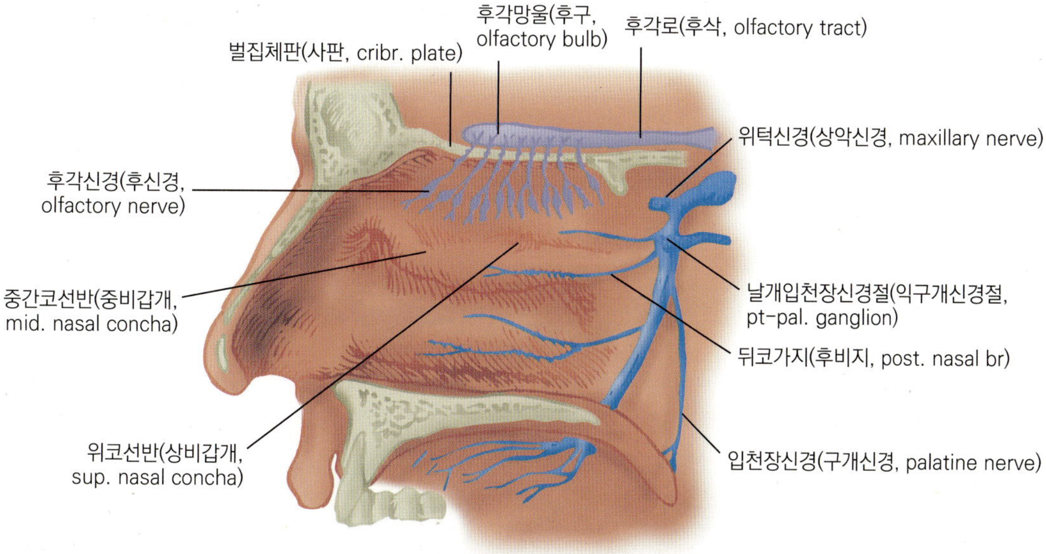

그림 5-37 시각신경(제2뇌신경)

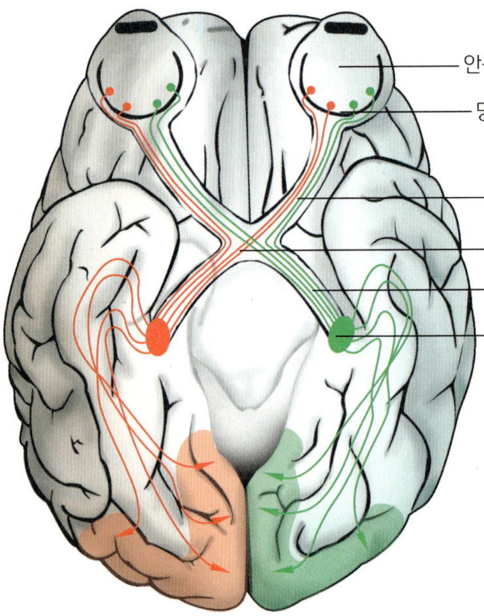

그림 5-38 눈돌림신경, 도르래신경, 갓돌림신경

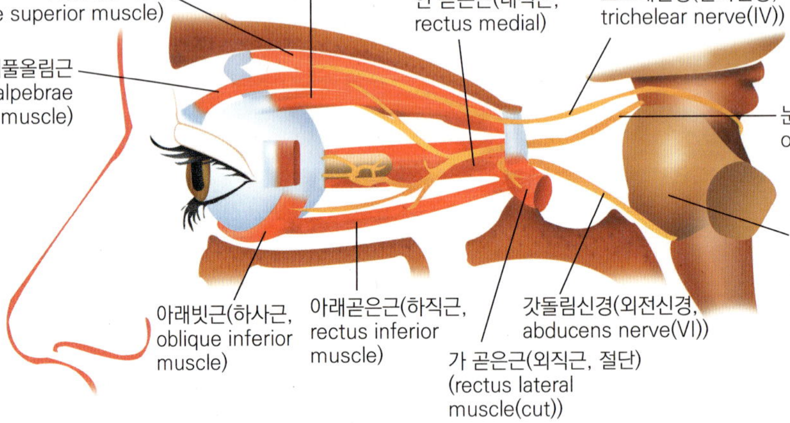

(5) 삼차신경(trigeminal nerve, 제Ⅴ뇌신경)

뇌신경 중 가장 큰 신경이며 다리뇌 가쪽에서 뇌밖으로 나온 후 삼차신경절(trigeminal ganglion)을 만들고 여기에서 세 개의 가지로 갈라진다. 삼차신경은 혼합신경으로 감각성 섬유는 얼굴 대부분의 피부, 코안, 입안점막 및 치수 등에 분포하고 운동성섬유는 씹기근육, 턱목뿔근(악설골근) 및 두힘살근(악이복근)의 앞힘살(전복) 등에 분포한다.

① 눈신경(안신경, ophthalmic nerve)

삼차신경의 첫째가지(제1지)로 위눈확틈새(상안와열)를 지나 눈확으로 들어간다. 눈신경의 본줄기는 이마신경(전두신경, frontal nerve)으로 눈확위벽을 따라 이마부분에 분포하고 코섬모체

그림 5-39 삼차신경의 분포

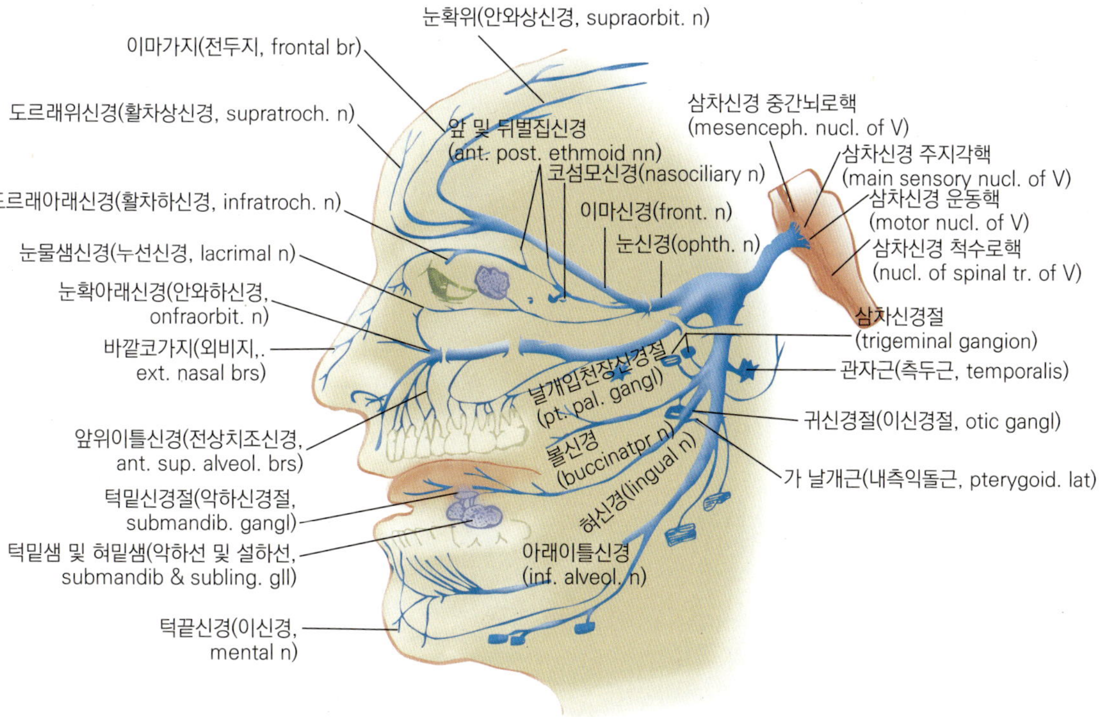

신경(비모양체신경, nasociliary nerve)은 눈확의 안쪽벽을 뚫고 코안의 위앞부위의 점막에 분포하며 눈물샘신경(누선신경, lacrimal nerve)은 눈물샘(누선) 및 가쪽눈구석(외안각) 부근의 결막과 피부에 분포한다.

② 위턱신경(상악신경, maxillary nerve)

삼차신경의 둘째가지(제2지)로서 감각신경이며 삼차신경절에서 갈라져 중간머리뼈우묵(중두개)에 있는 원형구멍을 지나 날개입천장오목(익돌구개와)으로 나온다. 이어서 아래눈확틈새(하안와열)를 거쳐 눈확으로 들어가 눈확아래신경(안와하신경, infraorbital nerve)이 되어 눈확아래구멍(안와하공)을 지나 얼굴로 나온다.

분포구역은 위턱부분의 피부, 위턱치아(상악치), 뺨, 입천장, 윗입술 및 위턱굴(상악동)에 분포한다.

③ 아래턱신경(하악신경, mandibular nerve)

삼차신경의 셋째가지(제3지)로서 감각과 운동섬유로된 혼합신경이다. 삼차신경절에서 갈라져 타원구멍을 지나 관자아래우묵(측두하와)으로 나온다.

아래턱신경가지 중 씹기가지(저작지)는 볼신경(협신경)에서 나오는 관자근과 가쪽날개근(외측익돌근), 아래이틀신경(하치조신경)에서 나오는 깨물근(교근)과 안쪽날개근(내측익돌근)이 있다.

혀신경(설신경, lingual nerve)은 혀의 앞쪽 2/3부분의 감각을 지배하며 아울러 얼굴신경의 가지인 고실끈신경(고삭신경, chorda tympani)과 교통하여 혀의 앞쪽 2/3부분의 미각과 턱밑샘(악하선) 및 혀밑샘(설하선)의 분비작용을 맡고 있다.

아래턱신경(하악신경)의 끝가지인 아래이틀신경(하치조신경, inferior alveolar nerve)은 아래턱구멍(하악공)으로 들어가 턱뼈관(하악관)을 따라 턱끝구멍(이공)으로 나오는 턱끝신경(이신경, mental nerve)이 되어 아랫니에 감각섬유를 보낸다.

(6) 갓돌림신경(외전신경, abducens nerve, 제Ⅵ뇌신경)

다리뇌의 아래모서리에서 나와 위눈확틈샘에서 눈확으로 들어가서 안구를 벌리는 가쪽곧은근(외측직근)을 지배하는 운동신경이다. 경로가 가늘고 길어 손상받기 쉽다.

(7) 얼굴신경(안면신경, facial nerve, 제Ⅶ 뇌신경)

얼굴신경은 다리뇌의 아래모서리 가쪽에서 나와 관자뼈의 속귓구멍(내이공)을 지나 속귀길(내이도)로 들어가 속귀길 바닥부위에서 속귀신경(내이신경)과 분리되어 관자뼈의 얼굴신경관(안면신경관, facial canals)속으로 들어가고 꼭지돌기(유양돌기) 안쪽에 있는 붓꼭지구멍(경유돌공, stylomastoid foramen)을 통해 얼굴에 분지한다.

얼굴신경은 표정근육을 지배하는 운동섬유의 주행이지만 그 밖에 혀의 미각섬유와 분비섬유(침샘, 눈물샘)를 혼합하고 있는 혼합신경이며 이들 섬유다발을 중간신경(intermediate nerve)이라고 한다.

중간신경은 무릎신경절(슬신경절, geniculate ganglion)에 있는 감각신경세포의 중추가지로 무릎신경절에서 기시하며 뇌의 고립로핵(고속핵, solitary nucleus)에 연결되고 말초가지는 고실끈신경(고삭신경, chorda tympanic nerve)이 되고 골소관내를 달려서 고실속을 통과한 후 혀신경(설신경, lingual nerve, 삼차신경 제3지)과 연

그림 5-40 얼굴신경의 분포

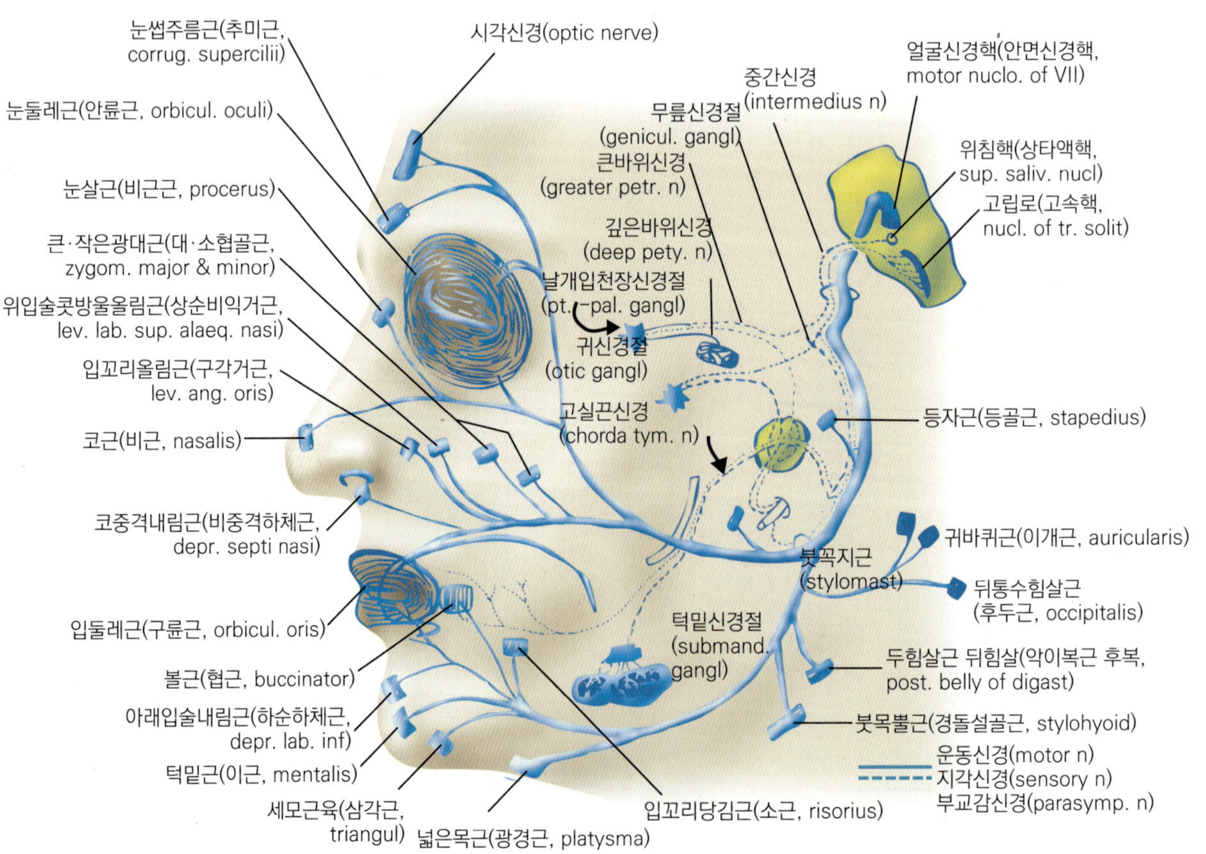

결하여 혀의 앞쪽 2/3의 미각을 관장한다.

눈물샘분비섬유(누선분비섬유)인 큰바위신경(대추체신경, greater petrosal nerve)도 얼굴신경관 속에서 분리되어 다른 신경과 교통한 후 눈물샘에 이른다.

(8) 속귀신경(내이신경, acoustic nerve, 제Ⅷ 뇌신경)

다리뇌와 숨뇌 사이 얼굴신경 가쪽에서 얼굴신경과 함께 속귀길(내이도)을 통해 머리뼈공간을 나오고 여기에서 청각에 관여하는 달팽이신경(와우신경, cochlear or auditory nerve)과 평형각을 관장하는 안뜰신경(전정신경, vestibular nerve)으로 구분된다.

달팽이신경은 달팽이 나선관으로부터 오는 감각섬유를 그리고 안뜰신경은 둥근주머니(구형낭), 타원주머니(난형낭) 및 반고리관(반규관)으로부터 오는 감각섬유를 내는 감각신경이다.

(9) 혀인두신경(설인신경, glossopharyngeal nerve, 제Ⅸ뇌신경)

숨뇌의 앞가쪽에서 나와 목정맥구멍(경정맥공)을 지나 머리뼈를 나와 속목정맥(내경정맥)의 가쪽으

그림 5-41 속귀신경의 경과와 분포

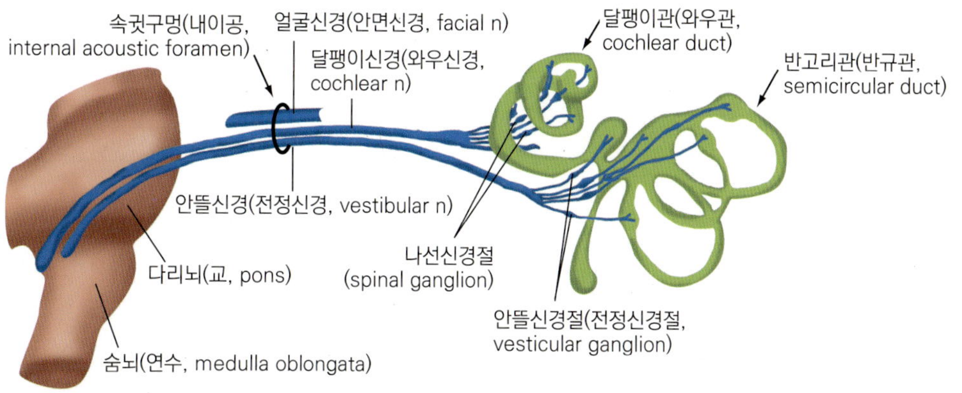

그림 5-42 혀인두신경의 분포

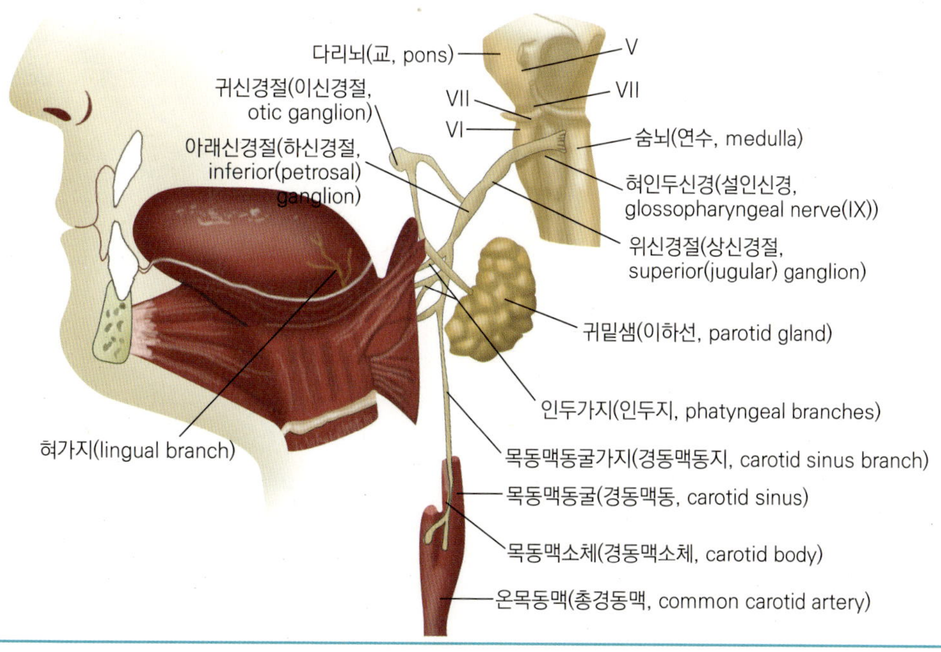

로 내려가 혀근육부위(설근부)에 분포하는 혀가지(설지, lingual branch)와 인두에 분포하는 인두가지(인두지, pharyngeal branch)로 나누어진다.

혀가지는 혀의 뒤쪽 1/3부분에 분포하여 미각을 감지하고 운동섬유는 붓인두근(경돌인두근)을 지배하는 혼합신경이다. 이 신경은 부교감섬유를 갖는 작은바위신경(lesser petrosal nerve)을 포함하고 있다.

목동맥팽대가지(경동맥동지, branch of carotid sinus)는 동굴신경(동신경, sinus nerve)이라고 하며 목동맥굴(경동맥동, carotid sinus)에 분포하는 신경으로 목동맥굴반사(경동맥동반사, carotid sinus reflex)의 들신경(구심성신경)이며 반사적으로 혈압의 조절을 담당한다.

(10) 미주신경(vagus nerve, 제Ⅹ뇌신경)

뇌신경 중 가장 길고 가장 넓은 범위에 분포하는 미주신경은 머리뼈 아래끝, 즉 가슴부분과 배부분의 내장에 분포하는 혼합신경이며 대부분 부교감섬유로 구성된다.

숨골의 앞가쪽에서 기시하여 목정맥구멍(경정맥공)을 혀인두신경(설인신경), 더부신경(부신경)과 같이 머리뼈공간 밖으로 나와 속목(내경)동·정맥사이 뒤쪽을 따라 가쪽목부위(측경부)로 내려간다.

가쪽목부위에 와서 오른미주신경은 오른빗장밑동맥(우쇄골하동맥) 앞쪽을, 왼미주신경은 대동맥활(대동맥궁)의 앞을 지나 가슴안(흉강)으로 들어가 기관지의 뒤쪽을 지나 식도구멍(식도열공)을 통과하여 식도앞뒤벽에 이른다.

그림 5-43 미주신경의 주행방향과 분포

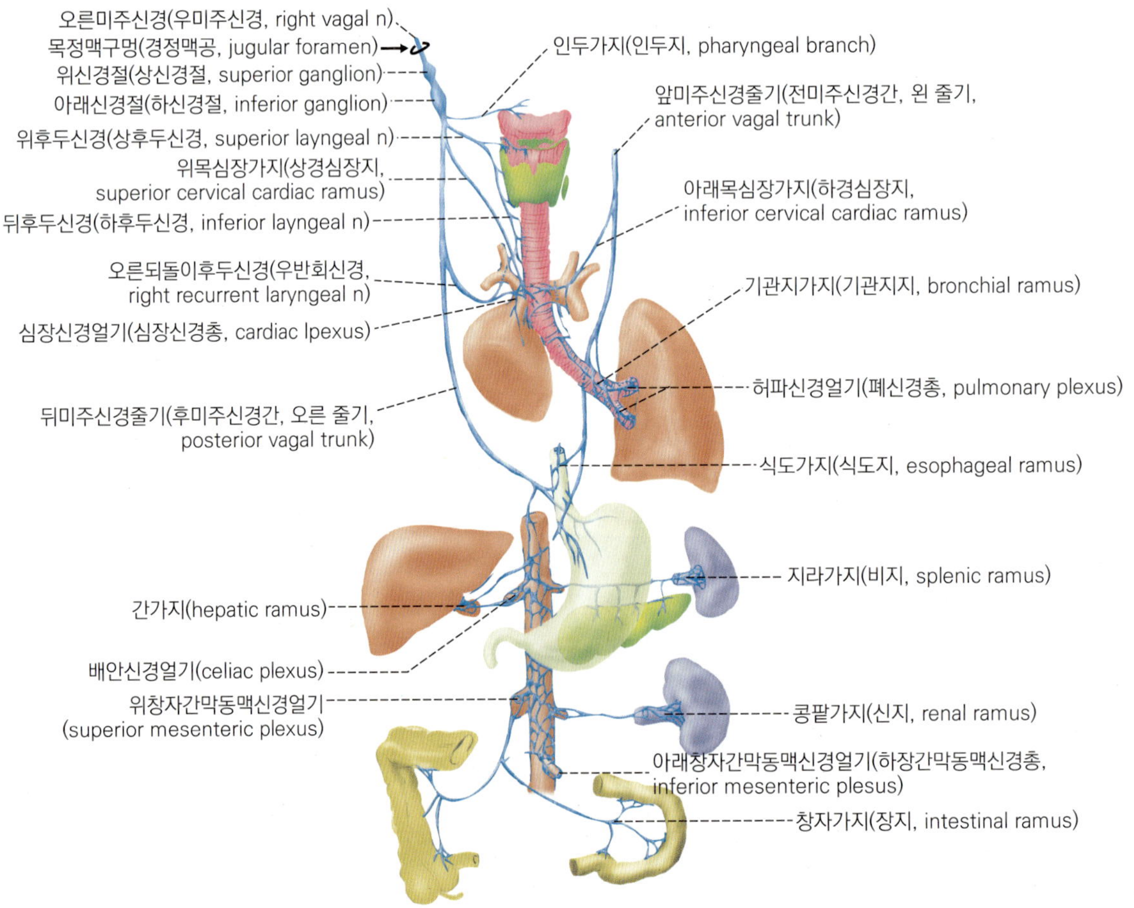

오른미주신경은 식도뒤면에서 뒤미주신경줄기(후미주신경간, posterior vagal trunk)를 형성하고 왼미주신경은 식도의 앞벽을 따라가는 앞미주신경줄기(전미주신경간, anterior vagal trunk)를 형성하여 배부위 장기에 분포한다.

특히 후두근육운동을 지배하여 발성에 관여하는 되돌이후두신경(반회신경) 중 오른되돌이후두신경(우반회신경, right recurrent laryngeal nerve)은 빗장밑동맥을 왼되돌이후두신경(좌반회신경, left recurrent laryngeal nerve)은 대동맥활(대동맥궁)을 각각 돌아서 다시 기관 양쪽을 따라 상행하여 후두근육을 지배한다.

미주신경의 운동섬유는 후두근육과 물렁입천장 및 인두근육을 지배하며 일반감각섬유는 인두, 후두, 기관, 기관지, 허파, 심장, 식도 및 배부위내장을 감지하고 특수 감각섬유는 혀뿌리부위에서 미각을 감지한다.

(11) 더부신경(부신경, accessory nerve, 제 XI 뇌신경)

더부신경은 숨뇌에서 기시하는 숨뇌뿌리근(연수근, cranial root)과 척수에서 기시하는 척수뿌리(spinal root)가 한 줄기로 되어 목정맥구멍을 통해 머리뼈구멍을 나오는 운동성 신경이다.

숨뇌뿌리근은 목정맥구멍을 통과한 후 입천장근(구개근), 인두근(인두근) 및 후두근(후두근)의 분지가 된다. 척수뿌리는 경수에서 기시하여 큰구멍(대후두공)을 지나 숨뇌뿌리와 합쳐서 더부신경으로서 척수뿌리의 말초는 등세모근(승모근)과 목빗근(흉쇄유돌근)에 분포한다.

(12) 혀밑신경(설하신경, hypoglossal nerve, 제 XII 뇌신경)

숨뇌의 앞가쪽면(전외측면)에 있는 혀밑신경핵에서 기시하며 10~15개의 섬유다발로 다리뇌에서 나와 혀밑신경관속에서 한줄기가 된 후 머리뼈공간 밖으로 나와 혀근에 분포하여 혀의 운동을 지배하는 운동신경이다.

2) 척수신경(spinal nerve)

척수신경은 척수의 양쪽에 출입하는 31쌍의 말초신경을 말한다. 척수신경은 운동성과 감각성 섬유가 혼합된 혼합신경이다. 이들은 각각 앞뿌리와

그림 5-44 더부신경의 지배근

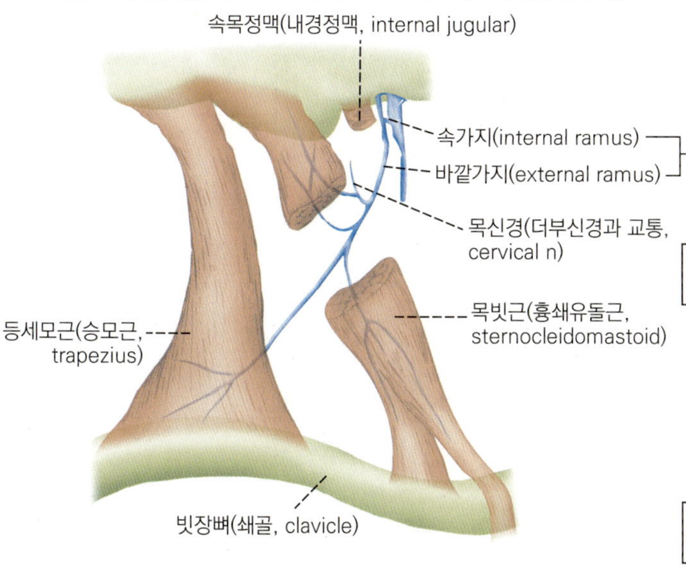

그림 5-45 더부신경의 기시와 분포

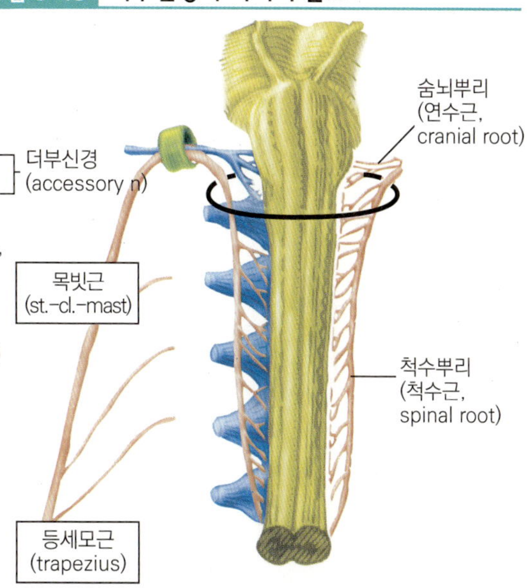

그림 5-46 혀밑신경의 분포

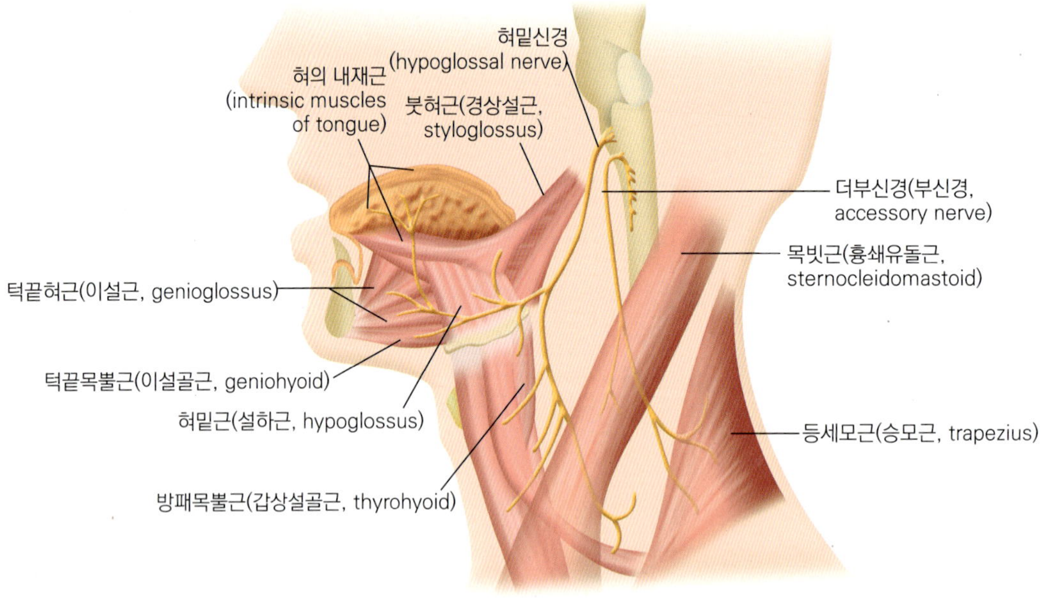

그림 5-47 척수신경의 주요가지(주행방향)

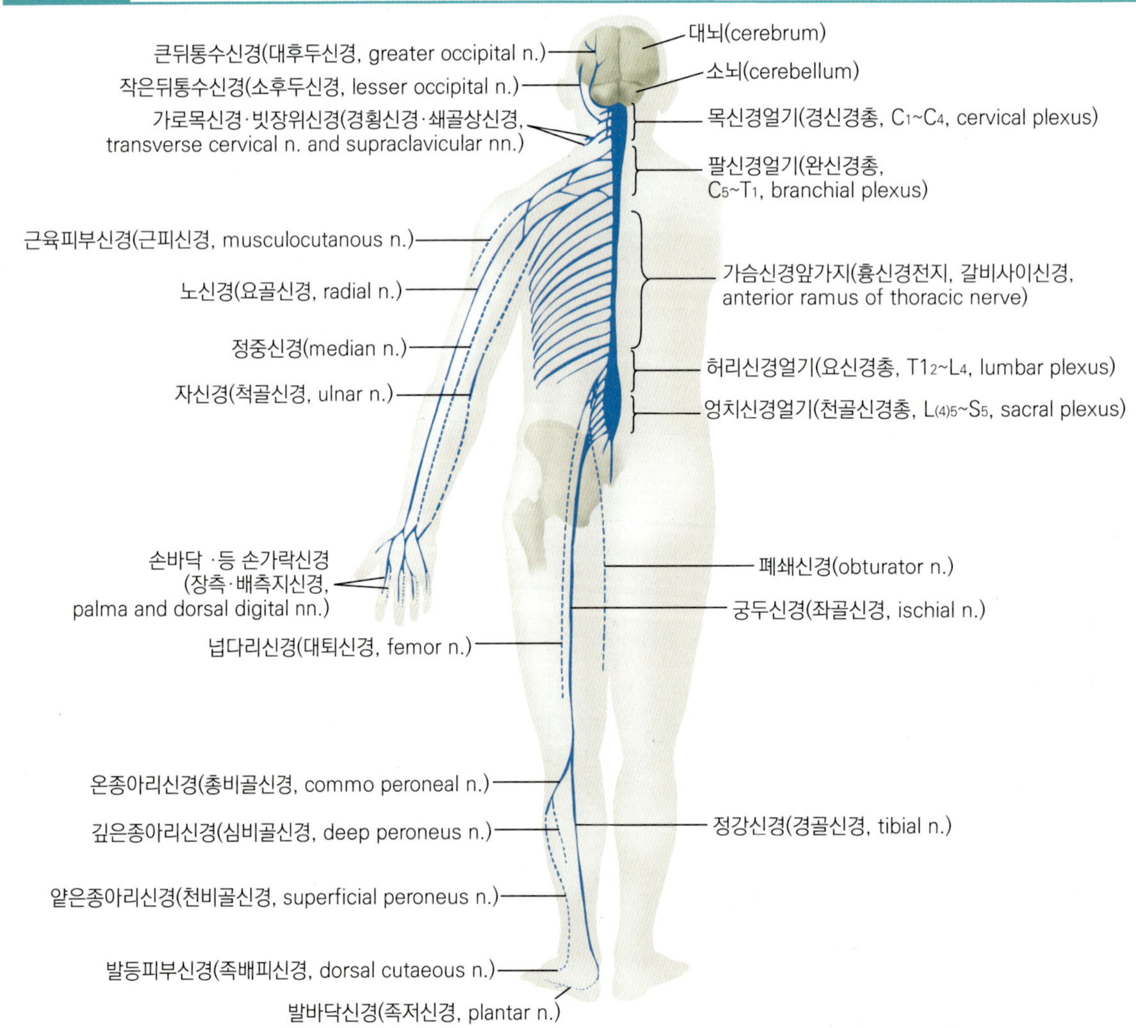

뒤뿌리를 가지며 앞뿌리의 섬유는 운동에 관계하고 뒤뿌리의 섬유는 감각에 관계한다.

앞뿌리와 뒤뿌리는 다수의 잔뿌리(근사, fila-mentum)로 구성되며 척주관의 척추사이구멍을 향하고 여기에서 합쳐서 척수신경이 된다. 뒤뿌리에는 감각성 신경세포체의 집단을 이루는 척수신경절(spinal ganglion)이 있다.

척수신경이 척추사이구멍(intervertebral fora-men)을 나오면서 앞가지(anterior ramus)와 뒤가지(posterior ramus)로 나누어지며 앞가지는 일반적으로 뒤가지보다 굵고 위아래의 것과 연결되어 신경얼기(신경총, nerve plexus)을 형성한 다음 몸통의 가쪽부위와 배쪽부위 및 다리에 분포한다. 뒤가지는 몸통 등쪽부위의 피부와 몸통 척주부에 분포한다.

(1) 척수신경의 분포

31쌍의 척수신경은 위로부터 목신경(경신경, cer-vical nerves 8쌍), 가슴신경(흉수신경, thoracic nerves 12쌍), 허리신경(요신경, lumbar nervers 5쌍), 엉치신경(천골신경, sacral nerves 5쌍), 꼬리신경(미골신경, coccygeal nerve 1쌍)으로 구분된다.

① 목신경(cervical nerves)

목신경은 8쌍이며 뒤통수밑신경(suboccipital nerve)인 첫째목신경(제1경신경)은 머리뼈와 고리뼈(환추) 사이에서 나와 목부분 깊은층의 근육에 분포하고 둘째목신경(제2경신경)에서 일곱째목신경(제7경신경)까지는 각각 같은 수치의 목뼈위에서 나오며 여덟째목신경(제8경신경)은 일곱째목뼈(제7경추) 밑에서 나온다. 목신경의 뒤가지(posterior ramus)는 뒤목부위의 피부와 근육에 분포한다.

② 가슴신경(흉신경, thoracic nerves)

가슴신경은 열두쌍이며 앞가지는 갈비뼈 사이에 있으므로 갈비사이신경(늑간신경, intercostal nerves)이라 하고 열두번째가슴신경(제12흉신경)은 열두번째갈비(제12늑골, intercostal nerves)이라 하고 열두번째 가슴신경은 열두번째갈비 아래에 있기 때문에 갈비아래신경(늑하신경, subcostal

그림 5-48 머리목부위의 피부신경절

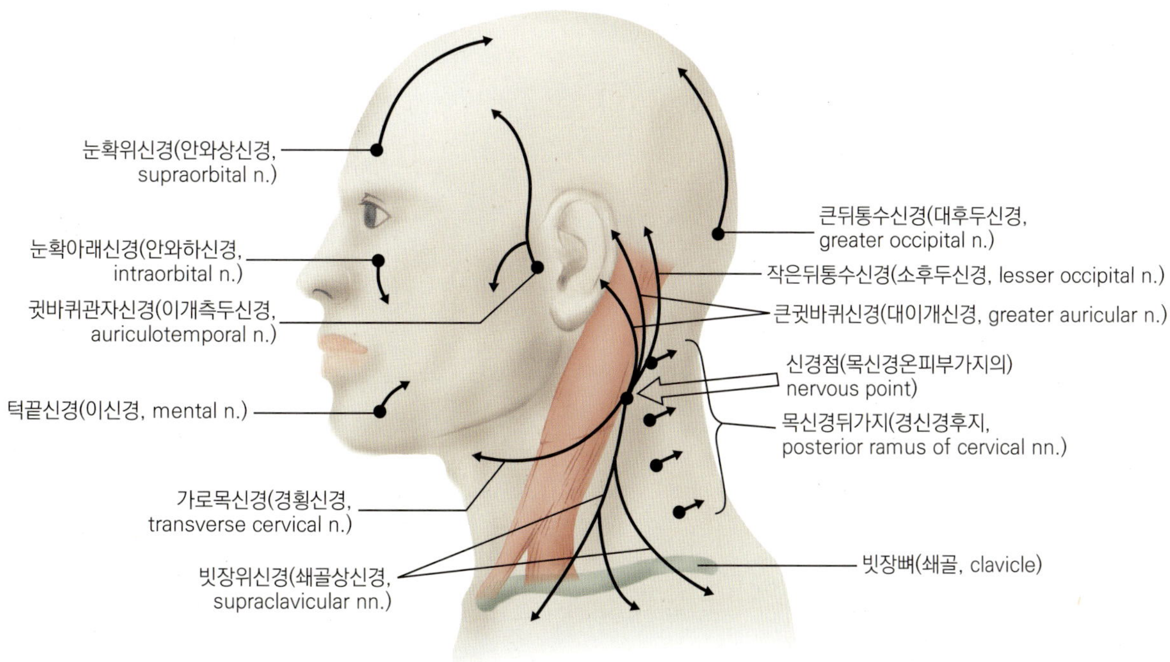

nerve)이라고 한다. 앞가지는 다른 척수신경과는 달리 신경얼기(신경총, neuroplex)를 만들지 않는 것이 특징이다.

앞가지의 위갈비사이신경(상위늑간신경)은 갈비사이근육, 위·아래뒤톱니근(상·하후거근), 가슴가로근(흉횡근)에 분포하고 아래의 갈비사이신경은 배근육이나 아래배부위 피부까지 분포한다. 뒤가지는 가슴부위의 뒤벽을 구성하는 척주세움근무리(척주기립근군)와 그 부위 피부에 분포한다.

한편 배꼽(umbilical region)은 열째갈비사이신경(제10늑간신경)의 지배구역에 속한다.

③ 허리신경(요신경, lumbar nerves)

허리신경은 다섯쌍이며 허리신경얼기(lumbar plexus)에서 나오는 근육가지는 배벽아래부위, 속볼기근(내관골근), 넓다리 모음근육과 폄근육 등의 뼈대근육을 지배하고 피부가지는 샅굴(서혜부), 바깥음부 및 넓다리 앞면과 안쪽, 그리고 종아리(하퇴)의 안쪽 등의 피부에까지 분포한다.

④ 엉치 및 꼬리신경(천골 및 미골신경, sacral and coccygeal nerves)

엉치신경 다섯쌍과 꼬리신경 한쌍으로 구성되어 있다. 앞가지는 엉치뼈의 앞엉치뼈구멍(전천골공)에서 나와 엉치신경얼기(천골신경총, sacral plexus)를 만들어 볼기, 샅(회음부), 바깥음부, 넓다리뒤(대퇴후부), 종아리(하퇴) 및 발의 근육과 피부에 분포하며, 뒤가지는 엉치뼈의 뒤엉치뼈구멍을 나와서 엉치부위(천골부)의 고유등근육(고유배근)과 엉치 및 꼬리부위의 피부에 분포한다.

(2) 척수신경얼기(척수신경총, spinal nerve plexus)

서른한쌍의 척수신경의 앞가지는 몸통의 가쪽부위 및 배쪽부위와 다리에 분포하며 가슴신경을 제외하고는 척주의 양쪽에서 위·아래 서로 연결

그림 5-49 목신경얼기

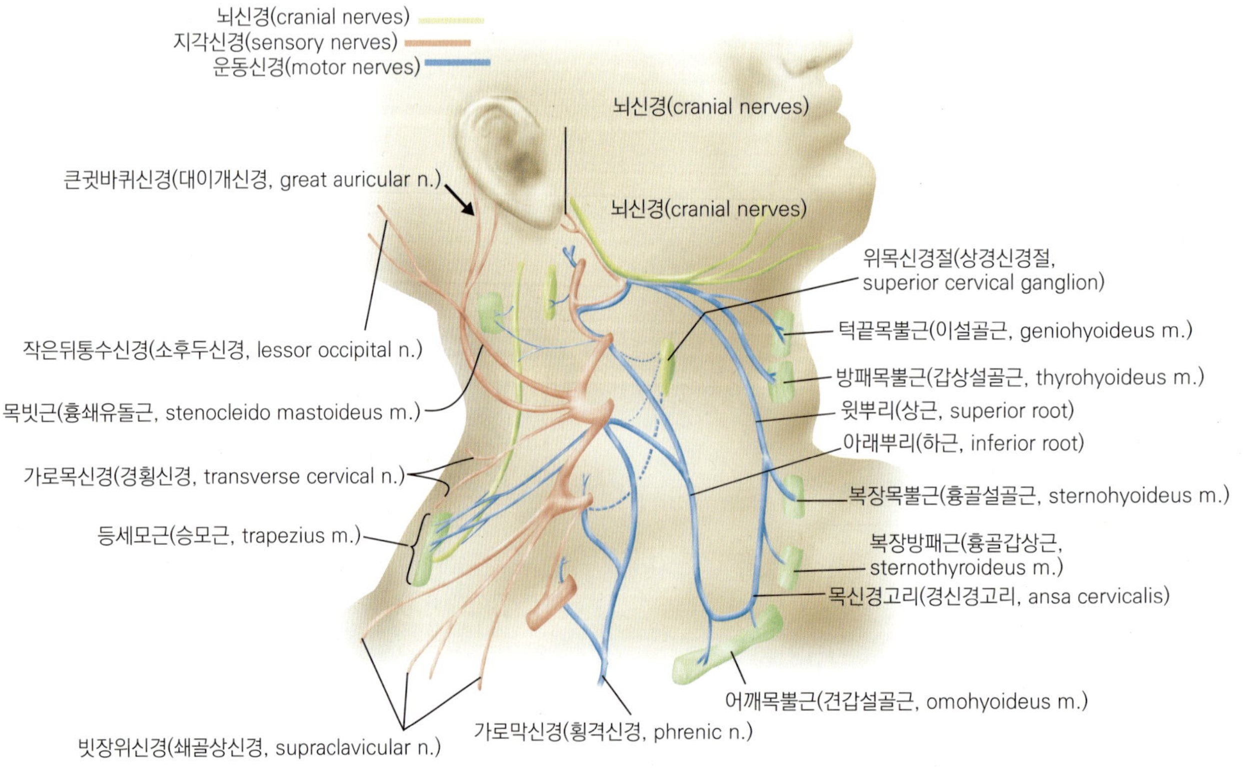

하여 신경얼기(신경총, neuroplex)을 형성하고 있다.

① 목신경얼기(경신경총, cervical plexus)

목신경얼기는 첫째~넷째목의 앞가지가 만드는 신경얼기이며 가쪽목부위(측경부)의 목빗근 밑에 있다. 목신경얼기의 피부가지(감각지)에 해당하는 신경은 목빗근 뒤모서리의 중앙부 피부밑에 나타나는 신경점(nervous point)을 이루는 신경들이며 이에 관여하는 신경은 뒤통수부위에 분포하는 작은뒤통수신경(소후두신경, lesser occipital nerve)과 귓바퀴와 귀밑샘부위에 분포하는 큰귓바퀴신경(대이개신경, great auricular nerve), 빗장뼈부위와 어깨부위에 분포하는 빗장위신경(쇄골상신경, supraclavicular nerve), 목부위 가쪽 앞면에 분포하는 목가로신경(경횡신경, transverse cervical nerve)이다.

목신경얼기의 근육가지(운동가지)는 목과 등위부위의 얕은근육과 목뿔아래근육무리(설골하근군)를 지배하는 목신경고리(경신경고리, ansa cervicalis)와 가로막신경(횡격신경, phrenic nerve) 등이다.

- **목신경고리(경신경고리)**는 속목정맥(내경정맥)의 가쪽부위에서 첫째~둘째목신경의 결합에 의한 위뿌리(superior root)와 둘째~셋째목신경이 만드는 아래뿌리(inferior root)가 합쳐져 고리모양을 형성하며 목뿔아래근육무리의 운동을 지배한다.
- **가로막신경**은 앞목갈비근(전사각근)의 앞을 하행하여 가슴안으로 들어가 허파문의 앞에서 심장주머니(심낭)와 가슴막세로칸(흉막종격부) 사이를 지나 가로막에 분포한다. 주로 가로막으로 가는 운동섬유로 C4를 주체로 하고 있으며 섬유의 2/3은 운동성 나머지 1/3은 감각성이다.

② 팔신경얼기(완신경총, brachial plexus)

팔신경얼기는 다섯째~여덟째목신경과 첫째가슴신경의 앞가지로 구성된다. 팔신경얼기 구성은 다섯째~여섯째목신경이 합쳐서 위신경줄기(상신경간, superior trunk)를 만들고 일곱째목신경은 그대로 연장하여 중간신경줄기(중신경간, middle trunk)를 만들며, 여덟째목신경과 첫째가슴신경이 합쳐져서 아래신경줄기(하신경간, inferior trunk)를 만든다.

위의 3신경줄기는 각각 앞가지와 뒤가지로 갈라지지만 뒤가지 3개가 합쳐져서 뒤신경다발(후신경속, posterior cord)을 만들고 그 연장은 노신경(요골신경, radial nerve)과 겨드랑신경(액와신경, axillary nerve)이 된다. 가쪽신경다발(외측신경속, lateral cord)은 위·중간신경줄기의 앞가지가 합쳐져서 만들어지고 연장신경다발에서 근육피부신경(근피신경, musculocutaneous nerve)이 나온다.

아래신경줄기에서 나온 앞가지는 안쪽신경다발(내측신경속, medial cord)이 되며 그 연장에서 자신경(척골신경, ulnar nerve)이 되며 안·가쪽신경 다발로 각각 분기된 신경 중 하나씩이 합쳐져서 정중신경(median nerve)이 된다.

a. 겨드랑신경(액와신경, axillary nerve)

겨드랑신경은 뒤신경다발(후신경속)에서 나와 어깨관절(견관절)의 아래쪽을 지나 근육가지는 어깨세모근(삼각근)과 작은원근(소원근)을 지배하고 피부가지는 위팔가쪽부위(상완외측부)의 피부에서 감각을 지배한다. 겨드랑신경에 이상이 있을 시 어깨관절의 모음이 불가능하고 어깨 피부의 감각을 상실하게 된다.

b. 노신경(요골신경, radial nerve)

뒤신경다발에서 나와 팔의 위팔과 아래팔의 모든 폄근과 손뒤침근(회외근)을 지배하는 큰 신경이다. 근육가지는 위팔세갈래근(상완삼두근)과 팔꿈치근(주근)을 지배하며 피부가지는 위팔과 아래팔의 등쪽과 손등 및 손바닥 노(요골)쪽 1/2에 분포한다.

노신경이 손상되면 팔꿈치가 펴지지 않고 손목처짐증(수근하수증, wrist drop)이 나타나며 손등과 노쪽 피부에 감각과 마비가 온다.

그림 5-50 팔신경얼기의 구성

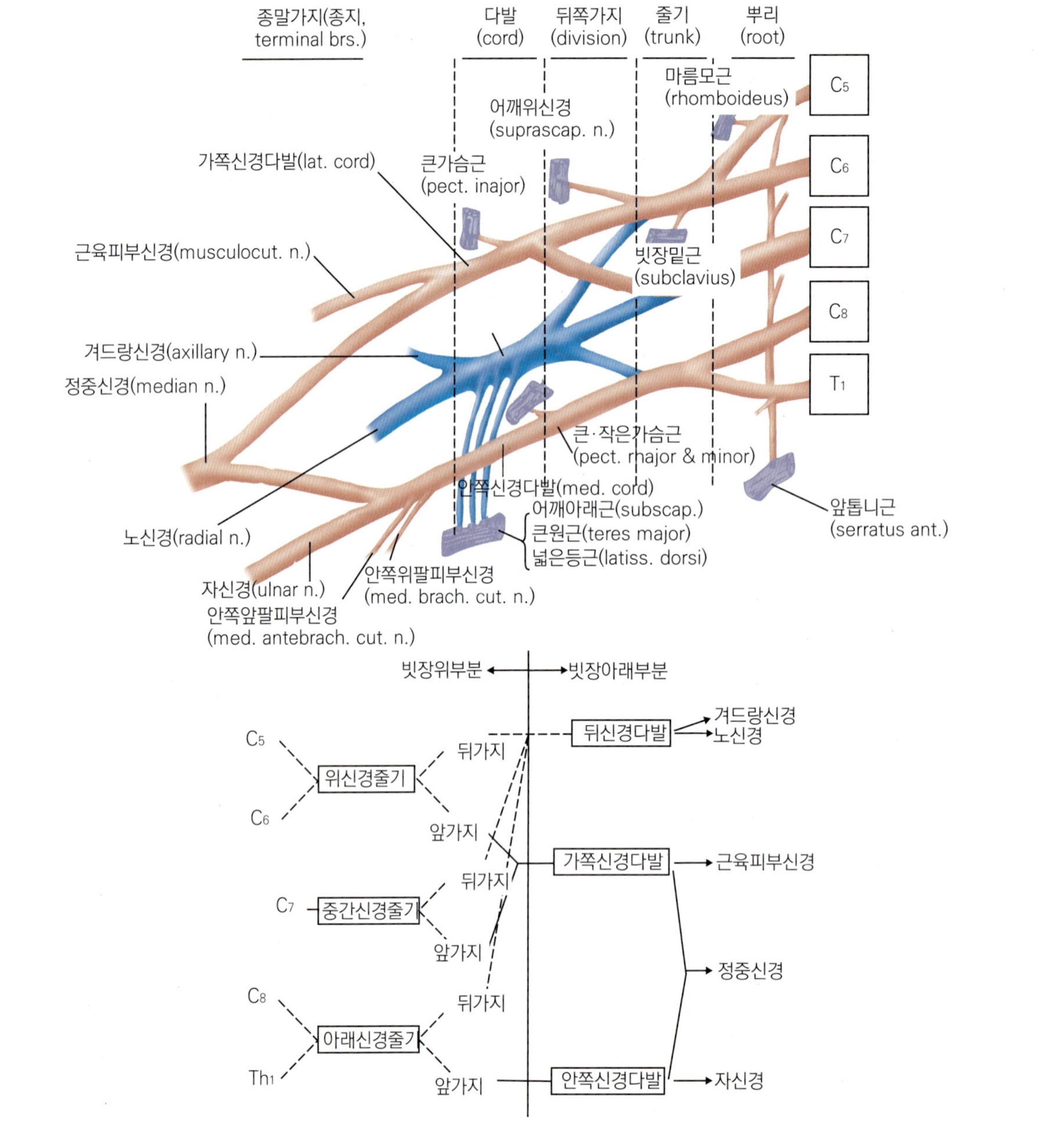

c. 근육피부신경(musculocutaneous nerve)

가쪽신경다발(외측신경속)에서 나와 위팔근(상완근)과 위팔두갈래근(상완이두근) 사이를 내림하며 근육가지는 부리위팔근(오훼완근), 위팔근 및 위팔두갈래근을 지배한다. 피부가지는 아래팔(전완) 가쪽부위의 피부에 분포한다.

근육피부신경이 손상되면 팔굽관절(주관절)의 굽힘이 불가능하며 아래팔의 앞가쪽 피부의 감각을 상실하게 된다.

d. 정중신경(median nerve)

안·가쪽신경다발에서 나와 위팔안쪽부위를 내림하여 팔오금(주와) 그리고 아래팔의 중앙을 내

그림 5-51 겨드랑신경과 노신경의 근지배

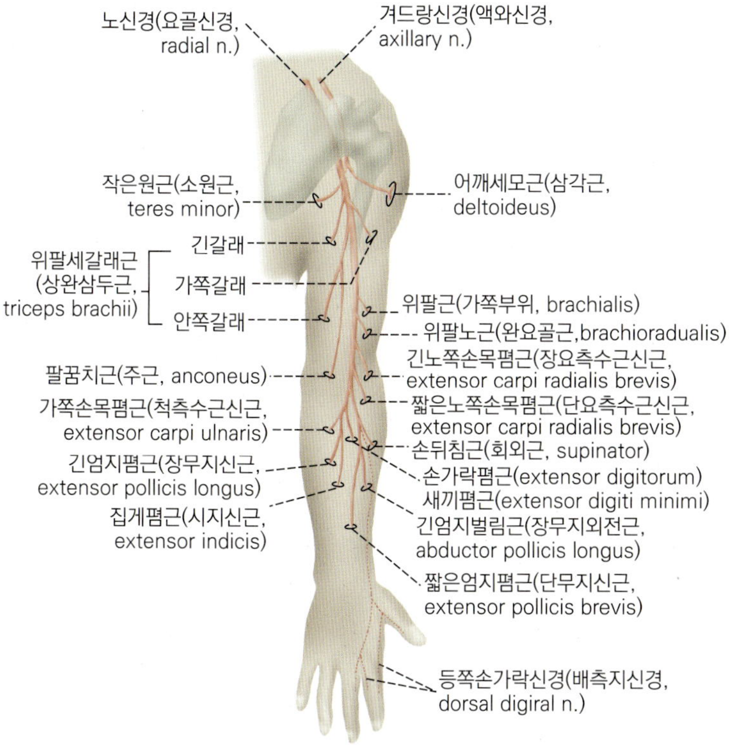

그림 5-52 겨드랑신경과 노신경의 피부지배영역

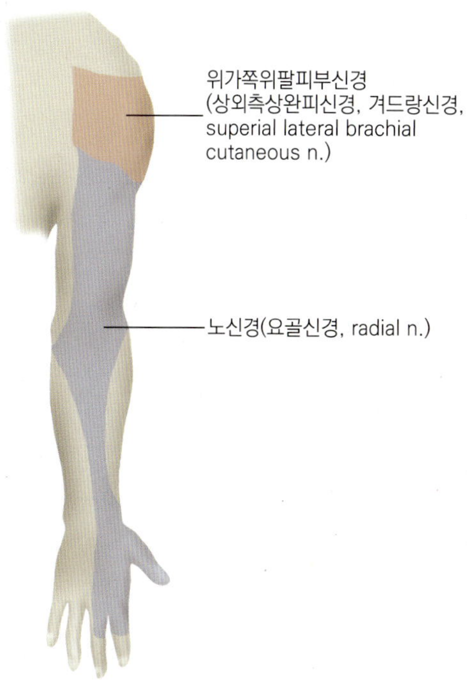

그림 5-53 근육피부신경과 정중신경의 근지배

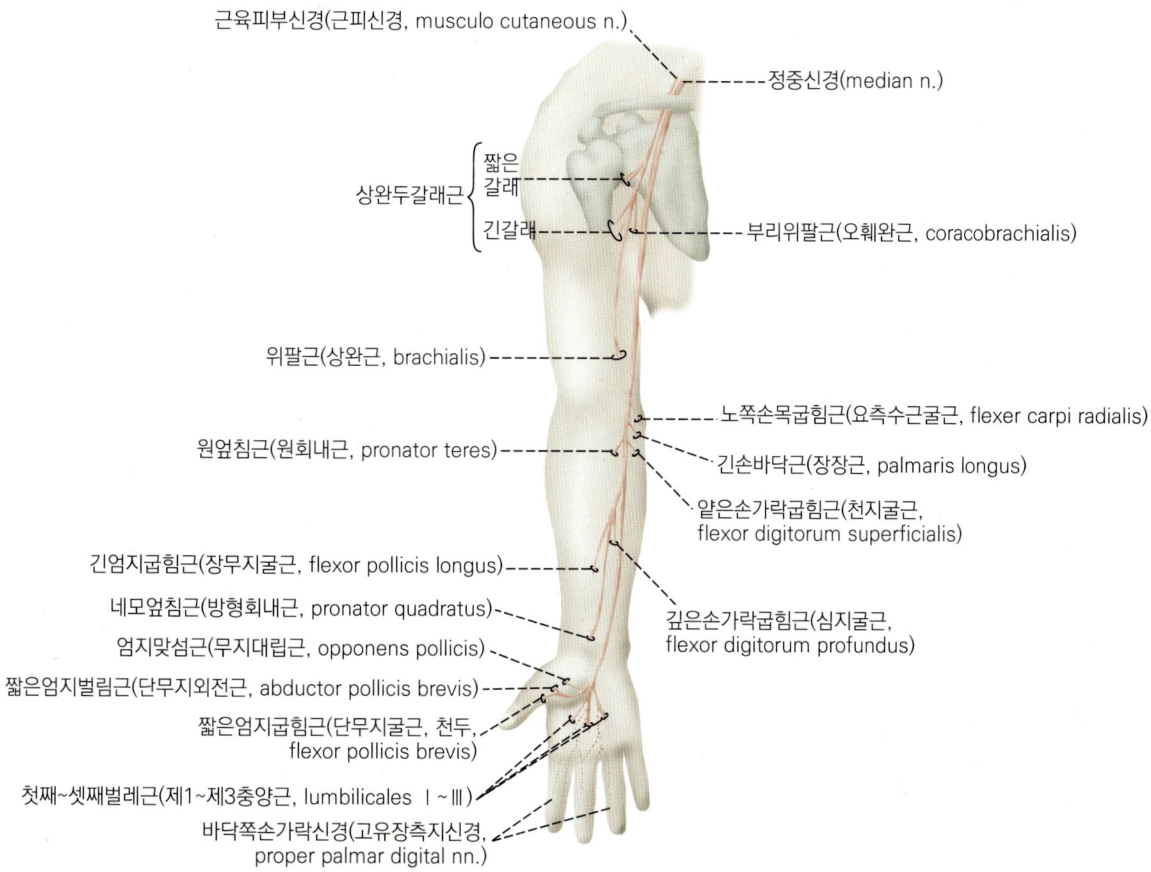

그림 5-54 근육피부신경과 정주신경의 피부지배영역

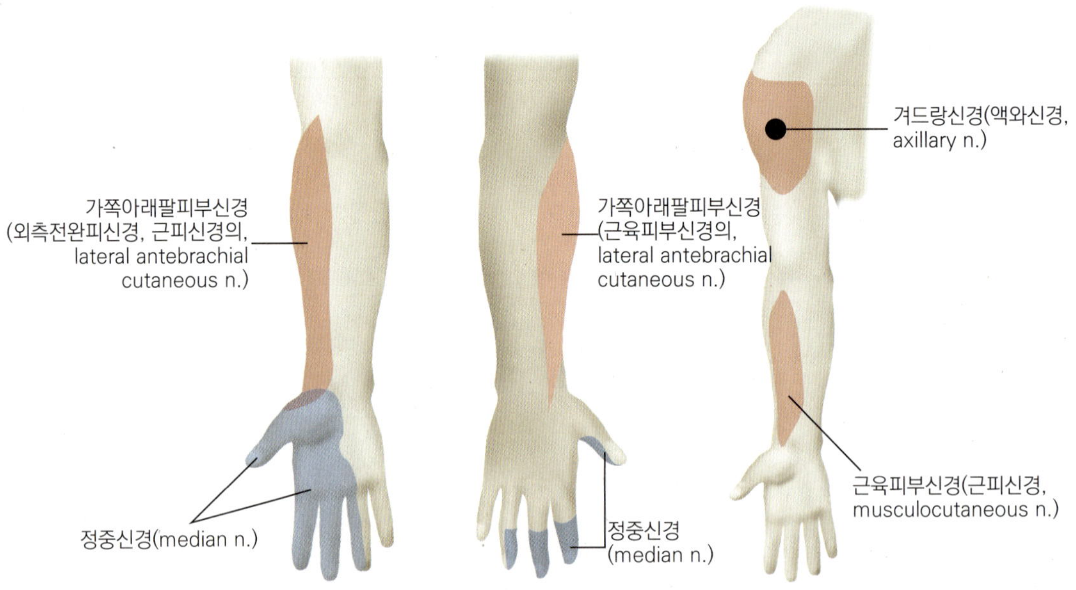

그림 5-55 자신경의 근지배

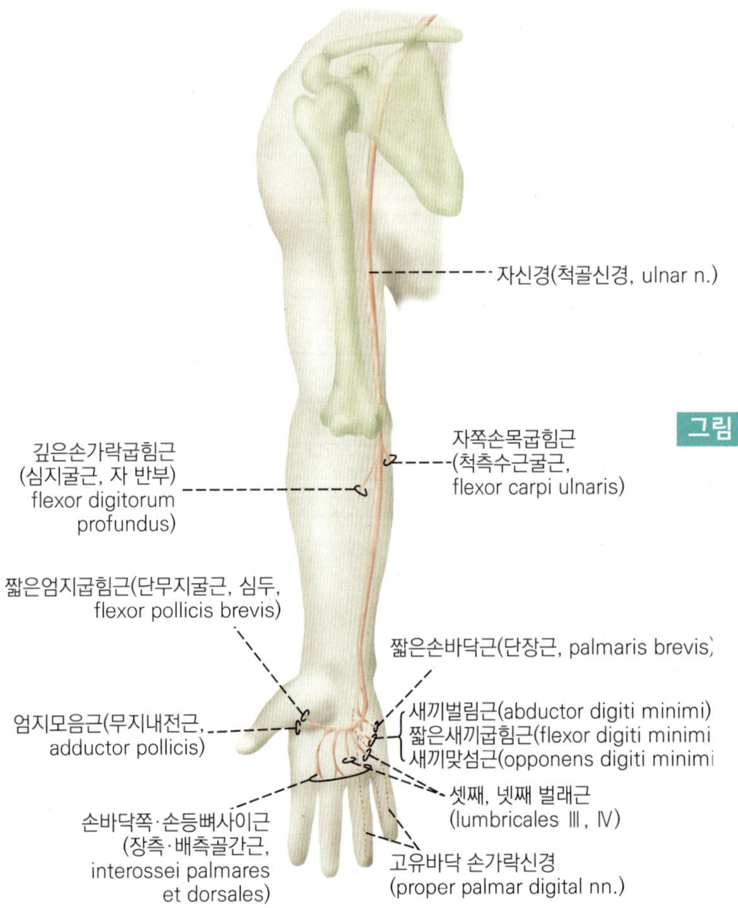

그림 5-56 자신경의 피부지배영역

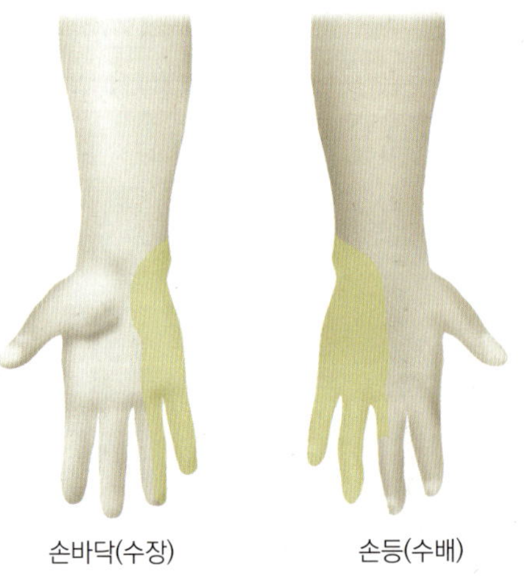

그림 5-57 각종 팔 신경마비 환자 손

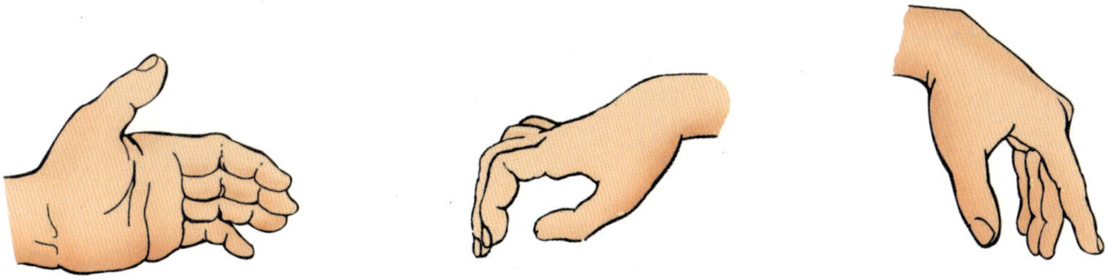

정중신경마비 median nerve palsy (원숭이 손, ape hand)
자신경마비 ulnar nerve palsy (독수리 손, claw hand)
노신경마비 radial nerve palsy (손목폐짐 손, wrist drop)

림한다. 이어서 큰마름모뼈(대능형골)와 작은마름모뼈(소능형골) 사이를 지나 엄지(무지)와 반지손가락 안쪽(환지내측)에 분포한다.

근육가지는 아래팔굽힘근무리(전완굴근군)의 대부분과 엎침근육(회내근) 그리고 손바닥 노쪽부위의 근육을 지배한다. 피부가지는 손바닥 피부의 노쪽 1/2을 지배한다. 정중신경이 손상되면 손의 엎침(회내)이 불가능하고 원숭이손(ape hand)이 되고 손바닥 가쪽 1/2의 피부감각이 상실된다.

③ 자신경(척골신경, ulnar nerve)

안쪽신경다발에서 나와 정중신경과 함께 내림하고 위팔의 안쪽위관절융기(내측상) 뒤쪽 자신경고랑(척골신경구)을 지나 아래팔 앞면의 자쪽을 내림하여 손과 손가락에 이른다.

근육가지는 아래팔의 굽힘근육(굴근)인 자쪽손목굽힘근(척측수근굴근)과 새끼두덩근육(소지구근), 뼈사이근 및 안쪽벌레근(내측충양근)을 지배한다. 피부가지는 손바닥과 손등의 자족 1/2에 분포한다.

자신경이 손상되면 손가락의 끝마디뼈의 굽힘이 불가능하며 독수리손(claw hand)의 원인이 된다.

④ 허리신경얼기(요신경총, lumbar plexus)

허리신경얼기는 열두번째등신경(제12흉신경)부터 넷째허리신경까지가 허리뼈의 양쪽에서 큰허리근(대요근)속에 위치하며 여기에서 나온 가지

그림 5-58 허리신경얼기(허리신경얼기)

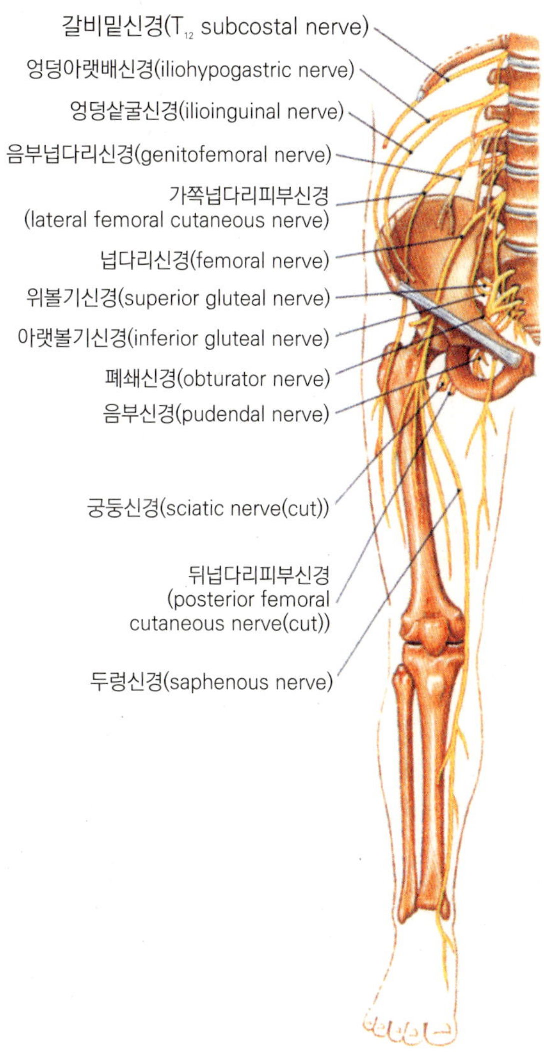

그림 5-59 넙다리신경의 근육 및 피부지배영역

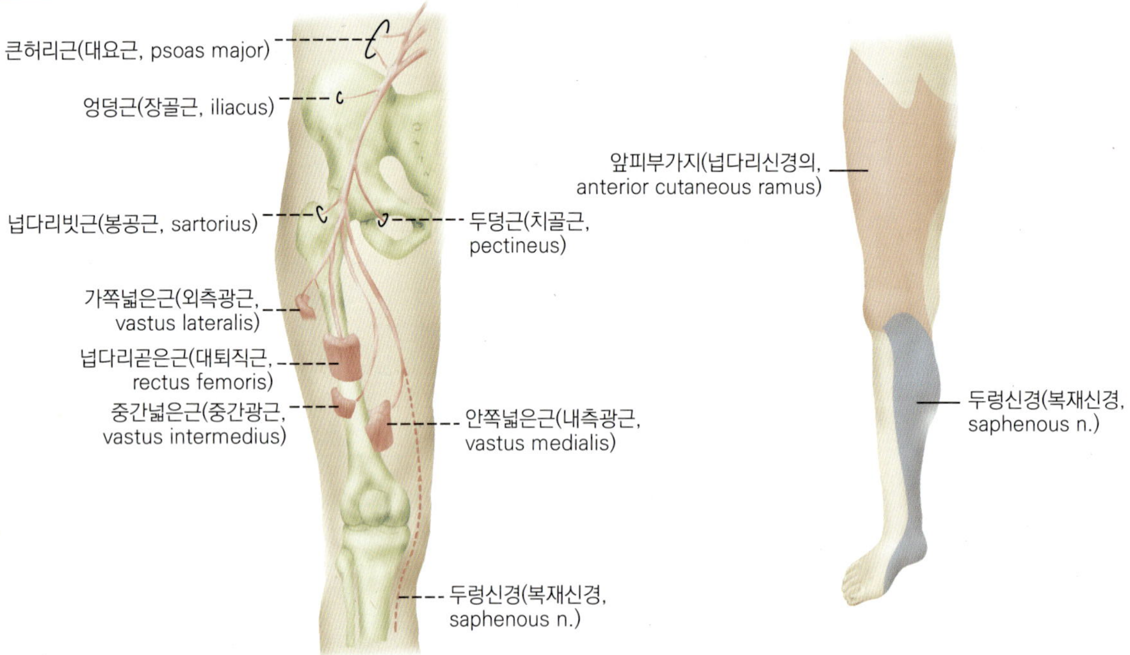

그림 5-60 엉치신경얼기(천골신경총)

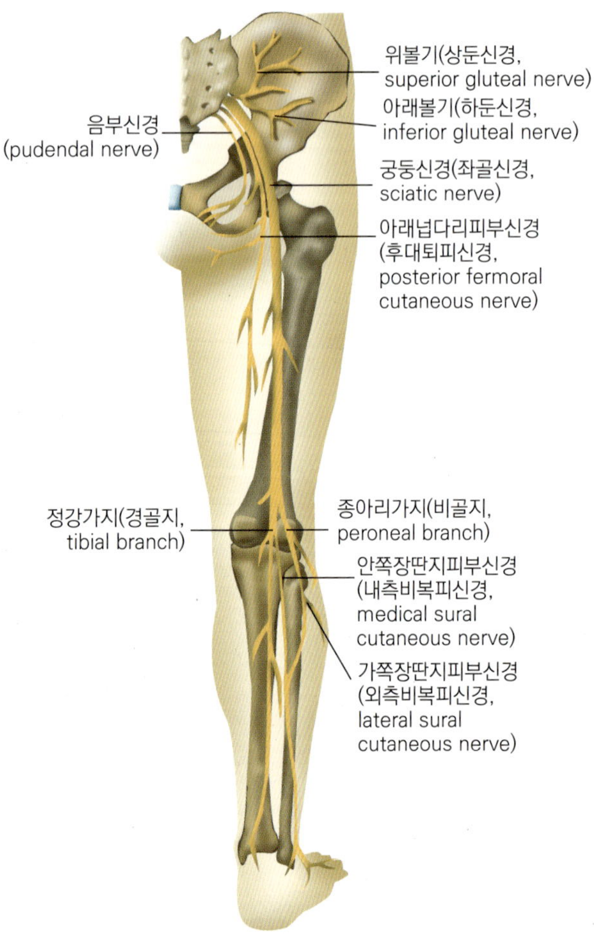

중 근육가지는 배근육, 아래배벽, 골반근, 넓적다리의 앞면과 안쪽의 근육무리를 지배하고 피부가지는 샅굴(서혜부), 바깥음부 및 넓적다리와 종아리의 앞안쪽 피부를 지배한다.

중요한 허리신경얼기는 다음과 같다.

a. 엉덩샅굴신경(장골서혜신경, ilioinguinal nerve)

엉덩아래배신경(장골하복신경)과 같이 배가로근(복횡근)을 관통하여 근육가지를 배속빗(내복사근)에 보내고 샅굴을 지나 얕은샅굴구멍으로 나와서 남자는 음낭, 여자는 대음순에 분포한다.

b. 음부넙다리신경(음부대퇴신경, genitofemoral nerve)

큰허리근 속에서 2가지로 나누어져 하나는 음부가지(genital branch)로 여성은 자궁원인대(자궁원삭)를 따라 음순에 이르며, 다른 하나는 넙다리가지(femoral branch)로 샅굴인대 아래끝을 지나 넓적다리 앞면의 피부에 분포한다. 남성은 고환올림근반사(정소거근반사)에 관여한다.

c. 넙다리신경(대퇴신경, femoral nerve)

허리신경얼기 중에서 가장 큰 신경으로서 무릎힘줄반사(슬개건반사)에 관여한다. 근육가지는 넓적다리 앞면의 넙다리네갈래근(대퇴사두근), 넙다리빗근(봉공근), 두덩근(치골근)에 분포하고 피부가지는 앞피부가지(anterior cutaneous branch)로서 그 표면의 피부에 분포한다.

d. 폐쇄신경(obturator nerve)

골반결벽에서 폐쇄관을 지나 근육가지는 모음근육무리(내전근군)에, 피부가지는 넙다리안쪽(대퇴내측)의 피부에 각각 분포한다.

⑤ 엉치신경얼기(천골신경총, sacral plexus)

엉치신경얼기는 넷째~다섯째허리신경, 첫째~셋째엉치신경의 앞가지로 구성하며 엉치뼈 앞면에 위치한다.

앞가지는 앞엉치뼈구멍(전천골공)에서 나와서 볼기부위, 샅(회음부), 외음부, 넓적다리뒤부위, 종아리 및 발의 근육과 피부를 지배한다. 뒤가지는 엉치의 뒤엉치뼈구멍(후천골공)을 나와서 엉치부위의 고유등근육과 엉치뼈, 꼬리뼈부위의 피부에 분포한다. 엉치신경얼기에서는 인체 최대의 신경인 궁둥신경을 내고 있다.

엉치신경얼기 중에서 중요한 것은 다음과 같다.

a. 위·아래볼기신경(상·하둔신경, superior and inferior gluteal nerves)

큰궁둥구멍(대좌골공)을 지나 볼기부위의 깊은 곳으로 나온 후 위볼기신경은 중간볼기근(중둔근)과 작은볼기근(소둔근) 및 넙다리근막긴장근(대퇴근막장근)에 분포하고 아래볼기신경(하둔신경)은 큰볼기근(대둔근)에 분포한다.

b. 음부신경(pudendal nerve)

궁둥구멍근(이상근)밑에서 큰궁둥구멍(대좌골공)을 나와 궁둥뼈가시(좌골극)를 돌아 작은궁둥구멍(소좌골공)에서 골반안 가쪽(골반강 외측)의 궁둥항문오목속(좌골직장와내)에 들어가서 분지하여 항문부위, 샅, 외음부위(음경, 음핵)에 분포한다.

c. 궁둥신경(좌골신경, sciatic nerve)

인체에서 가장 큰 신경이며 궁둥구멍근(이상근) 아래쪽으로 큰궁둥구멍에서 넓적다리 뒤쪽으로 나와서 넙다리굽힘근무리에 분지하고 내림하여 다리오금(슬와) 위쪽에서 온종아리신경(총비골신경)과 정강신경(경골신경)으로 분지된다.

그림 5-61 궁둥신경의 기사와 주행방행

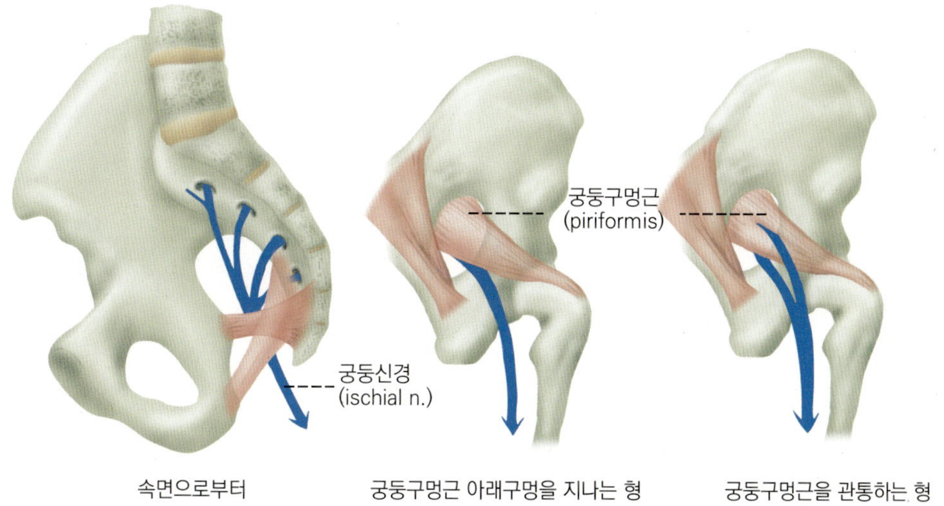

그림 5-62 온종아리신경의 근육지배

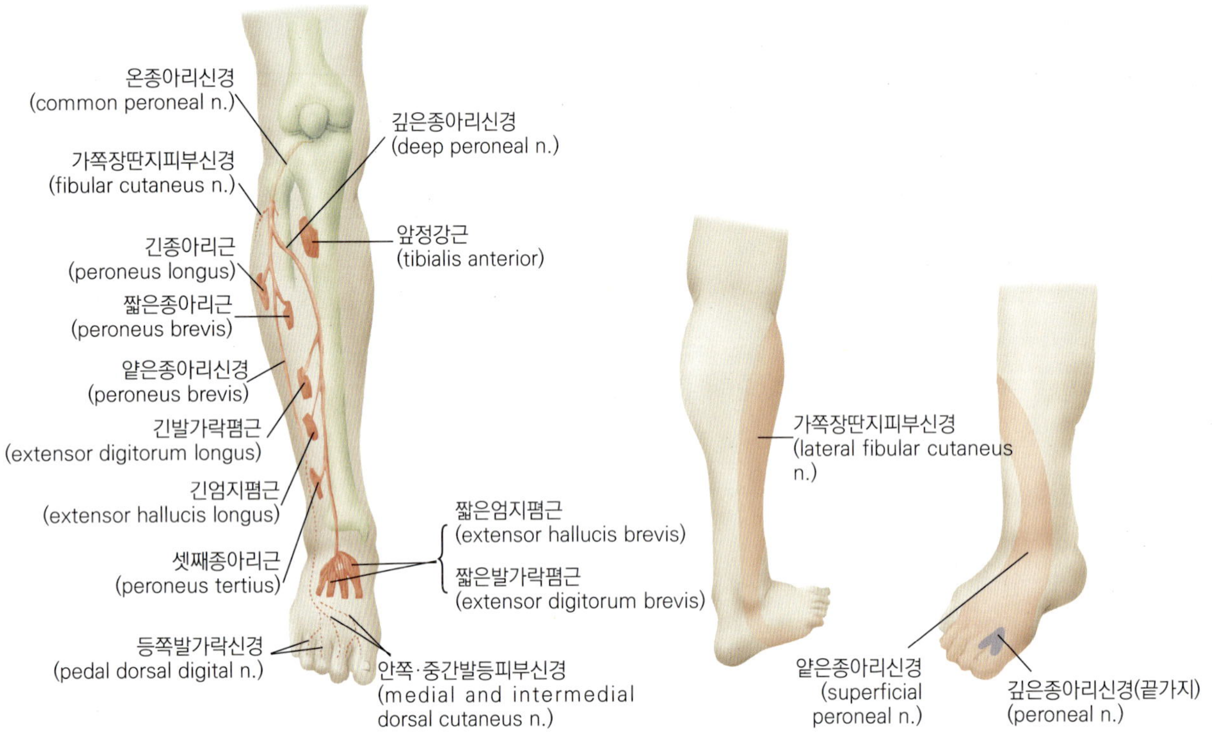

그림 5-63 정강신경의 근육지배

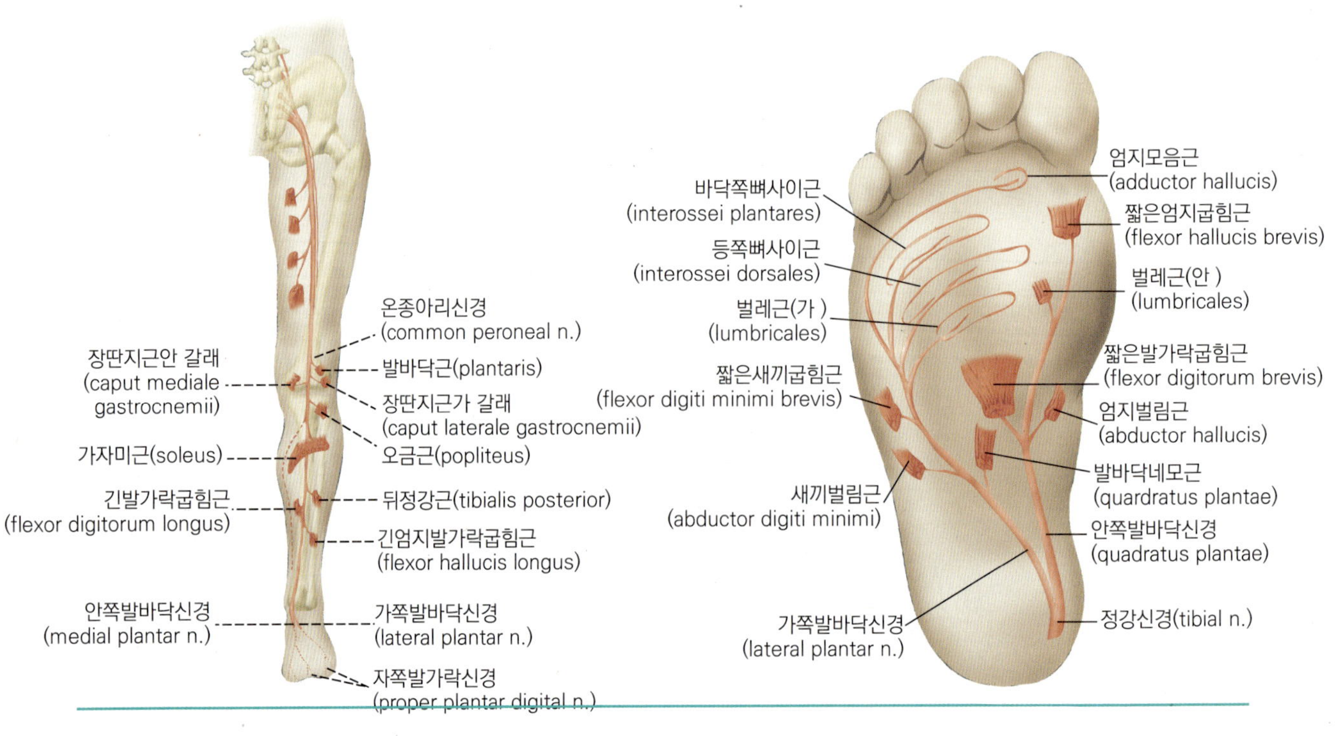

그림 5-64 장딴지신경의 주행방향

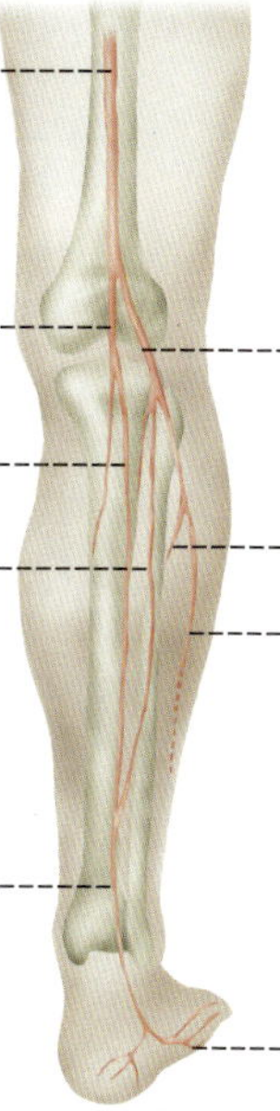

⑥ 온종아리신경(총비골신경, common peroneal nerve)

다리오금 위끝에서 궁둥신경으로부터 분지하여 종아리의 위가쪽부위에서 종아리뼈머리(비골두)를 돌아서 앞쪽으로 나와 얕은·깊은종아리(천·심비골) 신경으로 분지한다.

얕은종아리신경(천비골신경, superficial peroneal nerve)은 긴종아리근(장비골근)을 관통하여 종아리근(비골근)에 근육가지를 내며 피부가지는 종아리의 아래앞부위와 엄지발가락가쪽에서 다섯째발가락 안쪽면 피부에 분포한다.

깊은종아리신경(심비골신경, deep peroneal nerve)은 종아리뼈 위끝 가쪽에서 종아리 앞쪽의 깊은부위로 나와 앞정강근(전경골근)의 가쪽을 내림하여 발등의 폄근인 짧은엄지폄근(단무지신근)과 짧은발가락폄근(단지신근)에 근육가지를 내며, 피부가지는 엄지와 둘째발가락 사이의 피부에 분포한다.

⑦ 정강신경(경골신경, tibial nerve)

다리오금 중앙선을 따라 종아리로 내려가 정강뼈의 안쪽복사(medial malleolus) 뒤쪽을 거쳐 발바닥에 이르면 안쪽 및 가쪽발바닥신경으로 분지한다.

안쪽발바닥신경(내측족척신경, medial plantar nerve)의 근육가지는 엄지벌림근(무지외전근), 짧은엄지굽힘근(단무지굴근), 짧은발가락굽힘근(단지굴근) 및 첫째벌레근(제1충양근)을 지배하고 피부가지는 발바닥의 안쪽과 첫째~셋째발가락 및 넷째발가락의 안쪽 반의 피부에 분포한다.

⑧ 가쪽발바닥신경(외측족척신경, lateral plantar nerve)

근육가지는 발바닥네모근(족척방형근), 새끼벌림근(소지외전근), 짧은새끼굽힘근(단소지굴근), 벌레근(충양근, 가쪽) 뼈사이근(골간근)에 분포하고 피부가지는 발바닥의 가쪽면과 넷째~다섯째발가락(제4~제5지)의 맞은편 피부에 분포한다.

그림 5-65 자율신경의 분포도

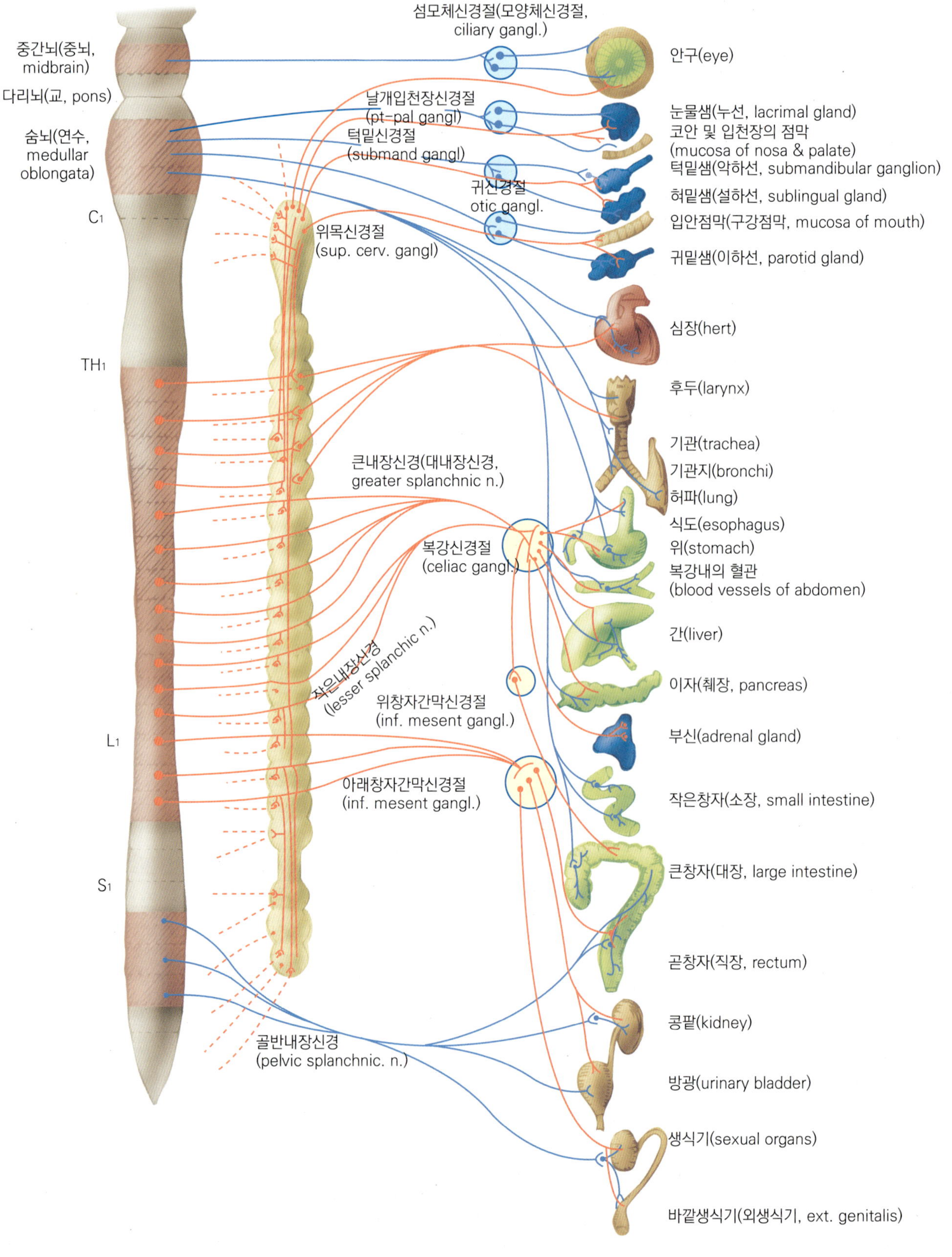

정강신경(경골신경)에서 나온 안쪽장딴지피부신경(내측비복피신경, medial sural cutaneous nerve)과 온종아리신경에 나온 가쪽장딴지피부신경(외측비복피신경, lateral sural cutaneous nerve)은 교통가지에 의해 장딴지신경(비복신경, sural nerve)이 된 후 가쪽복사(외과, lateral malleolus)의 뒤쪽에서 발등으로 나와서 가쪽발등피부신경(외측족배피신경, lateral dorsal cutaneous nerve)이 된다.

2 자율신경계통 (autonomic nervous system)

자율신경계통은 체내의 내장, 즉 소화관, 심장, 혈관, 허파, 분비샘에 분포하면서 그 활동을 자율적으로 조절하는 신경계통을 총괄하며 생명유지에 필요한 호흡, 순환, 흡수, 대사, 배설 및 생식기능을 조절함에 있어 무의식적 또는 반사적 활동에 관여한다.

자율신경은 교감신경(sympathetic nerve)와 부교감신경(parasympathetic nerve)으로 나누어지며 대부분의 내장에는 이들 두 신경이 분포하여 기능을 조절하므로 이를 자율신경의 2중지배(double innervation)라고 한다.

두 신경의 작용은 서로 길항적이어서 한쪽이 흥분을 촉진하도록 작용할 때 다른쪽은 반대로 억제적으로 작용한다. 예컨대 심장에도 양자가 분포되어 있어서 교감신경이 작용하면 심박수가 증가하고 부교감신경이 작용하면 심박수가 감소된다.

이 신경의 균형에 의하여 내장의 작용이 잘 조절하게 되기 때문에 이를 길항지배(antagonistic innervation)라고 하며 항진과 억제현상이 교대로 일어나므로 상반신경 지배(reciprocal innervation)라고도 한다.

그림 5-66 목신경절(경신경절)

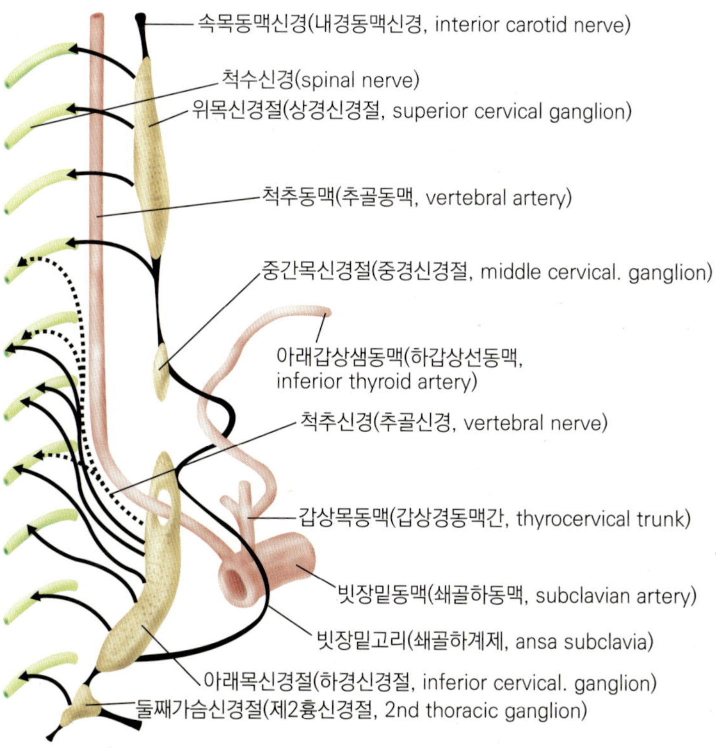

자율신경은 모두가 날신경섬유이며 들신경섬유는 없다. 체성신경계와는 달리 중추신경을 나온 다음 목적하는 장기에 이르는 사이 도중에서 한번은 반드시 새신경세포(새뉴런)를 교대하고 있다. 이 부위를 신경절(ganglion)이라고 한다.

중추신경에서 신경절까지의 섬유를 신경절이전섬유(절전섬유, preganglionic nerve fiber)라 하고 신경절에서 장기까지의 섬유를 신경절이후섬유(절후섬유, postganglionic nerve fiber)라고 한다.

1) 교감신경(sympathetic nerves)

신경절이전섬유(절전섬유)가 가슴분절(흉수)과 허리분절(요수)에서 시작되는 자율신경을 교감신경이라 한다. 교감신경의 주요부는 척주의 양쪽을 따라서 하행하는 교감신경줄기(교감신경간, sympathetic trunk)이며 목뼈(경추)에서 꼬리뼈에 이르기까지 20~25쌍(목부위 3, 가슴부위 10~12, 허리부위 4, 엉치부위 4, 꼬리부위 1)의 교감신경절(sympathetic ganglia)이 있으므로 염주처럼 보인다.

신경절이전섬유가 교감신경줄기와 이어지는 것을 백교통가지(white communicating branch)라고 하며 말이집신경(유수신경) 섬유로 구성되어 있으므로 희게 보인다. 한편 신경절이후섬유(절후섬유)가 나와 다시 척수신경과 잇는 것을 회백교통가지(gray communicating ramus)라고 하는데 민말이집(무수) 신경섬유로 구성되어 있으므로 회백색으로 보인다. 교감신경계통은 신경줄기의 부위에 따라서 머리목부분(두경부), 가슴배부분(흉복부) 및 골반부분으로 구분한다.

(1) 머리·목부분(두경부, cephalic cervical portiones)

머리·목부분의 교감신경줄기는 곁목부위(측경부)의 속목동맥(내경동맥)과 온목동맥(총경동맥) 뒤에서 위부위에 속목동맥신경이 되며 아래쪽에 가슴부분교감신경줄기(흉부교감신경간)에 이어진다. 목부분교감신경줄기(경부교감신경간)는 위·중간·아래목신경절(상·중·하경신경절)을 갖는다.

① 위목신경절(상경신경절, superior cervical ganglion)

크고 방추형이며 셋째~넷째목뼈(제3~4경추) 높이에 있고 이곳에서 나오는 신경절이후섬유(절후섬유)는 홍채의 동공산대근에 분포한다.

② 중간목신경절(중경신경절, middle cervical ganglion)

작고 여섯째목뼈(제6경추) 높이에 있다.

③ 아래목신경절(하경신경절, inferior cervical ganglion)

일곱째목뼈(제7경추) 높이에서 첫째가슴신경절(제1흉신경절)과 융합하여 목가슴신경절(경흉신경절, cervicothoracic ganglion)을 구성한다. 이들 신경절에서 나오는 말초지는 안구, 눈물샘, 코안, 침샘, 갑상샘, 인두 및 후두 등에 분포한다.

(2) 가슴배부분(흉복부, thoracic abdominal portiones)

가슴교감신경줄기(흉부교감신경간)는 머리·목부분의 계속이며 가슴부위척주의 양쪽으로 내려가서 가로막을 뚫고 배안으로 들어간다. 경과 중 10~12개의 가슴신경절(흉신경절, thoracic ganglion)이 있고 이들은 교통가지에 의해 갈비사이신경과 연락하고 말초가지는 동맥과 내장에 분포한다.

-T_1~T_4는 새로운 신경세포으로 교체되지 않고 심장, 후두, 기관, 허파 및 대동맥에 분포한다.

-T_5~T_9는 큰내장신경(greater splanchnic nerve)

-T_{10}~T_{12}는 작은내장신경(lesser splanchnic nerve)으로 가로막을 관통한 후 배안 속에 들어가 복강동맥 주변에서 배안신경얼기(celiac plexus)

을 만든다. 이 신경얼기를 배안신경절(celiac ganglion)이라고 하며 위창자간막신경절(superior mesenteric ganglion)을 내면서 식도, 배안속혈관, 위, 간, 이자, 지라, 부신, 작은창자 및 큰창자 일부에 분포한다.

배교감신경줄기(복부교감신경간)는 가슴부분의 연속으로 경과중 4~5쌍의 허리신경절(lumbar ganglion)이 있으며 배대동맥과 그 혈관가지의 벽에 가지를 내는 배대동맥신경얼기(복대동맥신경총, abdominal aortic plexus)을 형성한다.

-L_1~L_3는 아래창자간막신경절(하장간막신경절, inferior mesenteric ganglion)을 내면서 큰창자의 일부와 콩팥, 방광에 분포한다.

(3) 골반부(pelvic portiones)

교감신경줄기는 엉치뼈 앞면을 따라 달리고 4~5쌍의 엉치신경절(sacral ganglion)이 있다.

말초가지는 부교감성인 골반내장신경(pelvic splanchnic nerve)과 함께 곧창자, 방광 주변에서 골반신경얼기(pelvic plexus)을 만들며 골반내장 및 생식기 등에 분포한다.

2) 부교감신경 (parasympathetic nerves)

신경절이전섬유가 뇌부분과 엉치부분에서 시작되는 자율신경을 부교감신경이라고 한다. 부교감신경계의 말초중추는 뇌줄기에 있는 몇 개의 뇌신경핵과 제2~4천수의 곁각(측각)에 있다.

교감신경에 비해 신경절이전섬유가 길고 신경절에서 나가는 신경절이후섬유(절후섬유)는 장기사이가 짧다.

(1) 뇌부분(뇌부, cranial portiones)

뇌부분에 분포하는 부교감신경은 뇌줄기에 있는 눈돌림신경핵(동안신경핵), 얼굴신경핵(안면신경핵), 혀인두신경핵(설인신경핵) 및 미주신경핵에서 일어난다.

① 눈돌림신경(동안신경, Ⅲ)

눈돌림신경핵에서 나간 신경절이전섬유는 눈돌림신경을 따라 눈확(안와)으로 들어가서 섬모체신경절(모양체신경절, ciliary ganglion)에 들어가 연접하며 여기에서 신경절이후섬유(절후섬유)가 나와 동공조임근(동공괄약근)과 섬모체근(모양체근)에 분포한다.

② 얼굴신경(안면신경, Ⅶ)

얼굴신경핵에서 나간 신경절이전섬유는 두 방향으로 갈라진다. 그중 하나는 신경절이전섬유가 큰바위신경(대추체신경)을 거쳐서 날개입천장신경절(익구개신경절, pterygo-palatine ganglion)에서 연접하며 신경절이후섬유는 코, 눈물샘, 입천장 및 인두점막에 분포한다.

또 다른 하나는 고실끈신경(고삭신경, chorda tympanii n.)을 따라 아래턱신경을 거쳐 턱밑신경절(악하신경절, submandibular ganglion)에서 연접하며 신경절이후섬유는 턱밑샘과 혀밑샘에 분포한다.

③ 혀인두신경(설인신경, Ⅸ)

혀인두신경핵에서 나간 신경절이전섬유가 혀인두신경을 거쳐 귀신경절(이신경절, otic ganglion)로 들어가 연접하며 신경절이후섬유는 귀밑샘(이하선)에 분포한다.

④ 미주신경(Ⅹ)

미주신경핵에서 일어난 미주신경은 대부분 부교감성 섬유이다. 이때 신경절이전섬유는 직접 장기에 이르러 장기내 설치된 종말신경절에서 끝나고 이곳에서 신경절이후섬유가 나와 인두 이하의 목부분, 가슴부분, 배부분의 내장에 분포한다. 즉 심장, 기관, 기관지, 허파, 위, 장관(작은창자, 큰창자 일부).

(2) 엉치부분(천수부, sacral portion)

둘째~넷째천수의 축주세포에서 나온 신경절이전섬유는 골반내장신경(pelvic spalnchnic

nerve) 또는 발기신경이 되어 골반신경얼기를 형성하고 여기에서 나온 신경절이후섬유는 내림주름창자(하행결장), 곧창자, 방광 및 생식기 등에 분포한다. 그외 골반내장·바깥음부 등의 혈관을 확장하며 음경의 발기를 일으키고 배뇨·배변현상을 일으키게 한다.

Chapter 6

감각기관

(Sensory organ)

제6장 감각기관(Sensory organ)

감각기관은 외부로부터 오는 물리·화학적 자극을 감수하는 기관이다. 자극을 감수함에 있어서 하등동물은 자신의 체표면에서 직접 감수하지만 고등동물은 일정 부위에 감각장치가 있고, 이곳에는 감각신경의 종말이 연결되어 있다.

감각기관에는 총피에 있으면서 온도, 동통, 압력 및 접촉 등을 받아들이는 일반감각기관과 시각, 청각, 평형감각, 후각 및 미각을 받아들이는 특수감각기관이 있다.

① 총피(Common integument)

신체의 외부를 덮고 있는 피부(skin)와 피부로부터 유도된 부속기관인 각질기(털, 손톱, 발톱) 및 피부샘(기름샘, 땀샘, 젖샘)을 총칭하여 총피(common integument)라고 한다.

총피의 기능은 다음과 같다.

- 체표를 덮어서 압력, 충격, 마찰 및 세균이나 미생물의 침입을 방지하는 보호기능
- 멜라닌 색소와 투명층은 피부에 해가 되는 자외선과 열의 침투로부터의 보호기능
- 외부로부터의 수분의 침투를 막기 위해 지방막을 형성하여 피부를 보호하는 보호기능
- 외부로부터의 온도, 접촉, 압력, 통증 등의 여러가지 감각을 감지하는 감각기능
- 땀이나 혈류의 변화에 의한 체온조절유지기능
- 지방 및 비타민 D의 합성, 저장과 필요시 영양분으로의 전환가능
- 수분, 산소, 영양분의 흡수기능
- 수분 및 기타 분비물질의 배설기능
- 체액의 보존과 층(stratum)의 유지와 재생기능
- 표피 중의 케라틴세포(keratinized cell), 랑거한스 세포(Langerhans cell), 그랜스테인 세포(Granstein cell) 등은 항체를 생성하여 면역작용을 돕는다.

1) 피부(skin)

피부감각에는 촉각, 압각, 통각, 온각 등이 있다. 성인의 피부 표면적은 약 1.8m^{2}나 되며 두께는 부위에 따라 다르지만 평균 두께는 약 1.2mm 정도이다. 가장 두꺼운 곳은 손바닥과 발바닥이며(약 6mm), 고막, 눈꺼풀, 음경, 음낭 등은 얇다(0.5mm).

피부는 표피(epidermis), 진피(dermis)와 그 아래층의 피부밑조직(피하조직, subcutaneous tissue)으로 이루어진다.

(1) 표피(epidermis)

표피는 피부의 맨바깥층에 있으며 무핵층과 유핵층으로 구분된다. 무핵층은 피부의 바깥쪽으로부터 각질층, 투명층 및 과립층으로 되어 있다. 한편 유핵층은 가시층(극세포층)과 바닥층으로 되어 있으며 각화현상을 나타내고 혈관이나 신경은 없다. 그러나 표피의 가장 깊은 곳에 있는 세포는 진피에 접해 있어서 진피 혈관에 의해 영양공급을 받아 성장과 재생이 가능하다.

① 각질층(stratum corneum)

표피의 바깥층으로 세포는 생명력을 잃고 각질화되어 있으며 세포안에는 각질(keratin)로 채워

그림 6-1 피부의 구조

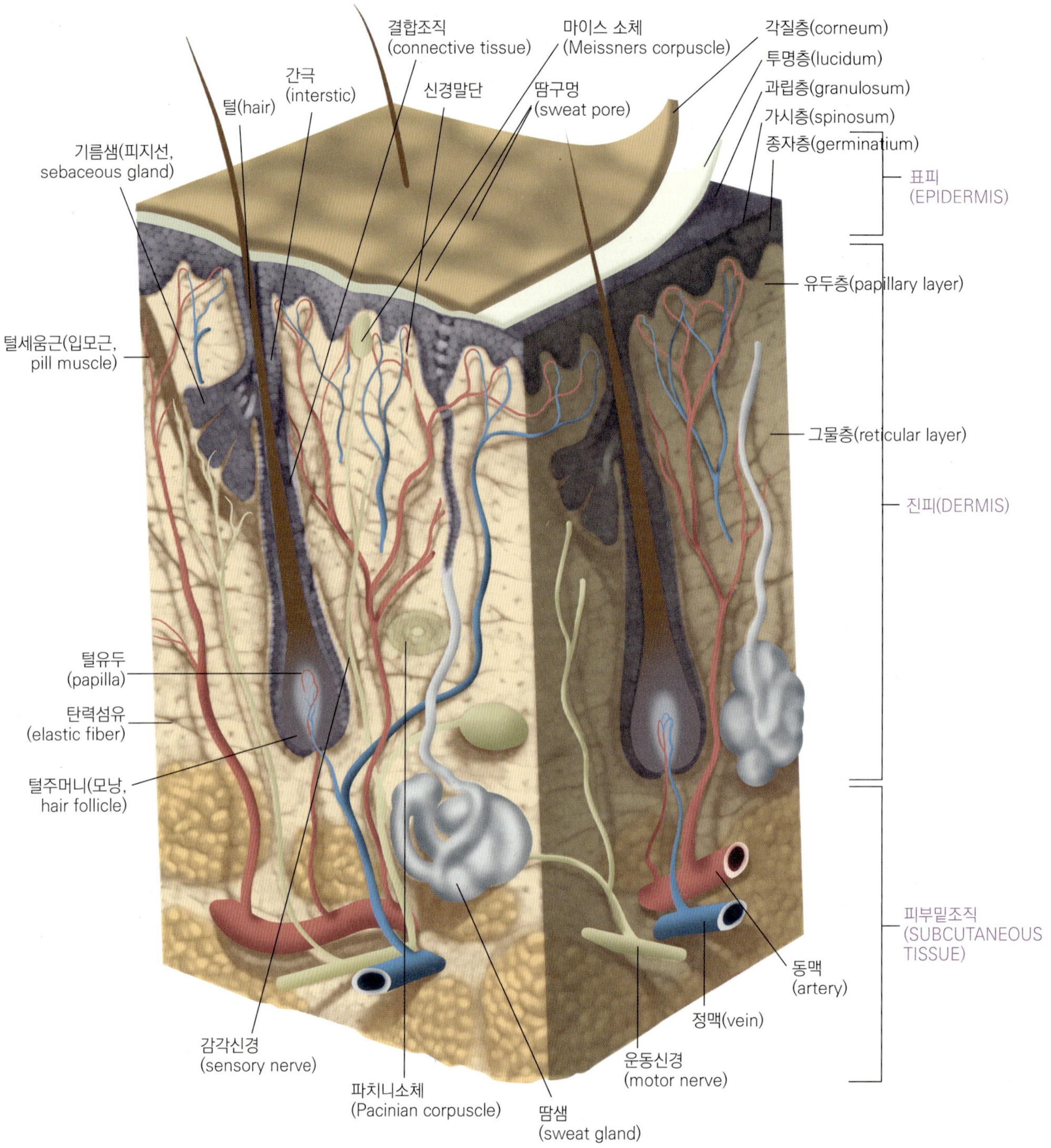

져 있다. 각질세포(keratinocyte)의 노쇠한 세포막은 인접세포와 결합체(desmosome)을 만들어 두꺼워진다.

죽은 세포는 시일이 경과하면서 표면 가까운 쪽으로부터 세포사이에 틈이 생겨 피부 표면에서 구름모양의 얇은 조각이 되어 떨어져 나간다.

그림 6-2 표피의 층상구조

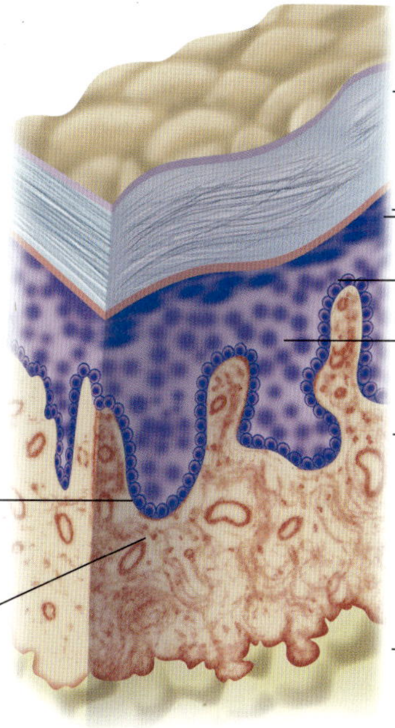

② 투명층(stratum lucidum)

각질층 아래의 맑고 투명한 층으로 손바닥이나 발바닥에서만 볼 수 있다. 핵이나 세포질내의 소기관들이 소실되고 세포의 윤곽만이 남아 있으며 세포질속에는 엘레이딘(eleidin)이란 반유동물질이 차 있다.

③ 과립층(stratum granulosum)

투명층 아래에 이어지는 3~4층의 두꺼운 세포층으로 되어 있으며 이곳에는 각질 효소를 지니고 있어 각질화가 시작되며 퇴화증상으로 세포내의 습기가 없어지고 건조해진다. 세포질속에는 각질유리과립(keratohyalin granules)을 함유하고 있다.

④ 가시층(극세포층, stratum spinosum)

표피의 대부분을 차지하는 가시층은 6~8개의 세포층으로 다각형 세포들이 많은 돌기를 내어 이웃 세포들과 굳게 연결되어 있으며 과립층에 근접할 수 록 점점 납작해진다.

가시층의 세포 사이에는 림프액이 들어 있어 피부의 혈액순환과 영양공급에도 관여한다.

⑤ 바닥층(기저층, stratum basale)

표피의 가장 깊은층으로 진피와 경계를 이루며 원주상피로 되어 있다. 가시층과 바닥층에 있는 세포들은 왕성한 유사분열을 통해 각질층에서 떨어져 나가는 세포를 보충해 준다. 또한 바닥층은 멜라닌색소과립을 다량 함유하고 있어 진피내의 색소세포와 더불어 피부색을 결정짓는 요소가 된다.

(2) 진피(dermis)

표피의 아래층에 있는 진피는 강력한 섬유성 치밀결합 조직층이며 그 두께는 0.5~4mm이다.

진피는 표피층의 유두층(papillary layer)과 깊은층의 그물층(망상층, reticular layer)으로 구분된다.

① 유두층(papillary layer)

유두층은 치밀결합조직층이며 거의 수직적인 형태로 이루어져 있고 유두상의 융기가 돌출되어 있으며 모세혈관이 풍부한 혈관유두(vascular papilla)와 감각신경종말이 풍부한 신경유두(nervous papilla)가 있다. 유두층의 배열은 피부표면에 요철을 형성하는데 손바닥, 발바닥 및 손가락에 두드러지며 손바닥무늬(palmar print), 발바닥무늬(족척문, sole print), 손가락무늬(finger print)로 나타난다.

② 그물층(망상층, reticular layer)

그물층은 그물 모양의 섬유성 결합조직인 아교섬유(교원섬유)와 탄력섬유가 매우 조밀하게 구성되어 있으며 피부가 과다하게 늘어나거나 파열되는 것을 막아준다.

대부분의 섬유는 피부표면과 평행하므로 부위에 따라 각기 다른 주름을 형성하게 된다. 이를 랑거선(Langer's line)이라고 하며 외과적으로 의미가 크다.

(3) 피부밑조직(피하조직, subcutaneous tissue)

피부밑조직은 소성결합조직으로 다량의 지방세포를 가지고 있다. 피부밑조직내 아교섬유와 탄력섬유는 진피와 연결되어 섬유다발을 형성한다. 섬유의 방향은 일정하지는 않으나 대체로 피부표면에 평행하게 배열되어 있다.

피부밑조직에는 지방조직이 잘 발달되어 있으며 지방근막의 지방 두께는 성별, 연령, 개인의 영양상태 및 신체부위에 따라 다르다. 피부밑조직의 윗부분에는 땀샘몸통과 털유두가 있으며 표피와 진피의 활동에 영양을 공급하고 지지하는 역할도 있다.

2) 피부의 부속기관

피부의 부속기관에는 털, 손톱(발톱) 및 피부샘 등이 있다.

(1) 털(hair)

털은 전신에 발생하며 그 밀도는 일정치 않으나 입술, 손(발)바닥, 귀두, 소음순, 대음순의 내면 그리고 유두 등을 제외한 피부에 분포하는 탄력성 있는 각질계이다.

털은 피부내에 있는 털주머니(모낭, hair follicle)에 박혀 있는 털뿌리(모근, root of hair)와 피부표면에 나와 있는 털줄기(모간, hair shaft)로 이루어져 있다. 털뿌리의 아래끝은 팽윤된 털망울(모구, hair bulb)이 형성되고 그 아랫쪽은 털에 영양을 공급하고 발적을 지배하는 혈관이 풍부한 털유두(모유두, hair papulla)가 있다.

털주머니는 표피와 그 아래에 있는 진피의 결합조직이 일부 함몰되어 생긴 주머니로 털주머니의 경사쪽에 기름샘(피지선, sebaceous glands)과 털세움근(입모근, arrector pili muscle)이 있다. 털세움근은 민무늬근(smooth muscle)으로서 교감신경이 지배하며 털주머니부분과 진피의 유두층 사이에 걸쳐 있으므로 수축하면 털이 똑바로 서게 되며 이때 기름샘을 압박하여 기름이 방출된다.

털의 표면은 비늘층이라는 털껍질(모소피, cuticle hair)로 싸여 있고 내부는 털속질(모수질, medulla of hair)과 털겉질(모피질, cortex of hair)로 구분된다. 털껍질은 한층의 상피세포이며 털뿌리 아래끝에는 입방세포지만 위로 갈수록 편평무핵세포가 되고 맨위부분에서는 투명한 각화상피가 된다. 털겉질의 세포내에는 다량의 멜라닌 색소가 들어 있다.

(2) 손(발)톱(nail)

손톱과 발톱은 손(발)가락의 등쪽에 있는 표피가 각화된 것이며 표면은 편평하지 않고 앞뒤 왼·오른쪽이 약간 만곡을 이루고 있다. 손톱은 외부에 노출된 손톱몸통(조체, nail body)과 피부속에 묻혀있는 손톱뿌리(조근, nail root)으로 이루어져 있다. 몸통과 뿌리를 받쳐주고 있는 부분을 손톱바닥(조상, nail bed)이라고 한다. 몸통은 각질세포로서 아랫부분은 연약하나 윗부분으로 갈수록 강한 강도를 갖는다. 몸통부분과 뿌리부분이 정지하는 피부면을 손톱바탕질(조기질, nail matrix)이라 하며 바탕질층은 몸통의 성장이나 재생을 관장한다.

그림 6-3 털의 종단면, 표층, 피지선, 입모근

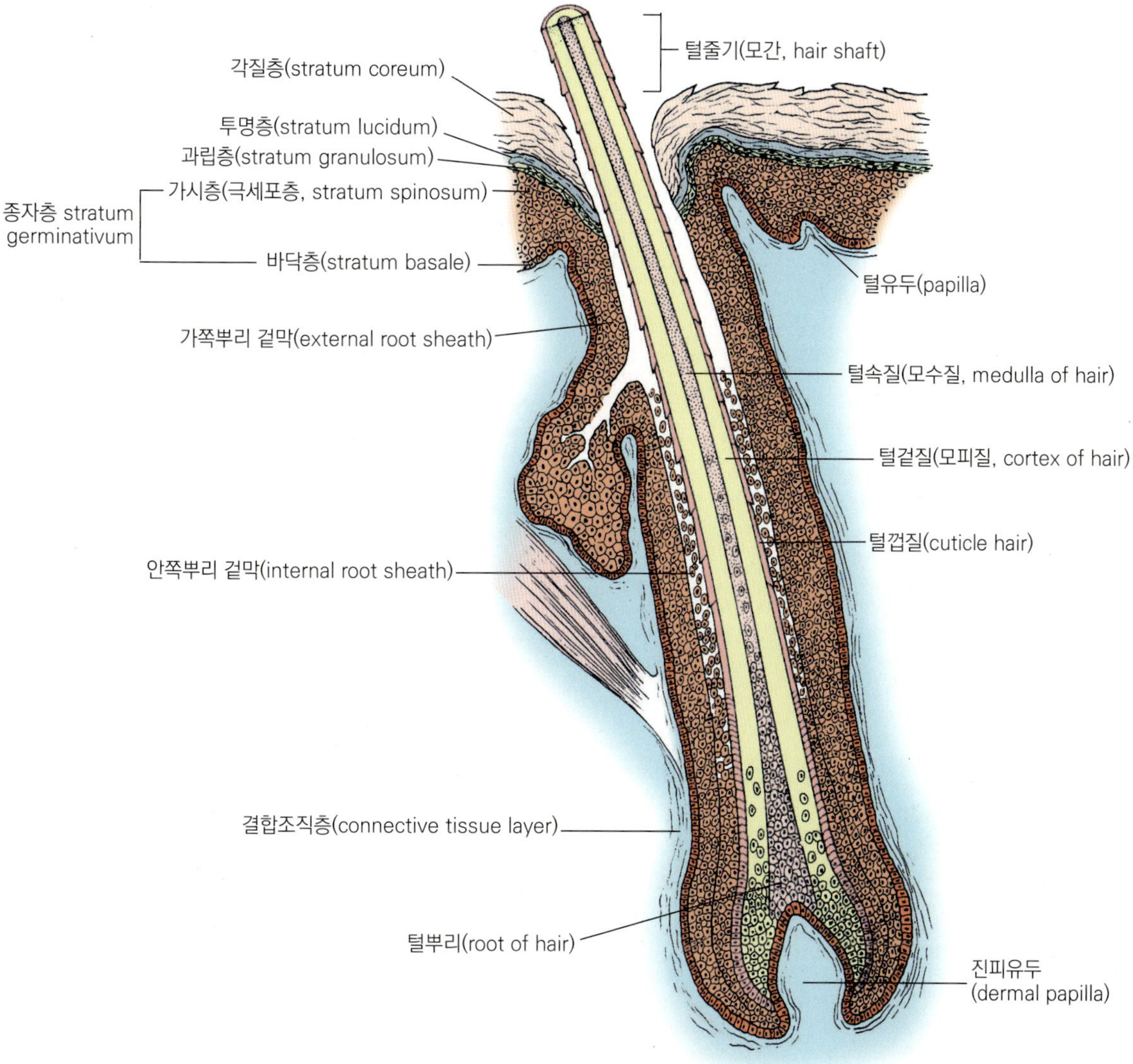

그림 6-4 손톱의 구조

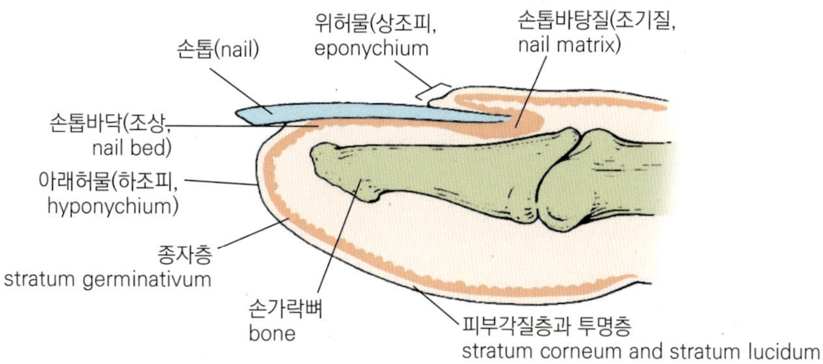

몸통의 뒤쪽 반달모양의 흰부분을 반달(lunula)이라 하며 손톱의 미완성 부분으로 피부에 덮여있으며, 피부의 선단을 손톱껍질(조소피, nail cuticle)라 하며 이곳에서는 미생물이나 병균의 침입으로부터 손톱을 보호하는 역할을 한다.

(3) 피부샘(cutaneous gland)

피부샘은 표피가 진피 또는 피부밑조직 속으로 함몰되어 생긴 샘(gland)이며 땀샘(sweat glands), 기름샘(sebaceous gland) 및 젖샘(유선, mammary gland)이 있다.

① 땀샘(한선, sweat glands)

가늘고 긴 코일 모양의 관상샘이며 관(duct)은 피부 표면에서 진피의 깊은층 또는 피부밑조직내로 뻗어서 말단에 있는 땀샘몸통부분에 연결되어 있다. 땀샘에는 두 종류가 있다.

- 작은땀샘(소한선, eccrine glands) : 일반적으로 땀샘이라고 하는 작은땀샘은 태어날 때부터 입술, 유두, 소음순, 대음순의 내면과 손(발)톱을 제외한 전신 피부에 널리 분포되어 있다. 흔히 피부면을 적시면서 흐르는 땀을 말한다.
- 큰땀샘(대한선, apocrine glands) : 큰땀샘은 사춘기가 되면서 몸의 일정부위 겨드랑이, 젖꼭지(유두), 젖꽃판(유륜), 바깥귀길, 음부, 항문 주위 등에서 분비된다. 이곳에서 분비되는 땀은 작은땀샘에 비교해 많은 단백질을 함유하고 있으며 특유의 냄새를 가지고 있다. 큰땀샘은 작은땀샘과 같이 직접 피부 표면에 열려 있지 않고 분비물은 기름샘의 출구에 저장되어 있다가 기름샘을 둘러싸고 있는 근육에 의한 압력이 있을 때 배출된다.

② 기름샘(피지선, sebaceous glands)

기름샘은 진피층에 있으며 털주머니에 기름을 분비하여 피부에 기름막을 형성하고 피부를 보호하고 외부로부터 이물질의 침투를 억제하고 털의 피부표면을 매끄럽게 하여 건조한 상태를 막아준다.

그림 6-5 땀샘의 구조

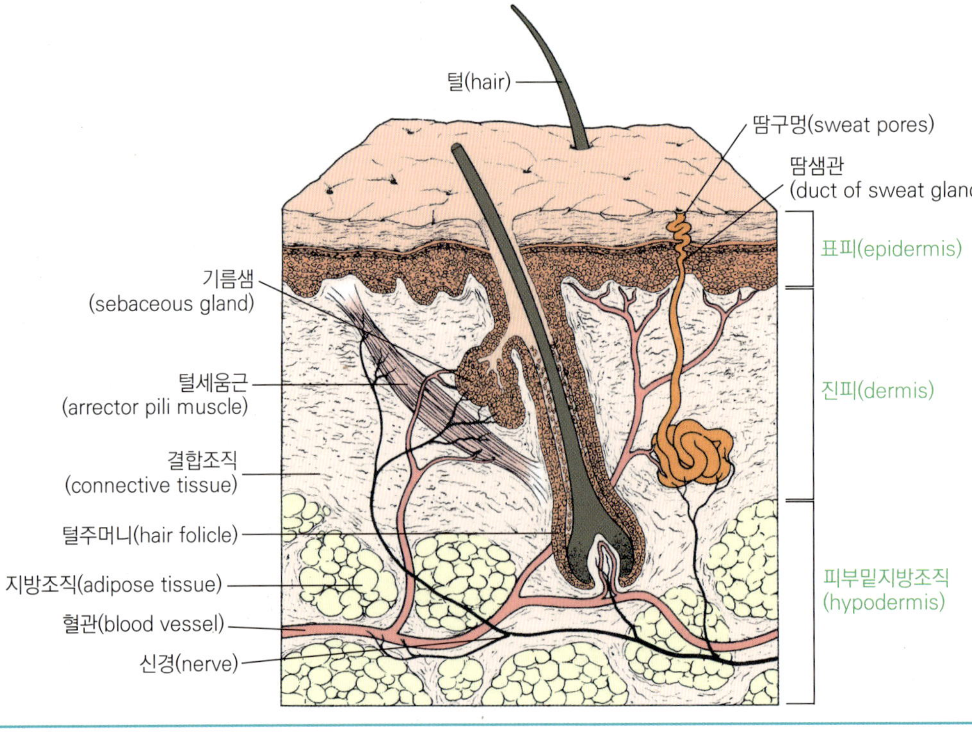

③ 젖샘(유선, mammary glands)

젖샘은 피부밑조직속에 있는 변형된 땀샘으로서 남녀 모두에게 있다. 유방(breast)은 큰가슴근(대흉근) 표면을 덮는 가슴근막(흉근막) 위에 있는 반상구의 봉우리며 지방조직이 주체이다. 젖샘조직은 유방속에 있으며 지방조직속에 들어있는 15~20여개의 불규칙한 젖샘엽(유선엽, lactiferous lobes)으로 이루어진다. 여성이 임신하면 젖샘조직이 급속히 발달하며 분만 후에는 유즙(milk)이 분비된다.

젖샘엽으로부터는 유즙을 수송하기 위한 젖샘관(유관, lactiferous ducts)이 나와서 젖꼭지에 모이는데 이것은 각각 따로 개구하고 있다. 젖샘관은 젖꼭지에 개구하기 전에 젖샘관팽대(유관동, lactiferous sinus)를 만들어 유즙이 고이도록 되어 있다.

유방의 중심부에 돌출되어 있는 젖꼭지(유두, nipple)는 주름이 많고 그 사이에 12~15개의 유두구멍(유공, lactiferous pores)이 개구하고 있다. 젖꼭지를 싸고 있는 부분을 젖꽃판(유륜, areolar of nipple)이라 하며 멜라닌 색소가 많아서 담갈색을 띠며 임신때에는 더욱 진해진다.

2 시각기관(Organ of vision)

시각기관은 시각을 담당하는 감각기관으로 눈확(안와, orbit) 속에 있으며 안구와 눈의 부속기관들로 구성된다.

1) 안구(eye ball)

안구는 눈확속에 있는 지름이 약 24mm의 둥근 형체로서 근육막과 지방조직에 싸여있으므로 후부의 충격에 잘 보호되어 있다. 안구는 섬유막(fibrous runic), 혈관막(vascular tunic), 신경막(nervous tunic)인 망막(retina)의 3층으로 구분된다.

그림 6-6 여성의 유방과 젖샘

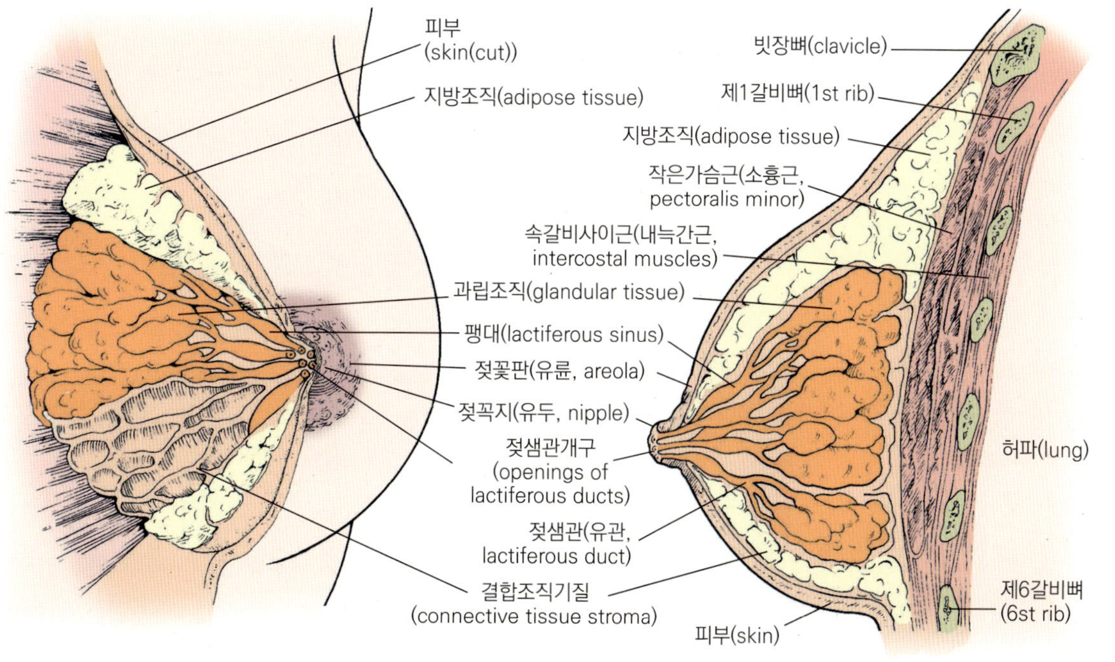

그림 6-7 안구의 구조

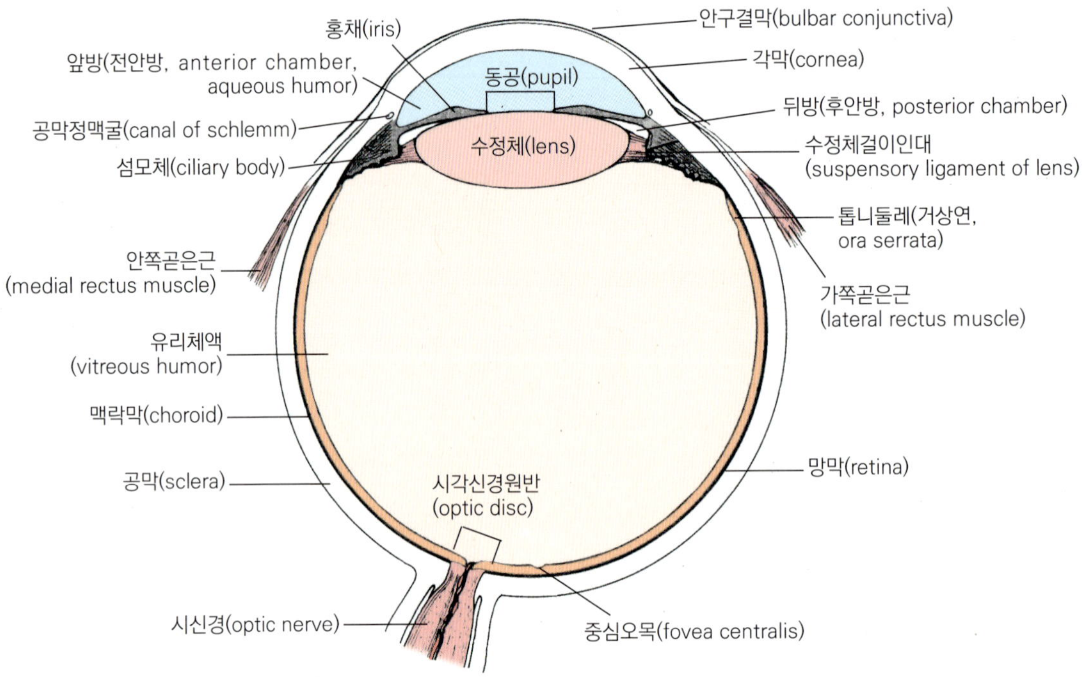

(1) 섬유막(외막, fibrous tunic)

안구의 맨바깥층막으로 결합조직섬유로 구성되어 있으며 안구의 형태를 이루면서 내용물을 보호하고 있다. 섬유막은 각막(cornea)과 공막(sclera)으로 되어 있다.

① 각막(cornea)

각막은 안구의 투명한 막으로 안구의 앞쪽 1/6을 덮고 있으며 빛이 통과하는 부분이다. 각막의 앞면은 중층편평상피로 덮여 있고 뒤면은 단층입방상피인 내피로 덮여 있다. 각막의 두께는 약 1mm이며 혈관은 없지만 감각성인 눈신경(opthalmic nerve)이 분포하여 이물질이 접촉하면 통증을 일으킨다.

② 공막(sclera)

공막은 흰자위 부분이며 뒤쪽의 5/6를 차지하고 두께는 0.2~2mm이며 희고 강인한 결합조직막으로 안구를 보호하는 역할을 한다. 공막과 각막이 만나는 부위를 공막정맥굴(공막정맥동, scleral venous sinus)이라고 하며 이 정맥동굴은 안구방수를 흡수하여 섬모체정맥으로 도출하는 작용을 한다.

(2) 혈관막(중막, vascular tunic)

안구겉막(안구피막)의 중간층막으로 연하고 얇은 막이며 혈관과 신경이 풍부하고 혈관막은 맥락막(choroid), 섬모체(ciliary body), 홍채(iris)로 구성된다.

① 맥락막(choroid)

공막의 아래층에 있는 0.2~0.5mm의 얇은 막으로 멜라닌 색소가 많아 암흑갈색 막이다. 혈액과 색소세포가 많아 포도막이라고 한다.

맥락막은 망막의 속면을 덮고 외부에서 들어오는 광선을 차단하는 역할을 한다.

② 섬모체(모양체, ciliar body)

혈관막 중 가장 두꺼운 부분으로 섬모체근(모양체근, ciliary muscle)과 섬모체돌기(모양체돌기,

그림 6-8 안구 앞부분

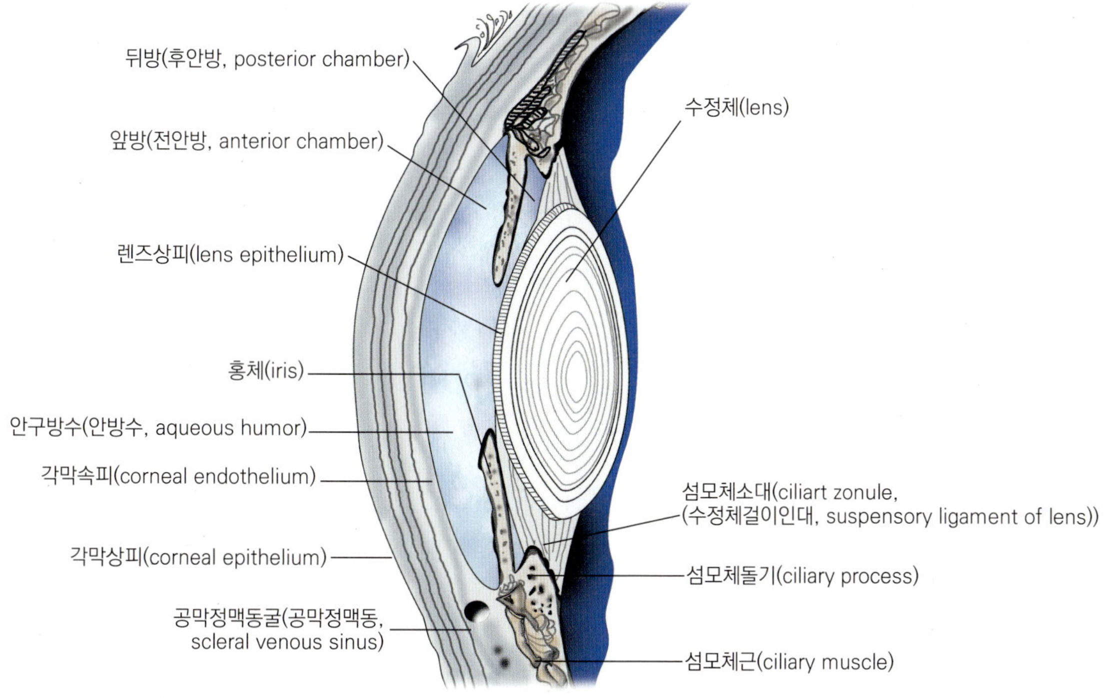

ciliary process)로 구성된다. 섬모체의 안쪽 끝에는 70~90여개의 섬모체돌기가 나오며 수정체(lens)를 지지해주는 수정체걸이인대(suspensory ligament of lens)가 붙어 있어 섬모체근과 함께 수정체의 두께를 조절한다. 섬모체근은 민무늬근이다.

③ 홍채(iris)

홍채는 수정체와 각막 사이에 있으며 홍채에 둘러싸인 구멍을 동공(pupil)이라고 한다. 홍채는 빛이 동공을 통해 들어가는 빛의 양을 조절한다.

동공은 그 둘레에 윤상의 동공조임근(sphincter pupillae muscle)이 수축하면 동공이 작아지고 방사상의 동공확대근(동공산대근, dilator pupillae muscle)이 수축하면 동공이 커져서 크기가 조절된다.

홍채는 수정체와 각막 사이에서 격막을 형성하여 앞방(전안방, anterior chamber)과 뒤방(후안방, posterior chamber)으로 나눈다.

(3) 신경막(nervous tunic(내막=망막 retina))

신경막은 신경층으로서 안구의 맨속층이며 뒤쪽으로 시신경과 연접하게 된다. 앞쪽의 홍채와 섬모체의 속면에 접촉가는 부위는 감각상피가 없어 빛을 느끼지 않아 망막비시각부분(망막맹부, blind portion of retina)이라 하며, 뒤쪽에는 망막의 기능부위로 맥락막과 연접하는 부위를 망막시각부분(망막시부, optic portion of retina)이라 한다.

망막의 뒤쪽 중간쯤에 황색을 띠는 황반(macula lutea)이 있고 그 중심부의 함요부를 중심오목(중심와, central fovea)이라 하며 이 부위는 밝은 빛과 색시각에 매우 예민한 부위로 물체를 가장 선명하게 볼 수 있도록 초점이 맞추어지는 곳이다.

황반의 중심부에는 시각세포(cisual cells)인 원뿔세포(원추세포, cone cells)가 조밀하게 모여 있고 또 하나의 시각세포인 막대세포(간상세포,

그림 6-9 망막의 기본적 구성

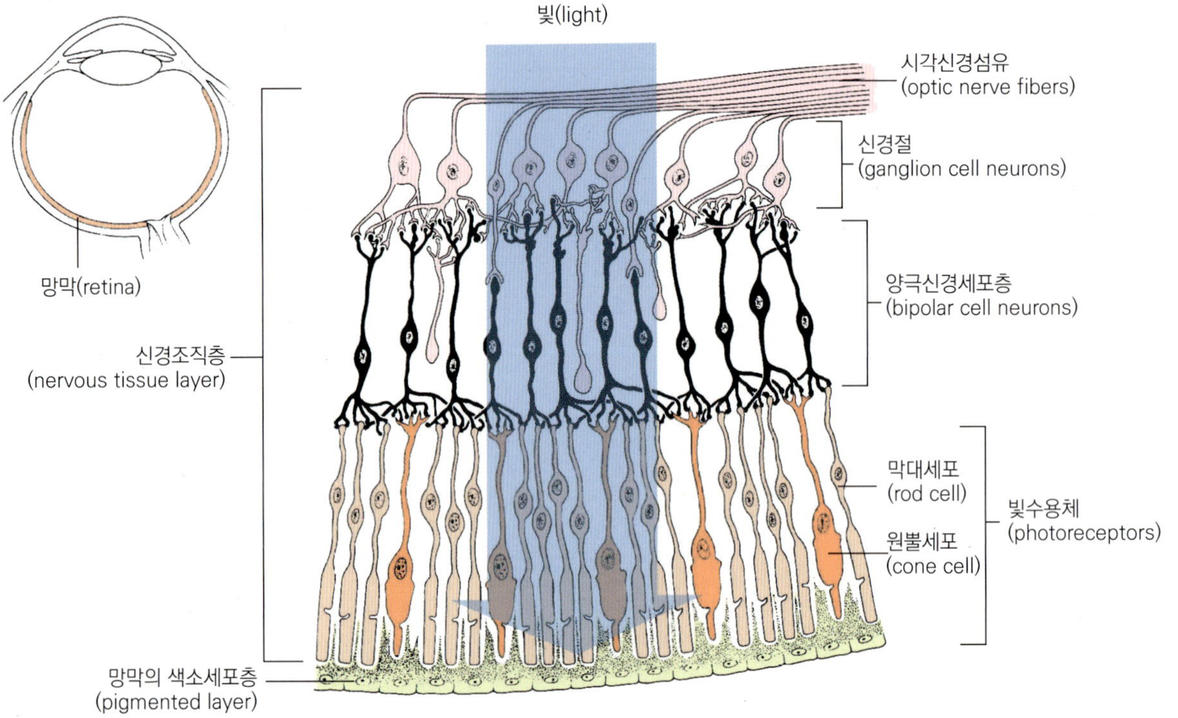

rod cells)는 중심오목 이외의 망막부위에 원뿔세포와 혼재하고 있다.

황반의 약 4mm 안쪽에는 시각신경의 연결부인 시각신경원반(optic disk)이 있는데 여기에는 광수용기가 없기 때문에 맹점(blind spot)이라 하며 물체를 볼 수 없는 부위이다.

2) 안구의 내용

안구의 내용에는 수정체, 유리체(초자체) 및 안구방수로 구성된다.

(1) 수정체(lens)

수정체는 홍채 바로 뒤에 있는 탄력성의 투명한 물체로 양면이 돌출한 볼록렌즈 모양의 구조물이다. 앞면보다 뒤면이 더 만곡되어 있고 섬모체소대(ciliary zonule), 즉 수정체걸이인대(suspensory ligament of lens)에 의해 섬모체에 연결된다. 섬모체근의 수축과 이완에 의해 수정체의 만곡도가 조절되어 초점을 맞춘다.

수정체는 태생기에는 혈관이 있으나 출생후에는 무혈관이 되며 생체시에는 유연하나 사후에는 경화, 백탁이 된다. 정상적인 수정체는 투명하여 광선을 굴절시켜 잘 통과시키나 백탁이 되면 빛의 투과를 막아 시력장애가 일어나는데 이를 백내장(cataract)이라 한다.

(2) 유리체(citreous body)

수정체와 망막 사이의 공간에 들어있는 무색투명한 젤리 모양의 조직이며 안구용적과 무게의 2/3을 차지한다.

유리체는 안구의 형태를 유지하고 안구의 내압을 유지토록 하며 수정체에서 망막에 이르는 광선의 통로가 된다. 내용물의 90%가 수분이다.

노인이 되면 유리체내에 미세섬유가 두꺼워지며 그 위에 원형, 수상형 및 성상의 세포가 산재하여 시력장애가 오는 경우도 있다.

(3) 안방수(aqueous humor)

각막과 홍채전면 사이를 앞안방(anterior chamber)이라 하고 홍채뒤면과 수정체 앞면 사이 좁은 곳을 뒤안방(posterior chamber)이라고 한다. 안방에는 안구방수가 채워져 있다. 안구방수는 섬모체돌기에서 생산되어 뒤방으로부터 수정체와 홍채가 접하는 좁은 틈새를 통해 앞방으로 들어간 다음 공막정맥굴(공막정맥동 sceral venous sinus)에서 흡수된다.

녹내장(glaucoma)은 어떤 원인에 의해 안구방수가 눈 밖으로 빠져나가지 못해 안압이 정상보다 높아져 안구 뒤편으로 나가는 시신경을 압박함으로써 시각신경섬유를 손상시켜 시야가 좁아지는 증상으로, 치료가 늦어지면 시력을 잃기도 한다.

3) 눈의 부속기관 (accessory organs of eye)

눈의 부속기관에는 안구의 운동에 관여하는 안구근육과 안구를 보호하는 눈꺼풀, 결막 및 눈물기관 등이 있다.

(1) 안구근육(안근, ocular muscle)

안구근육은 안구의 운동에 관여하는 4개의 위·아래·안쪽·가쪽곧은근(상·하·내·외측직근)과 두 개의 위·아래빗근(상·하사근) 등 6개의 근육과 위눈꺼풀(상안검)의 올림에 관여하는 위눈꺼풀올림근(상안검거근)으로 구성된다.

6개의 안구근육 중 아래빗근을 제외한 나머지는 모두 온힘줄고리(총건륜, common tendinous ring)에서 기시하여 안구의 위·아래·안·바깥쪽공막에 정지한다. 아래빗근은 눈확입구 근처의 코눈물관벽에서 기시하여 안구 뒤쪽에 정지한다.

위눈꺼풀올림근(elevator palpebrae superioris muscle)은 위빗근과 위곧은근의 시각신경관 근처에서 기시하여 위눈꺼풀의 피부 및 눈꺼풀판(안검판)에 정지하며 동안신경의 지배를 받는다.

안구근육과 신경지배는 다음과 같다.

① 눈돌림신경(동안신경) 지배

위곧은근(상직근, superior rectus) : 안구를 위방향과 아래방향으로 돌린다.

아래곧은근(하직근, inferior rectus) : 안구를 아래방향과 속방향으로 돌린다.

그림 6-10 안구근육

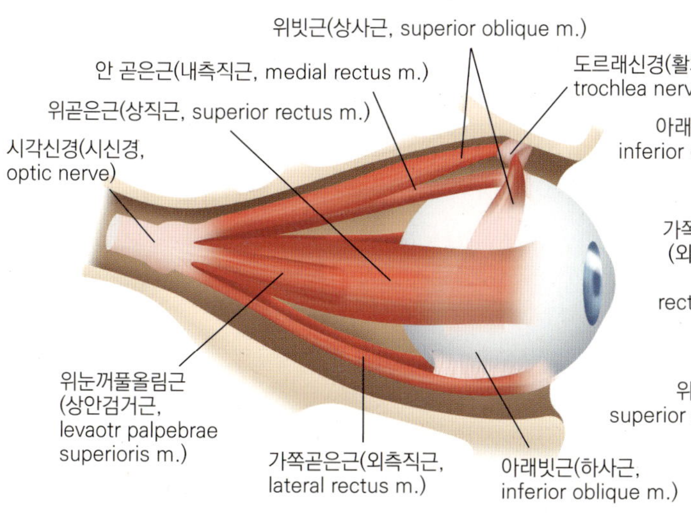

그림 6-11 안구의 운동방향(오른쪽눈)

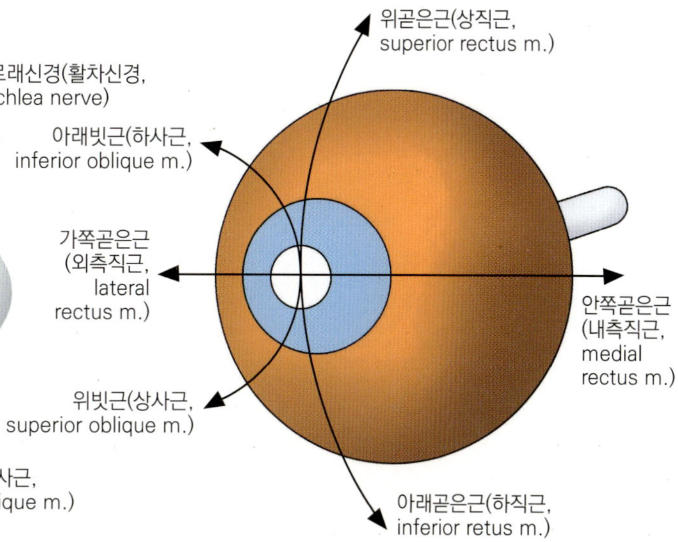

안쪽곧은근(내측직근, medial rectus) : 안구를 속방향으로 돌린다.

아래빗근(하사근, inferior obliques) : 안구를 가쪽위방향으로 돌린다.

② 도르래신경(활차신경) 지배

위빗근(상사근, superior obliques) : 안구를 가쪽아래방향으로 돌린다.

③ 갓돌림신경(외전신경) 지배

가쪽곧은근(외측직근, lateral rectus) : 안구를 바깥방향으로 돌린다.

(2) 눈꺼풀(안검, eyelids)

안구의 앞을 덮고 있는 두장의 판모양의 연부조직으로서 눈을 닫게 하여 안구를 보호한다. 위쪽을 위눈꺼풀(상안검, upper eyelid), 아래쪽을 아래눈꺼풀(하안검, lower eyelid)이라 하며, 바깥면은 피부, 안면은 결막(conjunctiva)으로 되어 있고 내부에는 눈둘레근(안륜근)이, 심부에는 연골성 눈꺼풀판(안검판, tarsus plate)이 있다. 눈꺼풀판속에는 기름샘(sebaceous gland)에 속하는 눈꺼풀판샘(검판선, tarsus gland, Meibom's gland)이 있어 눈꺼풀 모서리(안검연)로 눈기름(안지방)을 분비한다.

눈꺼풀판샘의 염증이 눈다래끼(맥립종, stye)이며 눈꺼풀의 유리연에는 2~3열로 배열된 속눈썹(첩모, eyelashes)이 있다. 위 및 아래눈꺼풀의 안쪽끝에 작은 원뿔모양의 눈물유두(누유두, lacrimal papilla)가 있고, 끝에 눈물점(누점, lacrimal punctum)이 있다.

(3) 결막(conjunctiva)

결막은 눈꺼풀의 뒤면을 덮고 있는 눈꺼풀결막(안검결막, palpebral conjunctiva)과 안구의 앞면을 덮고 있는 안구결막(bulbar conjunctiva)으로 구성되어 있다.

그림 6-12 안구의 부속기(시상단면)

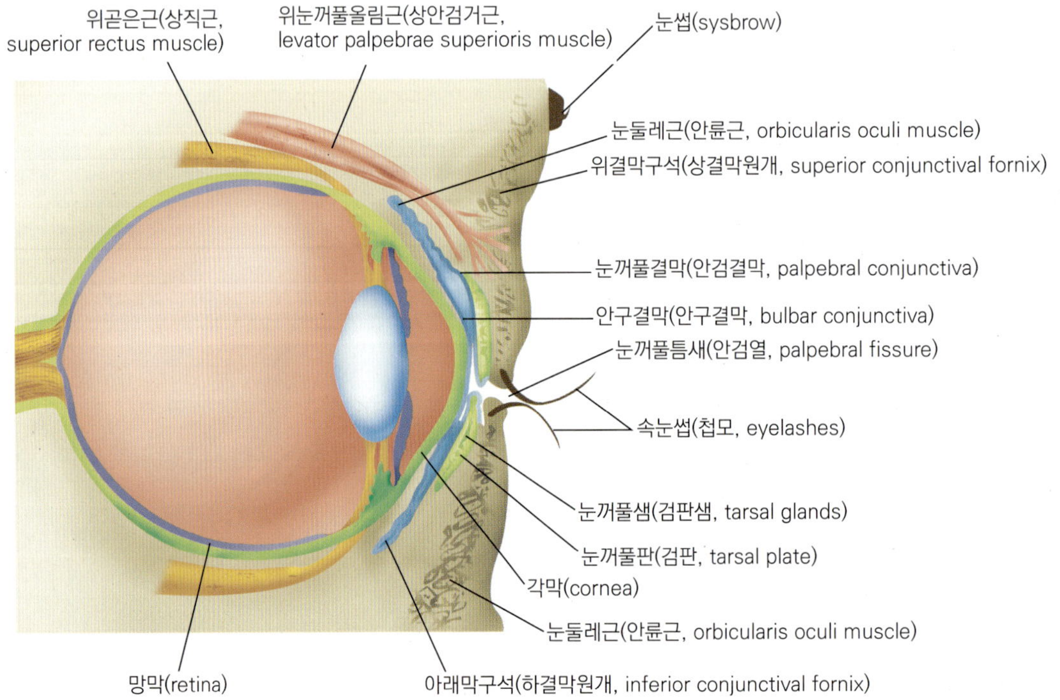

이들 두 결막은 얇은 점막으로 흰결합조직으로 되어 있고 작은 혈관들이 분포되어 있으며, 이들 두 결막의 이행부에는 먼지나 작은 이물질이 머무는 위·아래결막구석(상·하결막원개, superior·inferior conjunctiva fornix)이 있다.

(4) 눈물기관(누기, lacrimal apparatus)

눈물기관은 눈물을 분비하는 눈물샘(누선, lacrimal gland)과 눈물을 운반하는 코눈물관(비루관, nasolacrimal duct)으로 구성된다. 눈물샘은 안구의 위가쪽에 있는 타원형의 장액샘으로 6~12개의 배설관을 통해 위결막구석의 가쪽에 개구하며 눈물은 안구 앞면으로 흘러내려 위·아래의 눈물점(lacrimal punctumt)에서 위·아래의 눈물소관 (lacrimal canaliculus)을 지나서 눈물주머니(lacrimal sac)로 모인후 눈확안쪽벽에 있는 코눈물관(nasolacrimal duct)을 통해 코안으로 배출된다.

그림 6-13 눈물기관(누기)과 눈물길(누로)

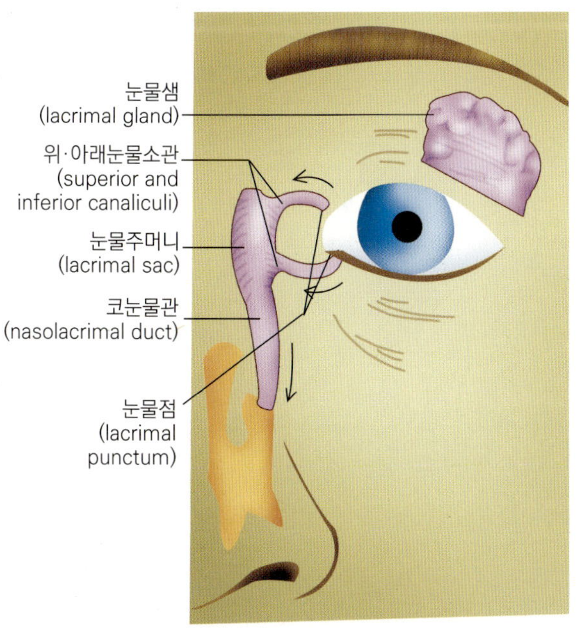

3 평형청각기 (Organs of hearing and equilibration)

평형청각기는 소리를 듣고 체위의 변화를 감지하는 감각기로서 바깥귀(external ear), 중간귀(middle ear), 속귀(internal ear)로 구분되며 평형감각기와 청각의 주체기관은 속귀에 수용되어 있다.

1) 바깥귀(외이, external ear)

바깥귀는 음파를 외계로부터 모아 고막으로 인도하는 기관으로 귓바퀴(이개, auricle)와 바깥귀길(외이도, external acoustic meatus)로 구성된다.

귓바퀴는 탄력연골인 귓바퀴연골(cartiliage of auricle)로 되어 있으며 하단에는 지방조직이 많고 연골이 없는 귓볼(이수, lobule of auricle)가 있다. 귓바퀴의 테두리를 형성하는 부분을 귀둘레(이륜, helix)라 하고 후면 안쪽에 귀둘레와 나란히 팽융된 부분을 맞둘레(대륜, antihelix)라 한다. 바깥귓구멍 앞쪽에 있는 돌출부를 귀구슬(이주, targus)이라 하며 귀구슬 속면에는 귀털(이모, targi)이 나 있다.

바깥귀길은 바깥귓구멍(external acoustic opening)에서 안쪽으로 S자상으로 구부러져서 고막에 이르는 약 2.5cm 가량의 관이다. 바깥귀길벽의 가쪽 약 1/3은 연골성이고 안쪽 약 2/3는 뼈성분이며, 표층은 얇은 피부로 덮여 있고, 아포크린 땀샘이 있다.

2) 가운데귀(중이, middle ear)

가운데귀는 바깥귀에서 오는 음파의 뼈진동을 적당한 강도로 바꾸어 속귀에 전달하는 부분이다. 한편 가운데귀는 고실과 귀인두관 및 고막으로 구성된다.

(1) 고실(tympanic cavity)

고실은 관자뼈 속에 들어 있는 빈 공간으로 음파의 뼈전도를 담당하는 3개의 귓속뼈(이소골, auditory ossicles)가 있다. 이들 작은 뼈는 고막에 부착하는 망치뼈(추골, malleus), 중간의 모루뼈(침골, incus), 가장 안쪽의 등자뼈(등골, stapes)이며 등자뼈바닥은 안뜰창 또는 타원창(vestibular or oval window)에 의해 속귀와 경계하고 있다.

이들 뼈는 모두가 관절에 의해 결합되어 있고 고실 가쪽벽의 고막과 안쪽벽의 안뜰창이 연결되어 있어 음파의 진동을 내이의 림프 진동으로 바꾸는 역할을 한다.

(2) 귀인두관(이관, auditory tube)

귀인두관은 고실과 코인두(비인두) 사이를 연결하는 길이 약 4cm 정도의 관으로 귀인두관인두구멍(이관인두구, pharyngeal opening of auditory tube)에서 시작하여 고실의 앞벽에 개구한다. 귀인두관의 인두쪽은 연골로 되어 있으므로 귀인두관연골부분(이관연골부, cartilaginous part of auditory tube)이라 하고 고실측은 관자뼈속에 있으므로 귀인두관뼈부분(이관골부, bony pary of auditory tube)이라고 한다.

귀인두관은 평상시에는 막혀진 상태이나 음식을 삼킬 때 잠깐 열린다. 이로써 귀인두관은 고실 내의 압력을 대기의 압력과 같도록 조정하여 고막을 보호하고 있다. 귀인두관이 협착되면 난청의 원인이 될 수 있다.

(3) 고막(tympanic membrane, eardrum)

고막은 바깥귀와 가운데귀의 경계막이 되며 가로 9mm, 세로 8mm, 두께가 0.1mm로 생체에

그림 6-14 귀의 구조

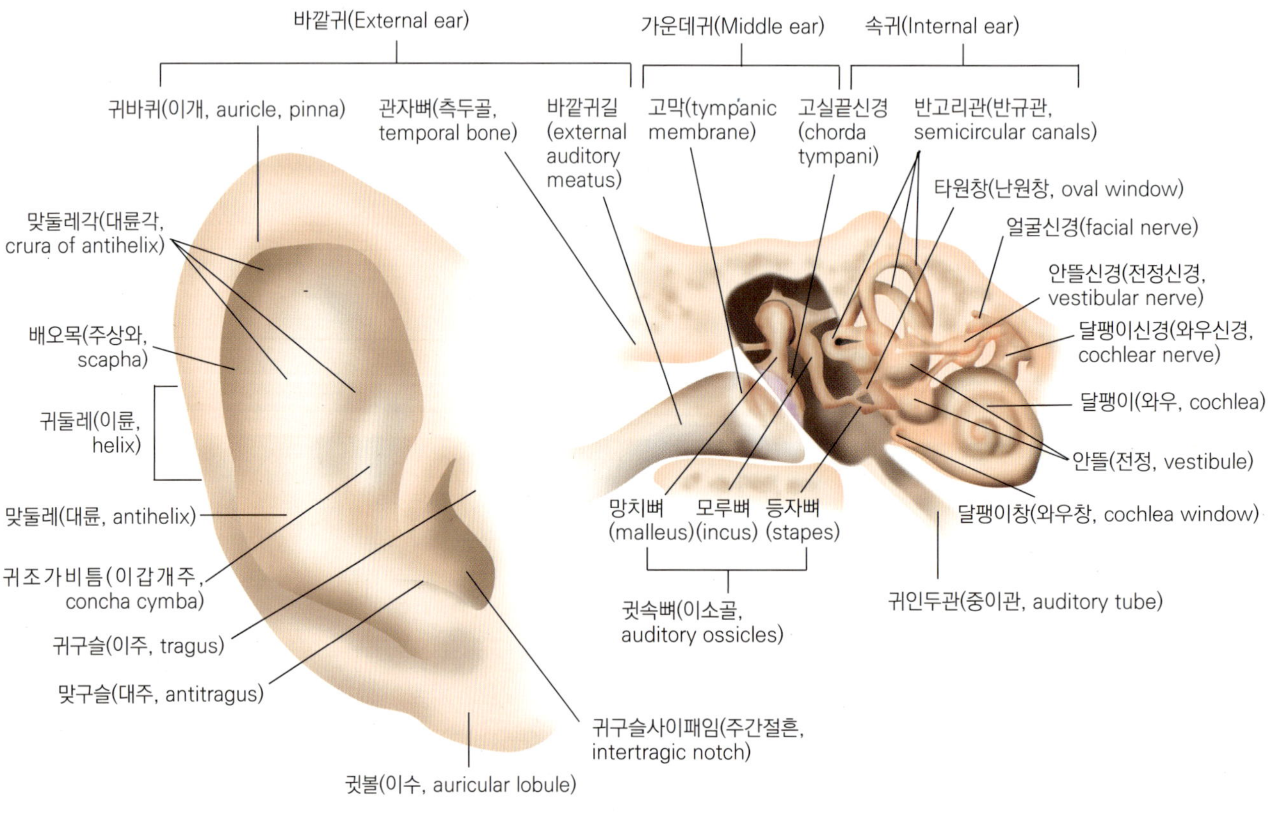

서는 진주 모양의 은백색 광택을 내는 얇은 막이다. 고막은 외계로부터 고실을 보호하고 아울러 음파를 고실내로 전달하는 역할을 한다.

고막 바깥면의 중앙부는 고막 속면에 접촉하는 망치뼈자루(추골병)에 의해 함몰한 고막배꼽(고막제, tympanic umbo)이 있으며 여기에서 앞아래쪽으로 빛원뿔(광추, cone of light)이 있다. 빛원뿔은 이경검사시 반사경의 광선에 반사하여 삼각형상으로 빛난다. 망치줄무늬(추골조, malleolar stria) 위끝의 위쪽에는 고실의 긴장이 느슨한 이완부분(이완부, flaccid portion)이 있고 나머지는 긴장부분(긴장부, tense portion)이다.

3) 속귀(내이, internal ear)

속귀는 청각과 평형감각을 감수하는 장치로 감각 감수기를 포함하고 있는 뼈대부분을 뼈미로(골미로, bony labyrunth)라 하고 그 내부에 들어있는 막성관을 막미로(membranous labyrinth)라고 한다.

속귀 안의 공간은 림프액으로 채워져 있고 뼈미로와 막미로 사이에는 외림프(perilymph)가 들어 있고 막미로 속에는 내림프(endolymph)가 들어 있다.

(1) 뼈미로(골미로, bony labyrinth)

뼈미로는 뼈와 치밀질이 만든 관이며 안뜰, 반고리관 및 달팽이부분으로 구분된다.

① 안뜰(전정, vestibule)

미로중앙부이며 앞쪽에 달팽이, 뒤쪽에 반고리관이 연결되어 있다. 안뜰의 가쪽벽에는 안뜰창(전정창, vestibular window)과 달팽이창(와우창, cochlear window)이 있으며 안뜰창은 등자뼈바닥에 달팽이창은 제이고막(secondary tympanic membrane)에 붙어 있어 고실과 연락된다.

그림 6-15 고막

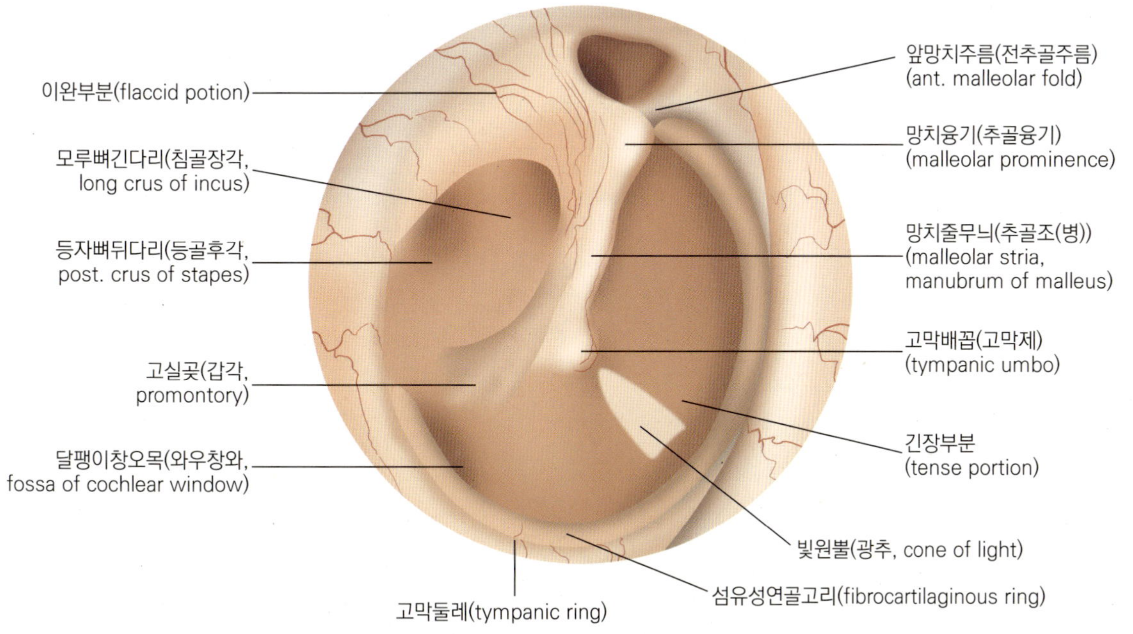

② 뼈반고리관(골반규관, bony semicircular canal)

안뜰의 뒤윗부위에 있는 3개의 반원형의 고리관으로 서로 직각으로 위치하고 있다. 3개의 반고리관은 앞·뒤 및 가쪽반고리관(전·후 및 외측반규관, anterior·posterior·lateral semicircular canal)이라 하며 3개의 반고리관에는 각각 팽대부를 형성한다. 이들 내부에는 같은 모양의 막반고리관이 있으며 타원주머니에 연결되어 있다.

③ 달팽이(와우, cochlea)

안뜰의 앞아래쪽에 위치한 달팽이 모양의 뼈공간이며 달팽이축(와우축, modiolus) 주위를 21/2 바퀴 회전하는 나선관(spiral canal)을 이루고 있다.

그림 6-16 표피의 뼈미로

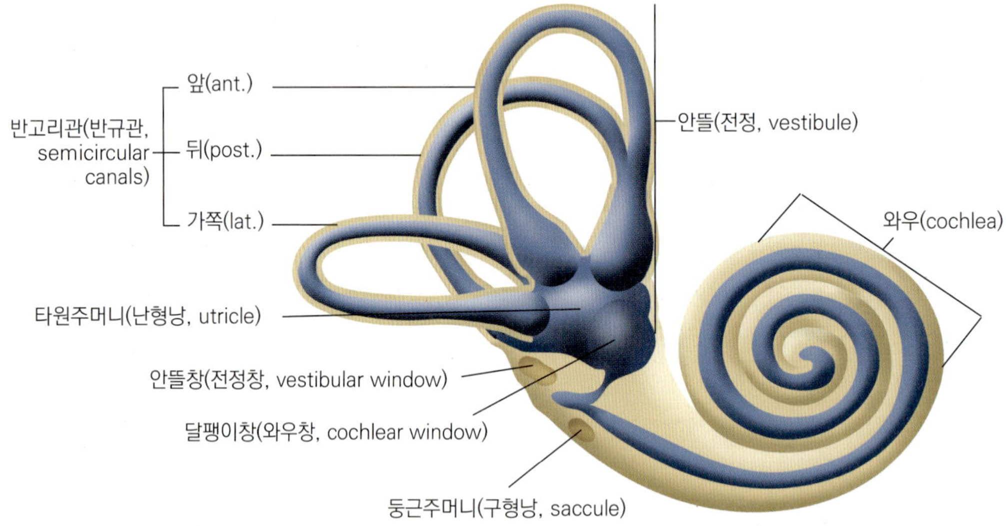

그림 6-17 평형반의 구조

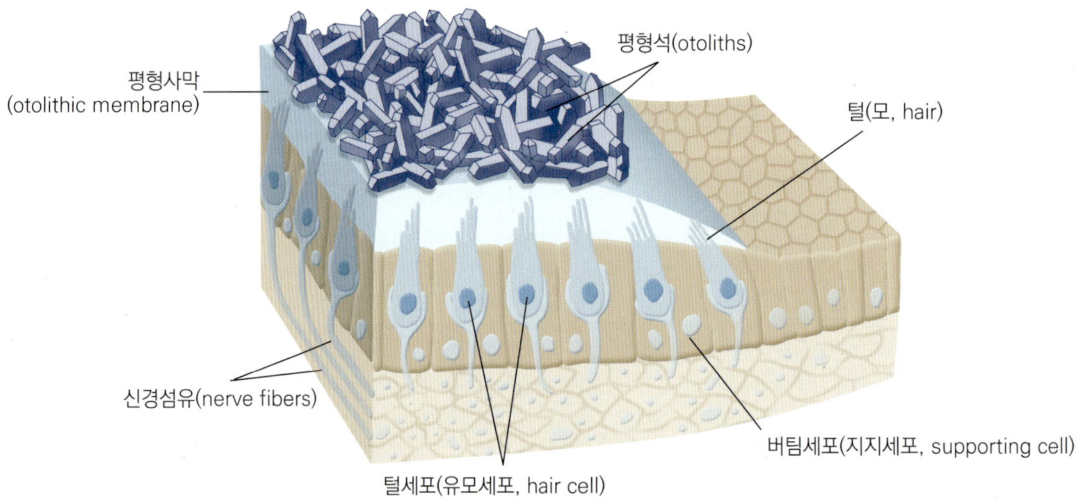

그림 6-18 내이의 팽대능

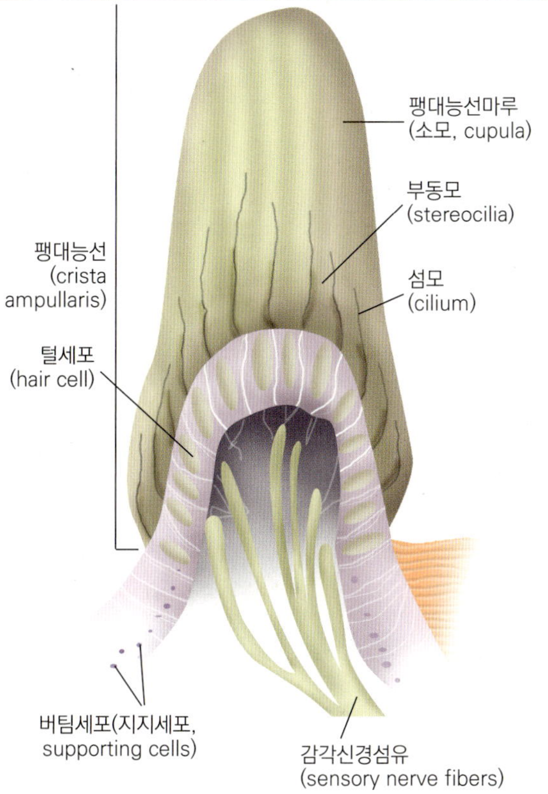

(2) 막미로(membranous labyrinth)

막미로는 뼈미로 속에 있는 막으로 된 관이며 각 부분은 서로 연결되어 있고 속공간은 폐쇄관이며 내부에는 내림프가 들어 있다.

① 타원주머니와 둥근주머니(utricle and saccule)

안뜰 안에는 타원주머니(난형낭, utricle)와 둥근주머니(구형낭, saccule)가 있고 이들의 속면에는 각각 1개씩의 비후된 타원주머니평형반(macula utriculi)과 둥근주머니평형반(macula sacculi)이 있어 평형감각을 감수하는데, 이 두가지를 합쳐 평형반(macula)이라고 한다.

평형반은 속림프에 의해서 기능을 발휘하며 감각 세포인 털세포(유모세포, hair cells)와 버팀세포(지지세포, suppertion cells)로 구성되어 있다. 털세포에는 안뜰신경(전정신경, vestibular nerve)이 연결되어 있으며 표면에는 평형모래 또는 평형사(statoconia)를 가진 젤라틴성물질(gelatinous meterial)로 덮여 있고 그 속에 털세포의 감각털(hair)이 묻혀 있어서 속림프의 흐름에 따라 자극을 받으면 몸의 위치와 머리운동에 관한 평형감각을 감지한다.

② 막반고리관(membranous semicircular canals)

막반고리관은 뼈반고리관(골성반규관)의 모양과 비슷하나 그 반지름은 1/4 정도이다. 반고리의 3곳 팽대부에는 털세포와 버팀세포로 이루어진 팽대능선(팽대능, ampulla crest)을 형성하고 있다. 팽대능선의 속안면(내강면)은 젤라틴성 물질로 덮여 있고 그 속에 감각세포인 털세포의 부동모가 묻혀 있다. 여기에 안뜰신경이 연결되어 몸의 과격한 회전, 머리를 급히 돌리는 평형감각을 감지한다.

③ 달팽이관(와우관, cochlear duct)

달팽이관은 막미로의 앞쪽부분으로 그 내부에는 나선기관(spiral organ ; Corti's organ)이 있다. 뼈달팽이관의 횡단면을 보면 위끝의 안뜰계단(전정계, scala vestibuli), 아래끝의 고실계단(고실계, scala tympani), 중간의 달팽이관(와우관, cochlear duct)이 있다.

달팽이관과 안뜰계단과의 사이에는 안뜰막(vestibular membrane)이 있고 고실계단 사이에는 바닥막(basilar membrane)이 있으며, 바닥막 위에는 청각기의 총본산인 코르티기관(Corti's organ)이 융기되어 있다.

코르티기에는 청각의 감각세포인 털세포(hair cell)와 버팀세포(suporting cells)가 있으며 털세포의 첨단에는 청각털(auditory hair)이 있고 바닥끝에는 달팽이 신경의 말단과 접하고 있다.

청각털은 내외의 림프를 거쳐오는 음파의 진동을 감지하며 청각털 위끝에는 덮개막(개막, tectorial membrane)이 있다.

그림 6-19 와우관

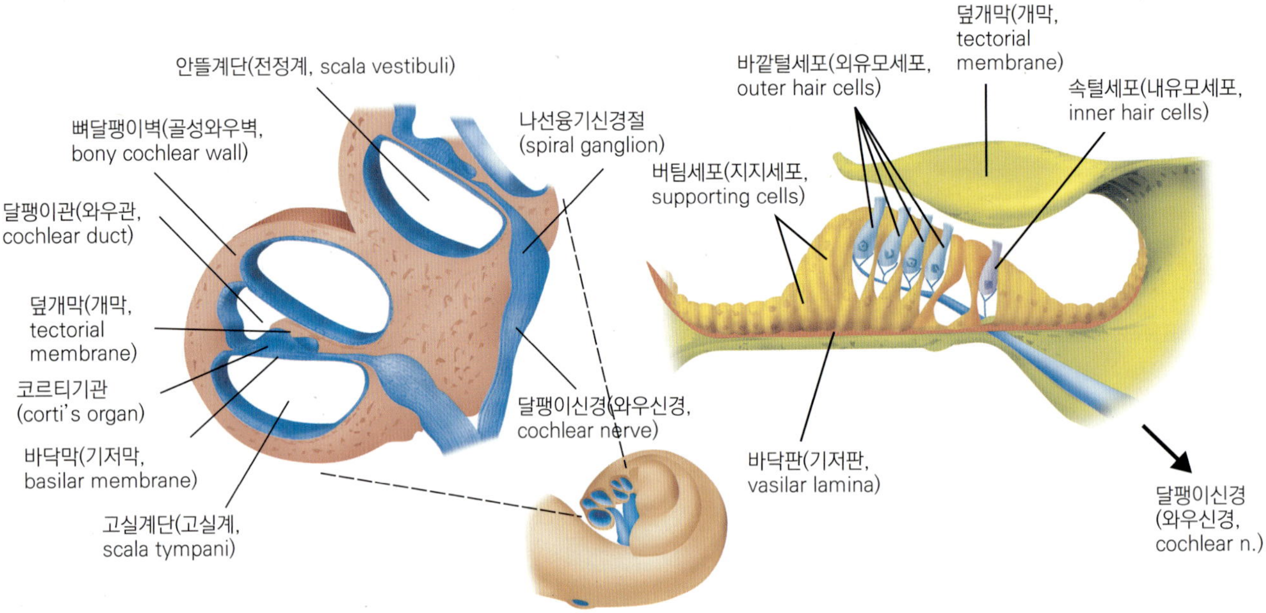

④ 후각기(Olfactory organ)

후각기는 후각을 감수하는 기관으로서 양쪽 코안의 천장을 덮고 있는 코점막의 후각부위(후부, olfactory region)이다. 이 부위에는 후각세포(olfactory cells), 버팀세포(지지세포, supporting cell) 및 바닥세포(기저세포, basal cell)로 구성되어 있다.

긴 후각세포는 버팀세포 사이에 고르게 분포되어 있으며 핵은 원형으로 그 끝에는 6~8개의 후각털(후모, alfactory hair)이 있다.

후각세포의 바닥부위에서 나온 후각신경(후신경, olfactory nerve)은 벌집뼈(사골)의 벌집체판(사판, cribriform plate)을 지나 후각망울(후구, olfactory bulb)에 이른다. 이것은 후각로(후삭, olfactory tract)를 통해 뇌로 들어가 관자엽에 있는 후각 중추에 도달한다. 고유판 내에 있는 후각샘(후선, olfactory gland)은 점액 또는 장액을 분비하여 표면을 적시는 역할을 한다.

⑤ 미각기(Taste organs)

미각기는 미각을 감수하는 기관으로서 혀의 배부에 발생된 맛봉오리(미뢰, taste buds)이다. 맛봉오리의 종류에는 분계고랑(terminal sulcus) 아래끝에 분포한 성곽유두(유곽유두, vallate papillae), 옆면에 분포하는 잎새유두(엽상유두, foliate papilla), 산재성으로 분포하는 실유두(사상유두, riliform papilla), 혀끝부위에 분포하는 버섯유두(심상유두, fungiform papilla)가 있다.

맛봉오리의 구성은 미각세포(taste cells)와 버팀세포(supporting cells)로 되어 있다. 미각세포는 맛을 감지하는 세포로 맛구멍(미공, gustatory pore)에 노출되어 있으며 그 부위에 (미모, taste hair)가 있고 바닥부위에는 신경섬유가 접촉해 있다. 그러나 버팀세포와 바닥세포는 미각세포 사이에 있으나 맛구멍에는 닿아 있지 않다. 혀의 앞쪽 2/3에 있는 맛봉오리에는 얼굴신경 그리고 뒤쪽 1/3에 있는 맛봉오리에는 혀인두신경의 들신경이 분포하고 있다.

그림 6-20 후각수용기의 구조

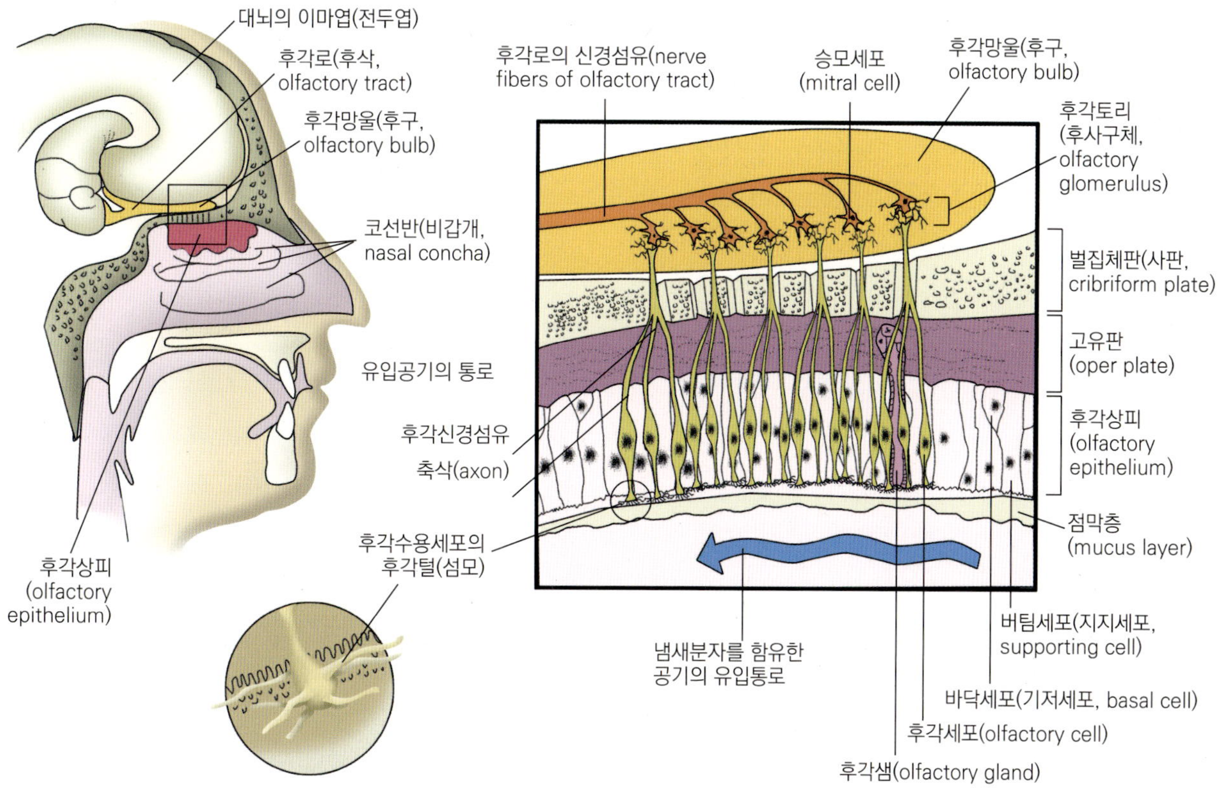

그림 6-21 혀와 미뢰의 구조

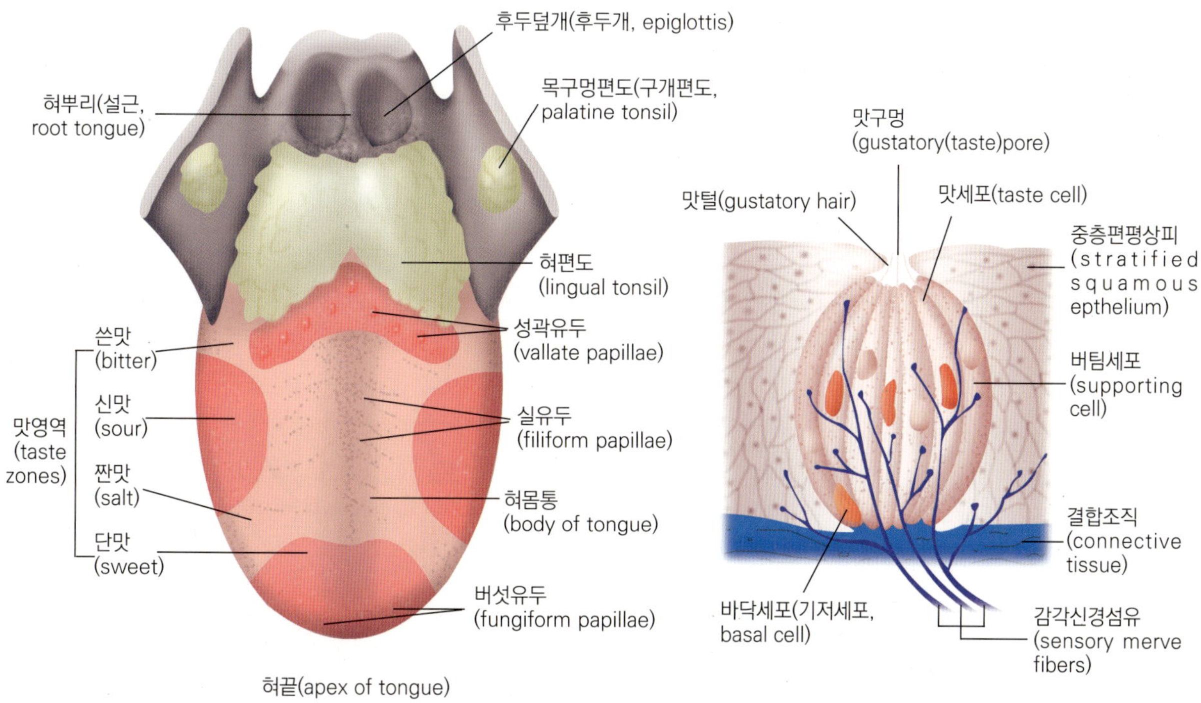

찾아보기

ㄱ

ㄴ

ㄷ

ㄹ

ㅁ

ㅇ

ㅈ

INDEX

A

B

C

D

E

M

N

O

P

사람해부학

2016년 5월 3일 초판인쇄
2016년 5월 13일 초판발행

지은이 : 정경아
펴낸이 : 이상태
펴낸곳 : 청구문화사
(03706)서울특별시 서대문구 성산로11길 15
전 화 : 02-332-0541(代) FAX : 02-337-9577
등 록 : 1990년 11월 2일 제9-247호

가격 30,000원

ISBN 978-89-5616-706-0 93510